麻醉护理
Anesthesia Care

主编 邹 江 舒进军 潘 慧

科学出版社

北 京

内 容 简 介

本书基于作者 20 余年的临床经验，结合麻醉专科护理的特点和要求，将围手术期麻醉临床工作要点与专科化护理知识相融合，系统讲述麻醉相关理论基础知识、麻醉药品、麻醉相关仪器设备管理、麻醉护理管理，并全面阐述了各亚专业麻醉护理的相关知识。全书共 19 章，包括绪论，麻醉前访视，麻醉前准备，气道管理与护理，围手术期液体管理与输血，麻醉监测技术与护理，不同麻醉方式的护理，胸外科麻醉护理，心血管外科麻醉护理，眼、耳鼻喉、口腔颌面外科及头颈外科麻醉护理，神经外科麻醉护理，胸外科麻醉护理，产科麻醉护理，小儿麻醉护理，手术室外麻醉护理，麻醉后复苏室护理，术后麻醉护理与访视，麻醉监护重症病房，麻醉护理管理。本书适于各级麻醉学专业医师、护士和护理学专业人员阅读参考。

图书在版编目（CIP）数据

麻醉护理 / 邹江，舒进军，潘慧主编. -- 北京 : 科学出版社，2025.3. -- ISBN 978-7-03-081796-9

Ⅰ. R473.6

中国国家版本馆CIP数据核字第2025QX5597号

责任编辑：郭　颖 / 责任校对：张　娟
责任印制：师艳茹 / 封面设计：龙　岩

科 学 出 版 社 出版

北京东黄城根北街 16 号
邮政编码：100717
http://www.sciencep.com

中煤（北京）印务有限公司印刷
科学出版社发行　各地新华书店经销

*

2025 年 3 月第　一　版　　开本：720×1000　1/16
2025 年 3 月第一次印刷　　印张：30
字数：575 000

定价：198.00 元
（如有印装质量问题，我社负责调换）

编者名单

主　　编　邹　江　舒进军　潘　慧

副主编　张宏伟　孙佳昕　罗冬梅　尹　林

编　　委　（以姓氏笔画为序）

马艾菁　马冬梅　王怀明　王美亮　王艳青

古慧茹　朱易豪　刘　丹　刘武松　许成凤

杨宇烨　杨涵丹　宋　阳　张　丹　张　瑜

张　潇　陈加俊　罗丹妮　周晋婷　赵　祺

钟佳洋　柴　青　徐　创　徐　波　徐义全

郭梦芸　唐苗苗　黄力立　黄燕若　焦琬清

曾德玲　潘至锦

编者单位　四川省肿瘤医院

前　言

　　麻醉学作为现代医学的重要组成部分，在减轻患者痛苦、保障手术安全、促进术后康复等方面发挥着不可替代的作用。麻醉护理作为麻醉学与护理学的交叉融合专科，专业内涵和外延不断拓展和深化，为麻醉学科的快速发展和围麻醉期护理工作做出了重要贡献。

　　为加强麻醉护理队伍建设，培养独立、规范的麻醉护理人才，提高麻醉护理专业化水平，我国卫生健康行政部门先后发布了《关于加强和完善麻醉医疗服务的意见》（国卫医发〔2018〕21号）、《麻醉科医疗服务能力建设指南（试行）》（国卫办医函〔2019〕884号）等指导性文件，麻醉护理的亚专科建设和麻醉护士的培养进入快速发展阶段，但是各地的建设发展速度不同，麻醉护理岗位设置、人员配置及工作职责和操作规范仍有差异。

　　本书涵盖了麻醉前评估与准备、麻醉期间监测与护理、麻醉后复苏等多个麻醉护理岗位设置，详尽阐述了围麻醉期专科护理工作的相关理论和临床知识，是我们建立麻醉护理专业并开展相关护理工作近20年来的经验总结，希望有助于促进麻醉护理亚专科的规范建设。书中如有不足之处，敬请广大读者批评指正，共同为麻醉学科建设和麻醉护理发展贡献力量。

邹　江

于成都

目　录

☆☆☆☆

参考文献

请扫二维码

第 1 章

绪　论

第一节　麻醉护理简介

1861 年国际上正式出现了麻醉护士。由于缺乏合适的麻醉医师，而外科医师不愿意提供麻醉，19 世纪下叶，开始鼓励由护士承担这一角色。然而，由于缺少训练，战争结束后缺乏非紧急状况下的外科实践且没有模型和赞助，护士正式回应提供麻醉需求的行动延迟了很多年。由护士提供麻醉的做法逐渐扎根于外科医师的观念中，外科医师开始寻找并鼓励护士提供麻醉，麻醉护理专业应运而生。

首位官方注册的麻醉护士是 Sister Mary Bernard Sheridan（1860—1924 年）。最著名的麻醉护理先驱之一是 Alice Magaw（1860—1928 年），她在国际上率先报道了使用乙醚和氯仿对患者实施开放式吸入麻醉的技术，并出版了相关著作。同时，她推动了个性化麻醉护理计划的发展，被称为"麻醉之母"。Helen Lamb（1899—1979 年）首次成功为肺切除术实施了麻醉，并为胸外科医师 Graham 的教科书撰写了关于麻醉的章节。

近年来，随着麻醉专业的迅猛发展，临床各学科对麻醉学的需求增加，麻醉学的范围不断扩大，内容不断增加。麻醉学已经发展为涉及院前急救复苏、术前麻醉、术中麻醉、术后镇痛乃至重症医学治疗的综合学科。麻醉护理学随之产生，适应了麻醉学和专科护理的快速发展要求，提高了医疗质量，有助于保障患者的生命安全。

国际麻醉护理联盟（International Federation of Nurse Anesthetists，IFNA）经过多年修正，将麻醉护理专科护士（以下称麻醉护士）定义如下：为需要麻醉的患者提供或者协助术中及术后复苏监护、呼吸护理、心肺复苏，以及危及生命安全时进行复苏救治、监护等专科护理与麻醉护理的人员。

麻醉护士的参与可以让外科医师、麻醉医师及巡回护士更加专注于自己的专科工作，使专业分工更加精细、职责更加明确。麻醉医师和麻醉护士相互配合，可以更好、更顺利地完成麻醉工作，从而提高了整体麻醉质量和患者安全。

麻醉护士不仅要负责麻醉药品的管理，更要在麻醉实践中与麻醉医师紧密协作，减少麻醉差错事故和医院感染的发生。随着医学的发展，加速康复外科(enhanced recovery after surgery，ERAS) 理念的普及，以及医疗安全目标的提高，麻醉护士在临床中发挥着越来越重要的作用。

与以美国为代表的发达国家相比，我国麻醉护理学起步较晚。在我国麻醉专家和护理专家的多次呼吁下，我国麻醉护理学于 1998 年正式起步，麻醉护士的培养和专科护理工作逐步展开。但在人力资源、角色定位、教育培训等方面与发达国家仍有较大差距。我国从学历教育开始，逐步向继续教育过渡，并按不同学历层次开展毕业后教育，即"专科 - 本科 - 硕士"的形式。同时，麻醉护理教育也在向"麻醉专业护士 - 麻醉专科护士"的方向转变。但目前全国尚未形成统一标准，亟待发展和完善具有中国特色的麻醉护理学教育体系。

我们需积极借鉴国外成熟的麻醉护理培训制度及先进经验，并结合我国国情和麻醉护士现状，尽快出台和麻醉护士教育培训、资格认证及工作职责相关的法律法规，建立系统化的麻醉护士培养及管理模式。在麻醉学会或护理学会的牵头下，大型医院也可进行麻醉护士规范化培训的尝试，以点带面、辐射周围，形成具有中国特色的麻醉护士培训体系。这有助于规范和提高麻醉护理整体工作质量，从而促使我国各级医院麻醉护理向现代医学模式转型。

第二节　麻醉护理学发展概况

一、国外麻醉护理发展概况

(一) 美国

在美国，从事麻醉护理工作的专业人员被称为注册麻醉护士 (certified registered nurse anesthetist，CRNA)。他们需接受麻醉护理领域的专业教育和临床培训，具备独立制订麻醉方案、实施操作的专业能力，并对临床实践承担法律责任。目前，美国已形成成熟的麻醉护士培养与执业体系，涵盖角色定位、教育培训、资格认证及临床职责等方面。

美国麻醉护士学会 (American Association of Nurse Anesthetists，AANA) 成立于 1931 年，致力于推动麻醉护理学科发展，制定行业教育与实践标准，监管教育机构资质，并负责 CRNA 的资格认证、再认证流程。此外，AANA 还为政府政策制定提供专业支持。

1931 年，*Nurse Anesthetists* 正式发行，促进了麻醉护理学的发展。据统计，截至 2019 年，美国约有 54 000 名注册麻醉护士，其中 90% 为 AANA 会员。

（二）法国

法国麻醉护理开展至今已有 70 多年的历史，法国在 1951 年成立了法国麻醉护士联盟，并代表法国加入 IFNA，成为 IFNA 第一批成员国。在法国，持有国家颁发的麻醉护理专科证书的注册护士，被正式称为认证注册护士麻醉师，并在麻醉医师的指导下执行其职责。

（三）瑞士

瑞士目前约有麻醉护士 1900 人。1978 年，根据瑞士护理协会的规定，要成为麻醉护士，需接受正式教育。在大多数医院和诊所，麻醉护士在麻醉医师的监督下实施全身麻醉。在大多数私立和大学医院，麻醉护士的工作独立性较低，具体的规定将因地区而异。

（四）韩国

韩国的麻醉护理学开始于 1960 年，但 1974 年，第一所麻醉护士学校才正式成立，直到 1981 年，韩国护士学会（Korean Nurses Association，KNA）才正式将其纳入学会体系，并制定相关执业标准与资格认证流程。

（五）英国

尽管英国的麻醉护理工作已普遍开展，但目前尚未设立经过严格专业教育或培训的麻醉专科护士职位。为了解决围手术期护理人员短缺的问题，英国政府于 20 世纪 70 年代提出了培养手术室助手（operating department assistants，ODA）作为麻醉辅助人员的计划。手术室助手仅接受了基础麻醉知识的培训，他们在围麻醉期辅助麻醉医师完成各项操作，但不具备独立进行麻醉操作决策和实践的能力。英国麻醉及复苏护士学会（British Anaesthetic and Recovery Nurse Association，BARNA）成立于 1987 年，旨在为麻醉及复苏期间的专业护理工作提供支持，确保患者获得卓越的护理服务，并推动该领域在教育、高级护理实践及科研方面的进步。1993 年，BARNA 代表英国加入了国际麻醉护士联盟。

除上述国家外，麻醉护士学会在欧洲、非洲、美洲、亚洲等地区也已广泛设立，并逐步推进了麻醉护理工作的开展。通常，全球麻醉护士的发展和工作模式包括以下几种：①美国模式。麻醉护士独立工作或在医师的监督下工作。②法国模式。护士最初在医师的监督下工作，后来在麻醉医师的监督下工作。③英国模式。医师是唯一的麻醉管理者，并由不同类型的助手（包括护士）协助。④德国模式。护士在外科医师的监督下工作，随后完全被麻醉医师取代，最后重新作为助手协助麻醉医师的工作。

二、我国麻醉护理发展概况

与发达国家相比，我国的麻醉护理实践起步较晚，目前仍处于初始阶段，且在定位和定性方面面临一些具体问题。在麻醉学发展的早期，由于麻醉专业人员的短缺，我国曾培训了一批护士承担类似麻醉医师的工作职责，尽管这些护士不具备医师执业资格。随着麻醉学科的发展，在国家规定无医师执照者不能实施麻醉后，早期的"护士麻醉师"逐渐退出了历史舞台，通过继续深造成为麻醉医师，或转至其他护理领域。近年来，随着麻醉学科的持续进步和工作范畴的拓展，麻醉工作量显著增加，这导致麻醉医师对护士辅助人员的需求日益迫切。目前，在我国部分医疗机构中，麻醉护理工作已经得到了实施。

自 1998 年以来，北京、广州、南京、上海及山西等地的医疗机构陆续开展了麻醉护理服务。在这些地区，部分医院设立了专门的麻醉护理单元，并任命了麻醉科护士长。此外，这些医院还开展了针对麻醉护理的专业培训，并将其应用于临床实践之中。

2005 年，第十届全国高等麻醉学专业教育研讨会上首次对麻醉护理教育工作进行了专题探讨。2006 年，第十一届全国高等麻醉学专业教育研讨会上，再次对麻醉护理工作的职责与编制进行了深入讨论，徐州医学院与山西医科大学第一医院分别分享了其教学经验。2008 年，第十三次全国高等麻醉学专业教育研讨会上，与会专家对麻醉护理的职责、内容、指南及基础编制等议题进行了深入探讨，提出了具有建设性的意见，并在此基础上达成了共识。2009 年，在第七届全国麻醉与复苏进展学术交流大会上，达成了共识，麻醉学教育研究会正式设立了麻醉专科护士资格培训咨询专家委员会。该委员会确定了以继续医学教育（CME）为核心的发展方向，致力于系统培训和资格认证麻醉护士。2012 年，在第十七次全国高等麻醉学专业教育研讨会上，刘保江教授提出，麻醉护士的培养应着重加强学历教育，同时探索其他的培养模式。

2016 年广东省护理学会率先成立麻醉护理专业委员会。2017 年中华护理学会手术室专业委员会成立麻醉护理学组。2017 年国家卫生计生委办公厅发布了《关于医疗机构麻醉科门诊和护理单元设置管理工作的通知》；2018 年，国卫医发〔2018〕21 号文件《关于印发加强和完善麻醉医疗服务意见的通知》发布，确立了我国麻醉科护士的合法地位。2019 年 12 月，国卫办医函〔2019〕884 号《国家卫生健康委办公厅关于印发麻醉科医疗服务能力建设指南（试行）的通知》发布，详细规定了我国麻醉科护士的人员配置、麻醉专科护理服务的内容与要求，明确要求各医疗机构应建立独立的麻醉科护理单元，开展围手术期、麻醉与疼痛诊疗等护理服务。极大地促进了我国麻醉护理学科的发展。2019 年 8 月 6 日，中华护理学会首届麻醉专科护士培训班在北京拉开序幕。2021 年，四川省护理学会开设麻醉专科护士培训班，进一步完善了我国麻醉护士的毕业后培训体系，初步形成了麻醉护理"四阶梯"毕业后教学体系，即"通科护士规范化培训 - 麻醉护士规范化培训 - 麻醉专科护士培训 - 麻醉护理高级实践护士培训"。2023年 3 月 29 日，中华护理学会第二十八届理事会分支机构成立大会在北京召开，中华护理学会第一届麻醉护理专业委员会正式成立。

近年来，随着麻醉学科的迅猛发展以及其工作内涵的不断扩展，临床麻醉的工作量持续增加，工作内容日益复杂化。同时，麻醉患者并发症增多、病情复杂，导致麻醉医师工作量显著增加，工作负荷和工作压力骤增。然而，能够协助麻醉医师工作的麻醉护士数量不足，使得麻醉医师对护士助手的需求日益迫切。此外，麻醉护士的工作范围相对有限。在我国，麻醉护士的工作职责主要包括协助麻醉过程、管理麻醉相关物品与药品、提供麻醉恢复期的护理服务、维护麻醉设备及记录麻醉相关文书等，其工作范围与发达国家相比明显狭窄。此外，麻醉护士的教育水平普遍较低，师资力量亦不完善，缺少专业特色的理论教育和技能训练。同时，麻醉专科护理实践标准和统一资格认证体系的缺失，导致麻醉护士的专业发展路径不明确，严重阻碍了我国麻醉护理学的进步。

我国麻醉护理学的发展，当务之急是基于我国国情，明确并统一界定麻醉护士的工作职责和临床实践标准，构建系统的麻醉护士培养体系，实施资格认证与再认证，加强学历教育和毕业后教育，广泛开展麻醉护理硕士及博士研究生教育项目，提升麻醉护士的学历水平。同时，拓展毕业后教育模式，建立教育基地，开展麻醉护理科研项目，尤其是多中心合作项目。此外，可成立全国性麻醉护理学术组织，不断提升麻醉护士的专业能力，扩大麻醉护理学的影响力，进一步推动我国麻醉护理学的发展。

第 2 章

麻醉前访视

麻醉前访视是保障围手术期医疗安全至关重要的环节，是麻醉和手术风险评估的最后一道关卡。择期手术的麻醉前访视通常在术前一天完成，急诊手术者可在麻醉前进行术前访视。术前访视应做到简洁明了，但又不能遗漏关键病史信息，通过详细的术前访视可以综合评估麻醉及手术风险、帮助患者完成术前心理建设、获得麻醉前的知情同意、完善优化术前治疗方案、制订完善的麻醉方案及应急预案指导术中麻醉管理，确保围手术期安全。

第一节 麻醉前访视的内容

麻醉前访视的内容除了常规采集病史，评估呼吸循环系统功能及全身情况外，还要对患者术前的精神心理状态进行适当的疏导，缓解其紧张焦虑，解答围手术期相关疑问，完善心理准备，并获得知情同意。

一、获得病史信息、完善术前准备、评估麻醉风险

麻醉前访视是患者进入手术室的最后一道关卡，麻醉医师应在访视时全面了解病史信息、手术方式，查看术前检验、检查有无异常结果及医疗文书是否齐全。对于病情特殊的患者，完善必要的术前特殊检查，如肺功能检查、动态心电图（Holter）、心脏彩超、心肌酶谱、动态血压监测、纤维支气管镜检查等。

麻醉前访视应详细了解患者的一般情况、精神状态，交代术前禁食禁饮时间，结合病史综合分析评估手术及麻醉风险，制订合适的麻醉方案及风险预案。

麻醉风险分级目前全球普遍采用的是美国麻醉医师学会制定的患者体格情况分级（ASA 分级），共分为 6 级。ASA 分级与围手术期并发症和全因病死率之间存在显著相关。研究表明，术后 30d 的全因病死率、住院费用和住院时间随着 ASA 分级的增加而逐渐增加。ASA 分级从 Ⅰ 到 Ⅵ，病死率逐渐增加，ASA 分级为 Ⅴ 的患者围手术期病死率高达 70%。2020 年美国麻醉医师协会修订

了 ASA 分级标准如下。

Ⅰ级：正常的健康患者，包括但不局限于健康、不吸烟、不饮酒或少量饮酒。

Ⅱ级：有轻微系统性疾病的患者，轻微疾病不伴有实质性功能限制，包括但不局限于吸烟未戒烟者、社交中饮酒者、妊娠、肥胖（BMI 为 30 ～ 40kg/m^2）、病情控制良好的糖尿病或高血压、轻度肺部疾病。

Ⅲ级：有严重系统性疾病的患者，有实质性功能限制，有一种或多种中到重度疾病，包括但不局限于控制不佳的糖尿病或高血压、COPD、重度肥胖（BMI ≥ 40kg/m^2）、活动性肝炎、酒精依赖者或嗜酒者、起搏器植入者、射血分数中度降低、终末期肾病、进行定期透析者、心肌梗死、脑血管意外（CVA）、短暂性脑缺血发作（TIA）、冠状动脉疾病（CAD）/ 支架（超过 3 个月）。

Ⅳ级：危及生命的严重系统性疾病，包括但不局限于心肌梗死、CVA、TIA、CAD 或支架（小于 3 个月）、新发心肌缺血或严重瓣膜功能不全、重度射血分数下降、脓毒血症、DIC、急性呼吸窘迫综合征（ARDS）、尿毒症（未进行定期透析）。

Ⅴ级：濒死、不接受手术就会死亡的患者，包括但不局限于腹部 / 胸部主动脉瘤破裂、严重创伤、严重的颅内出血、严重的心肌损伤、多器官功能障碍综合征合并肠缺血等。

Ⅵ级：已宣告脑死亡并将要进行器官摘除的患者。

"E"：急症手术；急诊状态，延迟手术会对生命和身体造成严重威胁。

二、解答相关疑问，完善心理准备

麻醉前访视中重要的一项内容，是解答麻醉及手术相关疑问，缓解患者对麻醉和手术的焦虑和恐惧。大量临床研究证明，术前就围手术期可能发生的事件对患者进行详细的解释，以及医务人员友善的态度能显著降低患者和家属的焦虑，有利于配合麻醉方案的实施，有助于维持术中生命体征的平稳。

三、达成共识，获得知情同意

麻醉医师有责任向患者及家属提供有关麻醉和围手术期的相关信息，如麻醉实施的步骤，可能存在的风险因素等，帮助其正确理解麻醉相关风险，在知情和同意的情况下签署麻醉知情同意书。

第二节　重要器官功能的评估

器官功能的评估关系到患者整体麻醉风险判断。同时，也直接关系到围手术期麻醉诱导，维持及复苏方案的制订。

☆ ☆ ☆ ☆

一、心血管系统的评估

我国居民常见的慢性心血管系统疾病主要包括高血压、缺血性心脏病、心律失常等。

（一）高血压

高血压是我国最常见的心血管疾病之一。成人（≥18岁）高血压加权发病率高达 27.5%，且呈逐年上升趋势，是威胁中老年人群健康的主要疾病之一。未被控制的高血压的主要风险包括：显著增加围手术期出血风险，诱发或加重心肌缺血，增加卒中及肾衰竭等风险，影响患者预后，延长住院时间，并增加额外的医疗开支。

高血压患者术前评估时，应详细了解高血压的程度、年限、靶器官受累情况、降压药物的使用及血压控制情况。

择期手术前应将收缩压控制到低于 180mmHg，舒张压低于 110mmHg，且无严重的靶器官损害。3 级及以上的高血压患者，接受择期手术前应先控制血压。未经治疗的严重高血压患者（收缩压高于 180mmHg，舒张压高于 110mmHg），除非行急症手术，否则建议推迟择期手术。

对于服用利血平类复方制剂的高血压患者，术前是否停药仍有争议。但结合现有文献和指南建议，并结合临床治疗过敏性休克的用药原则，建议以利血平为主的复方降压药应停药 1 周。血管紧张素转化酶抑制剂（ACEI）和血管紧张素 II 受体阻滞剂（ARB）类药物可能引起围手术期低血压，若患者平时血压控制良好，建议手术当日暂停服用 ACEI 和 ARB 类药物，以减少术中低血压风险。

（二）缺血性心脏病

缺血性心脏病是指因为冠状动脉狭窄、栓塞或弥漫性小动脉狭窄等因素引发心肌供血不足所致的心脏损害。对于缺血性心脏病患者，术前评估时应重点关注以下几个方面：患者是否出现胸痛、胸闷、心悸、晕厥或黑矇等症状，以及这些症状的诱因和缓解方式；是否曾发生过心肌梗死及其治疗方法（如药物治疗、介入治疗或外科手术）；是否存在血运重建的指征；是否正在接受抗血小板治疗；是否需要进行冠状动脉断层扫描血管造影（CTA）或造影检查，以评估冠状动脉病变的狭窄部位和严重程度。

特别需要注意的是，对于急性 ST 段抬高心肌梗死患者、非 ST 段抬高型急性冠脉综合征患者及确诊为不稳定型心绞痛的患者，术前应完成冠状动脉造影检查。如果患者术前存在高血压、糖尿病，且心电图显示 ST 段异常，同时计划进行中高危手术（尤其是有胸痛、胸闷或心前区不适史者），建议术前进行冠状动脉 CTA 检查。对于正在接受双联抗血小板治疗（如阿司匹林＋氯吡格雷）的患者，若需进行非心脏手术，应由麻醉医师、心内科医师和外科医师共同评估支架内血栓风险、手术类型及术后时间等因素，制订个体化的治疗方案。

（三）心律失常

心律失常指的是心脏冲动或电活动的节律异常。若心律失常较为严重，可能引起血流动力学波动，进而影响重要器官的血液供应。心律失常对麻醉和手术的耐受性主要受其发生频率、性质及是否影响血流动力学的影响。

麻醉前访视时，应关注以下内容：心律失常的类型和严重程度；以往的治疗方式及效果；是否伴有胸闷、心悸、晕厥或黑矇等症状，以及是否影响血流动力学。若有明显症状或血流动力学波动较大，或者频繁出现室性期前收缩，应进行动态心电图（HOLTER）和超声心动图（UCG）检查，并请心内科会诊，必要时进行内科治疗。

抗心律失常药物和 β 受体阻滞剂通常应在术前持续使用，但对于服用华法林的心房颤动患者，应在术前至少停药 5d，停药后可使用低分子量肝素桥接。

需要特别注意的是，心电图显示严重窦性心动过缓（HR ＜ 40 次 / 分）、疑似病态窦房结综合征、二度房室传导阻滞伴血流动力学障碍、二度 II 型房室传导阻滞、三度房室传导阻滞、完全性左束支传导阻滞合并一度房室传导阻滞、双支传导阻滞或三分支传导阻滞的患者，应在术前安装临时起搏器。若患者已装有永久起搏器，麻醉访视时应详细了解起搏器类型、设置参数及术中电磁干扰等问题。

心力衰竭是由心脏结构或功能异常引起的，表现为心室充盈和（或）射血能力下降，通常意味着患者心脏功能已达失代偿阶段，术期心血管事件和死亡风险较高。典型症状包括夜间阵发性呼吸困难、肺水肿、外周水肿、双肺湿啰音、第三心音及 X 线片肺血管再分布等。术前可通过代谢当量（MET）评估运动耐力，预测手术耐受性及风险。若运动耐量＜ 4MET，表示手术和麻醉耐受性差，风险较高；若＞ 4MET，则危险性较小。

心脏瓣膜疾病主要由风湿性心脏病引起，通常影响左心瓣膜，二尖瓣受累最为常见。瓣膜的严重异常可导致心排血量降低，影响器官灌注。术前可通过超声心动图（UCG）评估瓣膜的狭窄程度、反流情况，以及肺动脉压力和心脏功能。接受过机械瓣膜置换的患者通常需长期服用华法林、氯吡格雷等抗凝药物，术前应评估凝血功能，权衡出血和血栓形成的风险，必要时改用短效抗凝药如低分子量肝素。

二、呼吸系统的评估

麻醉前的呼吸功能评估可以通过运动耐量、血氧饱和度、肺功能检查和血气分析等方式进行综合评定。术前戒烟 2 ～ 4 周，有助于降低气道高反应性和围手术期肺部并发症的风险，改善呼吸功能，从而有利于术中氧合的维持、术后呼吸系统并发症的控制及整体恢复。对于拟进行头颈部肿瘤手术的患者，需特别关注是否合并哮喘、严重慢性阻塞性肺疾病（COPD）和睡眠呼吸暂停综合征（OSAS）等疾病。

（一）哮喘

在围手术期，环境变化、精神紧张、寒冷刺激、血管穿刺、气管插管、拔管、手术操作及术后疼痛等多种因素可能诱发哮喘急性发作。对于哮喘控制不佳（如双肺明显哮鸣音）或发作频繁的患者，应在外科条件允许的情况下，优先进行内科治疗，改善肺功能后再安排手术。长期使用吸入药物控制症状的哮喘患者，可将常用药物带入手术室备用。

术前访视时，需要关注患者是否有因哮喘大发作住院的经历；哮喘发作时使用的药物及其治疗效果；是否长期使用激素；肺部听诊是否有哮鸣音；是否合并肺部感染或心血管疾病等问题。

（二）慢性阻塞性肺疾病

慢性阻塞性肺疾病（COPD）患者术前应控制肺部炎症，改善呼吸和循环功能。对于处于急性加重期的 COPD 患者，建议推迟择期手术，待病情稳定后再行评估。肺功能检查是评估 COPD 患者气道阻塞和气流受限程度的主要指标之一，可用于诊断 COPD、评估病情严重性、监测疾病进展、预测围手术期风险及预后。此外，动脉血气分析（ABG）可以快速评估患者术前的氧合情况（如是否存在低氧血症或高碳酸血症），对于 COPD 患者的术前肺功能评估有重要的指导意义。对于中重度通气功能障碍的患者，应根据手术部位选择对呼吸和循环影响较小的麻醉方式，如周围神经阻滞或椎管内麻醉。支气管扩张药和激素等药物可使用至手术前 1d，以确保术中呼吸道通畅和肺功能稳定。

（三）阻塞型睡眠呼吸暂停综合征

阻塞型睡眠呼吸暂停综合征（OSAS）的患者大多肥胖，颈粗短，属于困难气道高风险群体。术前应通过体型及头面部观察，气道评估指标（如甲颏距离，头后仰程度，是否合并小下颌，下颌骨有无后移或上颌骨是否前凸等），来判断是否存在面罩通气困难或气管插管困难，必要时术前应准备口咽通气道，鼻咽通气道以辅助开放气道。此外，该类患者由于长期慢性缺氧，可能合并其他系统的疾病，应重视全身状况（如高血压、冠心病、糖尿病）的综合评估。

三、内分泌系统的评估

常见的内分泌系统疾病有糖尿病、甲状腺功能亢进、嗜铬细胞瘤等，麻醉前访视时应重点关注其各自独特的病理生理表现和麻醉处理特殊性。

糖尿病患者在术前访视时，应评估当前的药物治疗和血糖控制情况，术前空腹血糖应控制在 7.77mmol/L 以内，餐后 2h 血糖应低于 11.1mmol/L。

☆ ☆ ☆ ☆

　　甲状腺功能亢进患者术前访视时需了解甲状腺功能，若甲状腺功能亢进控制不佳，围手术期可能出现甲状腺功能亢进危象，导致血流动力学剧烈波动和高病死率。巨大的甲状腺肿块还可能压迫气管，引起气管移位或软化气管软骨，甚至压迫气管和上腔静脉。应结合体检、气道症状、纤维支气管镜检查和影像学检查进行气道评估。

　　嗜铬细胞瘤患者因长期高水平的儿茶酚胺分泌，导致血管收缩、血压升高和有效循环血容量不足，因此术前准备至关重要，可显著降低术中高血压危象、心律失常等风险。充分的液体扩容和药物治疗（如 α 受体阻滞剂、β 受体阻滞剂）有助于稳定围手术期血流动力学，避免循环剧烈波动。评估术前准备是否充分的主要指标包括：①症状改善。头痛、心悸、出汗三联征是否减轻。②血压和心率控制。高血压和心动过速是否得到有效控制。③直立性低血压。是否出现直立性低血压症状（提示血容量恢复）。④体重变化。体重是否增加（反映液体扩容效果）。⑤实验室检查。血细胞比容（HCT）是否下降（提示血液稀释）。⑥其他体征。是否出现鼻塞症状（提示 α 受体阻滞剂起效）。

四、其他脏器功能的评估

（一）肝脏功能

　　蛋白异常和肝脏功能异常将影响药代动力学，导致麻醉药物起效时间和作用时间的变化。

（二）肾脏功能

　　肾脏功能的异常也会导致药物代谢特点的变化，应根据肾脏功能的损害程度选择用药和剂量，同时应注意电解质平衡和液体管理。

（三）神经系统

　　合并神经系统功能障碍或有相关病史的患者，围手术期发生心脑血管事件（如心肌梗死、卒中）和术后认知功能障碍（postoperative cognitive dysfunction，POCD）的风险显著增加。术前应详细评估并记录患者的神经系统功能状态，包括意识状态、运动功能、感觉功能及认知能力等。麻醉恢复后，需与术前基线进行比较，以评估麻醉和手术对神经系统的影响，并及时发现术后神经系统并发症。

第三节　气道评估

　　气道评估是麻醉前访视的另一项重要内容，术前应结合影像学资料和常规评估指标进行详尽的气道评估，以指导制订合适的人工气道建立方案，减少不可预见性困难气道的发生。

☆ ☆ ☆ ☆

一、常规气道评估

（一）张口度

正常张口度应大于三指宽（约6cm），小于两指则无法置入常规成人喉镜片。

（二）张口可见度

张口可见度的评估通常遵循改良的 Mallampati 分级，Ⅰ级：可看见软腭、咽腔、腭垂、腭咽弓；Ⅱ级：可看见软腭、咽腔、腭垂；Ⅲ级：仅能看见软腭、腭垂基底部；Ⅳ级：看不见软腭。口咽部肿瘤、腮腺肿瘤、下颌下腺肿瘤、颞下颌关节疾病及头面部放疗史的手术患者可能存在张口度受限。

（三）甲颏距离

正常的甲颏距离约三指宽（约6.5cm），甲颏距离小于6cm时（如小下颌、声门过高、颈部瘢痕、头后仰受限的患者）很可能出现普通喉镜下声门显露困难。

（四）颈部活动度

正常的颈部后仰应该大于30°。后仰受限将影响声门的显露，通常见于既往颈部外伤和手术史、颈部瘢痕形成、颈椎强直、颈椎失稳、头颈部和上段食管癌放疗史的患者。

（五）下颌前移活动度

下颌前移受限时将影响声门显露。

（六）牙齿

牙齿松动、缺失也可增加插管难度。

（七）咬上唇试验

咬上唇试验是评估颞下颌关节移动度的改良评估方法，阴性者颞下颌关节移动受限，存在喉镜显露困难的可能。

（八）鼻腔的评估

鼻腔的评估对于拟行经鼻气管插管的患者非常重要。麻醉前应详细了解双侧鼻腔的通畅度，鼻部有无手术史，是否存在鼻中隔偏曲、鼻外伤、鼻腔堵塞等异常情况。

二、特殊气道的评估

特殊的困难气道常见于气道肿物、胸内巨大甲状腺肿瘤、下颌下腺巨大肿瘤、鼻咽部肿瘤、口咽部肿瘤、巨大甲状腺肿瘤压迫气管、上颌骨肿瘤致张口困难、喉部肿瘤、纵隔巨大肿瘤、肥胖、小下颌、颈部瘢痕、声带麻痹、喉返神经损伤等特殊病例。术前访视时尤其应仔细解读该类患者的纤维支气管镜报告，颈部和胸部影像学资料，了解肿瘤部位，评估气道压迫部位和狭窄程度，同时还应询问最舒适的入睡体位，以便在诱导前或必要时采取该体位，减轻气道压迫。此外，该部位的巨大肿瘤常压迫上腔静脉等大血管，术前详细阅片，了解有无上腔静脉综合征等病史，有助于预防诱导期血流动力学的剧烈波动。

第四节　麻醉前停药

随着人口老龄化，患者合并症越来越多，特别是心血管系统用药的患者。麻醉术前停药是一个复杂的过程，需要根据患者的具体情况、手术类型及所服药物的特点来综合决定。以下是关于几大常用药物麻醉前停药的总结。

一、心血管系统用药

（一）钙通道阻滞剂（CCB 类）

1. 常用　硝苯地平、尼卡地平、地尔硫䓬、维拉帕米等。
2. 处理　不需要停药，继续使用至手术当天。

（二）β 受体阻滞剂

1. 常用　美托洛尔、比索洛尔、索他洛尔等。
2. 处理　不需要停药，继续使用至手术当天。
3. 解释　突然停用 β 受体阻滞剂会出现撤药综合征，并可伴随高肾上腺素能状态，增加心肌耗氧量。因此，麻醉前不需要停药。

（三）ACEI 类和 ARB 类

ACEI 是血管紧张素转化酶抑制剂的英文缩写，多以普利结尾，如：卡托普利、依那普利等。

ARB 是血管紧张素 II 受体阻滞剂的英文缩写，多以沙坦结尾，如：缬沙坦、厄贝沙坦。

1. 常用　卡托普利、贝那普利、缬沙坦、厄贝沙坦等。
2. 处理　手术当天停用。
3. 解释　ACEI 类和 ARB 类药物会增加围手术期低血压和血管性休克风险。

（四）利尿剂

1. 常用　呋塞米、氢氯噻嗪、螺内酯等。
2. 处理　手术当天停用。
3. 解释　这类药物排尿、排钠、排钾，易引起电解质紊乱，且降低血管平滑肌对缩血管药物的反应性，增加术中血压控制难度。

（五）利血平

1. 常用　利血平、复方利血平。
2. 处理　术前停药 1 周，改用其他抗血压药物。

☆☆☆☆

3. 解释　利血平为肾上腺素能神经抑制药，通过耗竭交感神经末梢儿茶酚胺，特别是去甲肾上腺素来实现降低血压的目的。术前不停药，易导致术中发生顽固性低血压，血压很难用药物提升，导致严重后果。

（六）抗血小板药

1. 常用　阿司匹林、氯吡格雷、替格瑞洛、普拉格雷等。

2. 处理

（1）氯吡格雷和替格瑞洛术前停药 5d，普拉格雷术前停药 7d。

（2）阿司匹林：使用阿司匹林二级预防的患者（如心肌梗死病史、冠心病、冠状动脉支架植入术后、外周血管病、卒中、瓣膜置换术后）接受非心脏手术，不建议停用阿司匹林，但需注意平衡血栓和出血风险。对接受特定的闭腔手术（如脊髓、神经外科和眼科手术），停用阿司匹林 5d。

（七）抗凝血药

1. 常用　华法林、达比加群酯、利伐沙班等。

2. 处理　华法林术前停药 5d；达比加群酯和利伐沙班术前停药 3d。低出血风险手术后 24h 恢复给药，高出血风险手术后 48～72h 恢复给药。

3. 解释

（1）3 个月内有卒中史、合并风湿性瓣膜病的心房颤动患者，需要停用华法林，接受桥接治疗。桥接方法：术前 5d 停用华法林，停用 2d 后开始静脉给予普通肝素或低分子量肝素。术后根据出凝血状态，1～2d 恢复使用普通肝素或低分子量肝素。

（2）使用达比加群酯和利伐沙班时，低出血风险手术后 1d 恢复给药，高出血风险手术后 2～3d 恢复给药。

（八）硝酸酯类

1. 常用　硝酸甘油、单硝酸异山梨酯等。

2. 处理　不停药，继续使用至手术当天。

3. 解释　该类药物多用于冠心病及慢性心力衰竭的治疗，术前停药可导致病情加重的风险，因此不主张术前停药。

（九）抗心律失常药

1. 常用　地高辛、奎尼丁、胺碘酮等。

2. 处理　不停药，继续使用直至手术当天。

（十）他汀类药物

1. 常用　阿托伐他汀、辛伐他汀、普伐他汀等。

2. 处理　不停药，继续使用直至手术当天。

（十一）降甘油三酯类药

1. 常用　贝特类、烟酸等。

2. 处理　手术当天停用。

3. 解释　贝特类药物可将其他药物从血浆蛋白结合位点置换下来，有导致麻醉药物作用加强的风险；烟酸具有扩张血管作用，麻醉期间有诱发低血压的风险。

二、中枢神经系统用药

（一）抗癫痫用药

1. 常用　苯妥英钠、卡马西平等。

2. 处理　不停药，继续使用直至手术当天。

3. 解释　术前如果停药，可能诱发癫痫发作，且术后应尽快恢复用药。

（二）抗帕金森用药

1. 常用　左旋多巴等。

2. 处理　不停药，继续使用直至手术当天。

3. 解释　术前如停用可引起症状显著加重，甚至诱发神经安定药恶性综合征，术后也应尽快恢复用药。

（三）抗抑郁用药

1. 常用　丙米嗪、舍曲林、氟西汀等。

2. 处理　不停药，继续使用直至手术当天。

（四）抗焦虑用药

1. 常用　地西泮、劳拉西泮及其他。

2. 处理　不停药，继续使用直至手术当天。

（五）单胺氧化酶抑制剂

1. 常用　苯乙肼、溴法罗明、托洛沙酮、异卡波肼、苯环丙胺等。

2. 处理　术前至少停用 2 周。

3. 解释　使用单胺氧化酶抑制剂的患者在麻醉中可能出现多种严重的药物相互作用，且与阿片类合用可能发生呼吸抑制、嗜睡、低血压和昏迷。

（六）抗精神病药

1. 常用　氟哌啶醇、利培酮、奥氮平等。

2. 处理　不停药，继续使用直至手术当天。

三、呼吸系统用药

（一）平喘药

1. 常用　类茶碱、吸入用激素、异丙托溴铵、沙丁胺醇等。

2. 处理　不停药，继续使用直至手术当天。建议将常用的平喘药带入手术室。

3. 解释　平喘药可扩张支气管，降低呼吸道阻力，抑制炎性细胞释放过敏

☆☆☆☆

反应介质，有利于术中及术后的呼吸道管理。

（二）肺动脉高压用药

1. 常用　西地那非、前列环素等。

2. 处理　不停药，继续使用直至手术当天。

四、消化系统用药

（一）抑酸、抗反流用药

1. 常用　雷尼替丁、奥美拉唑等。

2. 处理　不停药，继续使用直至手术当天。

3. 解释　胃内低 pH 胃液，在麻醉诱导及术中可造成误吸致肺炎和应激性溃疡，因此术前可不停用该类药物。

（二）止吐药

1. 常用　格拉司琼、昂丹司琼、甲氧氯普胺等。

2. 处理　不停药，继续使用直至手术当天。

3. 解释　恶心、呕吐的患者在麻醉诱导及术中可造成误吸，致吸入性肺炎的风险增加，因此术前可不停用该类药物。

五、内分泌系统用药

（一）口服降糖药

1. 常用　二甲双胍、吡格列酮、格列本脲、罗格列酮等。

2. 处理　手术当天停用。

（二）皮下注射胰岛素

1. 常用　中性鱼精蛋白锌胰岛素等。

2. 处理　见表 2-1。

表 2-1　常用胰岛素术前使用调整策略

胰岛素剂型	给药频率	术前晚上	手术当日早晨
长效胰岛素	每天 1 次	常规剂量的 80%	常规剂量的 80%
中效胰岛素	每天 2 次	常规剂量的 80%	常规剂量的 50%
中效 / 短效预混胰岛素	每天 2 次	常规剂量的 80%	中效部分常规剂量的 50%
短效或速效胰岛素	每天 3 次	不变	停用
皮下连续输注胰岛素泵	持续	不变	泵速调整为睡眠基础速度

六、激素类药物

1. 常用　泼尼松、甲泼尼龙等。

2. 处理　不停药，继续使用直至手术当天。

第 3 章
麻醉前准备

第一节　药品准备

一、麻醉药品的准备

以下是麻醉科常用的药品分类及具体药品名称，供麻醉前准备参考（表3-1～表3-3）。

表 3-1　麻醉诱导及维持药物

药物种类	常见药物
镇静药及其拮抗药	苯二氮䓬类：咪达唑仑、地西泮。拮抗药：氟马西尼
静脉麻醉药	氯胺酮、依托咪酯、丙泊酚
镇痛药及拮抗药	吗啡、可待因、哌替啶、芬太尼、舒芬太尼、瑞芬太尼、美沙酮、二氢埃托啡。拮抗药：纳洛酮、纳曲酮、纳美芬
肌肉松弛药	琥珀胆碱、维库溴铵、阿曲库铵、罗库溴铵
吸入麻醉药	氟烷、地氟烷、异氟烷、氧化亚氮、七氟烷
局部麻醉药	普鲁卡因、丁卡因、利多卡因、罗哌卡因

表 3-2　麻醉辅助药物

药物种类	常见药物
激素类	地塞米松、氢化可的松、甲泼尼龙、胰岛素
抗组胺药	苯海拉明、异丙嗪、氯苯那敏
平喘药	氨茶碱、沙丁胺醇、多索茶碱
中枢神经兴奋药	尼可刹米、洛贝林
抗胆碱能药	阿托品、东莨菪碱、山莨菪碱、戊乙奎醚
抗心律失常药	Ⅰ类药物：钠通道阻滞剂（普鲁卡因、利多卡因、普罗帕酮）
	Ⅱ类药物：β受体阻滞剂（普萘洛尔、艾司洛尔）

☆☆☆☆

续表

药物种类	常见药物
	Ⅲ类药物：延长动作电位时程药（胺碘酮、溴苄铵）
	Ⅳ类药物：钙通道阻滞剂
正性肌力药	洋地黄类：地高辛、毛花苷C、毒毛苷K
	儿茶酚胺类：肾上腺素、去甲肾上腺素、异丙肾上腺素、多巴胺
	非洋地黄非儿茶酚胺类：氨力农、米力农、依诺昔酮
血管收缩药	肾上腺素、去甲肾上腺素、去氧肾上腺素、间羟胺、多巴胺
血管扩张药	血管平滑肌松弛剂：硝普钠、硝酸甘油、酚妥拉明、乌拉地尔
	肾上腺素受体拮抗剂：酚妥拉明、酚苄明、β受体阻滞剂
	钙通道阻滞剂：硝苯地平、尼卡地平、尼莫地平、维拉帕米
脱水利尿药	呋塞米、20%甘露醇
抗凝血药	肝素
促凝血药	氨基己酸、蛇毒血凝酶、凝血酶、鱼精蛋白、维生素K

表3-3 麻醉中液体

液体种类	常见液体
水、电解质及酸碱平衡用药	氯化钠溶液、葡萄糖氯化钠溶液、乳酸钠林格液、钠钾镁钙葡萄糖注射液、葡萄糖酸钙、碳酸氢钠、氯化钾
血浆代用品	聚明胶肽、琥珀酰明胶、羟乙基淀粉、右旋糖酐注射液

二、麻醉诱导前药品准备注意事项

1. **药品抽取与稀释** 依据医嘱准确抽取和稀释药液。麻醉前准备的药品可按成人与小儿两类进行分类，尽量统一稀释规格，避免因麻醉医师习惯差异导致给药误差。抽取药液后，在注射器外刻度下方贴上标签或使用标签笔注明药名、浓度及时间。

2. **操作规范** 在抽吸药品时，必须严格遵循"三查七对"原则和无菌操作要求，确保安瓿内药液被完全抽吸干净。

3. **注射器管理** 抽吸后的注射器应放置于无菌盘中，且不得重复使用。

4. **药品分类放置** 麻醉诱导药、麻醉维持药及抢救药需分类放置，避免混淆。

5. **管路排气** 微量注射泵上的注射器连接的延长管与液路相连时，需彻底排尽整个连接管路内的空气，防止空气进入血管。

6. **药品核对与安瓿管理** 抽吸药品时需双人核对药名，将空安瓿置于空盒子中，直至手术结束才可丢弃。

第二节　仪器准备

麻醉科最常用的仪器是麻醉机和监护仪，还包括一些辅助医疗设备（如输液泵、微量注射泵、纤维支气管镜、负压吸引器等）、辅助性检测设备（如血气分析仪、血糖仪等）、抢救设备（如抢救车、除颤仪、困难气道插管车等）。这些设备在麻醉、手术，以及急救过程中功能完好、参数准确，是麻醉前仪器准备工作的核心内容。同时，麻醉科医护人员熟练掌握重点设备（如麻醉机、监护仪）的操作流程及常见故障处理方法，以保障患者安全。

一、麻醉前仪器准备的重要性

（一）确保设备功能正常

通过严格的检查和维护，确保每台设备在使用时都能正常工作。

（二）及时排除故障

能够快速识别和处理设备故障，避免对患者安全造成威胁。

（三）熟练掌握设备操作

麻醉科医护人员需熟悉各种仪器的操作规程和故障处理方法，以确保在紧急情况下能够迅速反应。

二、对医护人员的技能要求

（一）设备操作

熟悉并掌握麻醉机、监护仪及各种辅助设备的操作方法。

（二）故障处理

能够在设备出现故障时进行基本的排除和修复工作。

（三）应急处理

在出现突发情况时，能够迅速、有效地使用抢救设备进行急救。

三、麻醉科常用仪器及使用

（一）麻醉机

麻醉机是用于麻醉过程中给患者提供氧气和吸入性麻醉药物的设备。它能够精确调节麻醉药物的浓度，并监测患者的呼吸和生命体征，使用流程见图 3-1。

1. 主要组成

（1）气体供应系统：提供氧气、氮气和其他麻醉气体。

（2）气体混合系统：精确混合不同的气体，调节浓度。

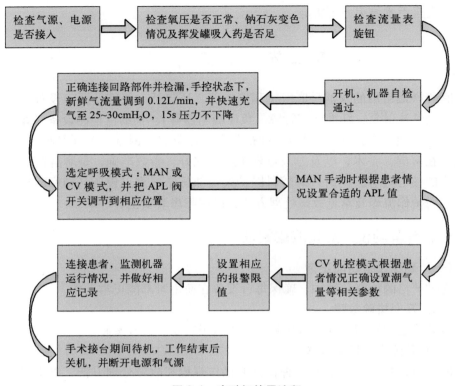

图 3-1　麻醉机使用流程

（3）麻醉气体输送系统：通过呼吸回路输送混合气体至患者。

（4）监测、报警系统：实时监测患者的生命体征，如心率、血氧水平等。

（5）废气回收系统：麻醉废气的收集、排放，以减少手术室内的污染。

2. 麻醉机使用前检查

（1）电源检查

1）电源连接：确保电源线已正确接入。

2）交流电指示灯：观察麻醉机上的交流电指示灯是否亮。

3）备用电池：切断交流电，确认是否有备用电池提示；备用电池通常可持续 30min。

（2）气源检查：检查气源压力表，指针应指在正常范围（通常为 400kPa 左右）。若气源压力低于红线，麻醉机会自动报警。

（3）开机自检：启动麻醉机并观察开机自检是否通过。高端麻醉机可能有自动提示程序。

（4）流量计检查

1）手动流量计：旋转氧气、空气、氮气流量计的旋钮，观察流量管中的浮子是否平滑升降。

2）电子流量计：检查显示的数字是否准确。

3）氧 - 氮联动装置：验证联动装置的工作状态是否正常。

（5）快速充氧键检查：按下开关，应有氧气吹出。放开后开关应自动回到原位。若开关回不到原位，则可能导致持续吹出氧气，造成气道压力升高。

（6）压力限制阀（APL 阀）检查：连接呼吸回路，快速充氧后观察是否有漏气。打开 APL 阀，检查是否能正常放气。APL 阀仅在手动通气时起作用。

（7）高压报警测试：连接回路，快速充氧至 40cmH$_2$O，观察麻醉机是否发出高压报警。

（8）脱机报警（低压报警）测试：脱机状态下，检查是否发出低压报警。

（9）回路密闭性检查

1）手控漏气检查：将流量开到较小（通常为 0.4L 或更小）；在手控状态下，快速充氧至气道压力为 30cmH$_2$O；观察气道压力表指针是否下滑。如有下滑，表明手控回路漏气，需要检查漏气原因。

2）机控漏气检查：连接储气囊作为模拟肺；对成人呼吸回路设置潮气量 500ml，频率 12 次；将转换开关拨到机控状态，观察风箱皮囊是否能充满。如果风箱皮囊不能到顶，则说明机控回路漏气。通常手控回路漏气会导致机控回路漏气。

（10）机控误差测试

1）容量误差测试：使用成人呼吸回路，设置潮气量 500ml，呼吸频率为 12 次 / 分；观察监测的潮气量是否准确。监测潮气量与设定潮气量的差值应在 ±10% 以内为正常。

2）压力误差测试：选择不同的压力点位（如 10cmH$_2$O、15cmH$_2$O、20cmH$_2$O）；观察实际监测值是否准确。监测压力值与设定压力值的差值应在 ±3cmH$_2$O 以内为正常。

（11）挥发罐检查

1）安装检查：确认挥发罐安装是否正常。

2）药物检查：检查是否有药物，并确保电源线连接良好。

（12）钠石灰罐检查：观察二氧化碳吸收剂的颜色是否正常，并确认其量足够。

（13）废气排放系统检查。

1）安装检查：确认 AGSS 废气接头安装到位，指示钮应弹出。

2）管道检查：检查废气管道是否有阻塞，确保泄出孔正常。

3）在使用麻醉机前进行严格的安全检查是确保患者安全和麻醉效果的重要环节。完成上述检查步骤后，可以确认麻醉机的各项功能正常，从而减少因设备故障引发的医疗风险。

3. 待机最终状态

（1）麻醉机的电源和气源打开

1）电源：确保麻醉机的电源已接通，并且电源指示灯正常。

2）气源：确保气源连接良好，气体压力在正常范围内（如氧气、氮气等），且气体瓶已正确安装。

（2）APL 阀开放，蒸发器关闭

1）APL 阀（可调压力阀）：打开 APL 阀可以确保气道压力不会过高，避免气道压力意外升高。

2）蒸发器：在检查之前将蒸发器关闭，防止麻醉气体意外释放，确保检查过程中不会泄漏麻醉气体。

（3）呼吸模式处于手动模式：确保呼吸机处于手动模式，以便在使用过程中能够手动控制气体流量和呼吸频率，确保设备正常工作。

（4）所有流量计位于 0（或达最小）：确保所有流量计（如氧气、麻醉气体流量计）指针都归零或调整到最小位置，以便在使用时能够准确读取流量。

（5）检查紧急通气装置，即简易呼吸器处于功能完好的状态

1）简易呼吸器：确保简易呼吸器（如手动呼吸袋）完好无损，能够提供有效的人工通气支持。

2）检查装置：检查简易呼吸器的气囊是否充气良好，气道连接是否牢固。

（6）呼吸回路系统准备妥当，呼吸机处于待用状态

1）呼吸回路系统：确保所有回路部件（包括呼吸管、面罩或气管插管）连接正确，无漏气，处于适用状态。

2）呼吸机待用：确保呼吸机处于待用状态，设备正常，能够在需要时迅速投入使用。

4. 麻醉机关机顺序

（1）关闭挥发罐：关掉麻醉气体的挥发罐，以防止气体继续释放。通常，挥发罐的关闭操作可以通过旋转阀门完成，确保气体流量完全停止。

（2）关闭气流量开关

1）关闭所有气流量开关，包括氮气和氧气，以确保气体供应中断，避免气体泄漏。

2）氮气源：关闭氧化亚氮瓶或氧化亚氮供应阀门，确保氮气供应停止。

3）氧气源：关闭氧气瓶或氧气供应阀门，确保氧气供应停止。

（3）关闭废气排放系统：关闭废气排放系统，以确保废气不会继续排放。这通常涉及关闭排气阀或相应的排气装置。

（4）关闭主机电源开关，并拔除电源线

1）主机电源开关：关闭麻醉机的主电源开关，断开设备的电源供应。

2）拔除电源线：从电源插座中拔出电源线，确保麻醉机完全断电，避免电力供应造成不必要的安全隐患。

（5）卸除呼吸管路、呼吸囊

1）呼吸管路：从麻醉机上卸除所有呼吸管路，包括呼吸机与患者气道的连接部分。

2）呼吸囊：卸除呼吸囊（手动呼吸袋），并将其清洁或消毒，以备下次使用。

（6）麻醉机归位：将麻醉机恢复到预定的位置，通常是手术室或指定的存放区域。确保设备的存放位置干燥、安全，并远离可能的损坏源。

5. 麻醉机常见故障及处理

（1）麻醉机漏气

1）二氧化碳吸收罐相关问题

原因：二氧化碳吸收罐安装未对齐或未卡紧；罐口有异物；排水旋钮未拧紧或橡胶密封圈老化。

解决方法：重新安装吸收罐，确保对齐并卡紧；清理罐口异物；拧紧排水旋钮或更密封圈。

2）挥发罐相关问题

● 原因：挥发罐安装未放平；橡胶垫圈老化或破损；加药口旋钮未旋转到位。

● 解决方法：重新安装挥发罐，确保放平；更换橡胶垫圈；检查并旋紧加药口旋钮。

3）呼吸囊相关问题

● 原因：呼吸囊安装不到位；长期使用导致下方活瓣移位。

● 解决方法：重新安装呼吸囊；检查并调整活瓣位置，必要时更换呼吸囊。

4）流量传感器相关问题

● 原因：流量传感器断裂导致回路漏气。

● 解决方法：检查流量传感器的状态，必要时更换。

5）气管导管相关问题

● 原因：气管导管未正确放置或套囊压力不足。

● 解决方法：确保气管导管正确放置，并使用压力表调整套囊压力至 $20 \sim 30cmH_2O$，确保气道密闭。

（2）监测不准

1）流量传感器问题

● 原因：传感器损坏或积水，影响监测准确性。

● 解决方法：定期检查和清理传感器；必要时更换传感器。

2）显示潮气量补偿关闭

● 原因：回路漏气严重。

● 解决方法：检查并修复回路漏气问题；确保潮气量补偿功能正常开启。

3）氧浓度传感器监测不准

● 原因：氧电池使用寿命耗尽。

● 解决方法：检查氧浓度传感器；必要时更换氧电池。

4）监测值超出误差范围

● 原因：风箱皮囊打气程度的影响。

● 解决方法：观察风箱皮囊状态；调整潮气量值。

5）麻醉机使用时间长后的监测不准

● 原因：随着使用时间的增长，监测精度下降。

● 解决方法：重新安装流量传感器；必要时进行气道校零操作（由工程师执行）。

（二）监护仪

实时监测患者的生命体征，如心率、血压、呼吸频率、体温、血氧饱和度等。帮助麻醉医师了解患者的即时状况，做出相应调整。

1. 常见参数

（1）心电图（ECG）、心率：监测心脏的电活动。

（2）血压：监测血液对血管壁的压力。

（3）血氧饱和度、脉搏：通过脉搏血氧仪测量血液中的氧气含量。

（4）呼吸：提供呼吸的实时数据

（5）体温：提供体温的实时数据。

2. 监护仪的使用　使用前检查监护仪电源连接正常、各模块紧密连接、各传导线紧密连接无异常，然后开机自检，监护仪界面显示正常，无报警、无模块界面脱落。

3. 基础生命体征监测

（1）心电图、心率

1）连接导联线：按照导联线字母和实际情况（手术部位、消毒范围、体位等），正确将导联线连接到身体各部分。可选择三导联或五导联。

2）选择导联模式：术中一般选择Ⅱ导联用于常规监测，因为Ⅱ导联上的P波最明显，适合区分心律是否为窦性。心脏手术时通常采用肢体V导联模式。

3）调整波幅：根据需要调整波幅，通常选择自动调整模式以简化操作。

4）设置滤波方式：根据手术环境选择合适的滤波方式，以减少干扰。

5）心脏起搏患者设置：对于心脏起搏患者，必须启用起搏脉冲排斥功能，将"起搏"设定为"是"。

（2）无创血压

1）选择合适的袖带：根据患者的体型选择适合的袖带（成人、儿童、新生儿）。

☆ ☆ ☆ ☆

袖带应缠绕在肘关节上 1 ~ 2cm 处，确保松紧度适中，以便能够插入 1 ~ 2 指。

2）袖带加压导管位置：导管应放置在肱动脉位置，位于中指的延长线上，以确保准确测量。

3）测量位置：测量时，手臂和袖带应与心脏保持平齐，以确保测量的准确性。

4）注意事项：根据手术情况选择测量位置，不能在行腋窝淋巴清扫术侧的肢体测血压，以防患者肢体肿胀，谨慎选择受压肢体测量，以免影响监测结果的准确性，谨慎选择穿刺肢体测量，以免导致通路不畅、血液回流而堵管等问题。

5）选择测量类型

● 快速连续测量：适用于需要频繁监测血压的情况，如手术中的即时监控，在 5min 内进行连续测量，以便快速获取变化数据。

● 手动测量：适合在需要即时查看患者血压的情况下进行，比如紧急情况或特殊需求；自动测量：定时测量血压，适合长时间监测的情况，可以设置特定的测量间隔。

● 序列测量：根据患者的不同时间段需求，设定四个测量周期，提供个性化的血压监测。这种方法适用于需要了解患者血压在不同时间段的变化情况。

（3）血氧饱和度、脉搏

1）定义

● 血氧饱和度（SpO₂）：是指氧合血红蛋白占总血红蛋白的百分比。血氧饱和度是评估患者氧合状态的重要指标，广泛应用于临床监测和疾病诊断。

● 氧合血红蛋白：是指与氧气结合的血红蛋白，主要负责氧气的运输。总血红蛋白包括氧合血红蛋白和未结合氧的血红蛋白（脱氧血红蛋白，deoxyhemoglobin）。计算公式为：$SpO_2=$ 氧合血红蛋白 / 总血红蛋白 $\times 100\%$。

2）测量方法：给患者戴上指套，指套内的发光二极管（LED）发出的红光和红外光，从指甲上方（发光面正对指甲）照射，确保光线能够穿透甲床和周围组织。传感器通过检测透射光强度的变化，分析血液中氧合血红蛋白和脱氧血红蛋白对不同波长光的吸收差异，从而计算出血氧饱和度（SpO_2）。此外，设备还可以通过检测血液流动的周期性变化来计算心率。如果需要检测耳垂等其他部位，可以使用专用的耳垂探头，其工作原理与指套类似。

3）影响因素

● 低灌注：如休克、低体温或某些药物，可能导致血流减少，影响测量准确性。

● 指甲问题：如红指甲、灰指甲，或涂有指甲油，可能干扰传感器的光学信号，影响读数。

（4）呼吸：呼吸反映了患者的呼吸肌和肺的力量与效率。呼吸监护通常采用热敏式或阻抗式测量方法。阻抗式通过感知胸廓运动引起的电阻抗变化来监测呼吸，这种方法在临床上较为常用。手术室中，使用了抗干扰的心电导联线，呼吸波可能会被过滤，导致呼吸参数的监测变得困难。

4.特殊生命体征的测量

（1）体温：监测体温时，各种测量部位提供的信息不同，用于不同的临床目的。

1）常用监测部位

● 鼓膜：鼓膜温度测量提供的温度最接近颅脑温度，因此常用于了解脑部的温度状态。鼓膜温度与体内核心温度相对接近，能够提供对颅脑温度变化的准确反应。

● 鼻咽、肺动脉、食管：这些部位用于核心温度监测。它们能够迅速反映体温的变化，尤其是在降温和复温的过程中。核心温度的准确测量对于评估全身温度和及时调整体温管理措施非常重要。

● 直肠和膀胱：直肠和膀胱温度常用于分析复温和内脏灌注情况。这些部位的温度测量能提供有关体内温度的较为可靠的数据，帮助评估复温效果和内脏器官的温度状态。

● 皮肤：皮肤温度的监测主要用于分析循环结束时热量的分布情况。这种测量可以帮助了解体表的热量分布，以及在特定情况下（如术后或重症患者的体温管理）如何调整体温。

2）体温探头类型

● 体腔探头（圆柱形）：用于监测核心温度。这些探头可以放置在体腔内（如直肠、食管、肺动脉等），提供与核心体温接近的数据，能准确反映体内温度的变化，尤其在术中和重症护理中尤为重要。

● 体表探头（纽扣状）：用于监测体表温度。体表探头通常放置在皮肤表面或体表的某个位置。虽然便于使用，但容易受到外界环境（如空气温度、风速、湿度等）的干扰，因此不适合用来准确反映核心体温的变化。

3）注意事项

● 选择合适的探头：术中和重症监护中通常选择体腔探头，以准确监测核心温度。体表探头则适合在不需要高度精确核心体温数据的情况下使用，如一般的健康检查或体温趋势观察。

● 外界干扰：体表温度受外界环境影响较大，因此体表探头的读数可能不如体腔探头准确。在需要监测核心体温时，尤其在术中或特殊情况下，体腔探头更为可靠。

● 温度传感器响应速度：温度传感器的响应速度较慢，因此在读取温度值时，需要等到探头的数值稳定后再进行记录。这样可以避免因温度变化不稳定导致的错误读数。

● 避免交叉感染：一次性体温探头设计为只能使用一次，以确保卫生和避免交叉感染。使用后需按规定处理，防止再使用可能导致的感染风险或探头性能下降。

4）术中低体温的影响因素

● 术中失血：失血减少了体内血容量，可能导致体温调节功能受损。

● 大量常温液体输入：输入的常温液体可能导致体温下降，特别是在大量输注时。

● 手术时间延长：长时间的手术可能增加体温降低的风险，因为体温调节机制受到持续挑战。

● 患者裸露部位与低温环境接触：患者在手术中常裸露，这与低温环境的接触可能加剧体温下降。

（2）呼气末二氧化碳：呼气末呼出气中二氧化碳的浓度，在不同程度上与动脉血二氧化碳分压有很好的相关性，主要用于评估呼吸和循环功能。

1）功能

● 呼吸功能：呼吸气体交换的效率，帮助评估患者的呼吸状态。

● 循环功能：与动脉血二氧化碳分压（$PaCO_2$）有很好的相关性，可以间接反映循环状况。

● 代谢状态：提供关于患者代谢状态的信息，尤其是在术中和重症监护中。

2）气管导管位置：通过观察 $ETCO_2$ 水平，可以确认气管导管是否正确放置。

3）机械故障检测：$ETCO_2$ 的异常变化有助于及时发现呼吸机的机械故障或气体交换问题。

4）连接采样管的注意事项

● 患者端连接位置：采样管应连接到呼吸回路管中，建议将其置于人工鼻后。这有助于避免冷凝水和水蒸气进入采样管及监测模块，减少对测量数据的干扰。

● 防止冷凝水进入：在人工鼻后的位置可以有效减少冷凝水进入采样管的可能性，因为人工鼻能够加热和加湿呼吸气体，降低冷凝水的生成。

● 避免阻塞：确保采样管没有被冷凝水、痰液或其他物质阻塞，这样可以避免影响 CO_2 测量结果的准确性；定期检查采样管和监测模块的连接状态，确保没有漏气或堵塞现象。

5）维护和校准：监测设备应进行定期校准，以确保其测量准确性；定期对采样管和相关部件进行清洁，以防止积累的污垢影响数据采集和分析。

（3）麻醉深度：脑电双频指数（bispectral index，BIS）监测是一种用于评估麻醉深度的技术，它提供了大脑皮质兴奋或抑制状态的详细信息。

1）功能：BIS 监测主要反映大脑皮质的兴奋或抑制状态。它与正常生理睡眠的特征密切相关，并且能够有效地监测麻醉深度。

☆ ☆ ☆ ☆

2）延迟效应：一些监护仪器可能存在延迟效应，即患者已经清醒但设备仍未能及时反映这一状态，从而可能导致术中知晓现象（患者意识清醒但未被察觉）。

3）影响因素

● 麻醉深度监测：监测麻醉深度有助于降低术中知晓的风险。通过实时监测 BIS 值，麻醉医师可以调整麻醉药物的用量，确保患者在手术期间维持适宜的麻醉深度。

● 适宜的麻醉深度：一般认为 BIS 值在 40 ～ 60 代表一个合适的麻醉深度。这一范围可以帮助麻醉医师平衡镇静效果与患者安全，减少术中知晓的风险，并有助于减少术后并发症。

4）其他麻醉深度监测方法

● 熵指数：通过分析脑电图信号的复杂性来评估麻醉深度。

● 听觉诱发电位：评估脑对声音刺激的反应，用于监测麻醉深度，但相对不如 BIS 监测普及。

● 在监测时要确认患者皮肤干燥，保证电极片与患者头部皮肤接触良好。

（4）有创压力监测：有创压力监测是根据液体的等压传递原理来实现直接的血压测量。包括中心静脉压、左房压、心排血量和动脉压。

1）选择适宜的监测类型：根据临床需要选择适当的有创监测类型，如中心静脉压、左房压、心排血量或动脉压等。

2）传感器处理：使用肝素水冲洗和排气，一次性传感器或盖帽只可使用一次，避免交叉感染。

3）校零：开始监测前进行校零，关闭通向大气的阀门并接通患者阀门。如更换传感器或怀疑数据不准确，需重新校零。

4）位置和固定：确保传感器和电缆线在心脏同一水平位置，通常在腋中线附近。妥善固定导管以防脱出或移位。

5）波形优化：设置波形幅度为最佳刻度，以确保数据的清晰和准确。

5. 监护仪常见故障及处理

（1）心电故障及处理

1）无心电波形

● 检查心电导联线连接：检查心电连线是否连接，确保导联线与电缆线未断开；确认心电夹子与电极片紧密接触，电极片粘贴牢固；检查患者端（电极片与夹子）与机器端（导联线与监护仪接口）及心电模块之间的连接状态，确保所有连接稳固。

● 检查心电模块：如果确认所有连接正常且问题依旧，可能是心电模块故障，尝试更换新的心电模块。

● 确认心电导联选择：检查监护仪的导联设置正确（例如，如果使用三导联，应选择标准三导联模式），如果导联模式选择错误，重新选择正确的导联模式。

● 检查导联线状态：检查导联线是否断裂、磨损或其他损坏，如有损坏应更换新的心电导联线。

2）心电波形受干扰大，基线不稳

● 电极片与患者皮肤接触不良：如果皮肤干燥或角质层多，可以用生理盐水擦拭患者皮肤，待干后重新贴电极片。避免使用酒精消毒，因为酒精可能使皮肤干燥，从而增加电阻。

● 导联线患者端与电极片接触不良：重新夹紧电极片，如果发现夹子氧化（例如消毒时消毒液残留），可以用砂纸轻轻擦拭氧化层。若清理无效，应更换新的导联线患者端或机器端。

● 未正确选择监护仪监测模式：根据需要选择正确的监护模式，通常有监护模式、滤波模式和诊断模式。术中监测一般应设置为滤波状态以减少干扰。

● 未使用抗干扰的心电导联线：在手术室等干扰较大的环境中，使用抗干扰的心电导联线。病房内可以使用普通心电导联线。

● 电极片粘贴部位不正确：确保电极片按照正确位置粘贴，以便获得准确的心电信号。

● 没有良好的接地：确保设备和患者良好接地，必要时使用接地线。

● 心率成双倍：如果心率显示成双倍，可能是接触不良导致 T 波也被计算在内。检查并改善电极片和导联线的接触质量。

（2）无创血压测量故障及处理方法

1）血压值测不出

● 未正确选择患者类型：如果选择的患者类型不匹配，可能会导致血压值无法测出。解决方案：确保选择正确的患者类型（成人、儿童、新生儿），以适应不同尺寸和压力需求的袖带。

● 患者自身原因或药物引起血管痉挛。血管痉挛会影响血压测量结果，导致血压无法测出。解决方案：尝试调整给药方案或改善患者的舒适度。若血管痉挛是暂时的，稍等片刻后重新测量可能会有所改善。

● 袖带损坏，充气回路泄漏：袖带或充气回路出现损坏或泄漏，会导致充气不完全，进而无法测量血压。解决方案：取下袖带，并在正常人身上进行测试，以判断袖带是否正常。如果袖带有问题，需更换袖带或充气管。

● 机器原因：无创血压模块充气泵损坏，无法正常充气。解决方案：拔掉充气管，启动充气功能，观察充气是否正常。如果充气泵无法正常工作，需更换无创血压模块。

● 无创血压模块放气阀损坏：放气阀如果损坏，会导致充气正常但放气不规律，影响测量结果。解决方案：如果放气不正常（每次放气应约为 8mmHg），需要更换无创血压模块。

2）测量不准

● 给药造成患者血管痉挛：某些药物可能会导致血管痉挛，从而影响血压测量的准确性。解决方案：检查药物使用情况，调整药物剂量或使用替代药物。在测量时，确保患者处于放松状态。

● 未正确选择患者类型：如果选择的患者类型不正确，会导致测量不准。成人模式下测量小孩的血压，可能导致袖带过紧，引起瘀血；相反，小孩模式下测量成人的血压，可能会因袖带过松而测量不准确。解决方案：确保选择正确的患者类型，以匹配袖带的大小和测量需求。

● 无创血压模块的问题：无创血压模块可能存在故障，导致测量不准。解决方案：如果怀疑模块故障，尝试更换无创血压监测模块以确定问题是否解决。

（3）血氧饱和度故障及处理

1）影响因素

● 指甲涂色：指甲涂色（尤其是深色或不透光的涂料）会干扰血氧指套的光学信号，从而影响血氧饱和度的测量。建议：尽量避免在监测期间涂色指甲，或者将指甲涂色去除后再进行测量。

● 外界灯光：手术间灯光或其他强光源可能干扰血氧监测设备的光学传感器，导致测量不准确。建议：在测量时尽量避免强光直射到血氧指套上。如果条件允许，调整监测环境中的光线。

● 弱灌注：血液流动量不足可能导致血氧指套无法准确检测到足够的信号。建议：确保患者保持安静并放松，避免手部或足部剧烈运动。必要时，使用加热垫提升局部温度以改善血液流动。

● 血管搏动弱：血管搏动不明显会影响血氧传感器的信号检测，导致测量结果不准确。建议：确保患者在测量时保持稳定。如果可能，尝试用其他手指或足趾进行测量。

● 皮肤体温低：低体温可能导致血管收缩，影响血氧监测设备的准确性。建议：使用加热措施来提升皮肤温度，帮助改善血液循环。

2）故障处理

● SpO_2 故障报警：如果出现 SpO_2 故障报警，通常是由于血氧指套出现问题。解决方案：更换新的血氧指套，确保指套与皮肤的接触良好。

● 显示 SpO_2 模块故障：如果设备显示 SpO_2 模块故障，通常表明血氧板存在问题。解决方案：更换血氧测量模块，检查模块连接是否正确并确保更换的模块功能正常。

（4）呼气末二氧化碳监测故障及处理

1）故障原因：气路阻塞，气体冷凝，采样管可能被阻塞，或冷凝水进入气体监测模块导致内部管路阻塞。

2）表现：起初无法监测呼气末二氧化碳数据，随后波形也无法显示。

3）处理措施：更换采样管或水槽，发现仅有波形而无数字时，应首先更换采样管或水槽；检查模块，如果更换采样管和水槽无效，可能需要更换监测模块。

（5）有创血压监测故障及处理

1）基线漂移

● 原因：传感器与电缆线接触不良，传感器老化或损坏。

● 处理措施：确保电缆线连接稳定，检查是否有松动或损坏；如果电缆线无异常，尝试更换传感器；确保系统经过正确的校零操作，以恢复正常基线。

2）无传感器或传感器未连接

● 原因：电缆线未连接或连接不良；传感器故障；有创压力标示未激活。

● 处理措施：确保传感器正确连接到电缆线，并且电缆线连接到监测设备上；如果连接正常但问题仍然存在，尝试更换传感器；确保有创压力标名在监测系统中已正确激活。

3）错误的压力监测值

● 原因：传感器问题，管道系统中存在气泡，设备未经过正确的排气和归零过程。

● 处理措施：如果测量值仍不准确，检查并更换传感器；对管道系统进行冲洗，以排除气泡，确保系统内没有气泡；进行系统排气，确保所有气泡被清除，然后重新进行系统归零操作。

4）患者因素

● 原因：患者体位不当或动作为监测带来的干扰；患者血压过低或过高可能影响监测精度。

● 处理措施：确保患者体位正确，以减少对监测的干扰。稳定患者状态：确保患者在监测过程中尽量保持静止，避免剧烈运动或交替体位。

（6）BIS（脑电双频指数）监测故障及处理

1）阻抗检测未通过

● 原因：电极片与皮肤之间接触不良可能导致阻抗检测不通过。

● 处理措施：使用适当的皮肤清洁剂，确保电极片与皮肤接触的区域干净无油脂或污垢。取下现有电极片，确保其位置正确，然后重新粘贴电极片。确保电极片与皮肤紧密贴合，阻抗检测显示合格。确保阻抗检测结果在设备推荐的范围内，通常需要通过阻抗检测的提示。

☆ ☆ ☆ ☆

2）连接故障

● 原因：患者端电缆线损坏；使用过期或失效的电极片。

● 处理措施：检查电缆线，轻拿轻放，避免用力拔插电缆线。在拔出传感器时，按住释放按钮以减少对电缆的压力。如果电缆线损坏，及时更换新的电缆线。确保电极片在有效期内，避免使用过期或失效的电极片。如发现电极片失效，及时更换为新的电极片。

四、麻醉科其他监测仪器

（一）负压吸引器

负压吸引器是一种医疗设备，用于清除体内或体表的液体或气体，以保持通畅的气道或清理伤口。它在麻醉、手术和急救中都发挥着重要作用。

负压吸引器通过产生负压（真空）来吸引和排出体内或体表的液体（如血液、体液、分泌物）或气体（如气体膨胀物），从而保持手术区域的清洁、畅通和良好的操作视野。

1. 应用场景

（1）麻醉：在气道管理中清除分泌物或呕吐物，确保气道畅通。

（2）手术：清除手术区域的血液和体液，提高手术视野。

（3）急救：在创伤处理和急救中，清除体内液体或气体，帮助恢复呼吸道功能。

2. 使用方法

（1）准备工作：检查负压吸引器的所有组件是否完好无损，确保设备正常工作。根据需要选择适当的吸引管路、探头和集液瓶。

（2）设定负压：根据临床需求，通过真空控制器设定适当的负压水平。通常，设定的负压值应根据患者的情况和操作要求进行调整。

（3）连接设备：将吸引管连接到负压发生器和集液瓶上。确保所有连接牢固，避免漏气或漏液。

（4）操作吸引：将吸引探头或导管放置在需要吸引的位置，开启负压吸引器。观察吸引效果，适时调整负压，以确保吸引过程的安全和有效。

（5）结束操作：关闭负压吸引器，断开管路和探头。处理集液瓶中的液体或气体，清洗和消毒吸引设备以备下次使用。

3. 注意事项

（1）安全性：过高的负压可能会对患者组织造成损伤，因此应根据具体情况调整负压水平。

（2）清洁和消毒：吸引器的管路和探头需要定期清洗和消毒，以避免交叉感染。

（3）监控：使用过程中应密切监控吸引效果和患者反应，确保设备正常运行并及时处理可能出现的问题。

（二）输液泵和微量注射泵

精确控制药物和液体的输注速率，确保患者获得准确剂量的药物。

1. 应用　用于输注麻醉药物、抗生素、液体和营养物质。

2. 使用方法

（1）开机：连接交流电，确保交流电指示灯亮起；按下电源开关 1 ～ 2s，系统自检完成后开机。

（2）注射器安装：捏压拨钮，将推杆拉至末端；提起针筒卡扣，旋转 90°，放入装满药液且排尽空气的注射器，然后将卡扣旋回原位；捏下拨钮，张开爪扣，推杆向左移动并卡住活塞尾部，松开拨钮。

（3）连接延长管和排气：连接延长管，按快键排气直至药液从延长管端排出，然后连接患者端三通。

（4）设置：在停机状态下，用上、下键设定输液速率及一次输入的限制量；调整阻塞报警阈值（默认为 C），根据药物黏度适当调整。

（5）启动：按下启动键，泵开始推注药液。

3. 常见故障及处理

（1）速率不准：确保注射器圈边正确插入注射器座的槽中，并选用已标定的注射器。

（2）电池欠压报警：关机充电，如果电池损坏，需更换电池。

（3）开始输液有回血：按下快进键取消机构间隙，确保注射器圈边正确安装，确认输液管内无空气后，按快进键将血推入静脉。

（4）推头移动不畅：用酒精清洁泵推杆上的药液残留。

（三）加温设备

1. 功能

（1）降低手术风险：保持体温在正常范围内可以减少术中并发症的风险，如出血、心律失常等。

（2）提高术后恢复质量：稳定的体温有助于加快术后恢复，减少感染的风险，并促进整体康复。

2. 分类

（1）血液 / 液体升温仪：通过加热输血或输液液体，防止其在输注过程中降低患者体温。这些设备可以精确控制加热温度，确保液体在输注时保持在适宜的温度范围。

（2）温毯机：通常用于术中和术后，温毯机通过加热温毯来提升患者的体温。温毯可覆盖在患者体表，以传递热量，帮助维持体温。

3. 使用

（1）术前准备：在手术开始前，将保温设备准备就绪，确保血液／液体升温仪和温毯机正常工作。

（2）监测体温：持续监测患者的体温变化，并根据需要调整保温设备的设置。

（3）设备操作：正确操作设备，按照生产厂家提供的指南和医院的操作规程进行，以确保安全有效。

（四）血气分析仪

1. 功能　检测血液中氧气、二氧化碳的分压及 pH，评估患者的呼吸和代谢状况。

2. 应用　帮助调整呼吸机设置和麻醉药物用量，及时处理呼吸和代谢失衡问题。

（五）纤维支气管镜

1. 功能　用于气道的可视化检查，帮助在困难气道管理中进行插管。

2. 应用　在困难气道情况下协助插管，确保呼吸道通畅。

（六）血糖仪

1. 功能　用于测量血糖水平，尤其在糖尿病患者或手术期间有可能引起血糖波动的情况下非常重要。

2. 应用　确保患者血糖水平在安全范围内，防止术后并发症。

（七）抢救车

1. 功能　配备急救所需的各种设备和药品，如心脏除颤仪、急救药品、气道管理工具等。

2. 应用　在手术过程中或术后出现急救情况时提供及时的救治。

（八）除颤仪

1. 功能　用于对付心室颤动或心室扑动，通过电击恢复心脏正常节律。

2. 应用　在心搏骤停或严重心律失常时进行急救。

（九）困难气道插管车

1. 功能　专门用于解决气道插管困难问题，提供各种气道管理工具，如备用气管插管设备、喉镜等。

2. 应用　帮助处理难以插管的情况，确保患者的呼吸道畅通。

（十）肌肉松弛监测仪（肌松监测仪）

在临床麻醉中起着至关重要的作用。它用于监测和评估神经肌肉阻滞的效果，帮助麻醉医师更好地管理患者的肌肉松弛状态。

1. 肌肉松弛监测仪的主要应用

（1）判断神经肌肉阻滞的类型：监测仪可以帮助识别不同类型的神经肌肉阻滞（如完全阻滞或不完全阻滞），根据肌肉反应的特征进行诊断。

（2）测定骨骼肌松弛药（肌松药）作用的起效时间：通过实时监测肌肉对肌松药的反应，监测仪能够准确判断药物的起效时间和作用强度。

（3）选择气管插管的时机：在术前或术中，根据监测到的肌肉松弛程度，麻醉医师可以决定是否进行气管插管，以确保插管过程顺利且安全。

（4）辅助维持术中最佳肌松状态：实时监测肌肉松弛的状态可以帮助麻醉医师调整药物剂量，以维持术中所需的最佳肌肉松弛水平，避免过度或不足的肌肉松弛。

（5）判断神经肌肉阻滞的恢复情况：监测仪可评估肌肉的恢复情况，帮助麻醉医师了解药物的代谢和排泄过程，从而决定是否需要进一步的药物干预或是否可以安全结束麻醉。

2. 操作和应用注意事项

（1）监测模式：肌肉松弛监测仪通常提供不同的监测模式，如双刺激（train-of-four，TOF）、单次刺激（single twitch）等，适用于不同的评估需求。

（2）传感器和电极的正确放置：确保电极或传感器正确放置于目标肌肉的神经部位，以获得准确的监测结果。

（3）定期校准：设备应定期校准和维护，以确保监测数据的准确性。

（4）数据解释：麻醉医师需要根据监测结果结合临床情况进行综合分析，做出适当的麻醉决策。

（十一）周围神经刺激仪

在神经刺激仪引导下，外周神经阻滞定位准确，在疼痛治疗和临床麻醉中广泛应用。

（十二）脑氧饱和度监测仪

监测可直观、实时地反映脑组织氧代谢的变化，是发现脑氧代谢紊乱较好的方法之一。

（十三）经食管超声心动图

监测探头直接从与心脏毗邻的食管内从心脏的后方向前近距离探查其深部结构。了解术中的心脏结构和功能变化。

五、麻醉前仪器准备一般工作流程

（一）设备检查

1. 确保麻醉机、监护仪及其他设备功能正常，进行例行检查和校准，负压吸引正常。

2. 连接麻醉机呼吸管路、设置麻醉机各项参数，设置监护仪报警参数。

3. 检查气体供应情况，包括氧气、空气和挥发性麻醉药物的充足性，废气回收良好。

☆ ☆ ☆ ☆

（二）备齐必需的设备和药品

确保所有急救设备、药品和辅助设备都在有效期内，并且准备齐全。

（三）了解设备操作

熟练掌握各类仪器的操作方法，并进行必要的故障排除训练。

（四）制订应急预案

1. 确保在设备发生故障或出现紧急情况时，有相应的处理预案和备用设备。

2. 通过对这些仪器和设备的充分了解和准备，麻醉科医护人员能够在麻醉、手术和急救过程中提供高效、安全的医疗服务。

第三节　麻醉物资准备

在麻醉工作开始之前，充分的物资准备是确保手术顺利进行、保障患者安全的重要前提。本节将详细阐述麻醉前所需准备的各项物资。

一、患者评估与病历资料收集

在麻醉前，详尽的患者评估与病历资料收集是确保麻醉方案个性化、安全有效的关键步骤。

（一）患者基本信息确认

1. 核对患者的姓名、年龄、性别、住院号、床号等基本信息，确保无误。

2. 了解患者的体重、身高，以计算药物剂量和评估麻醉风险。

（二）病史询问

1. 详细询问患者当前所患疾病的症状、持续时间、治疗经过及效果，特别注意询问与手术部位和麻醉方式相关的症状。了解患者近期的感染史、发热史，评估是否存在麻醉禁忌证（如急性上呼吸道感染等）。

2. 询问患者既往的疾病史，包括手术史、麻醉史、过敏史（特别是麻醉药物、抗生素、食物等过敏情况），并记录过敏反应的具体表现（如皮疹、呼吸困难、休克等）。了解患者是否有慢性疾病，如高血压、糖尿病、心脏病等，并评估其控制情况及对麻醉和手术的影响。

3. 详细询问并记录患者目前使用的所有药物，包括处方药、非处方药、草药、保健品等，特别注意药物的剂量、使用频率及持续时间。了解患者是否正在使用抗凝药物、降压药物、降糖药物等，评估其用药依从性、近期效果及对麻醉和手术的潜在风险。

（三）体格检查

进行必要的体格检查，如心肺听诊、腹部触诊、神经系统检查等，评估患者的整体健康状况。特别关注与手术和麻醉相关的部位，如气道评估、口腔检查（牙齿松动、义齿情况）、脊柱弯曲度等。

（四）心理评估

1. 使用标准化的心理评估工具，如汉密尔顿焦虑量表（HAMA）、焦虑视觉模拟评分等（VAS-A）评估患者的心理状态。

2. 与患者进行沟通，了解其对手术和麻醉的担忧和恐惧，提供必要的心理支持和安慰。

（五）实验室检查与影像学检查

查阅患者的血常规、肝肾功能、电解质、凝血功能等实验室检查结果，评估患者的生理功能和麻醉耐受性。查看心电图、胸部 X 线片、超声等影像学检查资料，了解患者的心脏、肺部、血管等器官的结构和功能状态。

（六）特殊需求与偏好

了解患者的宗教信仰、文化习俗、特殊需求（如听力障碍、视力障碍等）和偏好（如音乐选择、体位偏好等），以便在麻醉过程中提供个性化的关怀和照顾。

二、麻醉设备准备

在麻醉前，确保所有必要的麻醉设备和药品都已准备齐全，并处于良好的工作状态，是保障手术麻醉安全顺利进行的重要环节。

（一）麻醉机

检查麻醉机的各项功能是否正常，包括氧气供应、氧化亚氮（如使用）、呼吸机模式设置、流量监测及报警系统等，确保能够准确调节和监测患者的呼吸参数。

（二）监护仪

监护仪准备（图 3-2），并检查心电图（ECG）、无创血压（NIBP）、血氧饱和度（SpO_2）、呼吸频率（RR）及体温等监测设备，确保它们能够实时、准确地反映患者的生命体征。

（三）喉镜与气管插管套件

准备不同型号的喉镜和气管插管，根据患者的气道评估结果选择合适的型号，并检查其完整性和有效期。

（四）喉镜

确保喉镜镜片清洁、无破损，光源明亮，手柄操作灵活，以便在插管时清晰暴露声门。

（五）气管导管

根据患者的年龄、性别、身高、体重及预计的插管深度，选择合适型号的气管导管。导管应表面光滑，无老化、变形、破损或异物附着等现象。同时，准备不同尺寸的导管以备不时之需。

☆☆☆☆

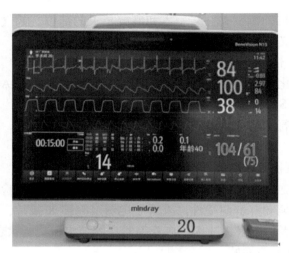

图 3-2　监护仪

（六）导丝

用于辅助气管导管进入气道，确保插管顺利。导丝须柔软、易弯曲，且表面无损伤。

（七）咬口器

用于固定患者上下颌，防止插管过程中咬伤气管导管或喉镜。

（八）牙垫

置于气管导管与牙齿之间，防止患者咬合气管导管，确保导管位置稳定。

（九）插管辅助工具

1. 润滑剂　如液状石蜡或利多卡因凝胶，用于润滑气管导管和导丝，减少插管时的阻力和患者的不适感。

2. 推进器　用于将气管导管顺利推入气道，特别是在遇到阻力时提供帮助。

3. 听诊器　用于插管后听诊双肺呼吸音，确认气管导管的位置是否正确。

4. 吸引器与吸痰管　确保吸引器工作正常，备有足量的吸痰管和无菌生理盐水，以便在需要时迅速清除呼吸道分泌物。

（十）除颤仪与急救设备

准备除颤仪并确保电池充满，同时检查急救车内的药品和器械是否齐全，包括肾上腺素、阿托品等急救药品和气管切开包、胸外按压板等急救设备。

（十一）保温设备

准备保温毯或充气式保温装置，并确保其功能正常，以防患者在手术过程中体温下降。

三、麻醉药品准备

静脉麻醉药：根据麻醉方案准备适量的丙泊酚、咪达唑仑等静脉麻醉药，以及芬太尼、舒芬太尼等镇痛药。

（一）吸入麻醉药

如使用吸入麻醉，需准备氧化亚氮（笑气）、七氟烷等吸入麻醉药，并确保麻醉机的相关设置正确。

（二）肌肉松弛药

根据手术需要准备适量的氯琥珀胆碱、罗库溴铵等肌肉松弛药。

（三）局部麻醉药

如手术部位需要局部麻醉，应准备利多卡因、布比卡因等局部麻醉药。

（四）血管活性药物

准备多巴胺、去甲肾上腺素等升压药和硝酸甘油、硝普钠等降压药，以应对手术过程中可能出现的血压波动。

（五）抗胆碱能药物

如阿托品，用于减少呼吸道分泌物，预防气管插管时的呛咳和支气管痉挛。

（六）抗过敏及抢救药物

准备地塞米松、肾上腺素等抗过敏药和急救药品，以应对过敏反应等紧急情况。

四、其他物资准备

（一）呼吸回路与过滤器

1. **呼吸回路**　包括呼吸管、"Y"形接头、呼气阀等部件，用于连接麻醉机和患者，确保麻醉气体和氧气的顺畅输送。呼吸回路需定期清洁和消毒，以防止交叉感染。

2. **吸氧过滤器**　安装于呼吸回路中，用于过滤吸入气体中的杂质和微粒，保护患者呼吸道免受污染。

（二）监测设备配件

1. **电极片**　用于心电监护仪，确保心电图监测的准确性和稳定性。需选择合适的部位粘贴电极片，避免干扰信号的产生。

2. **血氧饱和度传感器**　用于监测患者的血氧饱和度，提供重要的生理指标信息。传感器应选择合适的类型和尺寸，确保与患者皮肤贴合良好，避免光线干扰和运动伪差。

（三）输液及输血用品

准备足够的输液器、输血器、三通管、延长管等输液用品，以及生理盐水、平衡液、胶体溶液等输液液体。

1.**输液泵** 输液泵用于精确控制液体的输注速度，确保患者体液平衡和药物浓度的稳定（图3-3）。需正确设置输液参数（如输注速度、总量等），选择合适的输液管路，并定期检查输液泵的运行状态、报警功能及电池电量。

2.**输血器** 用于输注血液制品，如红细胞悬液、血浆、血小板等。输血器须无菌、无漏、无气泡，并确保输血速度与患者血流动力学状况相匹配。

3.**三通及延长管** 用于连接输液泵、输血器和患者静脉通路，实现多通道输液或输血。需确保连接牢固、无漏液现象。

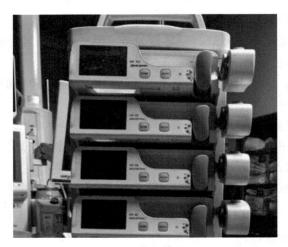

图3-3 微量输注泵

（四）其他耗材

1.**胶布** 用于固定气管导管、输液管路等医疗器械，防止移位或脱落。

2.**注射器** 准备不同规格（大、中、小）的注射器，用于抽取和注射药物。注射器须无菌、无漏、刻度清晰。

3.**穿刺针** 用于动静脉穿刺测压或紧急情况下的静脉通道建立。需选择合适的型号和长度，确保穿刺成功率和患者舒适度。

4.**消毒用品** 确保手术室内有充足的消毒棉球、纱布、碘伏、酒精等消毒用品，以及无菌手术衣、手套等。

5.**记录用品** 准备麻醉记录单、手术护理记录单等，以便详细记录麻醉过程、用药情况及患者生命体征变化。

6.**备用电源与应急照明** 检查手术室内的备用电源和应急照明设备，确保在突发停电情况下能够迅速启用。通过以上细致的麻醉前物资准备，可以最大限度地保障手术麻醉的安全性和顺利进行。

五、知情同意书

在医疗过程中，特别是涉及手术和麻醉时，知情同意书是一项至关重要的法律文件。它确保了患者或其家属对即将进行的医疗措施有充分的了解和同意。以下是对知情同意书的详细的描述。

（一）基本信息部分

1. 患者信息　包括患者的姓名、性别、年龄、身份证号码、科室、床号、住院号等基本信息，以便准确识别患者身份。

2. 手术及麻醉信息　明确记录手术日期、术前诊断、合并疾病及拟定的麻醉方式（如全身麻醉、椎管内麻醉、神经阻滞等）。

（二）麻醉风险与并发症告知

1. 麻醉风险概述　首先，医生会向患者或其家属解释麻醉的一般风险，如过敏反应、呼吸抑制、循环抑制等，并强调尽管麻醉通常是安全的，但由于个体差异，仍有可能发生意外和并发症。其次还应向患者及家属解释麻醉的特殊风险，如患者本身合并有其他疾病或重要脏器损害，可能会增加麻醉相关并发症和麻醉危险性。

2. 具体风险与并发症

（1）过敏反应：包括药物引起的过敏性休克、支气管痉挛等。

（2）呼吸抑制与循环抑制：可能导致低氧血症、低血压等，严重时可能危及生命。

（3）神经损伤：如硬膜外麻醉可能导致的神经损伤、脊髓损伤等。

（4）并发症：如呕吐、误吸、术后头痛、腰痛、尿潴留等。

（三）麻醉方式与选择

1. 麻醉方式说明　医师会详细介绍各种麻醉方式的特点、适应证和可能的风险，以便患者或其家属根据自身情况做出选择。

2. 个性化建议　医师会根据患者的病情、手术需要以及患者的个人意愿，提出个性化的麻醉建议。

（四）患者权利与义务

1. 知情同意权　患者或其家属有权了解麻醉的详细过程、风险与并发症，并在此基础上做出是否接受麻醉的决定。

2. 签字确认　患者或其家属在充分理解麻醉风险与并发症后，须在知情同意书上签字确认，表示同意接受麻醉。

（五）医师责任与义务

1. 充分告知　医师有责任向患者或其家属充分告知麻醉的相关信息，确保患者或其家属做出知情同意。

2.专业操作 医师将按照规章制度、操作常规和诊疗指南进行麻醉,并始终在现场严密监测患者的生命体征,对异常情况及时进行治疗和处理。

（六）其他注意事项

1.紧急处理 在紧急情况下,医师有权根据患者的实际情况作出医疗处置决定,以保障患者的生命安全。

2.术后随访 医师会在术后进行随访,关注患者的恢复情况,并处理可能出现的并发症。

第 4 章
气道管理与护理

对于麻醉护士来说，精通气道管理是一项重要的技能，气道管理的能力对帮助实施麻醉极为重要。

第一节　气道解剖

气道，又称呼吸道，是气体进出肺泡的、具有弹性的、不容易塌陷的通道，包括鼻、咽、喉、气管和各级支气管。临床上通常以环状软骨下缘为界，将呼吸道分为上呼吸道与下呼吸道。上呼吸道由鼻、咽和喉部组成，是气体进出肺的门户。主要功能除传导气体外，还有湿化、加温、净化空气和吞咽、嗅觉及发声等功能。下呼吸道主要由气管、支气管及肺泡等组成。鼻至肺内的终末细支气管的气道属传导气道，不参与气体交换；自呼吸性细支气管至肺泡的部分属呼吸气道，因有肺泡存在，参与气体交换。

一、鼻

鼻是呼吸道的起始部分。鼻包括外鼻、鼻腔和鼻窦三部分。鼻孔至喉腔为上呼吸道，包括鼻腔、鼻咽腔和咽腔三个解剖部位。

成人的鼻道长度在 10 ～ 14cm，由鼻中隔分为左、右鼻腔，鼻腔分前后鼻孔。鼻腔由鼻前庭和固有鼻腔两部分组成。鼻前庭为前鼻孔与固有鼻腔之间的空腔，其表面覆有皮肤与皮下组织，并和软骨紧密连接。鼻前庭内膜上有粗短的鼻毛和皮脂腺，两者对尘埃和异物有一定的防御作用。每一侧鼻腔由顶、底、内侧壁和外侧壁组成。

鼻顶壁由鼻骨、额骨、筛骨筛板、蝶骨等构成。筛骨的筛板较薄弱，与颅前窝相邻，嗅神经从其中通过。当外伤致筛骨筛板骨折时，即为颅底骨折，可出现出血和脑脊液鼻漏。鼻中隔前上区的黏膜有极丰富的血管丛分布，称鼻易出血区或"Little 区"，一旦遇到损伤，可引起严重出血（约 90% 的鼻出血发生于此）。

☆☆☆☆

两侧鼻腔的间隔称鼻中隔，鼻中隔两侧的即为左右鼻腔的内侧壁，鼻中隔一般都偏向于一侧，以偏左侧者多见，在成人鼻中隔偏移者占 75%。

鼻外侧壁有突出于鼻腔的三个骨质（分别称上、中、下鼻甲）。各鼻甲下方的空隙称为鼻道，即上、中、下鼻道。

二、咽

咽腔是一个漏斗状肌性管道，上起自颅底，下达环状软骨的下缘，相当于第六颈椎和食管的入口平面，与食管相延续。咽腔以软腭与会厌上缘为界，分为鼻咽、口咽和喉咽三部分。

鼻咽为鼻后孔向后的直接延续，鼻咽侧壁上有"咽鼓管咽口"，呈三角形开口，位于下鼻甲后方约 1.0cm 处。鼻咽部的前、上、后方均有明显隆起，称咽鼓管圆枕。

口咽是口腔向后方的延续，口咽部是消化道与呼吸道的共同入口。位于软腭与会厌上缘平面之间，经咽峡与口腔或鼻咽相通。会厌为分隔食物与气体进入消化道与呼吸道的重要结构。咽峡由软腭的游离缘、两侧的腭舌弓和舌根围绕而成。舌根后部正中有一矢状位黏膜皱襞连至会厌，为舌会厌正中襞，该襞的两侧凹陷处称会厌谷。异物易滞留此处，也是使用弯型喉镜片显露声门时的着力点。

喉咽是咽腔的最下部较狭窄的部分，与食管相延续。喉口的两侧各有一个深窝，称梨状隐窝，是异物易滞留的部位，也是盲探气管插管时容易损伤的部位。喉上神经的内支在梨状隐窝的黏膜下方经过，因此将局部麻醉药涂布于梨状隐窝表面时，可产生声带以上的喉表面麻醉，适用于施行喉镜和支气管镜检查。

三、喉头

喉是呼吸与发声的重要器官，位于颈前正中部。喉头以软骨为支架，软骨部分由 3 块单个的软骨和 3 块成对的软骨组成。3 块单个的软骨分别是甲状软骨、环状软骨和会厌软骨，而 3 块成对的软骨则包括杓状软骨、小角状软骨和楔状软骨。这些软骨共同构成了喉头的基本框架。

（一）甲状软骨

形状如同僧帽，其前面由两块板状软骨拼接而成。这两块软骨的前角上端向前突出，这一突出部分被称为"喉结"。在喉结上端的中央位置，存在一个凹陷，被称为"甲状软骨切迹"。甲状软骨板的后缘是游离的，向上和向下分别形成两个突起，分别被称为"上角"和"下角"。其中，上角相对较长，通过韧带与舌骨大角相连；下角则相对较短且粗，其尖端的内侧面存在一个小关节，这个关节与环状软骨构成关节连接。

（二）环状软骨

位于甲状软骨的下方，它构成了喉头的底座，并且是气管的开口。环状软骨的前部较狭扁，被称为环状软骨弓，而后部则较宽，被称为环状软骨板。环状软骨弓的位置与第六颈椎平齐，是颈部的一个重要体表标志。环状软骨板的上缘有一对小关节面，与杓状软骨相连接。环状软骨的下缘则与气管相连，它是气管软骨支架中唯一完整的软骨环，对支撑气管上口的张开起着关键作用。如果环状软骨受到损伤，可能会导致气管上口狭窄。

（三）杓状软骨

一对形状略呈三角形的软骨结构，其特征为尖端朝上，底部朝下。它与环状软骨板的下缘相互连接，共同构成了环杓关节。在杓状软骨的基底部分，有一个向前方突起的结构，被称为声带突，此处有声韧带附着。此外，杓状软骨还向外侧延伸出一个较为钝的突起，称为肌突，它是喉肌的附着点。

（四）会厌软骨

一种特殊的软骨结构，其形状上宽下窄，呈叶片状。其下端较为狭细，被称为会厌软骨茎，这一部分附着于甲状软骨前角的内侧面。会厌软骨的舌面稍微拱起，朝向舌根和舌骨，而喉面则稍微凹陷，对着喉前庭。会厌舌面的上部与舌根的黏膜共同形成了一个位于中线的结构，被称为舌会厌正中襞。同时，会厌舌面还与舌根两侧的黏膜形成了舌会厌外侧襞。这 3 条皱襞之间，存在着一对凹陷，被称为会厌谷。在进行某些医疗操作，如置入弯型喉镜片时，需要确保喉镜片深达舌会厌正中襞，这样才能使皱襞中的舌会厌韧带拉紧，从而翘起会厌，显露出声门。

（五）环杓关节

由杓状软骨底部与环状软骨上缘的关节面相互连接而成。这一关节允许杓状软骨围绕垂直轴进行旋转运动。当杓状软骨旋转时，其上的声带突会随之转向内侧或外侧，这一动作能够相应地拉紧或松开声带。通过这种机制，环杓关节在呼吸和发声过程中发挥着关键作用，确保了呼吸的顺畅及声音的清晰产生。

四、喉腔

喉腔从会厌延续至环状软骨下缘，由喉软骨支架包围而成。喉腔由会厌软骨上缘、杓会厌襞和杓间切迹包围而成。在喉腔的两侧壁可见喉黏膜形成的两对皱襞。上方的一对皱襞称"前庭襞"，下方的一对皱襞称"声襞"。室襞与声襞之间向外突出的间隙，称喉室。两侧声襞与杓状软骨基底部之间的裂隙，称为声门裂，即声门，是气管插管必经之路，也是喉腔中最狭窄的部位。小儿的喉腔呈漏斗状，最狭窄的部位在声门裂下方的环状软骨水平。婴儿会厌较长而硬，

☆☆☆☆

呈"V"形,且在声门的上方以45°向后突出,使用弯型喉镜片气管插管时一般不易看到声门,而使用直型喉镜片更容易看到声门。

五、环甲膜

环甲膜由弹性纤维膜片所构成,它分布在甲状软骨前角的后面,一直连接到环状软骨的上缘和杓状软骨的声带突之间。左右两侧的环甲膜大致形成了一个上窄下宽、近似圆锥的形状。环甲膜的上缘是游离的,它的前面附着在甲状软骨前角的后面,后面则附着在杓状软骨的声带突上,这一部分被称为"声韧带",也就是我们通常所说的"声带",它是发音的主要结构。环甲膜的前部会增厚,这个增厚的部分被称为"环甲韧带"。环甲膜的位置相对浅表,因此容易被触摸到。在喉阻塞等紧急情况下进行急救时,可以通过环甲膜使用粗针穿刺气管,或者部分切开环甲膜,从而建立一个临时的呼吸通道。

六、气管及支气管

气管从环状软骨下缘开始,向下进入胸腔,约在胸骨角的水平,即第五、六胸椎之间分叉为左、右主支气管。成人气管的长度为 $10 \sim 14cm$,平均 $10.5cm$,内径约 $1.6cm$。小儿气管短细,新生儿声门至隆突的长度仅约 $4cm$。气管由 $12 \sim 20$ 个呈马蹄形半圆软骨组成,其后壁为肌肉层,由迷走神经末梢支配,有收缩和舒张功能。各气管软骨环之间由环韧带相连。气管的分叉部即为气管隆嵴。自上门齿至隆突的距离,成年男性长 $26 \sim 28cm$、女性长 $24 \sim 26cm$、婴儿约为 $10cm$。隆突的黏膜下有丰富的迷走神经末梢支配,极为敏感,吸痰管或支气管导管刺激时,易导致剧咳、支气管痉挛,也可能导致迷走心脏反射引起血压下降、心动过缓甚至心搏骤停。

支气管分为左右主支气管,右主支气管较为短粗,成人长 $2 \sim 3cm$,内径约为 $1.5cm$,与气管中轴夹角为 $25° \sim 30°$,较陡直。因此,异物、气管导管插入过深均容易进入右主支气管。右肺上叶开口距气管隆嵴仅 $1 \sim 1.5cm$。因此,如果双腔支气管导管插入稍深,就可能将右肺上叶支气管开口堵塞,临床常用的右侧双腔支气管导管前段通常留有右肺上叶支气管开口。左主支气管较细长,长度约为 $4.9cm$,内径约为 $1.1cm$,与气管中轴的夹角为 $40° \sim 50°$。

第二节　气道管理与护理

为保证呼吸道通畅与施行呼吸管理须熟练掌握有关应用理论知识和技术,常见的通气方式有以下几种。

一、面罩通气

麻醉面罩的材质常为塑料或橡胶，常用于给患者吸氧或加压给氧。成人中使用最多的是适合解剖学形状的面罩（图 4-1）。成人面罩分为大中小三种型号，大多数成人使用小号和中号面罩，脸型较大、鼻子大的患者，需要选择大号面罩。儿童面罩有新生儿、婴儿及儿童型。透明面罩使用最多，以便于观察到患者皮肤颜色是否发绀及有无反流征象等。

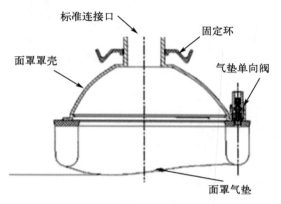

图 4-1　面罩

单手托面罩如图 4-2 所示。手指尽量放在下颌骨上而不是软组织上，因为手指放在软组织上易导致清醒患者不适，且压力过大时会将舌底推起，引起上呼吸道梗阻等不适。面罩需要适度紧闭才有利于通气，依靠拇指、示指向下加压及其他三个手指上提下颌骨来完成面罩通气。通过双手紧扣面罩（图 4-3）用力上抬下颌骨，可使下颌骨前移，上颈部尽量伸展，抬高下颏等使舌和软组织

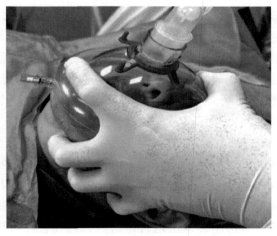

图 4-2　单手扣面罩手法

☆☆☆☆

与咽后壁分开，有利于缓解麻醉状态下和昏迷的患者出现的上呼吸道梗阻状态。双手扣面罩需要麻醉助手从旁辅助行人工通气，如果没有麻醉助手，可以使用麻醉机提供正压通气。

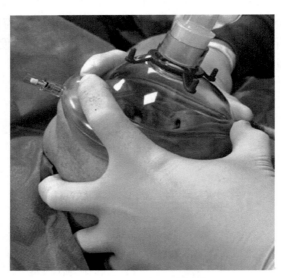

图 4-3　双手扣面罩手法

　　面罩通气困难的因素有肥胖、肿瘤、感染和炎症、高龄、打鼾、缺少牙齿等。高龄、肥胖、打鼾提示面罩通气时会有顺应性下降和阻力升高。适宜尺寸的面罩及口咽鼻咽通气道有助于解决这些问题。小儿出现的面罩通气困难较成人少，除非发生喉痉挛，小儿患者一般可以通过面罩管理通气。在无牙齿的老年患者可能导致麻醉呼吸管路不能产生足够的正压，如果要保持面罩紧闭也是比较困难的，可以通过放置义齿填塞口腔，或者使用头带束紧面罩，或助手挤压下垂的颊部来帮助面罩通气。面罩通气可能出现通气失败，除此之外，面罩通气还可能造成严重并发症如反流性误吸和眼压伤等。

　　如果调整面罩、颈部和下颌还不能获得满意的通气时，就需要使用一些装置辅助使气道开放。例如口咽通气道以及鼻咽通气道都可以使舌根与咽后壁分隔开，从而保证呼吸道通畅。麻醉诱导期间以选用口咽通气道为佳，因安置容易，很少引起损伤和出血。

　　口咽通气道（图 4-4）通常由塑料制成，成人型号有三种规格，分别为 80mm、90mm、100mm（标号为 3、4、5），适用于小儿的型号分别为 50mm、60mm、70mm（标号为 0、1、2）。口咽通气道插入方法：先将通气管外口指向头的方向（即弯面向上）插入口腔，然后一边旋转通气管 180°、一边推进通气管直至咽腔。或者利用压舌板压迫舌体后，在通气管外口指向足的方向下置入口咽部。插入口咽通气管也利于吸引咽喉腔存留的分泌物。需要注意的是，如果麻醉较浅，置入口咽通气道可能会引发咽反射、咳嗽、呕吐、喉痉挛及支气管痉挛等不良反应。

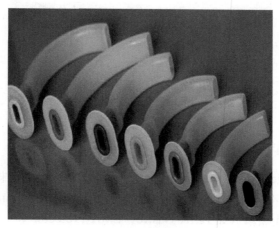

图 4-4 口咽通气道

鼻咽通气道（图 4-5）较适用于患者麻醉较浅时，这种通气道引起的咽反射较轻，相对禁忌证有凝血障碍、颅底骨折、鼻腔感染和鼻畸形等。在使用时可使用麻黄碱滴鼻液滴鼻收缩血管，液状石蜡或者利多卡因胶浆润滑通气管。如果患者是清醒的，可以使用利多卡因表面麻醉，但在紧急情况下来不及进行表面麻醉，使用利多卡因胶浆涂抹鼻咽通气道就能满足放置鼻咽通气道的要求。放置鼻咽通气道时，应该将尖端垂直于面部进入鼻腔，一定注意不要向上朝向筛板。通常情况下，鼻咽通气道的长度可以通过从鼻尖到外耳道的直线距离来估算，这样鼻咽通气道的前端位置正好位于会厌之上。鼻咽通气道常用采用橡胶或塑料制成，外形类似于气管导管，但质地较软，长约 15cm，前端斜口较短且圆钝，不带套囊；女性选用 F28 ～ 30 型号，男性用 F32 ～ 34 型号，小儿可以选用更细的柔软导管，一般仅用于患者存在自主呼吸且较短时间使用。鼻咽通气道接上标准转换接头（图 4-6），可通过螺纹管连接麻醉机，实现机械控制通气。

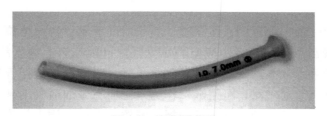

图 4-5 鼻咽通气道

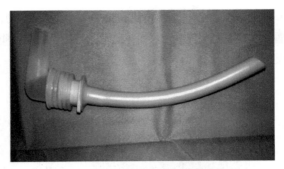

图 4-6　鼻咽通气道连接上转换接头

二、喉罩通气

喉罩（laryngeal mask airway，LMA）自 1981 年面世以来，已经从最初的一代（如 Classic 喉罩等）发展到现在的二代喉罩（如 Supreme 喉罩等），以及有更多设计的三代喉罩（如 LMA-Gastro，LMA-Protector 等）。作为声门上呼吸道工具的一种，喉罩以其无创、操作方便等优势得到了越来越多麻醉医师的青睐。理想的喉罩应该具有密封良好、通气效率高等特点。喉罩是精细的声门上呼吸道工具，可在自主呼吸和适度正压（≤ 15cmH$_2$O）控制呼吸时，保证喉入口周围的密闭性。喉罩目前使用的型号（图 4-7）有 7 种，1、1.5、2、2.5、3、4 和5 号，分别适用于新生儿、婴儿、幼儿、少年和成人小、中、大号。

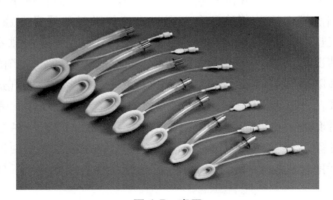

图 4-7　喉罩

喉罩作为一种不稳定的人工气道，在长时间手术，特殊体位手术，以及具有反流性误吸高风险的患者中应用仍然受限。目前临床上喉罩常用于时间短，体位变化少的手术，尤其是气管插管困难患者。对困难气管插管患者，在应用面罩不能进行有效通气时，可用喉罩作为紧急而有效的通气工具。插管型喉罩还可用作为气管内插管的向导，即先插入喉罩，然后再插入气管导管。喉罩操作简单，在插入喉罩时不需要使用喉镜显露声门，头轻度后仰，操作者左手牵引下颌以展宽口腔间隙，右手持喉罩，罩口朝向下颌，沿舌正中线贴咽后壁向下置入，直至不能再推进为止，也可以只是先将喉罩口朝向硬腭置入口腔至咽喉底部后，轻巧旋转 180° 后，再继续往下推动喉罩。置入喉罩后施行正压通气，观察胸廓起伏的程度，观察麻醉机是否漏气、气道压力是否正常，听诊两侧呼吸音是否清晰、对称以及有无漏气杂音。使用喉罩不易出现喉头水肿、声带损伤、喉返神经麻痹等并发症。

三、气管导管通气

在临床麻醉中，气管导管是最为常用的气道工具，通常有柔性管和加强管之分，依据气管插管路径有经口或经鼻气管导管两类，依据实施双肺通气还是单肺通气有单腔和双腔支气管导管之分。此外，还有各种特殊型的气管导管，以方便安全使用于某些特殊临床场景。

气管导管末端呈斜面开口，并附有袖套状充气套囊，近端有与麻醉机或呼吸机连接的衔接管，其直径统一为 15mm。在气管导管末端套囊远方的侧壁上有 Murphy 侧孔，在气管导管斜口发生粘贴于气管壁时，气体可经此侧孔进出。小儿气管导管在距末端 2cm 与 3cm 处分别标有单个或双个黑圈标记，便于指导气管导管插入气管的长度，防止气管导管插入过深。6 岁以下的小儿由于其气道狭窄部在环状软骨处，则可采用无套囊气管导管，或者气管导管套囊不注入空气，以增加使用安全性。

经口或经鼻气管导管都有半径为 14cm±1.4cm 的弧度；弧度与导管内径有关，经鼻气管导管内径＜ 6mm 者则无上述弯度。经口与经鼻气管导管前端斜口的角度分别为 45° 和 30°，经口气管导管前端的斜面都向左侧方向开口；经鼻气管导管的斜面则有向左或向右侧开口两种。

气管导管按导管的内径（ID）标号，每个型号之间相差 0.5mm，均标注在气管导管的外壁上。对气管导管的长度和口径，应根据插管途径、患者的年龄、性别和身材等因素进行选择，一般成人导管长度以稍长于唇至环状软骨水平或于气管中段水平的长度为佳。成人导管内径（ID）的选择，经口气管导管在男性成人一般推荐采用内径 7.5 ～ 8.5mm 的导管，女性成人选择内径 7.0 ～ 8.0mm 的导管。经鼻气管导管的内径的选择，通常男性成人选择 6.5cm 左右的气管导管，女性选择 6.0cm 左右的气管导管。气管导管插入长度：自门齿计算起，男性气管导管插入深度为 22 ～ 24cm；女性气管导管插入深度为 20 ～ 22cm；如经鼻气管插管，插管深度需分别增加 2 ～ 3cm。6 岁以内儿童气管导管内径的选择，可利用公式做出初步估计：导管内径（mm，ID）=[年龄（岁）÷4]+4，临床实用的测量方法：气管导管外径相当于小儿小指末节关节的粗细；气管导管外径相当于小儿外鼻孔的直径。麻醉时应另外准备大半号及小半号的气管导管各一个。经口插管的深度（cm）=[年龄（岁）÷2]+12。小儿气管导管内径选择见表 4-1。

表 4-1 小儿气管导管选择的最适中尺寸推荐

小儿年龄	导管的内径（mm）
新生儿	3.0
6 个月	3.5
18 个月	4.0
3 岁	4.5
5 岁	5.0
6 岁	5.5
8 岁	6.0
12 岁	6.5
16 岁	7.0

套囊（cuff）是气管导管的防漏装置，既可防止呕吐物、血液或口咽分泌物流入气道，也可防止控制呼吸时漏气。根据套囊的充气容量大小，可分高压或低压套囊两种，分别称为高压容量套囊和低压容量套囊，目前所用的套囊均为高容低压套囊，套囊压力过大会引起气管表面黏膜血流量减少，造成局部缺血和黏膜损伤，通常套囊压力应限制在 20mmHg 以下。选择适当的导管内径与插入长度具有重要性，特别对小儿更为重要。导管过粗可引起喉、气管损伤，或致插管失败；也可引起术后声嘶、喉损伤和气管狭窄等并发症的发生率增高。导管过细，插入操作虽较为容易，为保证不漏气，套囊需充入大量气体，这样就形成高压套囊，压迫气管壁对毛细血管血流灌注不利。

气管插管时，操作者站在患者的头端，左手握持喉镜，依次看到腭垂，会厌，上提喉镜可看到声门，若看不到声门，可请助手在喉结部位向下做适当按压，有助于显露声门。右手持气管导管，斜口端对准声门，将导管轻柔地插过声门而进入气管，导管插入后，放入牙垫，然后退出喉镜，给套囊充气，通过听诊及观察呼气末 CO_2 波形来明确导管位置，最后将气管导管与牙垫一起固定好。

四、双腔支气管导管通气

双腔支气管导管（DLT）插管是目前最常用的支气管内插管法。

（一）双腔支气管导管概述

双腔支气管导管是将两根气管导管连在一起，其中每根导管对一侧肺进行通气。双腔支气管导管主要分为有隆突钩双腔管（Carlens 管和 White 管）和无隆突钩双腔管（Robertshaw 管）。目前，更为常用的双腔管为 Robertshaw 双腔导管，由透明塑料（PVC）制成，"D"形管腔大而光滑，无小舌钩，有左、右型。尺寸有 F28、F35、F36、F39 和 F41 号，其相应内径分别为 4.5mm、5.0mm、5.5mm、6.0mm 和 6.5mm。关于双腔支气管导管的介绍详见第 8 章第一节。

（二）双腔支气管导管插管及护理

双腔支气管插管前，需要准备间接喉镜或可视喉镜、几种不同尺寸的双腔支气管导管、纤维支气管镜等器械。随着纤维支气管镜的普及，在纤维支气管镜下对气管导管进行引导和定位，让双腔管的放置和定位较以往更加方便和准确。插管及定位操作步骤具体如下：

1. 插管前检查套囊的完整性，润滑管腔远端四周。

2. 双腔管前端进入主气道后，向左或向右旋转 90°再归位，即可插入左主支气管或右主支气管。

3. 纤维支气管镜是双腔管定位的"金标准"，纤维支气管镜检查时，镜身先从侧管进入，观察支气管导管远端在隆突部位的深浅、鉴别左右方向；然后从支气管主管进入，观察套囊在支气管内有无过深堵塞上叶支气管。

4. 在没有纤维支气管镜的单位，听诊、联合观察气道压力和呼气末二氧化碳的改变等均可有助于定位。听诊法鉴别时，首先关闭非通气侧，鉴别双腔管有无左右方向插反；方向确定好后，听诊下肺呼吸音清晰，然后在上肺区域听诊，当上肺区域的呼吸音接近于下肺呼吸音时，基本位置可确定。左侧双腔管如果过浅，左肺单侧通气时会漏气；如果过深，左上肺呼吸音不好，且右肺通气时气道阻力也会偏大。而右侧双腔管情况会稍复杂，如果过浅，右肺单侧通气时漏气；如果过深，一种情况是左肺通气时阻力大，另一种情况则是左肺通气时，右上叶有呼吸音，右下叶没有。这种情况，蓝色小套囊刚好位于右上叶开口与右中下叶开口之间。

5. 如果左侧双腔管误入右主支气管，这时可采用手法复位或纤维支气管镜引导调整。手法复位时，将气囊放空，双腔管刻度退至主气道，将患者头部转向右侧，用手推挤甲状软骨（颈部气管）向右侧，顺势送入双腔管，大概率可将双腔管回归至左主支气管。

五、可视气管导管通气

可视气管导管是一种气管导管与可视系统融合为一体的新型气管导管。有单腔与双腔（图 4-8、图 4-9）两种。光源采用集成的 LED 灯，使用过程中温度比周围的温度升高 1℃。主要用于要求监测的外科手术如支气管阻塞器手术（图 4-10）、气管切开术，气管插管位置确定（图 4-11、图 4-12）以及预期困难插管。

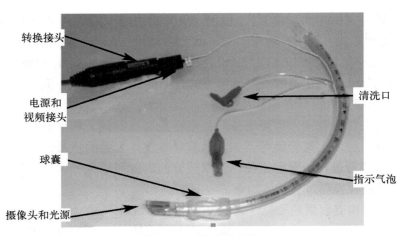

图 4-8 可视单腔气管

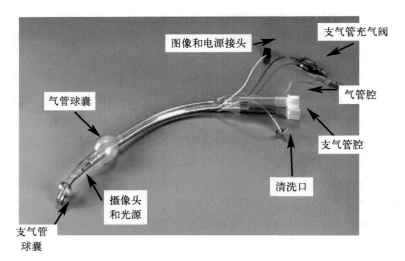

图 4-9 可视双腔气管

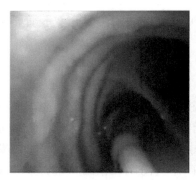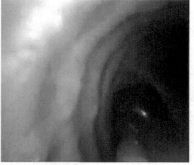

图 4-10 可视气管下插入封堵器

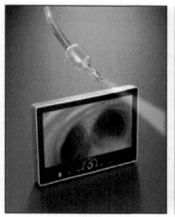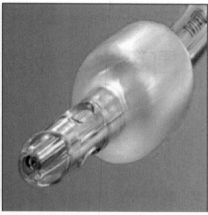

图 4-11　可视单腔支气管插管

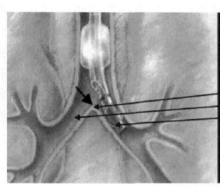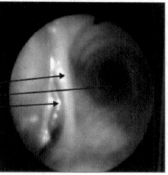

图 4-12　可视双腔支气管插管

第 5 章
围手术期液体管理与输血

第一节　围手术期患者的容量评估

　　液体治疗是麻醉手术期间保证循环血容量正常，确保麻醉深度适宜，避免手术伤害性刺激对机体造成不良影响，维持良好的组织灌注、内环境和生命体征稳定的重要措施。加速康复外科（enhanced recovery after surgery，ERAS）主要是通过优化围手术期各种处理方案，减少手术及相关的创伤和应激，从而加速患者康复，减少并发症和缩短住院时间。近几十年的临床实践证实，在围手术期，正确地补充营养物质是预防和减轻术后患者出现并发症的最佳方式。因此，对于提高患者恢复速度，围手术期的液体管理尤为必要。

一、人体液体分布

　　人类身体的液体被划分为两部分：细胞内液（ICF），以及细胞外液（ECF）。这两部分是由身体的细胞膜来分隔的。通过细胞膜上 Na^+/K^+ ATP 泵的调节，从而维护细胞内液容量和成分平衡。细胞外液由组织间液（IFV）和血浆（PV）组成，并随年龄增长而有一定变化。细胞内液以 K^+ 为主，细胞外液以 Na^+ 为主，Na^+ 是形成细胞外液渗透压的主要物质，在保证细胞的健康和生命活力方面发挥着不可或缺的作用。血浆的成分可以归纳为 60% 的血浆、40% 的红细胞、白细胞及血小板，其中 15% 分布在全身的动脉系统，85% 分布于静脉系统。此外，血浆还富含无机离子（如 Na^+、Cl^-），以及溶解于水的大分子有机物（如白蛋白、球蛋清、葡萄糖及尿素），白蛋白是维持细胞外液胶体渗透压以及调节血管内血浆容量的主要物质。组织间液分布于血管与细胞之间，机体代谢产物可在其间进行交换，过多的组织间液将通过淋巴管汇入血管内。正常血管内皮允许水分子和小分子物质（如 Na^+ 和 Cl^-）自由通过，但限制大分子物质（如白蛋白或人工合成胶体）的通过，从而使其保留在血管内。

二、体液状态评估

ERAS 是 21 世纪外科治疗的革命性理念，该理念的提出，对于传统的围手术期液体管理提出了新的要求。所以对于患者容量的评估，也发生了巨大的变化。近年来，其在全球的应用已取得了良好的效果。ERAS 旨在通过优化围手术期的多项治疗措施，减轻应激，降低并发症的发生率及病死率，加速患者术后康复。尤其是在围手术期，ERAS 技术可以显著改善患者的痛苦，同时也可以显著降低患者的手术并发症和病死率。在传统的治疗方式中，为了达到最佳的恢复效果，采用了大剂量的液体，来弥补第三间隙的流失，也就是所谓的开放性液体治疗。然而，此类方式常导致患者摄入的液体过多，从而引起容量失衡，使得毛细血管的静水压升高，释放心房利尿钠肽，它会损害毛细血管壁上的多糖 - 蛋白结构，提高血管的渗透性，最终引起组织的水肿，并且会损害组织和器官的正常运作。近年来，随着第三间隙的被证实，一种新的治疗方式被提出，即采用限制性液体灌注，它将根据患者的实际情况来调整液体的摄取，从而缓解术后肠壁水肿对术后肠蠕动的抑制，加快术后伤口的愈合，减缓肠道微生物的聚集。通常建议采用目标导向液体治疗（goal-directed fluid therapy，GDFT），即依据动态血流动力学指标，维持脏器功能，实现氧供最大化的液体管理策略，以满足患者的不同健康状况，并结合其自身能力，设计出最适合的护理计划，以最大限度地减轻患者的痛苦，以达到最佳的护理效果。治疗的原则是优化心脏前负荷，既维持有效循环血容量、保证微循环灌注和组织氧供，又避免组织水肿的发生。

在接受手术之前，医师会先与患者沟通，以便更好地了解患者的健康状况。包括询问患者的病史、详细的身体检查及查看相关的临床试验报告。这些信息都有助于医师更好地制订术前、术中的护理计划。

（一）术前评估

1. **病史** 患者的个人信息，如年龄、性别、身高、体重、曾接受过的外科手术或其他医学治疗，以及接受的外科手段、手术的形式，都能够对患者的水、电解质平衡产生一定的影响。据研究发现，如果患者在接受外科手术之前进行了 12h 或更久的禁食，失水量可达 8 ~ 10ml/kg。随着年龄的增长，儿童的基础代谢率明显比成人更高，因此，他们的水分流失速度也更快，每小时的流失速度可能在 1.5 ~ 2.0ml/kg。此外，在手术之前，患者还要进行充足的消化准备。对于患有内科疾病或外科手术导致的严重的水分和电解质缺乏的患者，必须采取适当的措施进行干预治疗。在此过程中，医师需要仔细观察患者的膳食、尿量、排便次数、摄水量、是否存在呕吐、腹泻的症状，并且要注意患者的口渴程度。一般来说，正常成年人每天的液体摄入量约 2000ml。每日损失量包括①显性脱水尿量在 800 ~ 1500ml；②潜在脱水：肺部抽气（250 ~ 450ml），皮肤脱水（250～450ml）；③消化系统脱水，如恶心、腹痛或做好胃肠功能调整时应注意。正常机体可自行调节水的摄入和排出量，保持其平衡。

精确掌握人体液体的分布情况可以为医师提供更加准确的手术治疗方案（表5-1）。

表5-1　各年龄组对水的最低需求

年龄（岁）	体重（kg）	ml/（kg·d）	ml/h
成人	70	20～40	120
8	35	50	70
2	15	60	40
1/2	8	70	25
新生儿	3	80～150	10～20

2. 查体　在进行体格检查时，应特别注意水分和电解质失衡可能会导致中枢神经系统、循环系统、消化系统、肾脏及外周血管受损的情况。

（1）神志：反映了脑部血液循环及脑细胞的功能状态。当患者处于严重脱水状态时，他们会变得嗜睡、沉默寡言，表情淡漠，意识丧失；而在脑水肿的情况下，患者会出现头痛、昏迷、呕吐和抽搐。

（2）皮肤：是一种重要的生理指标，能够反映身体内部的血液和淋巴液的状态。当体内的液体流失过多时，皮肤会变得枯黄、失去弹性。皮肤四肢厥冷，反映了末梢循环差。皮肤凹陷性水肿，提示有水钠潴留。

（3）颈静脉充盈情况：当颈静脉出现塌陷时，提示可能血液容量不足；而当水钠潴留时则出现颈静脉怒张，同时伴有眼球结膜的水肿。

（4）心率和血压：在血容量相对不足时，交感神经系统会发生兴奋，引起周围血管收缩运动，使得心肌收缩力增加，从而使得心率也会变得更快，但这种情况通常并未引起血压的明显降低。然而，当血容量相对不足时，且减少超过体重的30%时，血压就会出现明显的下降。仅以心率和血压尚不足以明确判断是否存在低血容量，还应结合病史，行体位试验来加以判断。若患者从仰卧位改为直立体位时，每分钟心率增加了10次，或收缩压降低超过20mmHg，说明试验阳性，提示患者存在血容量不足，体液缺失量占体重的6%～8%。

（5）尿量：当人的尿量出现下降甚至消失时，这表明他们的身体可能缺水或正在流失大量的液体，并且肾脏血流量和灌注量也在下降。

（6）体重：是一个重要的指标，它可以帮助我们了解身体内部和外部的平衡情况。在常规治疗时，体重增加常提示输液过多，或是出现并发症如感染等。

体重下降，除非因病情需要（如利尿），常需大量补充液体。应当强调的是手术或创伤早期由于输液可引起不同程度的体重增加，这与创伤的严重程度和患者术前的状态有关。择期手术患者，如全髋置换术和回肠切除术，常有 3%～5% 的体重增加，而严重的创伤后可有 10%～15% 的体重增加。一般认为，手术或创伤早期体重增加是不可避免的，此时输液的量主要应以血压、CVP 和尿量作为指导。从损伤后第 3 天到第 6 天，常出现尿量增加，如果手术和创伤后第 10 天仍不能恢复原先的体重，常提示有严重并发症的发生，如充血性心力衰竭、败血症或肾衰竭等。

3. 实验室检查

（1）血清钠：水和钠代谢之间存在着紧密的联系。当血清钠浓度小于 135mmol/L 时，表明患者患有较低的钠潴留，并且具有较弱的渗透压。相反，当血清钠浓度大于 145mmol/L 时，患者患有较高的钠潴留，并且呈现出较强的渗透压。

（2）尿生化检查：通过尿生化检查，可以准确地评估出血液循环状态，包括尿量、血清钠浓度、血清钾浓度以及血清 pH，从而更好地识别出血液循环障碍的原发性机制。

（3）血液成分：当容量不足或机体缺水时，HCT、Hb 和 BUN 的数值会显著升高，这表明血液正在浓缩；相反，如果水分过多，血液就会变得稀释。

（二）术中评估

1. 无创循环监测指标

（1）心率（HR）：在麻醉手术期间，如果患者的心率（HR）出现了明显的增速，这很有可能意味着低血容量的发生，而这种情况还应该考虑到手术的刺激、麻醉的程度、血液中的药物的影响及患者的心脏功能的变化。

（2）无创血压（NIBP）：一般维持术中收缩压大于 90mmHg 或平均动脉血压（MAP）大于 60mmHg；老年、高血压和重症脓毒血症患者，血压应该维持较高。血压下降在排除麻醉过深或手术操作影响后，应考虑循环血容量不足。

（3）尿量、颈静脉充盈度、四肢皮肤色泽和温度：尿液的多少、颈静脉的充盈度、皮肤的颜色、发热情况都会对医师的诊断产生重要的作用。尿量通常被认为是反映肾灌注和微循环灌注状况的有效指标，术中尿量应维持在 0.5ml/（kg·h）以上，但麻醉手术期间抗利尿激素分泌增加，可影响机体排尿，故尿量并不能及时准确反映患者血容量的变化。在手术过程中，颈静脉充盈度、四肢皮肤颜色、体温等都可作为判断患者血容量状态的指标，同时也要综合考虑患者的心脏泵血功能及环境温度，进行综合判断。

（4）血氧饱和度（SpO_2）波形：SpO_2 是围手术期的重要监测指标，当组织血流灌注良好时，如果描记的 SpO_2 波形随呼吸变化明显，则提示患者血容量不足；然而，SpO_2 波形不随呼吸变化，并不能完全排除患者血容量不足。

（5）超声心动图、经食管超声心动图（TEE）：通过 TEE 我们可以更准确地评估心脏的充盈情况，并了解心脏的前负荷和心功能。现已逐步成为重症患者手术过程中的重要监测方法。

在麻醉过程中，应常规监测患者心率和血压、密切观察尿量和脉搏血氧饱和度波形及其与呼吸的相关变化，必要时行经食管超声心动图，对患者的容量进行综合评估。

目前临床常用的液体容量检测评估方法多种多样，应根据患者的具体情况和实际情况进行合适的选择和综合判断。所有接受麻醉的患者，围手术期均应常规进行无创血压的监测，确保患者血压正常，最终目的是维持组织灌注。因此在临床麻醉管理过程中，不能简单地使用血管活性药物，使患者的血压维持在"正常"的水平，这个"正常"必须是建立在重要脏器组织有充分的组织灌注的基础上。

2. 有创血流动力学监测指标

（1）中心静脉压（CVP）：CVP 是术中用于判断血管内容量是否与心血管功能匹配的常用监测指标，它反映了患者的心脏功能。对于危重患者或复杂的手术，我们通常会对其 CVP 状况进行持续的监控。对于重度患者或复杂的手术，我们通常会对其 CVP 状况进行持续的监控。通常，我们会将 CVP 的检测设备安装在患者的右侧第四肋间或腋中线水平，而对于侧卧患者，我们会将它安装到右第四肋间或胸骨右缘水平，并在呼气末（无论自主呼吸或正压通气）记录。应重视 CVP 的动态变化，必要时可进行液体负荷试验。在实际临床工作中，由于个体差异，正压通气时肺的潮气量、胸廓顺应性等的影响，CVP 的基础数值往往差别较大，所以对于患者的容量负荷的判读，CVP 的动态变化往往比 CVP 的数值更有临床意义。

（2）有创动脉血压（IBP）：通过 IBP 的检查，我们能够更准确地了解连续动脉血压波形与呼吸运动之间的联系。假如动脉血压波形与呼吸运动的压力差异超过 13%，或者收缩压降低超过 5mmHg，这将极大地反映出血容量的缺乏。

（3）肺动脉楔压（PAWP）：也称肺毛细血管楔压，是临床上进行血流动力学监测及容量评估的主要监测指标，PAWP 可以准确地反映出患者的左心功能和左心容量。PAWP 异常升高是心脏容量增加或左心室功能异常的表现。肺动脉楔压测量方法通常是应用 Swan-Ganz 气囊漂浮导管经血流漂浮并楔嵌到肺小动脉部位，阻断该处的前向血流，此时导管头端所测得的压力即是肺动脉楔压（PAWP）。当肺小动脉被楔嵌堵塞后，堵塞的肺小动脉段及与其相对应的肺小静脉段内的血液即停滞，成为静态血流柱，其内压力相等。由于大的肺静脉血流阻力可以忽略不计，故 PAWP 等于肺静脉压即左房压。

肺动脉楔压的临床意义：①肺动脉楔压是反映左心功能及其前负荷的可靠指标之一，正常值为 12 ～ 18mmHg。当 PAWP ＞ 20mmHg 时，提示左心室功能轻度减退，应当限制液体治疗；当 PAWP ＞ 25 ～ 30mmHg 时，提示左心功能严重不全，存在肺水肿发生的风险；当 PAWP ＜ 8mmHg 时，伴心排血量的降低，周围循环障碍，提示血容量不足。②肺动脉楔压能反映左心室充盈压，可用于判断左心室功能。对于失血性休克的患者，如果 PCWP 降低，则提示应补充血容量；而心源性休克的患者，如果 PCWP 升高，则提示左心衰竭或肺水肿。

（4）每搏输出量变异（stroke volume variation，SVV）：SVV 通常通过在深度镇静、机械通气和无自主呼吸的条件下监测每搏心排血量在呼吸周期内的变化来测量。指单位时间内每搏输出量与最小每搏输出量的差值和每搏输出量平均值之比值的百分数。正常情况下，SVV 的值在 10% ～ 15%，超过 ＞ 13% 时，则提示循环血容量不足。

（5）动脉血气、电解质、血糖、胃黏膜 pH（简称 pHi）及血乳酸：当循环血容量或组织灌注不足时，应该及时进行动脉血气监测。pH 对于维持细胞内环境的稳定具有重要意义，二氧化碳分压（$PaCO_2$）是反映呼吸性酸碱平衡的指标，标准碳酸氢盐（SB）和实际碳酸氢盐（AB）则是反映代谢性酸碱平衡的指标，两者的差值能反映呼吸对 HCO_3^- 的影响程度。血乳酸和 pHi 监测是评估全身以及内脏组织灌注的有效指标，对麻醉手术患者的液体治疗具有重要的指导作用。乳酸是糖无氧氧化（糖酵解）的代谢产物。乳酸产生于骨骼、肌肉、脑和红细胞。经肝脏代谢后由肾分泌排泄。血乳酸测定可反映组织氧供和代谢状态及组织灌注量，血乳酸升高常见于循环性休克的患者，循环性休克（严重低血压）可由血容量的减少（失血或脱水），心排血量减少或脓毒血症等引起，乳酸测定也可作为容量治疗效果评价的重要依据。

pHi 能反映胃肠黏膜血流灌注及组织氧合情况，能对重症患者局部组织缺氧做出早期预警，并可以指导临床治疗，预测严重并发症及病死率。pHi 测定操作简单方便且无创，还能动态监测，因而在指导危重患者抢救，评判疗效方面值得推广使用。

（6）血红蛋白（Hb）和血细胞比容（HCT）：在贫血的情况下，机体的代偿机制包括：①增加心排血量；②全身组织器官的血流再分布；③提高某些组织血管床的摄氧率；④调节 Hb 与 O_2 的结合能力。在手术过程中，如果发现有严重的出血，则需要密切观察血红蛋白的水平，以便及时采取纠正措施。否则超过机体代偿机制，将造成氧气无法运输，从而导致组织缺氧。另外，血红蛋白还可提供一定的胶体渗透压。在进行大型手术前，须常规进行血常规测定，以便更准确地评估患者的氧气摄入水平，从而预测其预后。

（7）凝血功能：凝血功能是指人体在血管受损时，凝血因子按照一定顺序相继激活而生成凝血酶，并最终使纤维蛋白原变成纤维蛋白而促使血液凝固的能力。广义上的凝血功能还包括血小板的活性。凝血功能监测包括血小板计数、凝血酶原时间（PT）、活化部分凝血活酶时间（APTT）、国际标准化比值（INR）、血栓弹性描记图（TEG）和血小板功能分析。大量输血输液以及术野广泛渗血时，均应及时检查凝血功能。维持正常的凝血功能对于手术安全至关重要。

第二节　麻醉期间的液体选择

麻醉期间可供选择常用于液体治疗的液体分为晶体液和胶体溶液。

一、晶体液

晶体液的溶质小于 1nm，分子排列有序，含有水和电解质，包括平衡盐溶液、高张盐水和低张盐水。液体治疗时晶体溶液可提供水分及电解质，并且能起一定的扩容作用。晶体液的优点是价格低、可增加尿量，且因其被视为"等张"液，能够及时补充细胞外液和电解质。缺点包括扩容率低（3～4ml 晶体液可补充 1ml 血浆）、电解质溶液经静脉输入后大部分将分布到细胞外液，有 1/5 可留在血管内，效应短暂（血管内半衰期为 20～30min）、可引起外周水肿和肺水肿。

（一）5% 葡萄糖液

5% 葡萄糖液是临床常用的不含电解质的晶体液。由于葡萄糖将被代谢，所以 5% 葡萄糖的功能就如无电解质水一样。静脉注射纯水会使红细胞溶解，但 5% 葡萄糖溶液是等渗溶液，输注时不会发生溶血。手术创伤的刺激将引起儿茶酚胺、皮质醇、生长激素的释放增加，导致胰岛素分泌相对不足，葡萄糖利用率下降，结果形成高血糖，故一般不用其作为术中补液之用。由于葡萄糖最终被机体代谢，生成二氧化碳和水，因此其被视为无张液体，含有大量的"自由"水，可迅速从血管内向血管外扩散至组织间隙，再进入细胞内。5% 葡萄糖液适宜补充机体水分及配制各种低张液，没有容量效应。主要用于纠正高钠血症和因胰岛素治疗而致糖尿病患者血糖偏低的情况。

（二）乳酸林格液

乳酸林格液的电解质成分与血浆相近。钠离子浓度低于生理盐水，因此渗透压较生理盐水低。该溶液含有 28mmol/L 乳酸钠，经肝脏代谢后变为等当量的 HCO_3^-，有缓冲酸性物质作用。术前、术中使用乳酸林格液具有降低血液黏稠度、稀释血液、利于微循环灌注、扩容、保护肾功能和纠正酸中毒的功能。但其 pH 仅 6.5，渗透浓度为 273mOsm/L，当乳酸盐不能完全离子化时，渗透浓度仅为 255mOsm/L，成为低渗液体，故对严重颅脑损伤、脑水肿和严重肝脏功能受损患者不宜选用，可给予最接近血浆成分和理化特性的醋酸林格液（pH7.4、渗透浓度 294mOsm/L）。

（三）生理盐水

0.9%NaCl 即生理盐水，等渗等张，但 Cl^- 含量超过 ECF，大量使用会导致高氯血症。因不含缓冲剂和其他电解质，在颅脑外伤、代谢性碱中毒或低钠血症患者中的应用优越于乳酸林格液。因不含 K^+，更适合于高钾血症患者，主要用于补充 ECF 丢失和扩容。

（四）钠钾镁钙葡萄糖注射液

钠钾镁钙葡萄糖注射液，本品为复方制剂，其主要组分含：氯化钠、氯化钾、氯化镁、醋酸钠、葡萄糖酸钙和葡萄糖（每 1000 毫升含葡萄糖酸钙 0.672g 和葡萄糖 10g），用于补充水分与维持体内电解质平衡。本品含钙离子，当与枸橼酸和血液混合时可引起凝血，本品遇磷酸根离子和碳酸根离子会生成沉淀，故不应与含磷酸根离子或碳酸根离子的制剂配伍使用。本品与头孢匹林钠盐、硫酸阿贝卡星和头孢他啶合用时，会使这些抗生素效价降低。其优点是大量输注，不会引起患者体内乳酸根离子的升高，不会造成体内乳酸的蓄积。

二、胶体溶液

胶体液的溶质分子直径在 1 ~ 100nm，主要用于以下情况的治疗：①血容量严重不足的患者；②在麻醉期间需补充血容量的患者。胶体液的优点是维持血管内容量效率高、持续时间长、外周水肿轻；缺点为价格高、部分胶体可引起凝血功能障碍或肾功能损害，还可引发过敏反应。

（一）人工胶体液

胶体溶液因初始分布容积等同于相应的血容量，故常用于补充等量的血液丢失。血浆替代品对于暂时性扩容很有效，常作为进一步治疗的基础；并具有成本低、可以长期储藏和减少病毒性疾病传播的优点。目前，我国常用的人工胶体是明胶和羟乙基淀粉。

1. 明胶 由牛胶原水解而制成，改良明胶具有较好补充血容量效能。国内常用 4% 明胶，分为琥珀酰明胶和尿联明胶，分子量约 35kDa，血浆半衰期 2 ~ 3h，不影响凝血的级联反应。琥珀酰明胶在体外试验显示有抗血小板作用，尿联明胶不影响血小板的聚集功能。明胶对肾功能影响较小，但应注意可能引起的过敏反应。最大日剂量尚无限制。

2. 羟乙基淀粉（hydroxyethyl starch，HES） 临床应用时应根据失血量和速度、血流动力学状态以及血液稀释度来决定给予的剂量和速度，HES（130/0.4）每日用量成人不应超过 50ml/kg，是目前唯一能够用于儿童的人工胶体液，但 2 岁以下儿童不应超过 16ml/kg，2 ~ 12 岁儿童不应超过 36ml/kg，12 岁以上儿童剂量与成人相同。输注后能够维持相同容量的循环血容量至少达 6h，72h 内

☆☆☆☆

65%HES 可经肾脏排出。HES 主要的不良反应是凝血障碍，引起重症患者特别是脓毒症患者肾脏损害，甚至导致其死亡。因此，HES 禁用于脓毒症和 ICU 的重症患者，禁用于有肾损伤的患者。一旦出现肾脏损害要终止其使用。

（二）6% 右旋糖酐

右旋糖酐溶液根据分子量的大小分为 D40 和 D70 两种。D40 为低分子右旋糖酐，其平均分子量为 40 000；而 D70 为中分子右旋糖酐，分子量为 70 000。国内还有分子量为 20 000 的 D20，属小分子溶液。右旋糖酐由蔗糖分解而来，最终都可被酶分解为葡萄糖。它所产生的胶体渗透压高于白蛋白溶液和血浆，适合用于补充血容量，作用可持续 4h。D40 在血中停留时间短，扩容作用只持续 1.5h，故很少用于扩容，和 D20 一样，常用于改善微循环和血管手术后预防血栓栓塞。也适用于有潜在血栓风险的患者，如术中做过血管吻合重建术的患者。右旋糖酐可导致血小板的黏附力下降，每天使用剂量 20ml/kg 时，出血时间会延长。其副作用主要是过敏，发生率约为 1/3300；若输液速度过快，还可能发生心源性肺水肿。

（三）人血浆白蛋白

分子量约 69kDa。5% 人血浆白蛋白溶液是从健康人血液中分离而得的天然胶体溶液，为等渗溶液，其渗透压为 20mmHg（接近生理胶体渗透压）。25% 人血浆白蛋白溶液为高渗溶液，可将细胞间液的水吸入到血管内。快速输注 25% 的白蛋白会导致心力衰竭患者发生肺水肿。人体细胞外液和常见几种晶体胶体的组成特点（表 5-2）。

表 5-2　人体细胞外液体与晶体胶体的组成比较

溶液名称	Na$^+$ (mmol/L)	K$^+$ (mmol/L)	葡萄糖 (g/L)	渗透量 (mOsm/L)	pH	其他
人细胞外液	130～150	3.5～5	0.7～1.4		7.3～7.45	
新鲜血浆	154	—	—	—	—	—
5% 白蛋白	145±15	< 2.5	0	330	7.4	COP=32～35mmHg
2.5% 白蛋白	145±15	< 2.0	0	330	7.4	
血小板	145±15	< 2.0	—	—	7.4	COP=20mmHg
10% 右旋糖酐	0	0	50	255	4.0	
羟乙基淀粉	154	0	0	308	5.9	
生理盐水	154	0	0	286	6.0	

☆ ☆ ☆ ☆

续表

溶液名称	Na$^+$ (mmol/L)	K$^+$ (mmol/L)	葡萄糖 (g/L)	渗透量 (mOsm/L)	pH	其他
乳酸林格液	130	4.0	0	273	6.5	乳酸盐 =28mmol/L
5% 葡萄糖溶液	0	0	50	77.8	4.5	
明胶	154	< 0.4	0	274	7.4	
钠钾镁钙葡萄糖注射液	140	4	10	304	5.1	Mg^{2+}=1mmol/L，Ca^{2+}=1.5mmol/L

注：COP. 胶体渗透压

三、晶体液和胶体液的比较

晶体液和胶体液各具特色，各具优缺点，具体见表 5-3。

表 5-3　胶体与晶体的比较

制剂	优点	缺点
胶体液	较少的输入量起到较好扩容效果	费用高
	扩容维持时间长	影响凝血功能（右旋糖酐＞贺斯）
	很少引起外周组织水肿	肺水肿（肺毛细血管渗漏）
		降低肾小球滤过率
晶体液	费用低	短暂地改善血流动力学
	增加尿量	外周水肿（蛋白稀释）
	补充组织间液	肺水肿（蛋白稀释及肺动脉楔压升高）

当前，为了满足患者的需求，通常会选择将晶体和胶体联合应用。围手术期的液体管理作为外科护理工作中的重要环节之一，还有许多方面值得深入研究。

第三节　围手术期的液体治疗

一、麻醉手术期间的液体治疗

（一）麻醉手术期间液体需要量

麻醉手术期间液体需要量包括：

☆ ☆ ☆ ☆

1. 麻醉手术期间生理需要量。

2. 术前累计缺失量。

3. 麻醉导致的血管扩张造成的相对血容量不足。

4. 术中失血失液量及第三间隙丢失量。

为保证有效的血液循环,应有针对性地进行液体治疗,同时确保血氧转运量、凝血功能和水电解质及酸碱的平衡,并控制血糖于正常范围。

(二)麻醉手术期间液体治疗方案

1. 麻醉手术期间生理需要量　根据4-2-1法则计算,具体见表5-4。以体重70kg的患者为例,患者每天的正常生理需求量约为 $(4 \times 10 + 2 \times 10 + 1 \times 50)$ ml/h=110ml。如果麻醉手术持续4h,那么患者的生理需求量将会是110ml/h×4h=440ml。

表5-4　人体每日生理需要量

体重	ml/(kg·h)	ml/(kg·d)
第一个10kg	4	100
第二个10kg	2	50
20kg以上	1	20

2. 术前累计缺失量　术前累计缺失量包括术前禁食所致的液体缺失量和术前液体丢失量。

(1) 术前禁食所致的液体缺失量:患者经过术前禁饮和禁食后,机体的正常生理需要量没得到补充,存在一定程度的体液缺失,此部分体液缺失量应以晶体液补充。此部分缺失量的估计可根据术前禁食的时间进行计算,即每小时生理需要量 × 禁食时间,以禁食8h,体重70kg的患者为例,液体的缺失量约为 $(4 \times 10 + 2 \times 10 + 1 \times 50)$ ml/h×8h=880ml,此缺失量在麻醉开始后第1小时补充50%,随后2小时各补充25%。患者的第1小时内补液量 =880ml/2+110ml(每小时生理需要量)=550ml,第2小时补液量=880ml/4+110ml=330ml,第3小时补液量也是330ml,以后是110ml/h补液维持生理需要。由于睡眠时基础代谢降低以及肾脏对水的调节作用,实际缺失量可能会少于此数值。

(2) 术前液体丢失量:部分患者术前存在非正常的体液丢失,如术前呕吐、腹泻、利尿及麻醉前的不显性过度失液,包括过度通气、发热、出汗等,也应视为术前液体丢失量。理论上麻醉手术前的体液丢失量都应在麻醉前或麻醉开始初期给予补充,并采用与丢失的体液成分相近的液体,故主要选择晶体液(醋酸林格液或乳酸林格液),并根据监测结果调节 Na^+、K^+、Mg^{2+}、Ca^{2+}、HCO_3^- 的含量。

☆ ☆ ☆ ☆

　　麻醉手术期间的生理需要量和累计缺失量应根据上述方法进行补充，主要采用晶体溶液。胃肠手术患者术前肠道丢失液体，推荐采用晶体液补充，如果因低血容量而导致血流动力学不稳定，应给予胶体液扩容。临床情况稳定的患者，术前应采用口服电解质液补充术前累计缺失量。

　　3. 麻醉导致的血管扩张造成的相对血容量不足　目前常用的麻醉药物和麻醉方法（区域阻滞和全身麻醉等）均会引起血管扩张，导致有效循环血容量减少，为 5 ～ 7ml/kg，通常在麻醉开始即应遵循个体化的原则及时输注晶体液或胶体液，以维持有效循环血容量。一般而言，达到相同的扩容效果，胶体液的用量明显少于晶体液，所以麻醉导致的血管扩张推荐使用胶体液补充，但严重脓毒症患者麻醉手术期间不推荐采用胶体液治疗。

　　4. 术中失血量和第三间隙丢失量　手术失血主要包括红细胞和凝血因子丢失及血容量减少，须进行针对性的处理。

　　（1）红细胞丢失及其处理：红细胞的主要作用是与氧结合，以保证维持组织的氧供。人体对失血有一定代偿能力，当红细胞下降到一定程度时才需给予补充。临床研究证实，手术患者在 Hb100g/L 或 HCT 0.30 以上时可安全耐受麻醉手术。麻醉手术期间的重症患者（心肌缺血、肺气肿等 ASA Ⅲ～Ⅳ级），应维持 Hb > 100g/L（100 ～ 120g/L）。当患者的 Hb < 70g/L（或 HCT < 0.21）时应立即输血补充浓缩红细胞。

　　麻醉手术中可按下述公式大约测算浓缩红细胞的补充量：

　　浓缩红细胞补充量 ＝（HCT$_{实际值}$ × 55 × 体重）/0.60。

　　麻醉手术期间推荐按照输注红细胞指征补充浓缩红细胞，不宜在没有血红蛋白（Hb）和（或）血细胞比容（HCT）情况下输注浓缩红细胞。

　　（2）凝血因子、血小板的丢失及处理：术中大失血所致凝血功能紊乱的处理主要是针对不同原因治疗，必要时补充一定凝血成分，以维持机体凝血功能正常。凝血因子、血小板的补充主要依靠输注新鲜冰冻血浆（FFP）、冷沉淀和血小板（PLT）。

　　（3）血容量补充：术中失血导致血容量减少，可输注晶体液和（或）人工胶体液，维持血容量。补充足够晶体液可有效产生与胶体液相同的容量效应，但需要 3 ～ 4 倍的量，故手术中失血导致血容量减少采用胶体液补充更有效。是否需输注血制品应根据输血指征判断。

　　（4）第三间隙丢失量：手术操作可引起血浆、细胞外液和淋巴液丢失；炎症、应激、创伤状态下大量液体渗出至浆膜表面或转移至细胞间隙（腹膜、肠系膜、网膜、胸膜、肠腔、腹腔、腹膜后腔和胸膜腔），这部分进入细胞间隙非功能区域内的液体视为进入"第三间隙"的液体，将减少循环血容量并加重组织水肿。术中缺氧可引起细胞肿胀，导致细胞内液容量增加，均须正确评估和对症处理。

☆☆☆☆

根据手术创伤的大小，第三间隙丢失量不同（表 5-5），应适量补充。近年来对是否需要补充第三间隙丢失及补充多少出现明显分歧，第三间隙补充量在"限制性补液治疗策略"中视为零，在肺手术和脑外手术中也被视为零。第三间隙丢失量建议采用晶体液进行补充。

表 5-5 不同手术创伤的第三间隙丢失量

组织创伤程度	第三间隙丢失量（ml/kg）
小手术创伤	0～2
中手术创伤（胆囊切除术）	2～4
大手术创伤（肠道切除术）	4～8

（三）举例说明麻醉手术期间输液量的计算

例：60kg 女性患者，术前无贫血（HCT 37%），无凝血因子缺乏，术前禁食 8h，麻醉手术时间 4h，为中等创伤手术。术中采用全身麻醉，术中失血 400ml，手术视野凝血状况无异常。该患者麻醉手术期间补液为：

1. 麻醉手术期间生理需要量：$(4 \times 10 + 2 \times 10 + 1 \times 40)$ ml/h × 4h = 400ml

2. 术前累计缺失量：$(4 \times 10 + 2 \times 10 + 1 \times 40)$ ml/h × 8h = 800ml

3. 麻醉导致的血管扩张：60kg × $(5 \sim 7)$ ml/kg = 300～420ml

4. 术中失血量：术中失血量 400ml，对于此患者不需要输血，原因在于，该患者全身血容量 60kg × 65ml/kg = 3900ml（血容量估算：男性 75ml/kg，女性 65ml/kg）。计算到安全范围 30% 红细胞水平允许丢失红细胞 ≈ 3900ml × (37% − 30%) ≈ 273ml，该患者允许失血 273 × 3 ≈ 819ml，因此失血 400ml 不需要输血。凝血状况好，故也不需要输含丰富凝血因子血制品，因此只要补充维持血容量。术中采用胶体液补充失血 400ml。

5. 第三间隙丢失量：60kg × 4ml/kg = 240ml

6. 该病例总输液量 = 麻醉手术期间生理需要量 400ml + 术前累计缺失量 800ml + 麻醉导致的血管扩张 300～420ml + 术中失血量 400ml + 第三间隙丢失量 240ml = 2140～2260ml，其中手术期间生理需要量、术前累计缺失量和第三间隙丢失量共 1440ml 推荐采用晶体液补充，麻醉导致的血管扩张和术中失血量共 700～820ml，推荐采用胶体液补充。

二、术后的液体治疗

（一）基础需要量

麻醉手术后不能进食的患者，需补充基础需要量，按 4-2-1 法则计算 24h 总量。

（二）术后额外丢失量

外科患者手术后可因呕吐、胃肠减压、瘘管、伤口渗出及引流管等原因继续丢失体液。细胞外液转移到创伤或感染部位时，可造成功能性细胞外液的减少，均应予以补充。此外还应注意患者在麻醉手术后有无发热、过度通气等增加体液丢失的因素。正常情况下不显性失水 24h 内约为 10ml/kg，当患者发热时，体温每增加 1℃需水量增加 2ml/kg；当患者出汗时，微汗可使失水量增至 11 ～ 17ml/kg，大汗则＞ 35ml/kg。当室温在 29℃以上时，患者每天需水量应增加 500ml。

三、围手术期液体治疗的常见并发症

一些大型手术可能会引起体液失衡、全身炎症反应综合征（SIRS），甚至出现失血性休克，而不当的液体治疗亦可致患者容量不足或负荷过重，从而引起脏器功能受损、肺水肿、电解质紊乱、代谢性酸中毒等严重后果。

1. 低血容量　在低血容量早期，机体通过代偿机制将液体分布至重要脏器以保障其灌注，激发交感神经和肾素 - 醛固酮 - 血管紧张素系统，相应导致胃肠道、肾脏、肌肉、皮肤等组织处于低灌注状态。虽然这种代偿保护机制在开始是有益的，但如果应激持续存在，可致不良结局。循环血量的持续减少可激活免疫防御系统，引起 SIRS，促使大量的细胞因子及炎性介质释放，导致毛细血管内皮损伤，血管通透性增加，严重者可致毛细血管渗漏综合征（SCLS），使有效循环血容量进一步下降，内脏微循环紊乱及组织氧供不足，无氧代谢增强乳酸及脂肪酸等酸性代谢产物蓄积，是导致脏器功能不全的病理生理基础。液体治疗低血容量的最终目的不仅是纠正心排血量、维持机体血流动力学稳定，还包括改善微循环灌注状态，维持组织细胞充足的氧供，促进组织愈合和器官功能恢复。即使在一些循环系统监测指标如心率、动脉血压等正常的情况下，仍可能存在潜在的微循环灌注不足。隐匿性低血容量可能与器官低灌注继发术后功能障碍有关。改善术后患者低血容量状态下的微循环障碍、维持良好的组织灌注和氧供是防止术后出现多器官功能不全的关键。除大量失血所致的低血容量性休克必须及时补充红细胞及含有凝血因子的新鲜冰冻血浆等血液制品以保障氧供外，大部分休克治疗中平衡液应作为液体治疗的基础，并根据患者电解质变化相应调整溶质成分与含量，以纠正继发的水电解质平衡的紊乱。为了维持胶体渗透压，避免组织水肿（例如肺水肿）应当适量输注胶体液，常用晶胶比例为 3：1。

2. 肺水肿　液体过负荷可致肺水肿，主要原因为肺泡毛细血管内静水压升高导致肺泡液体渗出增加，肺间质或肺泡积液，影响血氧交换。临床表现根据病程不同而有所差异。肺水肿间质期，患者主要症状以咳嗽、胸闷及呼吸困难为主，只表现轻度呼吸浅速，可无啰音。肺水肿液体渗至肺泡后，可出现咳白

☆☆☆☆

色或粉红色泡沫样痰，表现为严重的呼吸困难，两肺满布湿啰音，血气分析可示低氧血症加重，甚至出现 CO_2 潴留和混合性酸中毒等。临床治疗以吸氧、强心、利尿、β_2 受体激动剂、肾上腺皮质激素、减少肺循环血量等方法为主，必要时应用呼吸机及肾脏替代治疗。临床上，当有肺水肿且合并有效循环血量不足的患者时，可输入胶体液替代晶体液治疗血容量不足，以减少总液体量的摄入，同时应注重血流动力学的监测与支持，必要时转至 ICU 治疗。

3. 低钠血症　低钠血症是指血 Na^+ < 135mmol/L，多由输液总量较多而钠盐相对不足所致。低钠血症主要表现为神经系统症状，其严重性与低钠血症的严重程度、血容量水平特别是血钠浓度改变的速度具有相关性。如短时间内发生严重低钠血症，可致严重脑水肿，产生明显的神经系统症状，亦可出现心律失常和难治性低血压。当血清 Na^+ 浓度 < 125 ～ 130mmol/L 时，可表现为恶心、呕吐、不适等症状；当血清 Na^+ 浓度 < 115 ～ 120mmol/L 时，可头痛、嗜睡、抽搐、昏迷、呼吸困难甚至死亡。低钠血症可通过限制水入量及输注高渗盐水治疗，通过水的负平衡使血钠浓度上升，另外在允许的范围内尽可能地提高血钠浓度，缓解临床症状。

4. 高钠血症　高钠血症指血清 Na^+ 浓度 > 145mmol/L，并伴有过高的血浆渗透压。生理盐水中约含 154mmol/L 的 Na^+，明显高于人体血浆正常水平，大量输注可致高钠血症。高钠血症可致神经系统症状如肌无力、肌张力增高，腱反射亢进等，尤以下肢偏重，神志由兴奋逐渐转为抑郁、淡漠，可合并有高血压及心功能不全症状，持续高钠血症可致抽搐、神志障碍、昏迷甚至死亡。根据病情可通过静脉或口服补充葡萄糖溶液治疗，有缺钾者应注意同时补钾。

5. 低钾血症　血清 K^+ 浓度 < 3.5mmol/L 时称为低钾血症。低钾血症可因摄入量不足或丢失过多所致。轻度可表现为精神萎靡、神情淡漠、倦怠、四肢无力及心律失常等，严重可致呼吸肌及肌张力下降，腱反射减弱或消失，甚至出现因骨骼肌供血不足导致的肌肉痉挛、缺血性坏死及横纹肌溶解等。根据低钾情况可选择经口服或静脉补充钾盐。静脉补充通常不超过 10 ～ 20mmol/h，若 > 10mmol/h 时须进行心脏监护。纠正低钾血症的同时须注意监测尿量并治疗伴随的水电解质及酸碱平衡紊乱。

6. 高钾血症　血清 K^+ 浓度 > 5.5mmol/L 时称为高钾血症，多为补充 K^+ 过多所致。血清 K^+ 浓度 5.5 ～ 7.0mmol/L 时可致肌肉兴奋性增强，出现轻度震颤及手足感觉异常。血清 K 浓度 7.0 ～ 9.0mmol/L 时可致肌无力及腱反射减弱或消失，甚至出现迟缓性麻痹。高钾血症还可影响心肌细胞的兴奋、自律与传导，导致心电图异常，甚至心搏骤停。与平衡液相比，生理盐水中 Cl^- 浓度高于血浆，更容易导致高钾血症等电解质紊乱。根据病情可选用静脉输注葡萄糖酸钙、5%$NaHCO_3$、葡萄糖和胰岛素以及进行透析等方法降低血清 K^+ 浓度。

7. 代谢性酸中毒　　代谢性酸中毒是因细胞外液中 H^+ 增加或 HCO_3^- 丢失导致的以 HCO_3^- 浓度降低为特征的酸碱平衡紊乱。生理盐水只含 Na^+ 和 Cl^-，pH 值为 5.0，属于高氯高钠的酸性液体，与正常的血浆成分差异较大，输注过多可致高氯性酸中毒。代谢性酸中毒患者轻者可表现为疲乏无力、呼吸短促、食欲差等症状，重者可出现 Kussmaul 呼吸及循环功能障碍，甚至出现血压下降、心律失常及昏迷等症状。轻度代谢性酸中毒无须特殊治疗，补充葡萄糖液后多可自行缓解。采用乳酸林格液或醋酸平衡盐溶液作为载体溶液有助于避免高氯性代谢性酸中毒等不良反应。重度患者可输注 $NaHCO_3$ 纠正酸中毒。

第四节　液体治疗的护理

一、建立安全有效的静脉通道

静脉通道的数量和质量直接关系到围手术期液体治疗方案能否快速有效实施，建立安全有效的静脉通道是麻醉准备间护士和手术室巡回护士的重要工作。

（一）选择合适的肢体和部位

在手术过程中，选择静脉输液的肢体和部位需要严格按照手术要求进行，以确保操作过程不会影响手术者的操作，同时也要方便观察。这一过程受到多种因素的影响，包括：

1. 体位的摆放　　为了充分地显露手术野，需要对患者进行手术体位的摆放，某些需要在患肢上进行手术（如前臂皮瓣移植、大隐静脉剥脱术等）时，输液途径均不能选择该肢体。

2. 手术方式对血管有干扰　　如门静脉高压分流术，只能采用上肢进行静脉输液，而不宜选用下肢进行静脉输液，因在下肢大隐静脉上补液时，液体药物均经大隐静脉流入股静脉再经髂静脉入下腔静脉，所以选用上肢为好。而在上腔静脉置换术中，只能选择下肢进行静脉输液，因手术阻断上腔静脉时，上肢输液无法通过上腔静脉进入心脏。

3. 腹腔镜手术气腹的影响　　由于腹腔镜手术时，需要行人工气腹，气腹可影响下肢的静脉回流，因此静脉输液时，除影响手术操作的情况外，应尽量不选择下肢。

（二）建立有效通道要选择合适的血管

尽量避免选择关节骨骼隆突处，选择血管弹性好，比较血管粗直且无分叉无静脉瓣的血管为宜，以满足术中大出血、抢救等需求，需要液体快速进入血管。

☆ ☆ ☆ ☆

（三）建立静脉通道的原则

充足合理的静脉通道是术中进行快速补充血容量的先决条件。对于可能发生大出血的复杂手术术前须常规建立 1～2 条满意的外周静脉通道（14G 或 16G 留置针），并根据术中需要置入双腔或三腔中心静脉导管。外周静脉留置针的最大流量为：14G 留置针为 340～360ml/min，16G 留置针 200～210ml/min，18G 留置针 98～100ml/min，20G 留置针 50～60ml/min。快速输注的液体须加温，以避免术中低体温，同时还应预防空气栓塞。

二、术中输液不畅的原因及处理方法

（一）压力过低

可适当提高输液瓶即可输液通畅。

（二）血管受压、受阻

体位的改变，可造成血管受压，因此进行静脉输液前，需要仔细考虑并选择合适的肢体和部位，以确保静脉输液的通畅。同时，还要便于观察，随时调整。

（三）血管痉挛

在手术中由于大量输液、输血，物理的、化学的刺激引起血管收缩，造成输液不畅。我们可采取 2ml 2% 普鲁卡因静脉推注，即可缓解血管痉挛，或用热敷的方法也可缓解。

（四）套管针滑出血管外

一般较少见，主要出现在全麻复苏期，患者烦躁、四肢乱动时发生，应将患者肢体固定妥当。静脉留置针进入血管长度要超过留置针长度的 3/4，还应避免关节骨骼隆突处。出现该情况应重新进行穿刺，并妥善固定。

（五）输液管扭曲、折叠

手术过程中外科医师紧贴患者均可造成输液管扭曲、折叠，我们应注意观察输液情况，及时发现，及时处理。

三、输液时间与输液点滴速度计算方法

（一）输液时间计算方法

输液时间（分）= 液体总量（ml）×15/ 每分钟滴数

（二）输液点滴速度计算方法

每分钟滴数（滴）= 液体总量（ml）×15/ 输液时间（分）

四、液体治疗的实施

（一）液体治疗方案的制订与实施

麻醉监测护士应该根据围手术期液体治疗计算方法（具体见本章第三节），

计算患者的补液量，再根据液体种类选择的原则，制定输液种类和成分，液体治疗方案制订完成后请主管麻醉医师审核，审核通过后实施。

决定输液的量、种类和成分后，掌握输液速度也甚为重要。输液速度的选择应考虑以下因素：①体液缺失的程度，特别是有效血容量和 ECF 缺失的程度；②输入液体的种类；③病情，特别是心、肺和肾功能；④各种液体治疗监测结果。

（二）液体治疗过程中的观察

1. 应严格无菌操作，严格执行"三查七对"制度，避免给患者造成不应有的伤害。输液过程中，密切观察液体滴注是否通畅，各连接部位是否有渗漏现象，输液管道是否有扭曲、折叠、受压。检查进针部位有无渗漏，有无皮下肿胀。

2. 输液过程中，密切观察患者全身反应，有无发热、寒战的症状出现。

3. 密切观察患者的症状和体征，监测血压，关注尿量，以及有无病情恶化及有无心力衰竭等症状。对老年、小儿以及伴有心、肺、肾功能障碍者更应注意，应结合生命体征监测情况决定输液的量和速度。应强调的是，在临床上对患者液体治疗的判断不可能完全精确，因此应加强动态观察监测，根据患者的具体情况不断调整液体治疗方案，直至患者的体液平衡失常纠正为止。

五、常见的输液反应及防治

（一）发热反应

表现为寒战、发热，轻者发热常在 38℃ 左右，通常于停止输液数小时内体温可恢复正常。严重者初起寒战，继之高热可达 41℃，并伴有头痛、恶心、呕吐等症状。防治措施如下：

1. 溶液和输液器必须做好去热源的处理。

2. 反应轻者可更换溶液和输液管路后，减慢输液速度继续输液。

3. 严重反应者应立即停止输液，并对输液管路和溶液进行检测。

4. 对发热者给予物理降温，密切观察生命体征，必要时按医嘱给予抗过敏药物或激素治疗。

（二）急性肺水肿

因输液速度过快，短时间内输入过多液体，使循环血容量急剧增加，心脏负担过重造成，表现为胸闷、气促、咳嗽、咳粉红色泡沫样痰，严重时稀释的痰液可由口、鼻涌出，听诊肺部出现大量湿啰音。防治措施：

1. 输液的速度不宜过快，尤其是老年、儿童和心脏病患者。

2. 出现症状，立即停止输液，协助麻醉医师进行紧急处理，按医嘱给予强心利尿的药物。

☆☆☆☆

3. 给患者高浓度吸氧，最好使用经过 35% 左右的乙醇湿化后的氧气。

4. 在病情允许的情况下进行端坐，必要时，进行四肢轮扎，减少静脉回心血量。

（三）静脉炎

当输注浓度较高，刺激性较强的药液或静脉内放置刺激性大的塑料管时间太长时，引起的化学性或机械性的局部炎症。表现为沿静脉走向出现条索状红线，局部组织发红、肿胀、灼热、疼痛，有时伴以畏寒、发热等全身症状。防治措施如下：

1. 严格执行无菌操作技术，严格执行静脉输液的操作流程，消毒范围一定要大于 8cm，敷贴采用专用透明封闭式敷贴，其密封性能较好，亦便于观察。

2. 对血管有刺激性的药物如肾上腺素、氧化可的松等稀释后使用，并防止药物渗出血管外，应充分发挥三通的作用，边推药物边快速滴注平衡液，以减轻药物对血管壁的刺激作用，有助减少静脉炎的发生。

3. 停止在此部位的静脉输液并将患肢抬高制动。

4. 局部热敷：用 50% 硫酸镁溶液进行湿热敷，每日 2 次，每次 20min。

5. 超短波理疗：每日 1 次，每次 15 ～ 20min。

（四）空气栓塞

输液管道中气体进入静脉导致严重症状，患者有突发性胸闷、胸骨后疼痛、眩晕、血压低，随即呼吸困难、严重发绀，患者述有濒死感。防治措施：

1. 输液前护士首先检查输液管路的密闭性，穿刺前将空气排尽。

2. 如需加压输液，必须严密观察，防止空气输入。

3. 出现空气栓塞症状后，立即将患者置于左侧卧位，该体位有利于气体浮向右心室尖部，避免阻塞肺动脉入口，气体可随心脏舒缩使空气形成泡沫，分次小量进入肺动脉。

第五节　术中输血

一、输血要点

1. 晶体液的血管内半衰期为 20 ～ 30min，而绝大多数胶体液的血管内半衰期为 3 ～ 6h。

2. 一般而言，对于一个血细胞比容正常的患者，只有其失血量超过本身血容量的 10% ～ 20% 时才考虑输血。而具体的输血指征取决于患者的病情和手术的情况。

3. 最严重的输血反应是由 ABO 血型不相容引起的。受血者自身的抗体会和输入的（异体）抗原发生反应，进而激活补体，导致血管内溶血。

4. 对于麻醉状态的患者，急性溶血反应的临床表现为：体温升高、原因不明的心动过速、低血压、血红蛋白尿和术野的弥漫性渗血。

5. 输注同种异体血液制品可以抑制免疫应答，并促进炎症反应。

6. 免疫低下和免疫抑制的患者（如早产儿、接受器官移植的患者及癌症患者）在进行输血治疗时，极容易发生严重的巨细胞病毒感染。因此，这些患者应只接受 CMV 阴性的血液制品。

7. 大量输血后发生非外科性出血最常见的原因是稀释性血小板减少症。

8. 具有临床意义（引起心肌抑制）的低钙血症在大多数正常患者不会发生，除非输血速度超过每 5 分钟 1U。未检测到低钙血症时很少需要静脉注射钙盐。

9. 一旦恢复足够的组织灌注，大量输血引起的最主要的酸碱代谢紊乱是代谢性碱中毒。这是由于肝快速将枸橼酸、乳酸代谢为碳酸氢盐所致。

二、输血指征

血液在人体中扮演着重要的角色，它负责提供氧气，维护机体止血、凝血功能。一旦患者出现血液丢失或因其他先天、后天因素对上述功能产生影响时，应考虑输血治疗。我们必须认识到，贫血对患者是有害的，输血治疗同样充满风险，错误或不合理的输血策略更是弊大于利。

（一）维持和改善组织氧供

氧供（DO_2）　生理组织的氧供取决于心排血量（CO）和血氧含量（CaO_2），公式如下：

$$DO_2 \text{（ml/min）} = CO \text{（L/min）} \times CaO_2 \text{（ml/dl）} \times 10$$
$$CO = HR \times SV$$
$$CaO_2 = （1.34 \times Hb \times SaO_2） + （0.003 \times PaO_2）$$

HR：心率；SV：每搏输出量；SaO_2：动脉血氧饱和度；PaO_2：动脉血氧分压

随着年龄的增长，心脏的功能会发生变化。尽管输血能够增加心脏的功能，但它不是最重要的方法。为了更好地帮助患者恢复健康，医师会建议使用更多的营养物质，如晶体液或胶体液或胶状物质、白蛋白和血浆等自然物质，对于危重患者补充血容量和维持渗透压有着举足轻重的作用。根据上面的公式，我们发现，虽然 SaO_2 的值通常是 100%，但是通过调节动脉血氧分压（PaO_2）和血红蛋白（Hb）的含量，我们能够大幅度地提升血氧饱和度。然而，由于氧气的较低的溶解度，这种方法并没有太大的效果。但 Hb 浓度并非越高越好，血液中单位体积内红细胞数量过多，会影响血液流变学，易产生血液黏滞、微循环障碍反而影响组织氧供。术前，患者的血细胞比容（HCT）在 20%～22%，手术期并发症和死亡率不会增加，但是，当患者的 Hb < 50 ～ 60g/L 时，术后的高死亡率就会出现。

（二）输血时机

临床上通常通过 Hb 和（或）HCT 确定输血指征。鉴于 Hb 的最小水平受到多种因素的影响，如器官结构、功能、疾病程度和老化程度，为了确保输血的及时性和疗程的准确，应当结合血液检查、心率、氧饱和度、尿液和心电图，以及超声心动图、混合静脉氧饱和度和血气分析，全面评估组织的氧合作用。

2000 年，国家原卫生部发布了输血指南，将 Hb（血液中的有效成分）作为治疗慢性贫血的重要参照物。当 Hb 大于 100g/L，则可以安全地进行治疗；而当 Hb 小于 70g/L，则需要进行浓缩红细胞治疗；若 Hb（血液中的有效成分）为 70 ～ 100g/L，则需要结合患者的健康状态、身体状况及其他身体部位的疾病状态来决定是否进行治疗。患者的健康水平取决于多种因素，例如心脏健康、年龄、血流动力学特征及氧气摄入情况。

在进行患者治疗之前，需要全面考虑多种因素，如血液健康状态、年龄、动脉血氧合状态、血氧饱和度、血流速度和血液成分，才能决定给予何种血液治疗。这样可以更好地防止氧合障碍，从而减少 Hb 水平下降。

通过快速血红蛋白分析仪或毛细管高速离心均可获取即时机体 Hb 浓度或 HCT 数值，术中急性失血时，若无条件及时精确地判断患者的 Hb 或 HCT，可通过以下步骤决定输血时机：

1. 患者的临床表现和生命体征（表 5-6）。

表 5-6　患者不同程度失血量的临床表现

临床指标	I	II	III	IV
失血量（ml）	≤ 750ml	750 ～ 1500ml	1500 ～ 2000ml	> 2000ml
失血量占体循环总量	≤ 15%	15% ～ 30%	30% ～ 40%	> 40%
心率（次 / 分）	> 100	> 100	> 120	> 140
血压（mmHg）	正常	正常	下降	下降
脉压（mmHg）	正常 / 增加	减小	减小	减小
毛细血管充盈试验	正常	阳性	阳性	阳性
呼吸频率（次 / 分）	14 ～ 20	20 ～ 30	30 ～ 40	> 35
尿量（ml/h）	≥ 30	20 ～ 30	5 ～ 10	无尿
CNS 表现（精神症状）	极轻度焦率	轻度焦虑	焦虑、意识混乱	意识混乱、昏睡
体液替代疗法方案	晶体液	晶体液	晶体液 + 血	晶体液 + 血

2. 通过测量吸引瓶内的血液，并对用过的纱布进行称重，以及检查手术单上的失血记录，来估算出血量。

3. 通过失血量预估出血后 HCT。

$$HCT_{出血后} = (1 - 出血量/2BV) HCT_{基础} / (1 + 出血量/2BV) HCT_{基础}$$

注：HCT，血细胞比容；BV，血容量

4. 根据患者具体情况计算出最大允许出血量（EABL），当出血量达到该阈值时即开始输血。

$$EABL = (HCT_{术前} - HCT_{允许值}) \times BV/HCT_{术前}$$

注：EABL，最大允许出血量；BV，血容量；HCT，血细胞比容

BV 的大小不仅取决于个人的身高和体型，而且根据个人的特征和生理状况，它的大小可以根据个人的健康状况进行调整。

$$BV (ml) = H (cm) \times 28.5 + BW (kg) \times 31.6 - 2820 （男）。$$

$$BV (ml) = H (cm) \times 16.25 + BW (kg) \times 38.46 - 1369 （女）$$

注：BV，血容量；H，身高；BW，体重

三、成分输血

成分输液指依据患者所损失或缺少的液体成分补给相关的液体产品。目前医学上常见的血液成分为：全血、红细菌、新鲜冰冻血浆、血浆冷沉淀物、高浓度血小板及其在此基础上更进一步提纯的血液成品，还有白蛋白、球蛋白、凝血酶原复合体、纤维蛋白原等。

（一）全血

全血采集后，应立即将其放入装有特殊保护液的塑料袋内，并将其置于 4℃以确保安全性。为防止血液凝固，采集的供体血必须加入适量抗凝剂由于不同的抗凝剂和储藏条件，全血的特征会发生变化。当储藏条件变得更为严格，一些有益的物质（如 2、3-DPG、ATP、白细胞、血小板等）的浓度会降低，导致它们的作用受到影响，同时一些危险的物质（如血氨、游离血红蛋白和血钾）也会变得更容易被检测到。不同的抗凝剂或保存液会对物质的流动性产生重要影响。

肝素作用于血管内凝血，它的特点在于它的结构和功效。它的作用机制在于它的活化作用，使血管内的血凝素水平降低。然而，由于它的作用机制受到钙离子的影响，血液中的钙离子含量通常会受到影响。此外，由于它的作用时间很短，因此无法长久储藏。

全血包括新鲜全血和库存全血（库血）。在进行血液治疗之前，应该先ACK 血液中所包括的物质，这些物质应该符合治疗所需要的特征。如果治疗旨在提升血液中红细胞数量和血红蛋白水平，那么应该使用 2、3-DPG 浓度更

☆ ☆ ☆ ☆

高的血液。如果治疗旨在增强血液中红细胞数量和血红蛋白水平，那么应该使用 4℃ 下储藏 5d 内的 ACD 血液，也应该使用 10d 内储藏的 CPD 血液。如果治疗旨在增强血液中红细胞数量，则应该使用当天储藏的血液。如果需要进行 HBsAg、梅毒血清和 HIV 检测，最好选择 5d 以内的全血。因此现代输血大多采用成分输血法，不主张使用新鲜全血。

血液的保存期取决于它的储存液种类、储存温度及储存时间。当储存温度和储存液种类保持不变的情况下，血液的变化会随着储存期的延长而增加，具体可参考表 5-7。当全血被冰冻 4h 后，血小板的活性几乎完全消失；1d 后，所有的活性细胞都失去了作用，而凝血因子 V 的活性也会减少 50%。此外，3 ～ 5d 后，Ⅷ 因子的活性也会减少 50%。相对而言，白蛋白、免疫球蛋白和纤维蛋白原的活性较为稳定。因此，库血的主要组成部分是红细胞，其次是白蛋白和一定数量的球蛋白。为了满足临床需要，建议使用浓缩提纯的血液制品。

表 5-7　ACD 库血保存期中的生化性质改变

生化指标	当日	7d	14d	21d
葡萄糖（mmol/L）	19.43	16.65	13.60	11.66
乳酸（mmol/L）	2	7	12	15
pH	7.0	6.85	6.77	6.68
红细胞生存率（%）	100	98	85	70
2,3-DPG（%）	100	30	23	10
游离血红蛋白（g/L）	0.04	0.08	0.18	0.29
Na^+（mmol/L）	172	158	150	146
K^+（mmol/L）	3.4	12	24	32
Ca^{2+}（mmol/L）	< 0.5	< 0.5	< 0.5	< 0.5
Cl^-（mmol/L）	100 ～ 150	260	470	680

（二）红细胞制剂

1. 少浆血　从全血样本中提取出一小部分，保留大部分，使得血液细胞比容大约达到 50%，可通过自然沉淀或离心法制备。

2. 浓缩红细胞　制备方法与少浆血类似，所得红细胞与全血具有相同的携氧能力，而容量只有全血的 1/2 ～ 2/3，其血细胞比容可达 70% ～ 90%。血细胞比容为 70%+5% 的浓缩红细胞输注时不必再加生理盐水稀释，使用最为方便。

血细胞比容超过 80% 浓缩红细胞，因黏稠度过大，输注时需加适量生理盐水，配制成血细胞比容为 70% 的红细胞悬液，以便输注。

3. 洗涤红细胞　使用生理盐水等溶液反复洗涤红细胞 3 ～ 6 次后的红细胞制剂，可去除原血 80% 的白细胞并保留 80% 以上的红细胞。洗涤红细胞除含少量白细胞血小板外，血浆蛋白含量极少，残存的血浆蛋白含量不到原总蛋白的 1%。由于洗涤红细胞已基本去除血浆、白细胞和血小板，可明显降低不良反应的发生率。洗涤红细胞缺乏同种抗 A、抗 B 凝集素，因此洗涤的 O 型红细胞，可输给任何 ABO 血型的患者。洗涤红细胞中钾、钠、枸橼酸盐及乳酸等基本去除，更适用于心、肝、肾疾病患者。

4. 冰冻红细胞　研究表明，红细胞代谢速度取决于保存时的温度，把血液保存在很低的温度下，可使红细胞的代谢活动降低，从而减少红细胞代谢所需要的能量损耗，同时也可避免一些代谢产物的积累，从而延长红细胞保存时间。制作冰冻红细胞的关键问题是如何避免破坏红细胞。一种通常的解决办法是采用特定的抗凝药物，如甘油。通常情况下，甘油的浓度达到 40%，并将其放置于 -80 ～ -70℃ 的环境中进行。冰冻红细胞具有显著的储存能力，3 ～ 10年，使得它成为珍贵的红细胞储存方式。然而，在使用冰冻红细胞之前，必须先进行解冻处理，并采取盐水洗涤法、糖液洗涤法等复杂的洗涤步骤，这些步骤都会消耗较多的资源，从而使得其在实际使用中的效果受到较小的影响。冰冻红细胞解冻后应置于 4℃ ±2℃ 保存，并在 24h 内输注完毕，观察输注反应。

5. 少白细胞红细胞　对于反复发热的非溶血性输血反应患者，采用少量白细胞红细胞输注是一种有效的预防措施，因为输入带有白细胞的血液可能会导致免疫反应。多数研究表明，如果患者出现 2 次以上的发热或输血反应，应该采取这种方式来缓解症状。再生障碍性贫血患者通常要多次输血与血小板，残余白细胞的同种异体免疫反应可能造成造血干细胞移植时出现严重排斥反应，因此要注意去除白细胞，以减少将来可能存在的危险。对于需要接受血液透析或器官移植的患者，应该输入少量的白细胞和红细胞。

（三）血浆及血浆蛋白制品

1. 血浆　血浆作为一种天然的胶体，具有重要作用，它不仅包括水、电解质、糖，还包括各种凝血因子、球蛋白、凝血因子等。蛋白含量 60 ～ 70g/L，并且具有较长的半衰期，从而能够有效地保护血管壁，从而使得输注血浆能够扩充容量和维持渗透压。输注血浆的真正重要目的为补充凝血因子，由于凝血因子 V、Ⅷ 的变化较快，将其存储在 4 ～ 6℃ 的库房中，经过 21d 后，这些因子的水平会下降到原来的 0 ～ 15%。因此，采用冰冻的方式可以有效地保存这些因子。

☆ ☆ ☆ ☆

血浆制备技术已经取得了巨大进步，从分离获得到单采血浆法，再到发达地区将 80% 以上的全血转化为血浆蛋白制品，这些血浆不仅满足了临床对血液的需求，而且还可以提供更多的营养和治疗效果。

血浆按使用抗凝剂的差异可分成枸橼酸钠、ACD、CPD、肝素和乙二胺四乙酸（EDTA）血浆等；按血液存储的期限差异可分成新血血浆和存量血浆；按存储时物理环境状况的差异可分成液态、冰冻和冻干血浆。新鲜冰冻血浆（FFP）使用 ACD 或 CPD 抗凝全血，于 6min 内将血浆分离出来，并立即在 -30℃ 以内冷却和储存。FFP 包含所有正常血浆蛋白，并保留了血浆中不平衡的蛋白成分，尤其是易变的凝固因素（凝固因素 V、Ⅷ），凝固因素的含量基本维持于正常水平，并可储存 12 个月。

血浆的注射速率通常控制在 10ml/min 以内。

血浆具体应用指征为：

（1）大量输血伴出血倾向者。

（2）肝衰竭伴出血者。

（3）双香豆素抗凝剂过量者。

（4）凝血因子 V 或 X 缺乏伴出血者。

（5）也可用于提供其他的血浆成分如 C_1- 酯酶抑制剂（遗传性血管神经性水肿患者先天性缺乏 C1- 酯酶抑制剂）。

（6）血浆置换疗法可以用来治疗多种疾病，包括变态反应性疾病、Ⅷ因子抗体和抗 D 抗体的降低及免疫系统的损伤等。

（7）当缺乏有效的血液制剂时，输注血浆可用于纠正血容量缺乏某个单一的凝血因子缺乏。

（8）当人血白蛋白水平低下，比如由烧伤、创伤性休克导致的血液稀释和血流变慢，血浆作为补充物质就显得尤其重要，它能够有效地改善血液的流动状态。

2. **冷沉淀** 冷沉淀主要用于治疗Ⅷ因子缺乏和纤维蛋白原缺乏症，输注冷沉淀时须作 ABO 配型。冷沉淀应在过滤后快速输注，速度 > 200ml/h，解冻后尽可能在 6h 内使用完。

3. **凝血酶原复合物** 凝血酶原复合物主要含有Ⅸ、Ⅱ、Ⅶ、X 因子。其主要治疗指征为Ⅸ因子缺乏的血友病乙患者，此外还包括某些获得性低凝血酶原血症，如华法林过量等。

4. **白蛋白** 市售制剂有 5% 和 25% 的等张盐水溶液，国内主要为 20% 的制剂。使用该制剂的主要目的是扩容和补充白蛋白。白蛋白的半存活期约 20d。

（四）血小板

1. 血小板生理　血小板是止血机制中的一个重要因素，其来自骨髓的巨核细胞，血小板的生成受血小板生成素的调节。正常人血小板存活期为 8 ～ 11d。

2. 血小板的保存　血小板的保存受到许多因素的影响，其中温度和 pH 是最重要的。此外，pH 的维护还受到储存袋的透气性、白细胞污染程度、血浆残留量及保存方式等因素的共同作用。

（1）温度：(22 ± 2) ℃保存最佳。研究表明，在 4℃下，血小板的形态会迅速从盘状转变成球状。

（2）pH：血小板保存质量与 pH 密切相关，保存血小板最佳的 pH 在 6.5 ～ 7.2。

（3）输注血小板适应证：按血小板数量可将血小板减少分为轻、中、重三度。血小板数为 $(50 \sim 100) \times 10^9$/ 时为轻度，血小板数在 $(20 \sim 50) \times 10^9$/L 时为中度血小板减少，血小板数低于 $(5 \sim 10) \times 10^9$/L 时为严重血小板减少。通常，轻度血小板减少除有皮肤出血点及紫斑外，无其他部位出血，虽经外伤也不易有严重出血；血小板数少于 20×10^9/L 时皮肤、鼻、牙龈出血增多；$(5 \sim 10) \times 10^9$/L 时出血时间明显延长，出血严重，可出现血尿、呕血、黑粪，甚至颅内出血。但也有少部分患者血小板虽在 10×10^9/L，仍无明显出血症状，而某些患者当血小板数在 $(40 \sim 50) \times 10^9$/L 时已有出血症状，主要与血小板功能相关。因而，血小板输注的指征应视患者的出血情况、血小板数及出血时间作出综合判断。轻度血小板减少不必在手术前或外伤时预防性输注血小板，更不宜通过输注血小板来提高血小板数量；中度血小板减少者不需要预防性输注血小板，若需要手术及严重外伤时可考虑输注血小板；血小板数少于 20×10^9/L 伴严重出血，需要手术或外伤时可输注血小板。

（4）血小板输注方法：根据每 10kg 体重输注血小板 1U 计算，给 70kg 的患者可输注 7U 的血小板，相当于 3000ml 的新鲜全血中的血小板总数，在 1h 之内，这一剂量可使血小板上升 50×10^9/L。输注时，可使用常规过滤器或血小板过滤器（170Pm）。

四、输血的并发症

输血可能会导致 20% 的不良反应，但这些不良反应通常是轻微的，并不会对患者造成长期的影响。

（一）一般输血的并发症

1. 急性溶血性输血反应　通常为输注与血型不相匹配的红细胞所致，其中绝大多数为 ABO 血型不相匹配。当血型不相匹配的血红细胞输注后，即刻被

☆☆☆☆

受体血浆中的抗体损坏，而发生溶血反应。急性溶血性输液反应的发生率为 1/(21 000 ～ 250 000)，死亡率为 1/100 000。临床上当患者输血时出现发热、寒战、腰背部酸痛、气促或注射点灼烧感，均应考虑是否发生输血反应。如输血反应持续，可发生低血压、出血、呼吸衰竭、急性肾小管坏死等症状。麻醉情况下，由于患者缺乏主诉，常在发生不易纠正的低血压和血红蛋白尿后才被发现，其症状可能严重。通常每 100ml 血浆中的融合珠蛋白可融合约 100mg 血红蛋白，因此只需输入 50ml 血型不合的血液制品，红细胞损伤后的血红蛋白量即可达到血浆融合珠蛋白的融合水平。若血浆中含有游离血红蛋白 20mg/L，血浆外观呈为粉红色或浅棕色；血浆中含血红蛋清 1mg/L 时，血浆呈鲜色；血浆中含血红蛋清达到 1.5mg/L 时，则出现血红蛋白尿。

实验室检查主要包括血清结合珠蛋白、血浆和尿液中血红蛋白的浓度及直接抗体的测定等，对怀疑有急性溶血反应的患者应进行相关实验室检查以明确诊断。

急性溶血反应的处理如下：

(1) 停止输血。

(2) 防治低血压。

(3) 保持尿量大于 75 ～ 100mV/h。

1) 大量静脉补液维持 CVP 10 ～ 14cmH$_2$O，必要时于 5 ～ 10min 内快速滴注甘露醇 12.5 ～ 50g。

2) 若补液与甘露醇无效，静脉注射呋塞米 20 ～ 40mg。

(4) 碱化尿液。通常使用碳酸氢钠滴注法，40 ～ 70mmol 碳酸氢钠可将尿液 pH 提高至 6。

(5) 复测尿 pH 以指导是否需要进一步补充碳酸氢钠。

(6) 测定血浆和尿血红蛋白浓度。

(7) 测定血小板计数、纤维蛋白原含量。

(8) 将未用完的血制品送至血库，重新进行交叉配血试验。

(9) 将患者血、尿样送至血库检查。

2. 非溶血性输血反应　非溶血性输血反应多不严重，多数表现为发热与变态反应。发热常见，通常不会超过 39℃。

输血的最常见不良反应为非溶血性反应，症状包括发热、寒战、头痛、肌肉酸痛、恶心及干咳，有时也会出现低血压、胸痛、呕吐等。

诊断非溶血性输血反应时应注意区别一般发热反应、变态反应及微生物污染反应，并与溶血性输血反应相鉴别，抗球蛋白试验有助于两者的鉴别。

关于输血患者出现发热反应是否应该终止输血，目前仍有争议。

3. 变态反应　输血过程中的变态反应发生率约 3%，多数输血的变态反应较轻微，通常表现为皮肤出现荨麻疹并瘙痒等不适。如果患者不出现发热或任何提示溶血性输血反应时，则没有必要停止输血。使用抗组胺药可以缓解症状。

4. 由输血造成的感染性疾病　凡能通过血液传播的疾病，都可能经输血途径由供血者传播给献血者。

（1）病毒性感染

1）HIV/AIDS：通过 HIV 病毒污染的血液传播。

2）乙型肝炎（HBV）：通过 HBV 病毒污染的血液传播。

3）丙型肝炎（HCV）：通过 HCV 病毒污染的血液传播。

4）巨细胞病毒（CMV）：对免疫系统较弱者可能造成严重感染。

5）登革热病毒：在流行地区可能通过输血传播。

（2）细菌性感染

1）败血症：由血液中的细菌污染引起。

2）梅毒：通过梅毒螺旋体污染的血液传播。

（3）寄生虫感染

1）疟疾：通过疟原虫污染的血液传播。

2）恰加斯病：由克氏锥虫引起，在流行地区可能通过输血传播。

（4）其他感染：朊病毒病，如变异型克雅氏病（vCJD），通过受污染的血液制品传播。

（二）大量输血后的并发症

大量输血是指一次输液量达到患者自身血容量的 1 ～ 1.5 倍，或 1h 之内输血超过自身血容量的 50%，或输血速度＞ 1.5ml/（kg·min）。

1. 供氧能力降低　血液储存以后，其向组织释氧的能力下降。其可能原因与库存血中 2,3- 二磷酸甘油酸（2,3-DPG）的减少有关。当 2,3-DPG 减少后，血红蛋白对氧的亲和力增强，向组织释氧减少，从而引起组织缺氧。

2. 出血倾向　大量输血后的出血倾向非常多见，主要与输血量、低血压及低灌注持续时间相关。可能造成凝血系统异常，主要包括两方面：一是弥散性血管内凝血（DIC），另一方面是输注大量库存血造成的凝血因子稀释（包括Ⅴ因子、Ⅷ因子缺乏和稀释性血小板减少症）。

（1）DIC：DIC 是多种致病因素下，以微血管损伤为病理基础的血液在血管内异常凝固，同时又造成凝血因子过度消耗和纤溶亢进引发出血的临床综合征。DIC 诱发因素包括：休克、感染、创伤、肝脏疾病或恶性肿瘤，常见于感染性休克和器官衰竭终末期，考虑与肿瘤坏死因子、外毒素及外源性凝血程序有关。组织缺氧造成的酸中毒和血流缓滞亦可直接或间接促使组织凝血活酶的释放。

（2）稀释性血小板减少症：血小板在 4℃储藏 6h 内，其功能显著减弱，最终只剩 5% ～ 10%，而这些剩余的血小板在进入人体后会受到网状内皮细胞的侵袭，从而导致其生命周期急剧减少。由于大量的输库存血，血小板计数会急剧下降，当计数 ≤ 75×10⁹/L 时，患者的出血风险会急剧增加，考虑到外科手术可能会导致的创口出血，因此，应该确保血小板计数维持在 $75×10^9/L$ 或更高。

（3）凝血因子 V、Ⅷ 水平降低：库血中除凝血因子 V、Ⅷ 外，大多凝血因子较稳定。故大量输用库血会导致凝血因子 V、Ⅷ 水平下降。凝血因子 V 只需达到正常的 5% ～ 20% 水平、凝血因子Ⅷ达到正常的 30% 水平，即可满足普通外科手术用血的需要。输血很少使这两种凝血因子降至上述水平以下。凝血因子 V、Ⅷ 的减少在输血后出血倾向中不占主导地位，只是加重了出血倾向而已，主要因素应为稀释性血小板减少。

3. 枸橼酸中毒　引起枸橼酸中毒是因为枸橼酸结合钙离子后引发的低钙血症等相关症状，其中包括低血压、脉压减小、心脏舒张末期容量增加、CVP 升高等。低钙血症的临床表现与心肌的电生理特性有关。低钙使心肌动作电位Ⅲ相缩短，钙内流减少兴奋 - 收缩偶联作用减弱，心肌收缩力下降。通常若循环血量维持稳定，枸橼酸中毒症状并不常见，只有当 ACD 保存的红细胞输注速度超过 150ml/min 时才可能出现上述症状。使用改良后的含枸橼酸较少的保存液保存血制品，可大大减少枸橼酸中毒的发生率。若患者在输血后出现低心排血量的表现，应考虑枸橼酸中毒，此时，首要的处理是纠正低血容量，其次可考虑补充钙离子，推荐使用 0.5 ～ 1.0g 氯化钙，给药速度为 1.5mg/（kg·min），并严密监测血清钙离子。

4. 高钾血症　保存 21d 的库存血，其血清钾的含量可高达 19 ～ 30mmol/L，临床中因大量输血造成高钾血症并不多见，主要原因是钾离子可通过红细胞摄入，向血管外间隙扩散以及经肾脏的排出，使钾离子在正常水平。只有当输血速度超过 120ml/min 时，才可能出现明显的血钾升高，主要处理措施是停止钾离子摄入，补充钙离子，必要时透析排钾。

5. 低体温　库存血通常放置在 4℃的条件下，直接输注会导致患者的体温骤然下降。低体温可能造成对循环系统和凝血的影响。常见的措施是对血制品进行加热，把血制品浸泡在 38 ～ 39℃的温水里。

6. 酸碱平衡紊乱　血液保存液是酸性的，保存 21d 的库血 pH 仅为 6.9，$PaCO_2$ 高达 150 ～ 220mmHg。大量输注库存血可能造成体内代谢性酸碱平衡变化。虽然库存血的大量代谢性酸性产物可造成受血者代谢性酸中毒，但库存血中所含的枸橼酸可通过肝脏迅速转化为碳酸氢根，有可能造成代谢性碱中毒。故仅凭经验在输血后予以输注碳酸氢钠治疗是不可取的，建议在动脉血气指导下调节酸碱平衡，同时应掌握宁酸勿碱的原则，因为轻度的酸血症有利于氧向组织释放。

五、输血的知情同意

输血前，应向患者书面告知输血的风险，尤其是传染疾病的危险及不良反应的发生，以征求患者及其家属的同意，并签字为证。

第 6 章

麻醉监测技术与护理

第一节 呼吸系统监测

一、围手术期呼吸系统监测的重要性

（一）维持组织氧合

麻醉过程中，患者的呼吸功能通常会受到抑制。借助呼吸系统监测能够实时评估患者的通气状况，包括呼吸频率、潮气量及每分通气量等方面。依据这些参数，麻醉医师能够判断患者是否获取了充足的氧气供应。

（二）监测二氧化碳代谢

呼气末二氧化碳分压（$P_{ET}CO_2$）是反映肺通气与换气功能的关键指标。通过对 $P_{ET}CO_2$ 的监测，麻醉医师能够及时调整通气策略，维持患者体内二氧化碳水平在正常范围内，防止高碳酸血症或者低碳酸血症给患者带来不良影响。

（三）及早发现呼吸异常

1. 呼吸道梗阻　在麻醉期间，患者可能由于舌后坠、分泌物阻塞、气管插管移位等原因引发呼吸道梗阻。呼吸系统监测能够通过观察呼吸波形、气道压力等参数的变化，及早发现呼吸道梗阻并及时处理。

2. 呼吸抑制　很多麻醉药物均有可能导致呼吸抑制，尤其是阿片类及镇静催眠药物。呼吸系统监测能够密切监测患者的呼吸频率、潮气量等指标，及时发现呼吸抑制。

（四）指导麻醉管理

1. 调整麻醉药物剂量　呼吸系统监测结果能够为麻醉医师调整麻醉药物剂量提供重要依据。若患者的呼吸功能受到明显抑制，麻醉医师可以调整麻醉方案，减少对呼吸功能的影响。

2. 选择合适的通气方式　依据呼吸系统监测结果，麻醉医师能够选择适宜的通气方式，如自主呼吸、辅助通气或控制通气等。

（五）改善患者预后

通过有效的呼吸系统监测和及时的干预措施，可以降低麻醉期间呼吸系统并发症的发生概率。

二、呼吸系统生理

（一）呼吸的生理过程

呼吸的生理过程犹如一部精密运转的机器，在维持人体生命活动中发挥着至关重要的作用。它能够持续地从外界环境摄取氧气，并将体内产生的二氧化碳排出，确保生命的正常进行。这个复杂而精细的生理机制主要包括肺通气、肺换气及气体在血液中的运输三个关键环节。

1. 肺通气

（1）定义：肺通气是指外界空气通过口鼻进入肺部，经过支气管逐渐到达肺泡的过程。

（2）过程：当人体进行吸气动作时，膈肌与肋间肌收缩，胸廓随之扩张，胸腔内的负压增大，富含氧气的新鲜空气顺着气道流入肺泡。而在呼气时，膈肌及肋间肌松弛，胸廓凭借自身弹性回缩，二氧化碳通过气道被排出体外。

2. 肺换气

（1）定义：肺换气指的是在肺泡内，氧气从肺泡进入肺毛细血管血液，同时二氧化碳从血液进入肺泡，并通过呼气排出体外的过程。

（2）过程：在肺泡中，氧气穿过肺泡壁进入毛细血管内，与红细胞中的血红蛋白结合，形成氧合血红蛋白。与此同时，毛细血管内由组织新陈代谢产生的二氧化碳进入肺泡内，随后在呼气过程中被排出体外。

3. 气体在血液中的运输

（1）定义：气体在血液中的运输是指通过血液循环，将氧气从肺部高效地转运至全身各处的组织细胞，以满足其代谢需求；同时，也将组织细胞代谢过程中产生的二氧化碳收集起来，逆向输送至肺部的毛细血管网络，最终排出体外。

（2）运输方式：气体在血液中的运输机制可归结为两大类：物理溶解与化学结合。在这两者之中，化学结合的方式占据了主导地位，它如同高效的"气体运输工"，极大地提高了气体在血液中的溶解度与运输效率。

物理溶解：气体分子在血液中首先经历的是物理溶解过程，即它们被血浆（血液的液体部分）所接纳。然而，由于血浆的溶解能力有限，这种方式能够携带的气体总量较少，仅作为气体运输的辅助手段。

化学结合：气体与血液中特定成分的化学结合更为高效，成为主要的运输方式。具体而言，氧气分子能够巧妙地与血红蛋白分子结合，形成氧合血红蛋白。这种结合不仅稳定，还极大地提高了氧气在血液中的携带能力。另一方面，二氧化碳则主要通过与血浆中的其他成分（如水分子和碳酸根离子）发生反应，转化为碳酸氢盐，在血液中进行运输。

（二）麻醉对呼吸系统生理的影响

1. 药物对呼吸系统生理的影响

（1）药物对呼吸中枢的影响

1）抑制作用：麻醉药物，尤其是全身性应用时，通过精细调控大脑与脊髓中的神经递质系统，减弱了神经对呼吸中枢的调控能力，进而引发呼吸活动的减缓甚至暂时性抑制。在全身麻醉状态下，此效应尤为显著，患者常表现出呼吸频率的下降及潮气量的缩减，这是呼吸抑制的典型表现。

2）呼吸骤停的风险：值得注意的是，当药物剂量失控、个体对药物产生异常反应或有过敏史时，麻醉药物的使用可能导致呼吸骤停。因此，麻醉医师必须精准控制药物剂量，并持续监控患者的呼吸状态，以防患于未然。

（2）药物对呼吸肌的影响

1）呼吸肌麻痹：部分麻醉药物可直接作用于呼吸肌，导致其生理功能减退，出现肌无力。在深度麻醉或长时间麻醉时，这种现象尤为显著，可能导致患者丧失自主呼吸能力。

2）辅助呼吸技术的应用：为应对呼吸肌麻痹的风险，麻醉医师通常采取气管插管、声门上通气工具等先进手段，确保呼吸道畅通，并借助呼吸机提供必要的呼吸支持，以确保患者的呼吸安全。

（3）药物对呼吸道的影响

1）呼吸道梗阻：麻醉药物可能诱发舌根后坠、喉部痉挛等不良反应，导致呼吸道狭窄甚至完全阻塞。同时，麻醉后患者呼吸道分泌物的增多也增加了梗阻的风险。

2）管理策略优化：为预防呼吸道梗阻，麻醉医师需在术前对患者进行详尽的呼吸系统评估，识别并处理潜在的呼吸道疾病等。术中则需密切监测呼吸状况，一旦发现呼吸道梗阻迹象，立即采取针对性措施。

（4）其他影响

1）气体交换受损：麻醉过程中，呼吸中枢抑制、呼吸肌麻痹及呼吸道梗阻等多重因素可能共同影响气体交换过程，导致效率下降。这不仅减少了氧气的有效输送，还可能导致二氧化碳潴留，威胁患者的生命体征。

2）氧供与氧耗的平衡：为确保患者的生命安全，麻醉医师需时刻关注氧气的供应与消耗之间的平衡。通过调整麻醉药物剂量、优化呼吸参数等手段，努力维持氧供需的平衡。

2. 体位变动对呼吸系统生理的影响

（1）体位变动与肺容量变化

1) 仰卧位：仰卧位时，腹部脏器对膈肌的压力促使膈膜向头部偏移，显著减少了功能残气量（FRC）及肺总量，进而削弱呼吸系统的通气效能，影响气体交换的顺畅性。

2) 侧卧位：侧卧位时，下方肺（依赖性肺）的通气条件得到优化。在麻醉、正压通气下，上方肺可能展现出更高的通气潜力。同时，腹部脏器对横膈肌的压迫及纵隔的重力作用共同影响下，下方肺的顺应性可能降低。

3) 俯卧位：俯卧位通过减轻后肺组织所受的压力，改善了通气与灌注比值（V/Q），有利于氧合过程的优化。然而，此体位也可能加剧部分患者的呼吸困难或不适感，需个体化评估与调整。

4) 截石位：在截石位下，大腿的极端屈曲对腹部形成压迫，导致内脏器官移位，限制了膈肌的运动，进而减少了肺的顺应性并可能增加气道压力，对呼吸系统构成额外负担。

5) 坐位：相较于其他体位，坐位通常展现出更好的通气效果，对肺体积的影响较小。随着躯干高度的增加，其对肺力学的不利影响逐渐减弱。

（2）体位改变对通气和血流分布的影响

1) 重力作用：体位变动后，重力驱动的组织器官移位及体液再分布显著改变了胸腔及肺容量的分布，进而影响了通气与血流的分布，对呼吸系统的整体功能产生影响。

2) 通气血流灌注比（V/Q）：体位变化直接影响 V/Q，如俯卧位下 V/Q 比的优化提高了氧合效率；而侧卧位时依赖肺与非依赖肺之间 V/Q 比的差异可能导致氧合障碍，需密切关注并及时干预。

（3）体位变动与麻醉药物的协同作用：麻醉药物本身具有抑制呼吸中枢和呼吸肌功能的作用，体位变动可能进一步加剧这种抑制效应。特别是在麻醉状态下，患者交感神经活性降低、血管扩张、有效循环血量减少及心肌收缩力减弱等生理变化，使得体位变动对循环和呼吸系统的潜在威胁更为显著。

（4）综合管理策略的制订与实施

1) 强化监测体系：建立完善的监测机制，持续监测患者的呼吸频率、潮气量、血氧饱和度等关键生命体征，确保及时发现并处理呼吸抑制等不良反应。

2) 精准调控麻醉深度：根据患者的具体病情、手术需求及麻醉药物的特性，精确调整麻醉药物的剂量与给药方式，力求在保障手术顺利进行的同时最小化对呼吸功能的抑制作用。

3) 优化体位布局：在充分考虑手术操作便利性的基础上，优先选择对呼吸系统影响较小的体位进行手术。对于必须采用特殊体位的手术，应提前评估患者的呼吸功能状况并制订个性化的管理方案。

4) 强化呼吸支持措施：在麻醉与体位变动过程中，一旦患者出现呼吸困难、

☆☆☆☆

氧合障碍等紧急情况，应立即启动呼吸支持治疗流程，包括氧疗、机械通气等措施，以稳定患者生命体征。

三、呼吸系统监测技术

（一）氧合监测

1.脉搏血氧饱和度（SpO_2）

（1）原理和测量方法

1）原理：脉搏血氧饱和度监测的工作原理基于血红蛋白（特别是氧合血红蛋白 HbO_2 与还原血红蛋白 Hb）对不同波长光线（主要为660nm的红光和940nm的红外光）吸收特性的差异。氧合血红蛋白对红光的吸收较少，而红外光吸收较多；相反，还原血红蛋白则对红光吸收较多，而红外光吸收较少。通过精确测量这两种光线穿透组织后的光强变化，仪器能够计算出氧合血红蛋白占总血红蛋白的比例，从而得出脉搏血氧饱和度（SpO_2）的数值。

2）测量方法：通常选择手指或耳垂等易于接触且血液循环良好的部位进行测量。将特制的脉搏血氧饱和度探头轻轻夹在选定部位，探头内置的光源会发射红光和红外光，随后这些光线穿透组织并被内置的光电探测器接收。仪器根据接收到的光信号变化，快速计算出 SpO_2 值，并直观显示在屏幕上。同时，这一过程也常伴随脉搏率的监测。

（2）正常范围与干扰因素

1）正常范围：健康成人的 SpO_2 值通常维持在95%～100%，但在极端环境（如高海拔）或剧烈体力活动后，该值可能略有下降。

2）干扰因素

● 局部血液循环状况：寒冷、低血压或血管收缩等导致的血液循环不畅会干扰测量结果准确性。

● 外部物质干扰：如深色指甲油、皮肤色素沉着等，可能阻碍光线的穿透，影响测量结果准确性。

● 身体活动：剧烈运动或肢体不自主抖动会干扰测量信号，导致测量结果波动。

● 碳氧血红蛋白和高铁血红蛋白：碳氧血红蛋白增多（见于一氧化碳中毒）会使 SpO_2 假性升高。

● 高铁血红蛋白血症时，也会影响测量结果。

环境因素：强光直射或电磁场干扰也可能对测量结果产生不利影响。

（3）临床意义和局限性

1）临床意义

● 实时氧合监测：在手术、麻醉及重症监护等场合，SpO_2 监测能及时发现缺氧状况，为治疗决策提供重要依据。

● 呼吸系统疾病评估：对于 COPD、肺炎等呼吸系统疾病患者，SpO_2 可作为病情严重程度及治疗效果的参考指标。

● 氧疗指导：根据 SpO_2 测量结果，医师可调整氧疗方案，确保患者获得适宜的氧气支持。

2）局限性

● 监测内容不全面：SpO_2 虽能反映氧合状态，但无法提供如二氧化碳分压、酸碱平衡等关键信息，因此不能完全替代动脉血气分析。

● 误差风险：多种干扰因素可能导致测量误差，需结合患者临床情况综合判断。

● 低灌注状态不敏感：在休克、低血压等低灌注状态下，SpO_2 监测可能失效，需结合其他监测手段进行综合评估。

2. 动脉血气分析　详见本章第六节。

（二）通气监测

1. 呼吸频率

（1）测量方法和正常范围

1）测量方法：呼吸频率的测定可通过直观观察患者的胸廓起伏动作，或借助专业的呼吸监测装置来实现。

2）正常范围：对于成年人而言，呼吸频率通常维持在 12～20 次／分。儿童和婴儿的呼吸频率相对较高。

（2）异常呼吸频率的原因和影响

1）增快原因：可能由体温升高、疼痛刺激、感染、缺氧、代谢性酸中毒或心力衰竭等因素导致。

2）减慢原因：常由药物过量（如麻醉、镇静类药物）、脑部疾病（如脑损伤伴随颅内压上升）、呼吸中枢受抑制等状况导致。

3）影响分析：呼吸频率的异常波动会干扰气体交换过程，进而引发缺氧或二氧化碳蓄积。长期如此，还可能对心肺功能造成不可逆的损害，加剧心血管疾病和呼吸系统疾病的发病风险。

2. 潮气量

（1）测量方法

1）直接测量法：采用称重法或流量计等设备，直接测定肺部每次呼吸所吸入或呼出的气体体积。此方法精确度高，但操作复杂，不适用于紧急救治场景。

2）间接测量法：通过分析呼吸过程中的气体流量或压力变化来推算潮气量，需依赖呼吸机或肺功能测试仪等特定设备。

（2）潮气量的设置和调整：在机械通气中，潮气量通常由呼吸机的参数设

☆☆☆☆

置来控制。目标潮气量通常为 6 ～ 8ml/kg（标准体重），但具体数值需根据患者的个体差异、病情进展及治疗需求进行调整。同时，还需考虑解剖无效腔、生理无效腔及呼吸机回路中的机械无效腔等因素。

（3）潮气量与呼吸功能的关系：潮气量是评估肺部通气效能的重要指标，其大小直接影响每分通气量，进而影响机体的气体交换效率和代谢需求。在机械通气过程中，潮气量设置不当（过大或过小）均可能引发不良后果，如肺泡损伤或通气不足。

3. 每分通气量

（1）计算方法：每分通气量是指每分钟内肺部通气的总体积，计算公式为潮气量乘以呼吸频率。健康成年人每分通气量通常维持在 6 ～ 8L/min。

（2）异常后果

1）不足：导致肺泡通气量无法满足机体代谢需求，引起缺氧和二氧化碳潴留，表现为面色发绀、呼吸急促、头晕头痛等症状，严重时甚至可能导致意识障碍。

2）过度：则可能引起呼吸中枢调节失衡，肺泡通气超出生理需要，导致血液中二氧化碳分压下降，引起呼吸性碱中毒，表现为胸闷气短、精神紧张、手足抽搐等症状。

4. 呼气末二氧化碳分压（$P_{ET}CO_2$）

（1）监测原理和设备

1）监测原理：通过测量呼气末呼出气体中的二氧化碳分压来反映患者的通气状况和代谢水平。二氧化碳作为代谢产物，在呼吸过程中从血液扩散至肺泡并随呼气排出体外。监测设备利用传感器监测呼出气体中的二氧化碳浓度并转换为分压值。

2）设备类型：主要包括主流式和旁流式两种。前者直接安装在呼吸回路中测量；后者则通过采样管从回路中抽取气体样本进行测量。

（2）$P_{ET}CO_2$ 波形的分析

1）波形构成：$P_{ET}CO_2$ 波形包括基线、呼气上升支、呼气平台和呼气下降支四个部分，正常情况下应为规则且对称的波形。

2）异常波形：可能提示通气不足、过度通气、气道阻塞、呼吸回路漏气或其他呼吸系统疾病。监测数值上升可能表明二氧化碳潴留；降低则可能反映过度通气或回路漏气。

（3）临床应用和局限性

1）监测通气功能：实时反映通气状态，帮助判断通气状况。

2）评估心肺功能：间接反映心脏和肺循环状态，对评估疾病严重程度和治疗效果有辅助作用。

3）指导麻醉管理：在麻醉过程中帮助调整呼吸参数以维持适宜的通气和氧合状态。

4）局限性：不能直接反映动脉血二氧化碳分压，受多种因素影响（如呼吸频率、潮气量等），且设备准确性和环境因素（如温度、湿度、海拔高度等）也可能影响监测结果。

（三）气道压力监测

1. 气道峰压

（1）定义：气道峰压（peak airway pressure，Ppeak）指的是呼吸循环期间，气道内达到的最高压力峰值，通常于吸气末测得，用于反映整体通气阻力的大小。正常范围一般在 9 ~ 16cmH$_2$O。

（2）测量方法：测量时，需要使用专门的呼吸机或气道压力监测设备，通过阻断吸气末气流，待压力稳定后读取具体数值。

（3）影响因素：Ppeak 的上升可能与气道受阻（如痰液积聚、支气管痉挛）、肺顺应性下降（肺水肿、纤维化等病理状态）或呼吸机参数设置不合理（如潮气量偏大、吸气流速过速）相关。反之，若肺顺应性改善、气道阻力减小或呼吸机参数得到恰当调整，Ppeak 则可能下降。对呼吸功能的影响：过高的 Ppeak 可能加剧气压性损伤风险，诱发气胸、纵隔气肿等并发症，而 Ppeak 过低，则可能因通气不足导致低氧血症和二氧化碳潴留。

2. 平台压

（1）测量方法和意义：平台压（plateau pressure，Pplat）反映的是在吸气末暂停通气瞬间，气道内维持稳定的压力水平，它作为评估肺泡内压力及肺顺应性、气道阻力的有效指标，其正常值多位于 5 ~ 13cmH$_2$O。采用吸气末暂停法（inspiratory pause），在吸气结束后短暂中断通气，待压力稳定后记录，是获取 Pplat 的标准流程。

（2）与肺损伤的关系：Pplat 过高是气压性损伤的直接预警信号，可能诱发肺泡破裂、肺间质出血，进而诱发急性呼吸窘迫综合征（ARDS）等严重后果。相比 Ppeak，Pplat 更能精确反映肺泡内压力峰值，因此被视为评估气压伤风险的关键指标。

3. 平均气道压

（1）计算和临床意义：平均气道压（mean airway pressure，Paw）是指整个呼吸周期内气道压力的平均值。由呼吸机依据气道压力波形计算得出，与肺泡平均压密切相关。适度提升 Paw 有助于改善氧合，但过度升高则会增加肺损伤风险。因此，在机械通气管理中，需精细调控 Paw，以平衡氧合需求与气压伤风险。

（2）综合评估优势：Paw 整合了呼吸周期中的压力变化信息，相较于单一的平台压或驱动压，更能全面反映气压伤风险。此外，Paw 还与肺血管阻力、右心后负荷等循环系统功能参数紧密相关，对于评估机械通气对整体生理状态的影响具有不可或缺的作用。

（四）呼吸力学监测

1.顺应性

（1）肺顺应性和胸肺顺应性的定义

1）肺顺应性：指单位压力改变所引起的肺容积的变化，是反映肺组织弹性的重要指标。肺顺应性高，肺能够在较低压力下显著膨胀，反之，低顺应性则表明肺组织硬化，扩张能力受限。

2）胸肺顺应性：通常指的是呼吸系统总顺应性（Crs），它包括了肺顺应性和胸壁顺应性。由于胸壁顺应性相对较为固定，Crs 的波动更多地反映了肺顺应性的变化，成为评估呼吸功能的重要指标。

（2）测量方法和影响因素

1）测量方法：主要有静态法和动态法两种。静态法是在正常呼气末或吸入已知容积的气体后，屏住呼吸，测量胸膜腔内压，通过容积和压力的关系计算顺应性。动态法则利用呼吸周期中的两个零气流点，测量这两点的跨肺压，通过容积和压力的关系计算顺应性。

2）影响因素：包括肺水肿、肺实变、纤维化、肺不张、气胸、胸腔积液、脊柱侧弯、肥胖、腹胀等，这些因素均可导致肺顺应性降低。

（3）顺应性降低的临床意义：肺顺应性降低意味着肺组织的弹性阻力增加，这可能是由于肺部疾病（如肺纤维化、肺气肿、ARDS 等）导致的肺组织病变和功能障碍。顺应性降低还会导致在相同的跨肺压下，肺容积的改变减小，从而影响通气效率。在机械通气过程中，顺应性的降低可能需要增加吸气压力或调整呼吸机参数，以满足患者的通气需求。

2.阻力

（1）气道阻力和肺组织阻力的计算

1）气道阻力（Raw）：是气流通过气道时遇到的阻力，与气道峰压（Ppeak）、气道平台压（Pplat）和吸气流速（Flow）相关。计算公式为：$Raw = (Ppeak - Pplat)/Flow$。需要注意的是，呼吸机上压力单位为 cmH_2O，流速单位为 L/min，计算时需换算为 L/s。

2）肺组织阻力：通常不直接计算，但可以通过观察呼吸系统总阻力的变化来间接推断其变化趋势。在排除气道阻力影响后，总阻力的增加往往提示肺组织阻力的上升，可能与肺纤维化、肺气肿等病变密切相关。

（2）阻力增加的原因和影响

1）原因：气道阻力增加的原因包括管腔狭窄、扭曲、痰痂形成、气道痉挛、分泌物增加等。肺组织阻力增加则可能由于肺纤维化、肺气肿等病变导致肺组织弹性降低和黏性阻力增加。

2）影响：阻力增加会导致吸气时气道压力升高，增加呼吸功，降低通气效率。在机械通气过程中，阻力增加可能需要增加吸气压力或调整呼吸机参数，以满足患者的通气需求。然而，过高的气道压力可能增加气压伤的风险，如气胸、纵隔气肿等。

（五）其他监测

1. 肺功能

（1）常用指标

1）用力肺活量（FVC）：指尽力吸气后所能呼出的最大气体量，用于评估肺活量的大小。

2）第一秒用力呼气量（FEV_1）：指在第一秒钟内尽力快速呼气所能呼出的气体量，与 FVC 的比值（FEV_1/FVC）常用于评估呼吸道通畅程度及肺功能损害情况。

（2）术前评估的重要性：肺功能监测在术前评估中占据重要地位。通过监测 FVC、FEV_1 等指标，可以评估患者的肺储备功能和手术耐受能力，帮助医师预判术后可能出现的并发症风险，如呼吸衰竭、肺部感染等，还为制订个性化的手术和麻醉方案提供了科学依据。对于肺功能受限的患者，通过调整手术时机、优化麻醉管理等方式，可以显著降低手术风险，提升手术安全性。

（3）术后监测的意义：术后肺功能监测可以及时了解患者的肺功能恢复情况，评估手术和麻醉对肺功能的影响。通过监测 FVC、FEV_1 等指标的变化，及时发现并处理潜在的并发症如肺不张、肺炎等。对于需要机械通气的患者，精准的肺功能监测更是呼吸机参数调整的重要依据，有助于促进患者早日脱机、恢复自主呼吸。

2. 呼吸音

（1）听诊方法：呼吸音监测作为传统而经典的诊断手段，其听诊技巧的不断精进与现代听诊工具的革新相得益彰。现代电子听诊器不仅提高了声音的清晰度，还具备录音、回放等功能，便于医师反复分析、对比呼吸音的变化。

（2）异常呼吸音的识别

1）异常呼吸音包括干啰音、湿啰音、哮鸣音等，可能提示不同的肺部疾病或病理状态。例如，干啰音可能由支气管痉挛或狭窄引起，湿啰音则可能表示肺部存在炎症或渗出物。

2）在麻醉中的应用：在麻醉过程中，呼吸音听诊有助于及时发现和处理呼吸道梗阻、肺不张等并发症。通过听诊呼吸音的变化，医师可以及时判断患者的呼吸情况，针对性采取治疗措施。

四、呼吸系统监测设备

（一）脉搏血氧仪

1. 工作原理和类型　作为临床监测的常用工具，其核心在于利用红外光和红光穿透皮肤后，血液对这两种光吸收率的差异来精确计算血氧饱和度。类型主要包括指夹式、耳夹式等，便于不同部位测量。

2. 正确使用和维护　使用时需确保传感器与皮肤紧密贴合，在实际操作中，医护人员需关注患者的皮肤状况，避免在红肿、破损或水肿部位进行测量。保持设备干燥清洁。定期更换电池，避免潮湿环境。

3. 常见故障及处理　常见故障包括信号不稳定、测量不准确等，可能由电池电量低、传感器污染或位置不当引起。处理时应检查电池、清洁传感器并调整位置。

（二）血气分析仪

1. 基本结构和工作流程　血气分析仪，作为评估肺功能和血液气体状态的"金标准"，其内部结构复杂而精密。电极、管路和电路等部件协同工作，通过精确测量血液样本中的气体（如氧气、二氧化碳）和电解质（如钠、钾）浓度，为临床诊断和治疗提供关键数据。工作流程从样本采集开始，经过严格的预处理后，由电极感测信号，并通过电路系统进行处理和显示。

2. 质量控制和校准　使用前需检查仪器状态，定期使用校准液进行校准。确保样本采集和处理过程符合规范。

3. 维护保养要点　保持仪器清洁干燥，定期清洁电极和流通池。定期检查电源和供气系统。

（三）呼气末二氧化碳监测仪

1. 不同类型（主流式、旁流式）的特点　主流式直接测量气道内气体，受分泌物影响小；旁流式通过抽气泵抽取样本，适用于开放气道但易受水汽影响。

2. 安装和使用注意事项　确保传感器位置正确，连接稳固。避免在强电磁干扰环境下使用。

3. 数据解读和误差分析　根据呼气末二氧化碳浓度评估肺通气功能。注意排除环境干扰和患者因素导致的误差。

（四）气道压力监测装置

1. 压力传感器的原理和性能　基于压电效应或应变片原理工作，能准确感知气道内压力变化。

2. 与麻醉机的连接和校准　通过专用接口连接麻醉机，确保信号传输准确。使用前需进行校准以消除误差。

3. 压力监测曲线的分析　分析压力曲线可评估呼吸功能、气道阻力和肺顺应性，注意识别异常波形并及时采取措施。

五、呼吸系统监测中的护理要点

（一）监测前准备

1. 患者评估

（1）病史采集：除常规呼吸系统疾病史、吸烟史、过敏史外，还需关注患者的用药史、家族遗传史及近期感染情况，以全面评估呼吸功能潜在风险。

（2）体格检查：在呼吸频率、节律、深度及胸廓形态检查基础上，增加呼吸肌力测试与肺功能动态评估，如呼气峰值流速测定，以便更细致地了解患者呼吸功能状态。

（3）术前肺功能检查结果分析：针对术前肺功能较差的患者，制订个性化风险评估模型，结合患者年龄、体重、手术类型等因素，预测术后呼吸衰竭等并发症风险，并提前制订预防措施。

2. 设备准备

（1）设备性能综合评估：除检查设备完整性和性能外，增加设备间兼容性测试，确保不同品牌、型号设备间数据传输无误。

（2）精准校准流程：根据最新校准标准，制订详细的校准流程，包括环境温湿度控制、校准液选择与更换周期等，确保校准结果的准确性。

（3）应急设备预案：制订应急设备调配预案，明确备用设备存放位置、操作流程及快速切换机制，以应对突发设备故障。

（二）监测中的护理操作

1. 正确安放监测传感器

（1）脉搏血氧饱和度探头的位置：通常将脉搏血氧饱和度探头夹在患者的手指、耳垂或足趾等部位。应避免在有指甲油、皮肤色素沉着、局部血液循环不良等情况的部位安放探头。

（2）动脉血气采集部位的选择：一般选择桡动脉、肱动脉或股动脉进行动脉血气采集。在选择采集部位时，应考虑患者的病情、血管条件、穿刺难易程度等因素。例如，对于休克患者，应选择股动脉进行穿刺，因为股动脉相对较粗，容易穿刺成功。

（3）呼气末二氧化碳采样管的连接：正确连接呼气末二氧化碳采样管，确保采样管无扭曲、无堵塞。采样管应连接在患者的气管插管或面罩与呼吸回路之间，以便准确采集呼气末二氧化碳气体。

2. 确保监测数据的准确性

（1）排除干扰因素：指甲油、肢体活动等因素可能会影响脉搏血氧饱和度的测量结果。肢体活动可能导致脉搏血氧饱和度探头松动或移位,影响测量结果,

☆ ☆ ☆ ☆

应尽量保持患者肢体安静。

（2）动脉血气标本的采集和处理规范：严格按照操作规程采集动脉血气标本，避免混入空气、凝血等因素影响分析结果。采集标本时，应使用专用的动脉采血针，穿刺后立即将血液注入血气分析专用的抗凝管中，并轻轻颠倒混匀。在送检过程中，应避免标本振荡、受热或受冻。

（3）定期校准监测设备：按照设备说明书的要求，定期对监测设备进行校准。例如，动脉血气分析仪应每周进行定标。校准和定标可以确保监测设备的准确性和可靠性。

3. 密切观察患者的呼吸状况

（1）呼吸频率、幅度和节律的变化：持续观察患者的呼吸频率、幅度和节律，及时发现异常变化。呼吸频率加快、幅度减小或节律不规则等可能提示患者存在呼吸系统问题或病情变化。例如，呼吸频率加快、幅度减小可能是由于呼吸肌无力、肺部感染等原因引起；呼吸节律不规则可能是呼吸中枢受损、药物中毒等原因导致。

（2）有无呼吸困难、发绀等症状：注意观察患者是否有呼吸困难、发绀等症状。呼吸困难表现为呼吸费力、急促、胸闷等，发绀表现为口唇、指甲等部位呈现青紫色。这些症状可能是由于缺氧、呼吸衰竭等原因引起，应及时报告医师并采取相应的处理措施。

（3）及时发现异常并报告医师：护理人员应具备敏锐的观察力，及时发现患者呼吸状况的异常变化，并立即报告医师。同时，应根据患者的具体情况，采取相应的护理措施，如调整吸氧浓度、协助患者排痰、保持呼吸道通畅等。

（三）监测数据的记录和报告

1. 准确记录监测数据   详细记录监测数据的时间、数值及患者的状态。例如，记录脉搏血氧饱和度、呼吸频率、动脉血气分析结果等数据时，应同时记录患者的意识状态、体位、吸氧浓度等信息，以便医师全面了解患者的病情。使用规范的记录表格和符号：确保记录的准确性和可读性。记录表格应包括患者的基本信息、监测项目、时间、数值等内容。符号应简洁明了，便于识别和理解。

2. 及时向医师报告异常数据   当监测数据出现异常时，应及时向医师报告，并说明数据变化的趋势和可能的原因。护理人员应积极协助医师进行分析和处理，提供准确的监测数据和患者的病情信息。根据医师的指示，采取相应的护理措施，如调整吸氧浓度、增加吸痰次数、通知麻醉医师调整呼吸机参数等。

（四）监测设备的维护和管理

1. 日常清洁和消毒

（1）遵循感染控制原则：按照医院的感染控制原则，对监测设备进行日常清洁和消毒。不同类型的监测设备应采用不同的清洁和消毒方法，以确保设备的安全性和有效性。例如，脉搏血氧饱和度探头可以使用酒精棉球擦拭消毒，动脉血气分析仪的采样针应使用一次性无菌针。

（2）防止交叉感染：使用后的设备应及时进行清洁和消毒，避免不同患者之间的交叉使用。对于一次性使用的设备，如动脉血气采集针等，应严格按照规定进行处理，不得重复使用。

2. 定期检查和维护

（1）建立设备档案：为每台监测设备建立详细档案，记录设备型号、购买日期、维修记录等信息，便于管理。

（2）定期维护检查：制订设备定期维护检查计划，包括性能测试、部件更换及软件升级等，确保设备长期稳定运行。

3. 设备故障的应急处理

（1）建立故障响应团队：组建由设备维修人员、技术人员及护理人员组成的故障响应团队，确保在设备故障时能快速响应并处理。

（2）总结故障经验：对每次设备故障进行记录与分析，总结经验教训，提出改进措施，减少类似故障发生。

（3）在设备维修期间，应密切观察患者的病情变化，采取相应的护理措施，确保患者的安全。

六、呼吸系统监测异常的处理

（一）低氧血症

1. 原因分析

（1）通气不足：涵盖呼吸频率降低、潮气量减少及呼吸道阻塞等多种因素，尤其关注慢性阻塞性肺疾病患者在病情恶化时的气道狭窄现象。

（2）肺换气功能障碍：如肺水肿、肺不张、肺炎等肺部疾病，可影响氧气在肺泡与血液之间的交换。例如，急性呼吸窘迫综合征患者，肺间质水肿严重，肺换气功能明显受损。

（3）心排血量减少：心脏功能不全时，心排血量下降，导致血液循环中携带的氧气减少。例如，心力衰竭患者，心脏泵血功能减弱，组织器官灌注不足，引起低氧血症。

（4）氧输送障碍：如贫血、血红蛋白异常等情况，血液的携氧能力降低。例如，严重贫血患者，血红蛋白含量过低，即使肺部通气和换气功能正常，也会出现低氧血症。

2. 处理措施

（1）通气策略优化：依据患者个体差异，精细调整呼吸频率、潮气量及吸呼气时间比，以改善通气效果。对于呼吸肌无力的患者，可以适当增加呼吸频率，保证足够的每分通气量。

（2）氧浓度管理：在确保安全的前提下，适度提升吸入氧浓度以强化肺泡氧分压，从而提高血液中的氧含量。但需警惕长时间高浓度吸氧可能诱发的氧中毒风险。

（3）肺换气功能强化：通过吸痰及时清除呼吸道内的分泌物，保持呼吸道通畅；通过调整患者的体位，利用重力作用促进痰液排出，如对于有肺部感染的患者，可以采用头低足高的体位进行引流。

（4）循环功能改善：针对心源性低氧血症，采取强心、利尿等综合治疗手段，积极逆转心脏功能衰退趋势。

（二）高碳酸血症

1. 原因分析

（1）通气量不足：与低氧血症中的通气不足原因类似，呼吸频率降低、潮气量减少及呼吸道阻塞等都可导致通气量不足，使二氧化碳排出受阻。例如，使用镇静药过量的患者，可能出现呼吸抑制，通气量减少，引起高碳酸血症。

（2）二氧化碳生成增加：在发热、剧烈运动、感染等情况下，机体代谢率增高，二氧化碳生成增加。例如，重症肺炎患者，由于炎症反应剧烈，机体代谢旺盛，二氧化碳生成增多。

（3）无效腔通气增加：部分肺泡通气良好但血流灌注不足，导致无效通气增加，使二氧化碳排出减少。例如，肺栓塞患者，部分肺组织血流受阻，无效腔通气比例增加。

2. 处理措施

（1）增加通气量：与低氧血症的处理类似，通过调整通气参数、引入无创呼吸机辅助等手段，有效增加通气量，促进二氧化碳排出。

（2）控制二氧化碳生成

1）控制体温：发热可使机体代谢率增加，二氧化碳生成增多。通过物理降温或使用解热药等方法控制体温，可减少二氧化碳的产生。例如，对于高热患者，可给予冰袋冷敷、酒精擦浴等物理降温措施。

2）减少肌肉痉挛：抽搐、痉挛等情况可使肌肉代谢增加，二氧化碳生成增多。使用镇静药、抗痉挛药物等控制肌肉痉挛，可降低二氧化碳的生成。

3）调整呼吸模式：根据患者的具体情况，选择合适的呼吸模式，如压力支持通气、同步间歇指令通气等，以提高通气效率，减少二氧化碳潴留。

（三）气道压力异常

1. 气道峰压升高的原因

（1）气道痉挛：如支气管哮喘、慢性阻塞性肺疾病急性发作等，气道平滑肌收缩，导致气道狭窄，气道阻力增加，气道峰压升高。

（2）分泌物阻塞：呼吸道分泌物增多，未能及时清除，可堵塞气道，引起气道阻力增加，气道峰压升高。

（3）气管导管扭曲：气管插管或气管切开患者，导管扭曲、打折可导致气道阻力增加，气道峰压升高。

2. **气道峰压升高的处理方法**

（1）解痉：对于气道痉挛患者，使用支气管扩张剂，如沙丁胺醇、特布他林等，缓解气道痉挛，降低气道阻力。

（2）吸痰：及时清除呼吸道内的分泌物，保持呼吸道通畅。

（3）调整导管位置：检查气管导管是否扭曲、打折，如有问题，及时调整导管位置，确保呼吸道通畅。

3. **平台压升高的原因**　肺实变、肺纤维化等肺部疾病，可使肺组织弹性降低。肺水肿时过多的液体在肺间质和肺泡内积聚，导致肺顺应性降低，造成平台压升高。

4. **平台压升高的处理措施**

（1）限制潮气量：降低潮气量，避免肺泡过度膨胀，减轻肺损伤。例如，对于急性呼吸窘迫综合征患者，通常采用小潮气量通气策略，以减少气压伤的发生。

（2）使用呼气末正压通气（PEEP）：适当增加呼气末正压，可使肺泡在呼气末保持一定的开放程度，增加功能残气量，改善肺顺应性。但应注意调整PEEP 的水平，避免过高的 PEEP 导致循环功能障碍。对于肺不张患者，可使用一定水平的 PEEP，促进肺泡复张。

（四）呼吸力学异常

1. **顺应性降低的原因**

（1）肺实质病变：如肺炎、肺水肿、肺纤维化等肺部疾病，可破坏肺组织的结构和功能，导致肺顺应性降低。

（2）胸腔积液：胸腔内大量积液可压迫肺组织，使顺应性降低。

（3）腹胀：腹腔内压力升高，可通过膈肌传导至胸腔，使胸膜腔内压力升高，肺顺应性降低。

2. **顺应性降低的处理策略**

（1）治疗原发病：针对引起肺实质病变等病因进行治疗。

（2）胸腔穿刺引流：对于胸腔积液患者，及时进行胸腔穿刺引流，可减轻肺组织受压，改善肺顺应性。

（3）胃肠减压：对于腹胀患者，进行胃肠减压，降低腹腔内压力，减轻对胸腔的压迫，提高肺顺应性。

☆ ☆ ☆ ☆

3. 阻力增加的原因

（1）气道炎症：如支气管炎、哮喘等，气道黏膜炎症水肿，可导致气道阻力增加。

（2）异物：气道内异物可直接阻塞气道，引起气道阻力增加。

（3）肿瘤：气道内肿瘤可导致气道狭窄，气道阻力增加。

4. 阻力增加的处理方法

（1）抗炎：对于气道炎症患者，使用糖皮质激素、抗生素等药物进行抗炎治疗。

（2）解除呼吸道梗阻：对于异物引起的呼吸道梗阻，应尽快采取措施取出异物。例如，通过支气管镜取出气道内异物。对于肿瘤引起的气道狭窄，可根据具体情况选择手术切除、放疗、化疗等方法，解除呼吸道梗阻。

七、总结

护理人员在呼吸系统监测中扮演着不可或缺的角色，通过密切观察患者的呼吸频率、节律、深度及监测仪器的数据变化，能够及时发现并报告异常情况，为医师的决策提供重要依据。

护理人员的职责包括但不限于：确保监测设备的正确连接和稳定运行；定期校准监测仪器，确保其准确性和可靠性；正确解读监测数据，识别潜在的呼吸问题；与麻醉医师和其他医疗团队成员紧密合作，共同制订并执行护理措施；以及向患者及其家属提供关于呼吸系统监测的必要解释和安抚工作。

通过充分发挥护理人员的专业能力和责任心，可以确保呼吸系统监测技术的有效实施，进一步提高麻醉管理的安全性和质量。

展望未来，呼吸系统监测技术将迈向智能化、无线化、便携化新纪元，借助 AI 与大数据力量实现个性化管理；护理领域强化专业培训，促进多学科协作，同时拥抱远程医疗与智能化护理系统，为患者带来更加便捷、高效、安全的护理体验，引领医疗护理新风尚。

第二节　循环系统监测

在当代麻醉学领域，对循环系统的监测是至关重要的医疗手段，其核心目标是对患者的心脏功能、血管状况、血压和心率等核心数据进行实时监测。近年来，随着麻醉技术的进步及新型监测仪器的开发，心血管系统监测已成为临床上一项重要的常规检查项目，并且逐渐被广泛应用于围手术期各个阶段。这种做法不仅可以对患者的生理状态进行全方位的评估，还能在最短的时间内识别并处理可能的并发症，确保围手术期的安全。

一、循环系统监测的定义及意义

循环系统的持续或定期监测的目的是对循环系统各部分功能状态进行评估，这在麻醉过程中起到了至关重要的作用。包括心电监护（ECG）、无创血压监测（NIBP）、脉搏血氧饱和度（SpO_2）的监测、中心静脉压（CVP）的测量及肺动脉导管（Swan-Ganz）的监测等，反映了患者心脏输出、血管阻力、血容量和氧合状态等详尽数据。

在麻醉过程中，循环系统的监控显得尤为关键，它不仅确保了手术的安全性，还促进了手术后的快速恢复。通过对循环系统的持续监控，麻醉医师可以准确地评估术前的风险，并据此制订个性化的麻醉计划。持续动态监测有助于及时发现潜在的危险因素，为临床决策提供依据。在手术过程中，通过循环监测提供实时数据，可以快速调整麻醉的强度和药物剂量，确保患者的生命体征稳定，从而保证手术的安全、加快术后的恢复速度。为了有效地预防心血管的并发症，我们需要及时地监测血压的波动和心律失常的情况。持续质量改进的理念为麻醉医师和护士带来更多挑战，使其从"经验"向"科学"转变。通过监测数据，我们可以为临床决策提供支持，进一步推动医疗实践和教育的发展，并促进麻醉学领域的全面进步。

二、循环系统的监测技术

在麻醉的管理过程中，对循环系统的监测显得尤为关键，它确保了患者的安全和手术的顺利进行，涉及了众多的技术和手段。

（一）心电监护

在麻醉手术过程中，多种因素均可能影响循环系统稳定，导致心血管意外事件的发生。此外，麻醉手术的患者在手术前还常伴有冠心病和其他心脏相关疾病，术后因心肌收缩力减弱及交感神经兴奋性增加易引起低血压、心率减慢甚至晕厥，严重者可出现心搏骤停而危及生命。因此，在围手术期进行心电监测是确保循环功能稳定的关键措施之一，它可以及时监测到心肌缺血和心律失常等问题，从而避免严重心血管事件的发生。随着对心脏生理及血流动力学研究的不断深入，以及新技术的发展，围手术期心电图监测仪在临床上应用越来越广泛。现在，这已经变成了围手术期麻醉手术患者的标准监测手段，并且是每位麻醉医师都应当熟练掌握的基本技能之一。

心电监护是一种心脏电活动监测工具，它通过连续的显示屏进行观察，为我们提供了一种无创的监测方法，能够及时地了解病情的变化，并生成有意义的心电数据，从而为及时治疗提供指导。

随着医学科学技术进步和发展，心电监护技术不断提高。心脏监护系统能够持续并实时地监测心脏的电活动，特别是在进行如心导管检查、心包穿刺、硬膜外麻醉和气管插管等可能导致心律失常或猝死的手术操作时，心电监护变得尤为关键，确保患者的安全。目前临床上主要采用便携式心内监护仪进行心电监测。此外，那些同时患有心肌炎、心肌病、心力衰竭、心源性休克、严重感染、预激综合征、心脏手术后或接受了某些可能对心肌产生毒性或影响心脏传导系统的药物治疗的患者，都应当进行心电的监控。在这个阶段，心电监测在心肺复苏中起到了至关重要的作用，它有助于确定心搏突然停止的原因并为治疗提供指导。

心电监护仪通常提供多导或十二导联心电图（ECG）的监测服务，并对ECG波形进行深度分析，以评估心率和心律的状态。临床上常用于心血管疾病患者的诊断和治疗中，也是评价心功能状况的重要指标之一。此外，国外已将心电图机植入患者体内，并采用无线传输技术实现了对患者进行远程心电信号采集及分析。

心率被定义为心脏每分钟的跳动频率，而用于计算心率的方法包括查表法、计算法和快速估计法。快速估计值可通过描记心电图上单个窦性心律变化而获得。为了计算每个心动周期所需的时间，需要连续地测量不少于 5 个 R-R 间期，并求其平均值，接着使用相应的公式进行计算。临床上对无明显诱因者可采用非侵入性检查方法检测心率。虽然心率和脉率通常是一致的，但在心脏功能受损或心律失常（例如心房颤动）的情况下，脉率可能会低于心率。

$$心率 = 60（s）/ 平均 P-R 时间（s）$$

心率和心律在本质上是有所区别的，心律是指心搏的规律性。一般认为，正常人心脏冲动频率与节律均有一定规律可循。心室电活动的正常调控起源于窦房结，这一过程被称作窦性心律；如果在窦房结之外的其他区域产生兴奋反应，并控制心房间的电活动，这种情况被称为异位心律。异位心律为心室率过快或过慢所引起的异常搏动。对于重症患者，心电图监测被视为评定心脏节律的最佳准则，它可以揭示心律失常、期前收缩、心肌的供血情况及电解质的平衡问题。

（二）无创动脉压监测

在围手术期，无创血压监测能够清晰地展示动脉的收缩压、舒张压、平均压及脉率。由于心室的收缩，主动脉的压力急剧上升，达到的峰值被称为收缩压（SBP）；心脏停搏后心排血量减少导致肺动脉压力增高，而此时的平均动脉压则呈下降趋势。当心室处于舒张状态时，主动脉压会下降，而舒张压（DBP）是其末期的最低点。脉压是 SBP 和 DBP 之间的差值，脉压是人体心血管系统的重要参数之一，它可反映机体对心脏功能的反应能力和组织代谢情况。在每个心搏周期中，动脉血压的平均数值是平均动脉压（MAP）。动脉血压的数值是直接受到心排血量和外周阻力的影响,因此它可以反映出后负荷、心肌的氧耗、做功状态及全身的循环状况。

袖带无创血压监测是常用的测量方法,在进行袖套放气的过程中,首先听到柯氏音以代表收缩压,然后柯氏音消失以指示舒张压,这种方法在临床实践中得到了广泛的应用。此外,WristAP(新型连续即时无创血压监测系统)已经面世,该系统能够实时监测动脉压力并进行数字化处理,现已开始在临床上使用。

(三)有创动脉压监测

在临床麻醉和 ICU 中,有创动脉压被视为一个关键的监测参数。动脉穿刺测压是经动脉穿刺置管后直接测量血压(有创血压,IBP)的方法,能够瞬时反映每一个心动周期的血压变化。尤其是在需要快速测定血压的情况,如体外循环心脏手术、控制性低血压、血管手术需钳闭大动脉、严重心血管疾病、血流动力学不稳定、快速和大量失血、失液等。除了能持续监测血压,动脉穿刺置管便于收集血样本,避免多次行动脉或静脉穿刺采血。特殊情况下,如患者肥胖、肢体烧伤或休克,无法进行无创测压或测压可能不准确,可选择动脉穿刺测压。

1. 适应证　动脉穿刺置管测压的适应证包括:严重创伤和多脏器衰竭;各类休克(低容量、心源性和感染性休克等);心脏大血管手术(体外循环心内直视手术等);脑膜瘤等可能有大出血的手术;低温麻醉和控制性降压;严重高血压和危重患者;急性呼吸衰竭需经常做血气分析者;嗜铬细胞瘤手术;心肌梗死和心力衰竭抢救时;无法用无创法测量血压的患者。

2. 动脉穿刺途径　动脉穿刺常用桡动脉,也可选用尺动脉、肱动脉、腋动脉、股动脉和足背动脉。

(1)桡动脉:桡动脉是动脉穿刺的首选途径,因其位置表浅并相对固定,手部的侧支循环丰富,穿刺易于成功且便于管理。尽管 Allen 试验经常用于确定患者桡动脉置管后缺血并发症的高危性,其预测价值仍受到质疑。一些发生持续缺血并发症的病例,在置管前 Allen 试验正常。相反试验异常者桡动脉置管后并没有问题。大部分患者的手部血供以桡动脉为主,但桡动脉完全阻塞并不会影响远端灌注。通过 Allen 试验来避免严重预后不良后果的发生并不可靠,重要的是应加强桡动脉穿刺置管的管理,尽量减少由于动脉压监测引起的远端明显缺血。

(2)其他穿刺途径:当桡动脉穿刺失败或不适合进行压力监测时,可选择其他部位进行穿刺。

1)尺动脉:特别是经 Allen 试验证实手部供血以桡动脉为主者,选用尺动脉穿刺可提高安全性,但由于位置较深,穿刺成功率低。

2)肱动脉:常在肘窝部穿刺,肱动脉的外侧是肱二头肌肌腱,内侧是正中神经。肱动脉与远端的尺、桡动脉之间有侧支循环,遇有侧支循环不全,肱动

☆ ☆ ☆ ☆

脉的阻塞会影响前臂和手部的血供。

3）腋动脉：可作为长期动脉压监测的部位，其优点包括舒适、不影响活动、接近中心动脉压力波形。腋动脉穿刺的并发症不多见，与桡动脉、股动脉穿刺的并发症发生率相似。

4）股动脉：位于腹股沟韧带中点的下方，外侧是股神经，内侧是股静脉。血管搏动清楚，穿刺成功率高，但管理不方便，潜在的感染概率较大，不适宜于较长时间保留导管。

5）足背动脉：是下肢胫前动脉的延伸，并发症少，但该动脉较细，有时难以触及。

（3）动脉穿刺方法：动脉穿刺置管一般选用左桡动脉，容易成功，需注意一些操作细节。

1）腕关节轻度背屈，固定不动，手腕放置在折叠的柔软毛巾或海绵垫上予以保护。应避免腕部过度背屈，以防减弱搏动并且易因过度牵拉而损伤正中神经。

2）操作者左手中指摸清动脉搏动，示指在其远端轻轻牵拉，穿刺点在搏动最明显处的远端约 0.5cm。

3）用酒精或碘酊消毒皮肤，局部麻醉药浸润能保证穿刺过程无痛和减少穿刺引起的血管痉挛。

4）成人选 20G 套管针，套管针与皮肤成 30° ～ 45°，于腕横线桡骨茎突旁桡动脉搏动最清楚处朝着动脉走行向心方向进针，感觉穿入动脉时的突破感并见鲜红血液回流，表明套管针芯已进入动脉。也可选择贯穿技术进行动脉置管。

5）适当压低穿刺针和皮肤的角度，再进针约 2mm，如果有持续鲜红的动脉回血，表示外套管已进入动脉内；此时可略退或固定针芯，仍见持续鲜红回血，则轻柔地置入外套管；置入外套管无阻力，拔除内芯后有搏动性血流自套管射出，表明穿刺成功。当导管完全推进到血管腔内后，在穿刺点的近心端压迫桡动脉后拔出针芯，将测压管道与动脉导管紧密连接，然后在腕部进行局部固定以防滑出。

6）动脉压监测过程中，可以用软的托手板将手腕置于自然解剖位，但应避免手腕过度背伸以防止正中神经损伤。

7）如动脉搏动扪不清或遇穿刺困难，可用超声技术引导动脉穿刺置管。

3. 动脉测压方法　动脉压力监测系统包括置入动脉内的导管、延长管、三通开关、采血装置、持续冲洗装置、压力传感器、连接床旁监护仪和示波器的电线。

（1）持续冲洗装置：能持续而缓慢地用生理盐水冲洗（1 ～ 3ml/h）监测系统，预防动脉导管内血栓形成。葡萄糖溶液不应作为冲洗用液。冲洗溶液中加入低浓度肝素 1 ～ 2U/ml 有助于减少导管内血栓形成。冲洗装置可以持续而缓慢地冲洗测压管道，还通过带弹簧的阀门间断地进行高压快速冲洗。

（2）压力传感器

1）调零：三通开关使传感器与大气相通，按下监护仪上对零键，以此确定参考零点，即传感器通过三通开关与大气压相通。同时，应将传感器位置与患者的特定位置齐平。当压力出现显著改变时，应再次校对零点。在极少情况下，传感器、导线或监护仪出现问题会造成零点漂移，必须排除问题，避免测压不正确而诊断失误。如与压力传感器、导线或监护仪有关，应检查并更换定位。

2）定位：压力传感器需放置在患者的适当位置。当患者处于仰卧位时，传感器应放置在胸骨后 5cm 的位置，可消除静水压对心脏充盈压测定的影响，有助于准确测定左心室压和动脉压。体位改变时，应注意调整传感器位置在心脏水平，以免血压偏高或偏低。当压力传感器固定到静脉输液架时，手术床高度改变，传感器水平也要相应调整。患者侧卧位进行压力监测时，需要正确理解传感器归零和定位的区别及无创和有创测压的不同。如果患者处于侧卧位，则一侧上肢的位置较心脏高，另一侧上肢较心脏低。只要压力传感器的位置与心脏位置齐平，无论哪侧上肢直接动脉压监测都没有区别。但无创袖带测压就会有所不同，下侧手臂所测的血压偏高，上侧手臂所测的血压偏低。应该注意的是，有创动脉测压，如果将传感器固定在手臂上而不是与心脏位置齐平，则与无创测压的数值就相同，都是下侧手臂的血压偏高于上侧手臂。

（四）脉搏氧饱和度监测（SpO$_2$）

详见本章第一节。

（五）中心静脉压监测

中心静脉压（CVP）是指右心房及上、下腔静脉胸腔段的压力。中心静脉压由四部分组成：①静脉内壁压即静脉内血容量；②右心室充盈压；③静脉毛细血管压；④静脉外壁压。因此，CVP 的大小与血容量、静脉张力和右心功能有关。CVP 结合其他血流动力学参数综合分析，在临床麻醉和 ICU 中有很高的参考价值。

1. 适应证

（1）大手术危重患者，尤其是心血管、颅脑和腹部的大手术。

（2）严重创伤、各类休克及急性循环衰竭等危重患者。

（3）需大量补液、输血的患者。

（4）需长期输液或接受完全胃肠外营养治疗的患者。

2. 置管途径　通过周围静脉插管至中心静脉部位。主要利用锁骨下静脉或右颈内静脉，其次为股静脉，颈外静脉进行插管，另外还可经外周静脉放置中

☆☆☆☆

心静脉导管。

（1）颈内静脉：颈内静脉始于颅底，上部颈内静脉位于胸锁乳突肌前缘内侧，中部位于胸锁乳突肌锁骨头前缘的下面、颈总动脉的前外方，在胸锁关节处与锁骨下静脉汇合成无名静脉入上腔静脉。

（2）锁骨下静脉：锁骨下静脉为腋静脉的延续，起于第一肋骨的外侧缘，于前斜角肌的前方跨过第一肋骨。锁骨下静脉在锁骨下内 1/3 及第一肋骨上行走，在前斜角肌内缘与胸锁关节后方，与颈内静脉汇合形成头臂静脉。

（3）颈外静脉：颈外静脉收集面部和耳周围静脉血流，向下与锁骨下静脉成锐角汇合。颈外静脉多年来一直作为临床观察静脉充盈程度和静脉压高低的部位。

（4）股静脉：股静脉为下肢最大静脉，位于腹股沟韧带下股动脉内侧，最外侧为股神经。

（5）经外周静脉置入的中心静脉导管（PICC）：PICC 指由外周静脉穿刺插管，导管尖端位于上腔静脉或锁骨下静脉。与传统中心静脉穿刺相比，并发症少、感染风险低、患者更加舒适；与一般的外周静脉置管相比，可避免多次静脉穿刺的痛苦和不适，并且有更长的留置和使用时间。

3.测压方法

（1）器材与装置：中心静脉穿刺的器材主要包括套管针、穿刺针、导引钢丝、深静脉导管等，市场上常供应配备完善的一次性中心静脉穿刺包。测压装置可采用多功能生理监测仪（含压力监测仪）。

（2）穿刺置管方法：颈内静脉穿刺方法主要分为前路、中路和后路三种。

（3）注意事项：不得将导管误入动脉或软组织；调节零点，将换能器或玻璃管零点置于第四肋间、腋中线水平；确保测压管道系统无凝血、空气；严格无菌操作；注意患者体位与穿刺局部解剖间的关系，如颈内静脉穿刺时，头向对侧偏转的程度必然影响胸锁乳突肌与下方静脉之间的关系。

（4）临床意义

1）如果患者血压低于正常，而且中心静脉压小于 $5cmH_2O$，提示目前是液体量不足，建议快速地补充胶体液和晶体液。

2）如果出现低血压，但是中心静脉压是大于 $10cmH_2O$，提示心脏功能较差，可以适当地给予增强心脏收缩功能的药，应该适当地限制补液量。

在临床上监测中心静脉压，可以准确地判断患者有效的循环血容量、右心的功能和血管的张力等综合情况，对于一些心功能不好的患者，临床上常持续地测定中心静脉压，根据此值来对患者进行适当的补液，以及了解患者心脏的射血功能和有效血容量，相比于外周血管的血压，中心静脉压监测对于补液治疗是一个常见的、准确的、重要的指标，参考见表 6-1。

表 6-1　引起中心静脉压变化的原因及处理

中心静脉压	动脉压	原因	处理
低	低	血容量不足	补充血容量
低	正常	心功能良好，血容量轻度不足	适当补充血容量
高	低	心功能差，心排血量减少	强心，供氧，利尿，纠正酸中毒，适当控制补液或谨慎选用血管扩张药
高	正常	容量血管过度收缩，肺循环阻力增高	控制补液，用血管扩张药扩张容量血管及肺血管
正常	低	心脏排血功能减低，容量血管过度收缩，血容量不足或已足	强心，补液试验，血容量不足时适当补液

（六）心排血量监测

心排血量（CO）是指一侧心室每分钟射出的总血量，正常人左、右心室的排出量基本相等。CO 是反映心泵功能的重要指标，其受心肌收缩性、前负荷、后负荷、心率等因素的影响，因此 CO 的监测，对于评价患者的心功能具有重要的意义。同时，根据 Starling 曲线，CO 对于补液、输血和心血管药物治疗有指导意义，也可通过 CO 计算其他血流动力学参数，如心排血指数、每搏输出量等。测量 CO 的方法有经食管、气管多普勒技术，连续无创血压监测系统（CNAP），FloTrac/Vigileo 监测系统等。

1. **多普勒心排血量监测**　通过测定主动脉血流而测定 CO。根据测定血流部位不同，目前临床应用的有经肺动脉导管、胸骨上、经食管及气道多普勒监测，除肺动脉导管多普勒测 CO 技术属有创技术外，其他均为无创伤性监测技术。

2. **连续无创血压监测系统（CNAP）**　基于动脉容积钳制法的原理，将合适尺寸的传感器放置在中指和示指上。手指动脉的直径和容积的变化可以通过指套中的红外热成像仪检测到，指套能够通过施加反压来"夹紧"动脉，从而保持血管直径恒定。通过指套红外光传感器采集心脏每次搏动的血容量信号后，用肱动脉袖带压校准其数值，再使用特定的运算法则消除血管收缩伪差和纠正基线漂移，从而获得与主动脉一致的每搏、即时、连续无创动脉血压数据，将测得的每搏收缩压、舒张压、平均动脉压和脉搏汇成动脉血压波形和脉搏趋势图，实现连续无创血压、连续无创心排血量、连续无创脉压变异 / 每搏输出量变异及外周血管阻力"三合一"监测体系。研究证明了 CNAP 与有创监测具有较高的一致性。CNAP 可以在 90s 内用无创的方式测得心排血量、外周血管阻力等全面血流动力学参数。其影响因素较少，对操作者的技术要求低。

☆ ☆ ☆ ☆

3. FloTrac/Vigileo 监测系统　是一种基于动脉压力波形分析的微创血流动力学监测系统。该装置与外周动脉导管相连，对动脉波形进行分析，结合患者的个人资料来计算心排血量。也可监测血氧饱和度、血压和血容量。测定心排血量不需要温度稀释或染料稀释，而且可以连续性监测。

FloTrac/Vigileo 监测系统监测心排血量，不需要用其他方法进行标定。研究显示该监测系统在心排血量变化范围内和各种临床情况下可以准确反映心排血量，用于监测危重症、心血管功能障碍、创伤或大手术的患者，尤其是患者血容量的变化。与肺动脉导管相比，该监测系统的创伤小，只需外周动脉置管。

第三节　体温监测

一、围手术期体温监测的重要性

在医疗实践中，麻醉是外科手术中至关重要的环节，它通过使用药物或其他方法使患者失去疼痛感、保持无意识状态，从而确保手术操作的顺利进行。体温监测作为生命体征监测的重要组成部分，对于评估麻醉效果、保障患者安全、预防并发症等具有重要意义。

体温调节是一个复杂的生理过程，涉及神经、内分泌和代谢等多个系统的协同调控。正常情况下，人体通过产热（如肌肉活动、肝脏代谢）和散热（如皮肤辐射、对流、传导和蒸发）来维持体温的相对稳定；在麻醉状态下，患者由于暴露于手术环境、输注低温液体、麻醉药物的影响及手术操作本身等因素，体温调节能力下降，容易发生体温波动，尤其是低体温现象。低体温不仅会增加手术风险，如影响凝血功能、增加感染率和延长恢复时间，还可能引发严重并发症；另外，体温的波动不仅会影响药代动力学和药效学特性，还可能引起外周血管的舒缩变化，进而对心血管稳定及创面出血量产生影响。

二、体温监测的基本原理

温度信号的生理学基础源自人体对内外环境温度变化的自然响应。体温受到下丘脑中温度调节中心的控制，与身体对热量产生和散失的细致调节密切相关。生理学上，体温的调控涉及诸如血液循环、汗液蒸发以及皮下脂肪的绝缘作用等多种机制。麻醉过程中，患者的体温调节功能可能会受到影响，导致体温波动，进而引发心血管、呼吸系统等多器官功能的紊乱。精确的体温监测不仅需要了解这些生理学机制，还需依赖于高灵敏度的温度监测装置。当前，体温监测技术经历了从传统的汞柱温度计到数字化传感器的转变，以及从非侵入性的皮肤贴片式传感器到侵入性的食管探头等多元化发展。研究显示，不同部位及监测方法间存在的体温差异性，需结合临床环境因素综合考量。准确监测并实时反馈体温信号，对于麻醉过程中实施有效的温度管理至关重要，能显著降低围手术期并发症的风险，提升患者的安全和舒适度。

此外，为了满足临床上对体温监测精度和连续性的高标准要求，体温监测不仅涉及对患者体温的持续跟踪，还包括准确和即时地反馈信息以调整临床干预措施。尽管现代温度监测技术取得了巨大进步，如何提高在复杂生物体系中的稳定性与适应性、如何减少患者的不适感及如何进一步提高数据处理的实时性与准确性，仍是当前研究亟待解决的问题。

三、体温监测相关技术标准

美国 ASA 制定的麻醉基本监测标准在全球具有广泛影响力。标准 I 要求手术室中必须有专职人员，麻醉过程中持续监测，并根据临床观察和患者反应变化调整麻醉处理。标准 II 则特别强调对氧合、通气、循环和温度变化的持续评估。这些标准为全球麻醉监测提供了重要的参考和指导。

四、体温监测技术的适应性与发展

目前，体温监测技术大致分为非侵入性和侵入性两大类。非侵入性监测技术，如红外耳温计和额温枪，以其操作简便、对患者创伤小等优势，被广泛应用于临床实践中；侵入性监测技术，如食管、膀胱和血管内温度传感器，则因其测量精确性更高而重要。尽管两种方法各有优势，但非侵入性方法可能受环境因素影响较大，而侵入性方法可能增加感染的风险。鉴于此，选择合适的监测技术要考虑多方面因素，包括手术类型、患者状况及监测的连续性要求等。

就体温监测位置看，核心体温监测能够准确反映心脏、大血管及内脏器官的温度，为临床提供可靠数据，是评估患者体内温度最直接的方法，主要包括直肠、食管和肺动脉导管测温。

就体温监测设备而言，早期体温监测设备仅限于利用液晶体温贴或水银温度计进行被动测量，数据准确性与连续性难以保证；近年来，伴随着生物信息技术和计量科学的飞速发展，在精准麻醉理念的推动下，体温监测技术得到了显著创新和改进，逐步被红外耳温计、食管温度探头和无创表皮温度传感器等新型设备所替代，随着多点温度监测技术的应用，能够实时监控患者体温的动态变化，通过这些技术，医师和护士能够更准确地理解患者的热代谢状况和麻醉药物的影响，为精细化麻醉管理提供了可能。

临床上几种主要的麻醉体温监测技术的运用与发展，包括以下几个方面。

☆ ☆ ☆ ☆

（一）食管温度监测技术

食管温度监测技术因其高精度和可靠性，已成为麻醉体温监测的重要工具之一。通过在食管内部放置专门的温度探针，能够实时监测患者的核心体温，为临床麻醉过程中体温的精准控制提供了有效手段。与其他监测手段相比，食管测温具有受干扰因素少、响应时间快的优点，能够反映深部体温的细微变化，对于指导温度管理策略和改善患者预后至关重要。监测装置通常包含细长的传感探针和数据显示器，通过传感器上的热电偶或热敏电阻，能够捕捉到食管壁的温度变化，并将其转换为电信号输出。现代食管温度监测系统已经整合了多种先进技术，如无线数据传输和远程监控功能，大大提高了操作的便捷性和监测的灵活性。此外，结合机器学习算法的智能化体温监测软件开始出现，通过大数据分析与模式识别，不仅可以预测体温走势，还能辅助医师进行风险评估和决策。尽管食管温度监测已在多个维度上实现了创新，但在提供连续无创监测和提升患者舒适度方面仍存在发展空间，创新型多功能监测设备和对监测数据处理算法的持续优化，将为麻醉过程中的体温监管带来更多可能性。

（二）膀胱温度监测技术

膀胱温度监测技术凭借其相对稳定性与精确性，在临床麻醉中得到广泛应用。通过尿管的温度传感器直接测量膀胱内液体温度，从而间接反映核心体温。该技术因其操作简便、对患者干扰小且重复性好，已在临床麻醉中成为重要的监测手段之一。尽管如此，膀胱温度监测在使用过程中需要注意尿液的流动性，以避免尿液积存影响温度传感准确性。另外，该技术对于长时间无尿患者或使用某些药物影响尿液产生的患者存在一定的局限性。研究表明，膀胱温度与食管温度、直肠温度等其他体温测量相比具有较好的一致性，这使其在评估体温变化趋势上具有重要价值。随着技术的进步，膀胱温度监测设备将向着更高的精确度、更佳的便携性与更全面的功能性迈进，膀胱温度监测技术也将面临与新型传感器技术的竞争及潜在的替代。

（三）皮肤表面温度监测技术

皮肤表面温度监测技术在麻醉体温监测领域具有至关重要的作用，它依赖于高精度的温度传感器贴片，通过收集皮肤表面的温度数据来反映患者的体温变化。这类设备通常具有微小、灵敏且易于粘贴的特点，能够连续无创地提供温度读数，有助于实现对患者体温的实时监控。在临床实践中，皮肤表面温度监测技术已能达到 ±0.1℃ 的测量精度，其数据采集速率通常为每秒几次，足以捕捉体温的瞬时波动，保证监测的连续性与实时性。尽管皮肤温度可能受到外部环境如室温和湿度的影响，但借助先进的算法和环境校准技术，现代监测系统能够有效降低环境因素的干扰。然而，当前皮肤表面温度监测技术在准确反映核心体温方面仍然存在局限性，这主要是因为皮肤表面温度受多种生理和环境因素的共同影响，导致与核心体温存在一定的偏差。为此，研究者正在探究新型生物传感材料和改进算法，努力提升数据处理能力和监测准确性，以便更贴近真实的核心体温值。这些技术的进步对于麻醉中患者体温的精细控制和风险预警具有重要的价值，预示着皮肤表面温度监测在未来麻醉护理实践中将扮演更加关键的角色。

五、不同麻醉阶段的体温监测

麻醉体温监测技术的发展为临床麻醉管理提供了重要的参考指标。在手术麻醉的各个阶段，体温的精确监测关系到患者的安全和手术成败。在麻醉诱导期，体温监测主要关注患者对麻醉药物的反应及其对体温调节中枢的影响；在手术过程中，体温监测尤其重要，不仅因为机体代谢变化，也由于腔体暴露在较低室温环境中；在麻醉恢复期，则着重于评估患者体温恢复情况和及时发现因体温异常引起的不良反应，从而指导恢复期护理。

六、特殊患者的麻醉体温监测

在麻醉体温监测的临床应用领域，特殊人群如儿童、老年患者和重症监护患者的体温监测尤为关键。这一人群对体温的维持更为敏感，并且体温不稳定可能导致临床并发症的风险增加。目前，红外耳温计和食管温度探头被广泛用于非侵入性和连续性监测，而微创体温芯片植入技术已经开始在此类特定场景中应用，能够提供更为准确的核心体温测量结果。研究指出，通过智能化体温监测系统整合生物信号处理算法，可以对患者的体温变化趋势进行预测和早期预警。此外，数据驱动的温度管理协议能够结合患者的个体化信息，优化麻醉后恢复室的温度调控。值得一提的是，采用机器学习方法处理和分析体温数据集，已证明能够在一定程度上提升体温异常监测的灵敏性和特异性，这对于其他监测手段不易捕捉到的微妙体温变化的快速响应至关重要。目前，针对此类特殊患者或特殊场景下的临床决策，仍然依赖于医护人员对体温数据和不同病理状态下体温变化情况的精准解读。

七、护理人员的培训、操作与干预

在护理人员培训方面，专业的护理人员应具备麻醉体温的有效监测和护理能力。随着高精度体温监测设备的日益普及，如红外耳温计、食管温度探针和皮肤温度贴片等，操作这些设备的熟练程度直接影响了监测数据的准确性与实时性。因此，护理人员的教育与培训显得尤为重要。教育培训内容主要涵盖设备的操作原理、正确的使用方法、数据的识别与处理，以及可能出现的设备误差及其校正等。此外，护理人员在培训过程中还需学习与体温监测相关的生理

☆☆☆☆

学知识，例如了解不同监测点体温的生理差异及麻醉状态下患者体温调节机制的变化。定期和有针对性的培训，能有效促进护理人员在临床环境下对体温变化的快速响应和科学干预的能力，提高围手术期的治疗安全性与患者舒适度。

在护理人员的操作方面，护理人员在体温监测中扮演了至关重要的角色，其操作的及时性和适应性，对数据准确性有着不可忽视的影响。在操作层面上，温度传感器的正确放置、环境温度的控制及监测设备定期校准等环节，都需要护理人员具备专业技能和正确实施。研究表明，体表温度传感器的贴合程度可以显著影响测量结果的可靠性，因此，护理人员需确保传感器与皮肤良好接触，避免偏离测量点而造成数据偏差。另一方面，患者体位改变时，护理人员需及时观察或远程感知到传感器位置的变化，避免因压迫或位移造成的温度读数错误。此外，对于体温监测数据的记录和分析，护理人员需依据临床指标进行严格的数据审核，及时排除误差，以确保体温监测原始数据的精确性与时效性，为麻醉医师提供可靠的参考。

在护理干预方面，护理人员在识别和处理各类体温异常状况时，应按照操作规程迅速采取适宜的干预措施，每一次干预都应具有及时性和针对性，依据患者的现状与趋势做出动态的调整。包括但不限于调节手术室温度、使用加温毯和温控输液系统，甚至可能需要患者术后适时使用冷却毯或药物调节等。

八、麻醉体温监测与护理的质量提升

麻醉体温监测与护理中的质量要素，主要包括护理人员的专业技能、监测仪器的性能稳定性、病房环境的温度湿度调控、患者个体差异性及质量控制方法等，提升护理操作的标准化、规范化水平，将大幅度提升体温监测的精确性和护理质量，进而提高麻醉安全性和护理满意度。

麻醉体温监测与护理中的质量提升策略，即针对上述质量要素制订有针对性的提升策略，重点在于提升先进体温监测技术装备应用效能，难点在于构建可持续的人机协同体系。

在麻醉体温监测与护理的协同作用研究中，护理人员对设备的操作技能及设备自身的互操作性，是影响其协同效果的主要因素。最新的临床实践显示，护理人员对多参数监测系统的熟练操作，能够及时调整监测计划，并与医师紧密合作，共同评估患者的体温变化趋势。研究表明，护理人员的及时介入和专业决策在维持患者体温稳定中起到了决定性作用，特别是在应对急剧体温变化的情况下，协同效应更为明显。此外，随着智能化护理系统的引入，护理与监测设备协作的深度亦在不断加深。智能算法辅助的体温预测模型能够为护理提供科学依据，而基于标准化流程的护理操作则进一步提升了监测数据的质量和实施的一致性。因此，护理与监测设备之间形成了一种良性互补关系，共同促进了患者体温管理和整体护理质量的提高。

九、新技术、新装备与新方法的应用

（一）微波体温监测

近年来，无创体温监测技术领域见证了显著的技术革新，微波体温监测技术作为其中的重要组成部分，展现出其在麻醉护理应用中的巨大潜力。微波技术基于特定频率的电磁波穿透组织并被反射的原理，能够实现实时监控核心体温变化。与传统的测温技术相比，微波体温监测不仅降低了患者的不适感和皮肤病变风险，还显著提升了温度监测的灵敏度和精确性。试验表明，在麻醉过程中，微波体温监测能够持续提供 0.1℃的测量分辨率，并具备不受外部环境干扰的稳定性。通过精确监测患者体温，医护人员能够及时调整手术室温度和患者保温措施，从而最大限度地减少围手术期并发症的发生率。该技术在数据算法优化和远程传输方面仍有进一步改进的潜力。

（二）荧光探针体温监测

荧光探针作为一类高灵敏度的生物监测工具，在体温监测领域展现出了巨大的应用潜力。通过改变荧光强度或波长随温度的变化，能够实现精确且快速的体温监测。最新研究表明，特定的荧光纳米探针可通过与细胞膜具有亲和性的配体，直接锚定在细胞表面，实现对局部微环境温度的实时监测。这些探针不仅对温度响应迅速而且重复性强，还能够适应体内复杂的生物环境。例如某些荧光探针已证实在 37 ~ 42℃具有良好的线性温度响应特性，温度分辨率可达 0.1℃，使之成为研究人员在研究生物热调节过程及开展高精度体温监测时不可或缺的工具。进一步的研究表明，通过引入金属离子或分子内光物理调节机制，可显著提升荧光探针的温度敏感范围和稳定性，进一步拓宽了其在临床麻醉过程中监测体温的应用前景。该技术的发展还有助于实现精准麻醉管理，还能为高危患者提供持续的体温监测方案，从而降低术中和术后并发症的风险。

（三）基于生物反馈和算法的体温监测

随着医疗技术的不断进步，基于生物反馈的体温监测技术日益受到广泛关注。该技术运用了先进的生物信号处理算法，依靠患者自身的生理参数变化来实时调整和预测体温，增强了监测的精确性和实时性。在这项技术中，温度传感器通常被精准布置于在患者体内的关键位置，通过无线信号传输的方式，持续追踪核心体温和表面体温的微小变化。此外，结合机器学习算法，如支持向量机（SVM）和随机森林（RF），监测系统能够从海量生物反馈数据中学习并预测体温变化趋势，实现了在不同麻醉阶段对患者体温的精准调控。研究表明，基于生物反馈的体温监测能够有效降低术后并发症风险，并提升患者的舒适度。

☆☆☆☆

然而，技术的推广仍面临生物信号噪声干扰、系统稳定性和数据安全性等多重挑战。后续研究需针对这些难题开展更深入的探索和优化，以进一步提升该技术在临床麻醉中的应用价值。

（四）基于物联网和智能算法的体温监测

基于物联网和人工智能的体温监测技术，利用传感器、无线通信模块构建大数据基础，并利用云平台开展算法模型的训练与校准（深度学习），从而建立各种复杂的体温变化模型用于态势感知、趋势预测和决策支持，这使得医师能够在非接触的情况下了解患者的体温变化，这对于提高医疗效率、减少医疗事故、增强患者安全具有极为重要的意义。智能化体温监测系统的推广应用，对优化手术室的资源配置、提高麻醉安全性及提升患者护理质量具有积极意义，尤其在长时间手术中，这些系统能够减轻麻醉医师和护士的工作负担，确保监测数据的连续性和稳定性。此外，具备自动学习能力的监测设备能够基于大量历史体温数据训练预测模型，从而细化患者体温变化的个体差异，优化麻醉管理流程。目前，智能体温监测系统仍处于发展阶段，面临数据隐私保护、算法的透明度与解释性等挑战。

（五）基于多模态算法的红外与贴片体温监测

最新研究采用红外热像技术和皮肤温度贴片相结合的方法，通过数据融合算法实现了高精度的体温监控，其标准偏差小于 0.1℃，这在临床实践中具有极高的参考价值。此外，通过微电子工程技术植入的传感器，能够连续监测患者的核心体温，并通过无线传输技术实时发送数据至监护设备。这些方法将高可靠性和非侵入性相结合，显著提高麻醉过程中的体温监测的效率。此项技术的进步不仅对维持手术患者的体温稳定性有重要意义，也为风险评估及早期干预提供了强有力的工具。尽管多模态体温监测技术在实现综合体温管理方面的优势明显，但这一领域的研究也面临着数据处理复杂性、系统集成难度高及专业人才培训等挑战。

十、麻醉体温监测技术的发展趋势与挑战

未来的麻醉体温监测技术的发展，将进一步以动态感知、趋势预测和辅助决策为目标，构建新一代麻醉体温智能监测系统。此类系统由体温数据采集、数据传输、数据整理与存储、分析与预测等子系统组成，集成高性能传感器、云计算、大数据和 AI 大模型等先进技术，为非侵入式、多场景的连续体温监测与控制，提供高精准、高稳定性和用户界面友好的技术和装备。

首先，随着微纳米技术的飞速发展，体温监测技术正逐步迈向更高精度与灵敏度的新阶段。新型传感器材料的开发正成为研究热点，尤其是在提升麻醉患者体温监测精准度方面展现出巨大的前景。纳米复合材料因其出色的热电性

☆ ☆ ☆ ☆

能和生物兼容性，被广泛用于设计和改进体温传感器。这类材料能够显著提高温度变化的监测灵敏度，同时保持长期稳定性，此外，有机半导体材料在体温传感器领域也显示出其独特优势，它们能够在低成本和低能耗的条件下工作，并具有较强的可塑性，可适应不同麻醉护理场景的需求。这些智能传感器能够自动调整其敏感度和测量范围，从而在麻醉过程中提供更加个性化且精准的体温监控。未来体温监测技术的发展不仅限于材料与硬件的创新，还将融合生物信息学、数据分析等多学科知识，以实现跨领域的技术融合和优化，为麻醉体温监测与护理领域提供更安全、高效和智能化的解决方案。

其次，随着科技的进步，体温监测技术在无创与微创领域的演变不断加速，尤其表现在多参数监测和高精度传感技术的发展上。目前，红外热像技术作为一种无接触式温度测量手段，已成功应用于实现连续监测和动态温差分析，能够对麻醉患者热量分布进行细致描绘，从而为术中体温管理提供更精准的数据支持。此外，微创监测技术的快速发展也推动了嵌入式温度传感器的广泛应用，这些传感器可直接置于体腔内部，通过无线传输技术实现实时体温数据的采集和分析，显著提高了监测的灵敏度和准确性。此外，人工智能与机器学习的融合使得体温监测软件能够通过算法优化自动识别异常体温模式，并及时发出警报，为麻醉安全增加了一层保障。未来，随着可穿戴技术和生物兼容材料的进一步创新，体温监测设备将更加轻便、舒适，使得全天候、无干扰的监测成为可能。这些进展展现了体温监测技术的深远影响，对于改善麻醉期间的患者护理质量，减少术后并发症，提高整体医疗服务效率将起到决定性作用。

第三，随着移动健康（mHealth）技术的快速发展，其在体温监测领域的应用也显示出令人瞩目的趋势。当前，整合传感器技术、无线通信及数据处理算法的可穿戴设备，正逐渐实现对体温的实时、连续且非侵入式监测。这些设备通过高灵敏度的温度传感器捕捉微小的体温变化，再利用蓝牙或 Wi-Fi 与智能手机等移动设备同步，实现数据的即时传输和分析。进一步采用深度学习算法对收集到的大规模体温数据进行分析挖掘，能精准识别异常体温模式，及时预警患者健康风险。此外，与移动健康应用结合的体温监测，还能通过大数据分析在群体层面进行流行病学的研究，为预测疾病暴发提供科学依据。尽管在数据安全和隐私保护方面还需进一步探讨和完善，但 mHealth 与体温监测技术的结合无疑将推动远程医疗和居家护理服务的发展，为患者提供更加个性化和便捷的健康管理方案。

综上所述，麻醉体温监测技术的快速发展，对护理技术提出了新的挑战。未来，体温监测设备将进一步集成高灵敏度传感器、微处理器和无线传输模块，通过无创方式连续采集患者体温数据；现代化的数据分析平台将运用机器学习算法，根据患者的体温变化预测麻醉并发症的风险，为医护人员提供决策支持；

☆☆☆☆

精确的温控系统能够根据监测到的体温自动调节保温措施，最大限度减少人工干预，提高护理效率。此外，将体温监测数据整合入患者的电子健康记录中，有助于跨学科团队实现信息共享，优化护理流程和资源配置。

对护理人员而言，精确掌握体温监测的理论与实践技能尤为关键。为此，护理教育机构正在不断强化课程设计，融入高精度体温监测设备的使用教学，增加模拟体温异常情况下的应急处理训练，以及围手术期患者体温管理的最新临床研究成果。学习体系中，注重从基础的生理学机制讲解扩展至高级的数据分析和解读，包括脑温、核心体温与皮肤表面温度差异的关联性，以及亚低体温状态对药物代谢速率的影响。进一步地，临床实践课程强调跨学科的合作，尤其是与生物信息学专家的对话，旨在促进未来麻醉护理人员在体温监测传感器技术和复杂数据处理方面的能力提升。护理教育的未来发展，预计将包括人工智能辅助的体温监测教学平台，利用大数据分析预测患者体温变化趋势，从而为麻醉护理工作提供更准确的风险评估和个性化体温管理策略。

最后，患者教育在体温监测和护理中扮演了重要角色，对提升患者安全和监测质量具有不可忽视的意义。针对术中及术后体温管理，患者教育的内容包括了体温监测的必要性、不同体温监测技术的原理与优缺点，以及可能出现的体温相关并发症等。患者对这些技术的理解程度直接影响了其在术后恢复期的体温自我管理能力。教育干预的实施，如提供定制化教材和互动式教学会议，已证实能够显著提高患者的知识水平，从而促进体温监测的顺利进行和预后的改善。当前，采用智能教育系统和在线学习平台正逐渐流行，这些工具通过数据分析和机器学习算法提供个性化教学内容，以适应患者不同的需求和偏好，进而提高体温监测的准确性和结果的可靠性。然而，患者教育的个体化需要考虑多种因素，包括患者的文化背景、教育程度和认知能力，这对于实施有效的教育策略构成了一定挑战。

第四节　麻醉深度监测

麻醉深度体现了麻醉药物对机体的控制效用与手术刺激反作用达成平衡时中枢神经系统的功能状态，是衡量麻醉质量的关键指标，取决于麻醉药剂量与手术刺激这两种拮抗因素的平衡，一直被麻醉医师高度关注。

适当的麻醉深度是保障患者安全、创造良好手术条件的关键因素，监测麻醉深度既能减少全身麻醉药用量，维持麻醉期间血流动力学稳定，提升手术安全性，又可减少术后麻醉并发症，缩短患者复苏及拔管时间，有利于患者术后康复。近年研究表明，术后病死率增加与麻醉过深有关，麻醉过深会使麻醉相关并发症发生率上升。可见，掌握麻醉深度的监测与临床判断至关重要。

一、判断麻醉深度的基本方法

临床工作中对于麻醉深度的判断是对于临床体征的观察，而临床体征是患者对于外科伤害性刺激的反应和麻醉药对伤害性反应的抑制效应的综合结果。

（一）呼吸系统方面

对于存在自主呼吸的患者，可根据其呼吸频率、节律以及潮气量的改变来判断麻醉深度，比如说呃逆、支气管痉挛等往往意味着麻醉过浅；对于处于机械通气的患者，气道压突然升高、存在自主呼吸等情况意味着麻醉过浅。

（二）循环系统方面

除了使用了氯胺酮以外，患者的血压和心率通常会伴随麻醉的加深而降低。尽管血压和心率会受到诸多因素的干扰，但它们在临床麻醉中依然是最为基础的体征表现。

（三）眼部体征方面

当麻醉深度适中时，瞳孔大小适中；麻醉过浅会导致瞳孔扩大，而麻醉过深则会致使瞳孔缩小。在未使用肌肉松弛药的全身麻醉情况下，若出现瞳孔对光反射，则提示麻醉过浅；浅麻醉时可能会有眼球运动，并可能引发流泪反应，而深麻醉时眼球会处于固定状态。浅麻醉时眼睑反射就会消失，如果在手术过程中患者出现眼睑反射，则表明其接近复苏状态（氯胺酮情况除外）。

（四）皮肤体征方面

主要体现在皮肤的颜色及是否出汗。在浅麻醉状态下，交感神经兴奋，出汗量会增多，且出汗部位主要集中在颜面和手掌。

（五）消化道体征方面

在麻醉较浅的时候可能会出现吞咽反射，同时唾液分泌物也会增多。

（六）骨骼肌方面

如果患者未使用肌松药物，在麻醉深度合适时，外科医师行切皮操作不会有反应；而在麻醉过浅时，切皮操作可能会引起肢体活动及呛咳等现象。

但是这些临床体征经常受到患者的治疗用药及基础疾病的影响，势必会影响麻醉医师对于麻醉深度的判断，那么在临床工作中就很需要一个相对客观的评估麻醉深度的指标。

二、意识监测

意识监测是评定麻醉深度的一种切实有效的手段，而优质的镇静效果则处于最为关键的地位，那么镇静监测也成为麻醉深度的核心监测手段。

（一）意识监测的基本方法

临床工作中常用改良观察患者觉醒 / 镇静评分（MOAA/S）来评价意识状态，

☆ ☆ ☆ ☆

广泛应用于麻醉、重症监护、镇静治疗等领域，见表 6-2。但是，MOAA/S 量表主要用于镇静水平的判断，也是存在一些评估者的主观因素可能影响评分结果，对于深度镇静或昏迷的患者区分度不够等局限性，也不适合全身麻醉下手术中的意识评价。

表 6-2　改良观察者警觉 / 镇静评分（MOAA/S）量表

评分	反应状态
5	用正常语调呼唤姓名反应灵敏
4	用正常语调呼唤姓名反应迟钝
3	大声呼唤或反复呼唤姓名才有反应
2	对轻微的推动和振动有反应
1	对疼痛刺激有反应（斜方肌部位挤压）
0	对疼痛刺激无反应

（二）神经电生理监测

伴随神经电生理技术与计算机技术的进步，对于全身麻醉下麻醉深度的监测亦开始了广泛的探究和实践。在麻醉深度的监测中，脑电图有着极高的参考意义。脑电图反映的是神经通信和状态的最为常见的非侵入性信号，主要借助的是置于患者前额的传感器，对额叶皮质自发或诱发的节律性生物电活动进行测量与描述，从而监测患者无意识状态的深度。清醒状态下的 EEG 波形呈现为低幅度、高频率信号，使用了全身麻醉药后会致使 EEG 的频率、波形发生改变，并出现爆发性抑制，呈现出高幅度、低频率信号，这些变化与麻醉药物的类别相关，且在麻醉的不同阶段具备不同的特征，同时麻醉期间严重的脑缺血或低灌注亦可通过脑电图的变化予以监测。由定量脑电图和诱发电位衍生出的指标，诸如脑电双频谱指数（BIS）、脑电熵指数、听觉诱发电位指数（AEPI）、意识指数（IOC）、Narcotrend 麻醉 / 脑电意识深度监测指数（NI）等，在临床上逐步得到了广泛应用。这些神经电生理指标与镇静程度之间存在良好的相关性，但是仍然无法完全杜绝术中知晓的发生。

1. 脑电双频指数（BIS）

（1）概述：在患者行全身麻醉的过程中，脑电图呈现出的规律性变化能够在一定程度上反映出麻醉药物对大脑的抑制状况。近些年来，将傅里叶变换技术应用于对脑电信号的处理，对脑电图进行频域解析，最终经由统计剖析获取一个无量纲的指标，也就是脑电双频指数。

BIS 属于信息融合后的复合指数，它涉及时域、频域及双谱域，是对于脑电图的频率、振幅、位相这三种特性进行快速转换而得来的脑电图定量指标，综合了多个截然不同的脑电图参数。BIS 值采用的是 0 ～ 100 来表示，其中 100 代表清醒状态，0 代表没有脑电信号，从 100 到 0 体现了大脑被抑制的程度，同时也反映了患者所处的麻醉深度。通常认为，BIS 值处于 65 ～ 85 时为睡眠状态，40 ～ 64 为全身麻醉状态，小于 40 则提示大脑皮质处于爆发性抑制状态，这种表示方法简洁明晰，便于在临床工作中的对于麻醉深度的评估及相关的研究分析。

（2）BIS 在临床中的应用

1）BIS 值主要反映的是大脑皮质的兴奋和抑制状态，其与镇静、意识及记忆高度相关，它和主要抑制大脑皮质的麻醉药物（如丙泊酚、依托咪酯、硫喷妥钠、咪达唑仑及吸入麻醉药等）的镇静麻醉作用具有相对良好的相关性，其中与丙泊酚的相关性最为显著。

2）BIS 监测与患者使用的麻醉药物存在直接关联，能够在最大程度上反映麻醉药物对中枢神经的作用，但是对于部分镇痛药物的灵敏性欠佳，对于氧化亚氮的监测效果也不理想。当患者使用氯胺酮后会使 BIS 值升高，而当患者吸入 70% 的氧化亚氮时，患者对声音指令的反应消失，但是 BIS 值无明显变化。

3）BIS 是依据成人的脑电资料研究出来的，而小儿的大脑发育尚未成熟，脑电图的变化与成人存在显著的差异，所以是否可以用于小儿麻醉监测一直存在争议。

4）BIS 的计算速度较为缓慢（通常为 30 ～ 60s），当存在伪迹时，这个延迟会更长，因此屏幕上所显示的是 30s 之前的意识水平，因此无法实现实时监测。

5）BIS 对于有神经疾病和遭受神经创伤的患者的意识状态监测也是存在一定难度，因此并不适用于神经系统疾病患者及服用精神活性药物的患者。

6）BIS 值还会受到电极阻抗、电刀信号、某些麻醉药物及体外循环时的低体温等因素的影响。

7）BIS 监测所使用的电极是进口的，并且为一次性的，价格高昂，也在一定程度上限制了其广泛应用。

2. 听觉诱发电位（AEP）

（1）概述：指的是在听觉系统接收到声音刺激后，从耳蜗一直到各级听觉中枢所产生的相应电活动，它总共包含 3 个部分 11 个波形，分别是脑干听觉诱发电位、中潜伏期听觉诱发电位及长潜伏期诱发电位。中潜伏期听觉诱发电位是在声音刺激后的 10 ～ 100ms 内出现的电位变化，主要反映的是中间膝状体以及颞叶原始皮质的电活动情况。它的形态学变化与麻醉深度之间有着良好的相关性。麻醉药物会影响大脑对声音刺激的处理过程，从而改变听觉诱发电位的特征。例如，随着麻醉深度的增加，听觉诱发电位的潜伏期延长，振幅降低。

☆☆☆☆

在清醒状态下，个体之间及个体本身的差异性极小，并且与绝大多数麻醉药（氯胺酮、地西泮除外）呈现出剂量相关的变化，基本可以用来判断麻醉深度。在当患者处于麻醉状态时，AEP 的波幅会降低，潜伏期也会相应延长，将监测到的这种变化进行量化后便得到 AEPI（AEP-index）。AEPI 也是采用 0～100 来体现麻醉、镇静的深度，60～100 表示患者处于清醒状态，40～59 为镇静状态，30～39 为浅麻醉状态，小于 30 则意味着处于充分麻醉状态。

（2）AEP 在临床中的应用

1）AEP 和 BIS 都能反映患者的麻醉深度，但是 BIS 监测的脑电图是皮质的自发电活动，仅反映皮质功能状态的参数及患者的镇静程度。而 AEP 还能与脑干功能相关，更能综合地反映患者的镇静、镇痛程度。因此 AEPI 相较于 BIS 值更加可靠地反映意识状态，能够快速地反映清醒与睡眠之间的转换。

2）AEPI 是通过获取刺激所诱发的反应而得到的，这种反应是需要借助皮质下通路才能够实现，可以在一定程度上反映脊髓束的功能活动，因此它还能够在一定程度上对切皮时的体动反应进行预测。

3）AEP 在对患者麻醉深度镇静水平的监测方面还是非常有效的，确保患者在术中没有知晓、术后没有记忆，能够准确地判断意识是否存在，预测患者在手术中的体动，并且从而更全面地反映麻醉深度。

3. 熵指数

（1）概述：熵指数是用于描述信息的不规则性，尤其适用于分析诸如脑电等生物信号，其通过收集并测量 EEG 以及额叶 EMG 的不规则性信号来监测麻醉深度。当信号的不规则程度越高，熵值也就越高，也就是说所采集到的电信号越不规则，所获取的值就越高，这表明患者是处于清醒状态；反之，电信号越规则，所得值越低，反映出患者的镇静程度越深。当麻醉药物作用于大脑时，脑电波会受到抑制并呈现出一定程度的重复模式，运用特定算法就能得到一个熵值，当脑波图上的信号完全被抑制，那么熵值则为 0。

熵值是通过专门的算法分别处理 EEG 及额叶 EMG 的数据而产生的，因此就会产生两个能够反映麻醉深度的数值，分别是状态熵（SE）和反应熵（RE）。SE 与麻醉药物在皮质引发的睡眠效果相关联，主要反映的是皮质的功能，也可用于评估麻醉药物对大脑的催眠作用；RE 是基于 EEG 的一个稳定参数，反映面部肌肉活动的敏感度，能够对复苏做出早期提示。在全身麻醉期间，如果麻醉深度合适，RE 和 SE 是相等的；当 RE 和 SE 两者均大于 80 时，表明患者处于清醒状态；当两者均处于 60～80 时，表示患者处于镇静状态；当两者均处于 40～60 时，表示患者处于适合手术的无意识水平；当两者均小于 40 时，表示全身麻醉药物使用过量（呈现爆发性抑制状态）。如果两者数值不相等，可能是疼痛刺激等引起的面部肌肉活动导致的，麻醉医师可以借助 RE 迅速探测到这种变化，来判断麻醉深度是否合适。

（2）熵指数在临床中的应用

1）它可对麻醉深度进行量化，从而指导麻醉药的使用剂量，预测患者的麻醉恢复情况，并且预防术中患者知晓。

2）仅需较短的数据就能得出稳定的统计值，相较于其他的监测方法，反应更为及时准确。

3）具有良好的抗干扰和抗噪能力，对于随机信号、确定性信号及混合信号均可使用，比 BIS 具有更好的预测性。

4）在受到电刀和肌电活动的影响时，能够通过分析面部生物信号来提供 EMG 的相关信息。

5）在手术患者体位发生变化时，对麻醉深度的监测比 BIS 更为准确。

4. 意识指数（index of consciousness，IOC）

（1）概述：是采集脑电波信号后，根据脑电波的频率值进行计算，并且可以与从脑电图中提取的子参数相混合，分为 IOC1 和 IOC2。IOC1 为脑电意识指数，主要用于评估全身麻醉中的镇静程度，监测区间为 0 ～ 99%，60% ～ 99% 表示处于清醒状态，40% ～ 59% 为最佳区间，意味着镇静深度适宜，30% ～ 59% 为浅麻醉状态，小于 30% 则表示处于充分麻醉状态；IOC2 为镇痛指数，其最佳区间为 30% ～ 50%，表明镇痛适宜。IOC 兼具了监测镇静和镇痛的双重功能，相较于仅具有镇静监测功能的 BIS，具有一定的优势。

（2）定量意识指数在临床中的应用

1）IOC 与丙泊酚和七氟烷的镇静作用具有较好的相关性，能够准确反映这两者的镇静深度。

2）IOC 中包含一个滤波器，它能够消除大部分潜在的干扰性 EMG 活动。有研究表明电极放置的位置会对监测指数产生一定影响。

5. 脑氧饱和度

（1）概述：通过近红外光谱技术（NIRS）测量局部脑组织中氧合血红蛋白与总血红蛋白的比例来反映脑氧供需平衡状态。在麻醉过程中，由于麻醉药物的作用、手术操作、患者自身生理状态变化等因素，可能会影响脑的血液灌注和氧供，而脑氧饱和度的变化可以及时反映这些情况。

随着麻醉深度的增加，患者的脑代谢率降低，脑血流量也可能相应减少。如果麻醉过深，可能导致脑供氧不足，脑氧饱和度下降。不同的麻醉药物对脑氧饱和度的影响有所不同。比如，一些全身麻醉药物可能会抑制中枢神经系统，导致脑代谢率下降，从而使脑氧饱和度相对稳定或略有下降；而某些局部麻醉药物可能对脑氧饱和度的影响较小。手术操作过程中的血压波动、失血等情况也会影响脑氧饱和度。如果手术中出现低血压、失血过多等情况，可能导致脑

☆★☆☆

灌注不足，脑氧饱和度降低，这也可能间接反映麻醉深度的变化。

（2）脑氧饱和度在临床中的应用

1）通过监测脑氧饱和度，可以实时了解患者脑氧供需平衡状态，调整麻醉药物的剂量，避免麻醉过深或过浅。

2）在麻醉过程中，及时发现脑氧饱和度的变化，可以采取措施预防脑缺氧的发生，如维持适当的血压、保证足够的脑血流量等。

3）脑氧饱和度的变化与患者的术后认知功能障碍、神经系统并发症等有一定关系。通过监测脑氧饱和度，可以评估患者的预后，为术后康复提供参考。

4）该方法测定为无创，使用方便，灵敏度高，在低血压、低温、无搏动血流甚至心搏骤停时使用不受限制，但在脑硬膜下、硬膜外和脑室积血时会影响监测效果。

6. Narcotrend　是一种新型麻醉深度监测仪，它以原始脑电数据为基础，采用多变量统计方法将脑电图分为 A（清醒）到 F（最深程度麻醉）6 级及 14 个亚级；同时使用 0～100 无量纲指数（100 代表清醒，0 代表最深程度麻醉）。从 A 级到 F 级表示觉醒到深度麻醉、脑电爆发抑制期间脑电信号的连续性变化，B 级、C 级（C0：75～79，C1：70～74，C2：65～69）表示镇静、催眠，D 级（D0：57～64，D1：47～56，D2：37～46）、E 级表示麻醉。研究认为 Narcotrend 能够有效反映术中麻醉深度变化，指导麻醉药物的合理使用。

三、伤害性刺激反应

伤害性刺激会引起机体的一系列生理反应，蓝斑（LC）- 去甲肾上腺素能神经元 / 交感 - 肾上腺髓质系统和下丘脑 - 垂体 - 肾上腺皮质激素系统（HPA）活动增强，血中促肾上腺皮质激素和糖皮质激素增多，引发全身反应，心排血量增加；呼吸增强和糖原分解增加，同时下丘脑 - 垂体 - 肾上腺皮质系统启动，产生防御和代偿反应，保护机体。而麻醉的目的之一就是抑制这些生理反应，使患者在手术过程中处于无痛、无应激的状态。因此，通过监测伤害性刺激反应可以间接评估麻醉深度是否合适。

当麻醉过浅时，伤害性刺激容易引起患者明显的生理反应，如心率加快、血压升高、呼吸急促、体动等。这表明麻醉深度不足以完全抑制伤害性刺激，需要增加麻醉药物的剂量或调整麻醉方案。相反，当麻醉过深时，虽然伤害性刺激引起的生理反应可能不明显，但可能会导致患者出现严重的心血管抑制、呼吸抑制等不良反应。因此，也需要及时调整麻醉深度，避免麻醉过深带来的风险。适宜的麻醉深度包括意识消失、镇痛良好、肌松适度、适当抑制应激反应。

伤害性刺激反应的监测方法在麻醉深度监测中的应用：

1. *心率和血压*　是常用的血流动力学指标，对伤害性刺激较为敏感。在麻醉过程中，持续监测心率和血压的变化可以及时发现伤害性刺激引起的应激反应。比如，手术操作中的切割、牵拉等伤害性刺激可能导致心率突然加快、血压升高。此时，麻醉医师可以根据这些变化判断麻醉深度是否合适，并采取相应的措施，如增加麻醉药物剂量或给予镇痛药物。

2. 脑电监测　脑电信号可以反映大脑皮质的活动状态，伤害性刺激会引起脑电活动的改变。一些麻醉深度监测设备，如脑电双频指数（BIS）、熵指数等，也可以间接反映伤害性刺激的程度。

当伤害性刺激增强时，脑电活动可能会出现变化，如频率加快、振幅增加等。麻醉医师可以通过观察脑电监测指标的变化，调整麻醉深度，以维持合适的麻醉状态。

3. 肌肉紧张度监测　伤害性刺激会引起肌肉的紧张反应，通过监测肌肉的紧张度可以评估伤害性刺激的程度。例如，使用肌电图（EMG）技术可以测量肌肉的电活动，当伤害性刺激增加时，肌肉紧张度会升高，肌电活动也会增强。麻醉医师可以根据肌肉紧张度的变化，调整麻醉药物的剂量，以减轻伤害性刺激对患者的影响。

4. 内分泌指标监测　伤害性刺激会引起机体的内分泌反应，导致一些激素的分泌增加。例如，肾上腺素、去甲肾上腺素、皮质醇等激素的水平会在伤害性刺激下升高。通过监测这些内分泌指标的变化，可以间接反映伤害性刺激的程度。

对于麻醉深度的监测，单一的监测方法可能存在局限性，因此，在麻醉深度监测中，通常需要综合应用多种监测方法，以提高监测的准确性。例如，结合脑电监测、血流动力学指标监测、镇痛监测和肌松监测等，可以更全面地了解患者对伤害性刺激的反应，从而更准确地判断麻醉深度是否合适。同时，还可以根据患者的具体情况，如年龄、身体状况、手术类型等，选择合适的监测方法组合，以实现个体化的麻醉深度监测。理想的麻醉深度监测仪应不依赖于所使用的麻醉药物，能持续、实时和无创显示麻醉深度的变化，并不易受各种干扰。

第五节　肌肉松弛监测

在临床工作中，全身麻醉通常会使用到肌肉松弛药物，那么肌肉松弛监测就发挥着其重要作用，它是依据电刺激神经引发的肌肉收缩反应，来监测神经肌肉阻滞的性质与程度。根据监测结果，麻醉医师可以精确调整肌肉松弛药物的剂量和给药时机，以维持适当的肌肉松弛程度，确保手术顺利进行，并能监测是否出现Ⅱ相阻滞。手术结束后及时判断患者的肌肉松弛是否恢复到足以保

☆☆☆☆

证安全呼吸和正常运动功能的水平，也可以指导肌松拮抗药的使用适应证、时机及剂量，从而决定是否可以拔除气管导管和让患者离开麻醉恢复室。

一、肌肉松弛监测方法

（一）早期阶段

在早期，麻醉医师主要通过观察患者的临床表现来判断肌肉松弛程度，如呼吸运动、肢体活动等。这种方法非常主观，准确性较低，难以满足临床对精确监测的需求。

（二）机械刺激设备阶段

随着技术的发展，出现了一些简单的机械刺激设备。例如，通过手动操作产生机械刺激，观察肌肉的收缩反应。这些设备虽然在一定程度上提高了监测的客观性，但仍然存在操作不便、准确性有限等问题。

（三）电刺激设备阶段

麻醉医师可以借助神经刺激器，通过目测与肌肉的收缩反应来判断肌松程度。其中，单次刺激和强直刺激是早期常用的电刺激方式。

单次刺激通过给予单个电脉冲刺激神经，观察肌肉的收缩反应。这种方法简单，但只能提供有限的信息。强直刺激则是给予一连串高频电脉冲刺激，使肌肉产生持续收缩。强直刺激可以评估肌肉的深度松弛状态，但对患者的刺激较大，且操作相对复杂。

在使用神经刺激器时，要确保电极正确安放，皮肤需用酒精擦拭干净，以降低阻抗，获取良好的刺激反应。腕部的尺神经是最常选用的刺激部位，也可刺激胫后神经、腓总神经及面神经等。相较于仅依据所需时间、临床反应及患者体重来计算给药剂量和逆转肌松药效，监测对电刺激的运动反应是极为重要的进步。

（四）四次成串刺激（TOF）设备

TOF 监测通过给予特定神经（通常为尺神经）四个频率为 2Hz 的连续电刺激，观察所支配肌肉的收缩反应来评估肌肉松弛程度。由于肌肉松弛药物会影响神经肌肉接头的传递功能，从而改变肌肉对电刺激的收缩反应。具有操作相对简单、对患者刺激较小、能提供较为准确的肌肉松弛信息等优点。

目前 TOF 监测已得到广泛研究。倘若未出现肌颤动反应，几乎可以完全肯定存在神经肌肉受体阻滞作用；若有 1 次肌颤动，存在神经肌肉受体阻滞作用的概率为 90%；若有 2 次肌颤动，概率为 80%；若有 3 次肌颤动，概率为 75%；若有 4 次肌颤动，仍有 0 ～ 75% 的概率存在神经肌肉受体阻滞作用。

TOF 比值（T4/T1）是评估神经肌肉阻滞程度的关键指标。在正常情况下，四个肌颤搐的幅度应相等，即 TOFR 接近 1.0。当出现非去极化肌松药引起的部分肌松时，TOF 比值会下降，根据 TOF 比值可以判断神经肌肉传导功能的阻滞程度。例如，当 TOF 比值小于 0.9 时，表示存在肌松残余，可能需要采取措施如使用抗胆碱酯酶药来拮抗肌松作用。

非去极化肌松药和去极化肌松药对 TOF 比值的影响不同。非去极化肌松药会引起 TOF 比值的下降，而随着阻滞程度的加深，T4、T3、T2、T1 依次消失。相反，去极化肌松药不会引起衰减，TOF 比值始终大于 0.9 或接近 1.0。当肌松药的阻滞性质逐渐演变成Ⅱ相阻滞时，TOF 比值会进一步减小，当 TOF 比值小于 0.5 时，表示阻滞性质已肯定演变为Ⅱ相阻滞。

随着电子技术和传感器技术的不断进步，TOF 监测设备的性能也在不断提高。现代的 TOF 监测设备通常具有以下特点：

1. 能够准确监测肌肉的收缩反应，提高监测的准确性。

2. 可以自动分析 TOF 数据，提供 TOF 计数、TOF 比值等重要指标，方便麻醉医师快速判断肌肉松弛状态。

3. 一些设备被设计成便携式，方便在不同的手术环境中使用。

（五）新型监测技术的发展

近年来，随着科技的不断创新，一些新型的肌松监测技术也在不断涌现。

1. *肌机械效应图法*　主要是通过测量肌肉对神经刺激产生的机械收缩效应来评估肌肉松弛程度。当神经受到电刺激时，会引起其所支配的肌肉收缩，产生一定的机械力。通过特定的传感器可以检测到这种机械力的变化，并将其转化为可测量的信号。通常采用电刺激的方式刺激特定的神经，如尺神经等。刺激参数可以根据需要进行调整，一般包括刺激强度、频率和持续时间等。

需要使用专门的传感器，如应变计、加速度计等，来检测肌肉收缩产生的机械力。这些传感器可以安装在肌肉表面或与肌肉相连的部位，以准确测量肌肉的收缩幅度和速度。传感器检测到的信号经过放大、滤波等处理后，传输到监测设备进行分析和显示。监测设备可以实时显示肌肉收缩的波形、幅度等参数，并计算出反映肌肉松弛程度的指标。

肌机械效应图法是具有历史意义的"金标准"，但需要进行复杂的设置和仔细校准，因其通过测量神经刺激后的等距收缩力来获取客观测量结果。目前，所有使用的监测设备所得客观测量结果均与肌机械效应图法进行直接对比。

2. *肌加速图法*　是通过测量肌肉在神经刺激下收缩时产生的加速度来评估肌肉松弛程度。当神经受到电刺激后，所支配的肌肉会产生收缩反应，这个收缩过程会引起肌肉的加速度变化。利用加速度传感器可以检测到这种加速度信号，并将其转化为可分析的数据。具有更高的灵敏度和准确性。通常采用电刺激装置对特定的神经进行刺激，如尺神经等。

需要将加速度传感器牢固地放置在肌肉表面或与肌肉相关的部位，以准确

☆ ☆ ☆ ☆

检测肌肉收缩产生的加速度。传感器的位置选择要确保能够最大程度地捕捉到肌肉的运动信号。加速度传感器检测到的加速度信号被传输到监测设备中。监测设备对信号进行放大、滤波和数字化处理，以去除噪声和干扰，并提取出有用的信息。

经过处理的加速度信号可以进行进一步的分析，计算出反映肌肉松弛程度的指标，如加速度峰值、加速度变化率等。这些指标可以实时显示在监测设备的屏幕上，供麻醉医师或操作人员观察和评估。

肌加速图法具备灵敏性高、实用性强、非侵入性以及操作简便的特点，易于在临床实践中推广应用。

3. 肌电图监测　直接检测肌肉的电活动，提供更详细的肌肉功能信息。因其与肌机械效应图法非常相似，且在手术过程中手臂被约束时，仍可提供可靠的定量测定结果。肌电图法测量指标合并了所有神经肌肉单元的肌肉动作电位，其振幅与激活的肌肉纤维数量成正比。肌电图法会受到电灼和皮肤温度的影响。尽管是最古老的监测方式，但仍有一些新的基于肌电图法的监测仪被引入市场。

4. 基于袖带的监测　近年来还研制出一种将客观监测与血压袖带相结合的新设备，即基于袖带的监测。该监测方法首先将血压袖带充气膨胀到约60mmHg，然后通过袖带内的电极提供神经刺激，检测肌肉收缩后的压力变化，从而为临床医师提供有关神经肌肉阻滞水平的客观数据。目前研究表明，基于袖带的监测不能与基于肌电图法或肌加速度图法的手部监测互换，且需要进一步研究来明确其在各种临床场景中的可重复性和再现性。

二、神经肌肉传递阻滞

不同性质的神经肌肉传递功能阻滞，对不同刺激诱发的肌收缩反应各不相同。

（一）非去极化阻滞的特点

1. 在阻滞起效前，不会出现肌纤维成束收缩的现象。

2. 对强直刺激，肌张力无法维持，会出现衰减。

3. 强直衰减后会出现易化。

4. 它可被去极化肌松药所拮抗，不同的非去极化肌松药之间存在增强或协同作用。

5. 四个成串刺激会出现衰减。

6. 它能被抗胆碱酯酶药所拮抗和逆转。

（二）去极化阻滞的特点

1. 在阻滞起效前会有肌纤维成束收缩。

2. 对强直刺激和四个成串刺激的肌张力不会衰减。

3. 不存在强直衰减后的易化。

4. 可被非去极化肌松药拮抗。

5. 不能被抗胆碱酯酶药逆转，此类药会增强其阻滞作用。

（三） Ⅱ 相阻滞的特点

当持续或反复使用去极化肌松药时，其阻滞性质可能演变为 Ⅱ 相阻滞，此时具有以下特点：

1. 强直刺激和四个成串刺激均出现衰减。

2. 可被抗胆碱酯酶药部分或完全拮抗。

术后在肌张力逐步恢复的过程中，为判断肌张力是否充分恢复及使用拮抗药逆转残余肌松，可选用 4 个成串刺激、强直刺激和双短强直刺激。当 TOF 的肌颤搐 4 个均出现时，意味着肌张力恢复即将来临，此时应用拮抗药可加快肌张力恢复，而在肌松程度较深以及肌张力恢复不充分的情况下，不应使用拮抗药。在使用大剂量肌松药后，即使 TOF 刺激出现一个肌颤搐，要迅速逆转肌松作用并使临床肌张力充分恢复也是较为困难的，所以至少要等到 TOF 刺激出现 2 个肌颤搐反应，才适宜使用拮抗药。

神经肌肉功能监测是确认神经肌肉阻滞是否完全恢复及避免残余无力的唯一途径，在临床麻醉中进行神经肌肉功能监测，能够显著减少与神经肌肉阻滞管理不善相关的并发症。

第六节 动脉血气监测

动脉血气监测是一种监测血液中氧气、二氧化碳等气体含量及酸碱平衡状态的重要手段，是反映肺通气和换气功能的重要指标，也是判断机体代谢状况的可靠指标。动脉血气监测犹如一扇洞察机体内部气体交换和酸碱平衡的关键窗口，为临床医师提供了至关重要的信息，对于精确诊断和有效治疗各类疾病，发挥着不可或缺的指导作用。

一、动脉血气监测的生理基础

（一）氧气的代谢和运输

氧气在体内主要通过与血红蛋白结合的形式进行运输。氧气从肺泡进入血液后，与红细胞内的血红蛋白可逆性结合，形成氧合血红蛋白。氧合血红蛋白随着血液循环被输送到组织细胞，在细胞内参与有氧代谢。

（二）二氧化碳的代谢和运输

二氧化碳在红细胞内主要以碳酸氢盐的形式运输，少部分以物理溶解或与血红蛋白结合的形式存在。组织细胞产生的二氧化碳扩散进入血液后，会与水

☆☆☆☆

结合生成碳酸，进而分解为碳酸氢根离子和氢离子，通过血液循环运输到肺部。在肺部发生逆向反应，重新生成二氧化碳，通过呼吸作用排出体外。

（三）酸碱平衡的调节

酸碱平衡的生理学调节主要依靠血液系统内的缓冲作用及呼吸系统、泌尿系统。缓冲作用如碳酸氢盐缓冲对、磷酸盐缓冲对等能迅速中和酸碱物质，保持缓冲对比值不变而维持 pH 的相对稳定；呼吸系统通过肺调节二氧化碳的排出量来影响碳酸的浓度，从而调节酸碱平衡；泌尿系统则通过对氢离子和碳酸氢根离子的排泄和重吸收来发挥长期的酸碱调节作用。pH、HCO_3^- 及 $PaCO_2$ 是反映机体酸碱平衡的三大基本要素。

正常血气指标中，氧分压（PO_2）一般在 80 ～ 100mmHg，反映肺的换气功能；二氧化碳分压（$PaCO_2$）在 35 ～ 45mmHg，体现通气状况；pH 维持在 7.35 ～ 7.45，代表酸碱平衡状态，这些指标的稳定对于维持机体正常生理功能至关重要。

二、血气分析仪的工作原理

血气分析仪主要是基于电化学原理对血液中的酸碱度（pH）、二氧化碳分压（PCO_2）、氧分压（PO_2）等进行检测。

（一）氧分压检测

最常用的是 Clark 电极。电极的阴极主要是由贵金属（如铂）制成，阳极是银/氯化银。当在电极两端施加极化电压时，氧气会在阴极被还原，这个过程会产生电流。电流的大小和样本中的氧分压成正比，从而可以检测出血氧分压。

除了以上主要的检测原理外，血气分析仪还会结合其他的检测技术，如利用比色法检测血红蛋白、电解质等指标，并且内部有精密的校准系统和质量控制程序，以确保检测结果的准确性。

（二）二氧化碳分压检测

通常是用 severinghaus 电极（一种气敏电极）。它主要包含两个部分，一是 pH 敏感的玻璃电极，二是一层二氧化碳可渗透的膜。当样本中的二氧化碳透过膜进入电极内的缓冲液时，会和水反应生成碳酸，使缓冲液的 pH 改变。而玻璃电极可以感知这种 pH 变化，根据产生的电位差来计算二氧化碳分压。

（三）pH 检测

采用玻璃电极法。玻璃电极对氢离子有选择性响应，当血液样本与玻璃电极接触时，电极表面的水化层和样本中的氢离子发生交换，在电极膜内外产生电位差。此电位差和样本中的氢离子浓度（即 pH）相关，通过测量电位差就能得出 pH。

三、目的

1. 了解患者组织氧供和氧耗状态。

2. 了解患者的肺通气和换气功能。

3. 了解患者的代谢状况，判断是否有酸碱平衡失调。

4. 了解患者的电解质情况，判断是否存在电解质紊乱。

5. 了解患者血红蛋白水平。

6. 评估治疗方案的合理性和有效性。

四、操作流程

（一）评估

1. 患者的病史、意识状态、凝血功能、生命体征。

2. 患者的呼吸状态和吸氧状态及吸氧的浓度。

3. 患者局部穿刺部位皮肤情况，动脉搏动情况及肢体的配合度。

4. 患者的检验结果，是否存在血液传播性疾病。

5. 患者的病情发展及治疗情况。

（二）准备

1. 操作者　着装仪表规范，洗手、戴口罩。检查无菌物品的有效期及包装是否完好。

2. 物品　动脉穿刺包、动脉采血空针、洞巾、无菌手套、消毒液、棉签、棉球、小枕、胶布、治疗盘、弯盘、手消毒液、黄色医疗垃圾袋。

（三）操作步骤

1. 核对患者信息，查对医嘱。

2. 向患者解释操作目的、方法及注意事项，取得患者配合。对于意识不清患者，向家属充分告知。

3. 选择动脉穿刺部位（常用穿刺部位是桡动脉，肱动脉，足背动脉）。桡动脉常作为首选部位（Allen 试验阳性），操作时患者手心向上，手腕下垫小枕使手腕背伸。操作者触摸桡动脉找到血管搏动最强最直之处作为进针点。

4. 快速消毒液洗手。

5. 打开动脉穿刺包，将洞巾、无菌棉球、采血针和敷贴打开备用。

6. 以穿刺点为中心，消毒直径 ≥ 5cm 为消毒范围，螺旋消毒法消毒 2 次。

7. 做穿刺部位的局部麻醉，以减轻穿刺给患者带来的痛苦。

8. 操作者戴无菌手套，铺洞巾。

9. 取出动脉采血针，左手示指及中指扪及动脉搏动并固定，右手持动脉采集针从两指之间垂直进针或者针尖朝近心端沿动脉走向与皮肤成 30°～ 45°进针，针头一旦进入动脉，血液即可直接进入血管，无须回抽负压。

10. 取得足量血液标本后，迅速拔针，左手拿无菌棉球压迫止血，右手将针头插入封堵塞（若有空气或者气泡及时排出），将标本与空气隔离。

11. 一人用胶布加压固定法按压穿刺部位 5min，一人转动有标本的动脉采血针，立即进行血气分析仪采血分析工作。

12. 按照医疗废物分类处理原则进行用物分类处理。

13. 洗手，记录操作时间。

（四）评价

1. 严格遵循无菌操作原则。

2. 血液标本量足够。

3. 采血时操作规范，标本与空气隔绝。

4. 采血后标本符合要求，无溶血、凝血现象，送检及时。

5. 标本上机分析时严格按照血气分析仪操作规程进行操作，正确输入患者信息。

五、操作注意事项

1. 严格按照操作规程进行采血和检测。若需要从正在监测有创动脉血压的动脉留置针内抽取标本，在抽取标本前，要抽出导管内被冲管液稀释的量（一般为 3～5ml），确保结果的准确性。

2. 若需要从正在监测有创动脉血压的动脉留置针内抽取标本，为了避免标本被液体稀释，在抽取标本前需要抽出导管内被稀释的量。

3. 动脉血气监测结果需要结合患者的临床表现和其他检查结果进行综合分析。如患者氧分压明显降低，但无呼吸困难症状，考虑存在检验误差或者其他干扰因素，需进行排查。避免单纯依靠动脉血气监测结果作出诊断。

4. 采血后要正确压迫穿刺点，防止出血和血肿形成。若在股动脉采血，因其压力较高，压迫时间应该延长。如果患者凝血功能不好，压迫时间应该＞20min。对于有出血倾向的患者，要谨慎进行动脉穿刺采血，防止出血和血肿形成。

5. 经外科手术重建的血管，穿刺易导致血管损伤、血栓形成或吻合口破裂等严重并发症，因此禁止用于动脉穿刺。

6. 对于病情不稳定，需要频繁进行动脉血气监测的患者，可考虑置入动脉留置针。动脉留置针可减少反复穿刺给患者带来的痛苦和风险，同时也方便采集标本，但需要做好留置针护理，严格遵守无菌操作，规范维护管道，防止感染和血栓形成。

六、标本要求

1. **标本来源**　临床通常采取动脉血进行血气分析。通常来说，从全身任何动脉采集的动脉血都可以用于血气监测，但在实践中，因外周浅表动脉易扪及且供血区域侧支循环丰富，更安全而被选用。桡动脉易扪及且穿刺并发症风险低，常作为动脉穿刺及置管的首选部位。

2. **隔绝空气**　采血过程中确保标本与空气隔绝。使用专用动脉采血针，采血后立即将针头插入封管塞，防止空气进入血液样本，影响检测结果。

3. **抗凝处置**　采集的血样需用肝素作抗凝处理，血液标本采集后需要轻轻转动至少 5s，使其与肝素混匀充分，但需避免剧烈振荡导致溶血。

4. **采血量**　每次采血量以 2 ～ 5ml 为宜，过少可能无法满足监测需求，过多则增加患者痛苦和不必要的失血风险。确保适量的血液样本进行检测。

5. **送检要求**　采血后应尽快送检，避免血液中的气体和离子发生变化。如不能及时送检，标本在低温环境中（0 ～ 4℃）保存，待测时间最多可延长到 2h。在待测时间内，血液中的细胞代谢仍在持续进行，会导致血气结果偏差，影响临床判断准确性。

七、局限性

1. 动脉血气监测仅能反映采血时刻患者的呼吸功能和酸碱平衡状态，不能实现连续动态监测。对于病情变化迅速的患者，可能无法及时捕捉病情变化趋势。

2. 采血过程可能给患者带来风险。穿刺部位出血、血肿形成较为常见，尤其是在凝血功能异常或穿刺技术不熟练时。若无菌操作不当，可能引发局部感染，严重时可导致败血症。此外，反复穿刺还会损伤动脉血管壁，增加血栓形成风险。

3. 血气分析的准确性受到多种因素的影响，如样本采集，保存和运输过程中的误差，仪器的校准和维护等。

八、干扰测定结果的因素

1. **温度**　是影响血气分析中 pH，动脉血氧分压（PaO_2）及二氧化碳分压（$PaCO_2$）测定结果的关键因素之一。具体而言，患者体温低于 37℃，虽然其对 pH 和 $PaCO_2$ 影响尚不明确，但对 PaO_2 影响却较为显著，即每降低 1℃，PaO_2 降低 7.2%。倘若患者体温高于 37℃，那么每升高 1℃，就会导致 PaO_2 增加 7.2%，$PaCO_2$ 升高 4.4%，同时 pH 降低 0.015。

2. **采血方法**　在采血中，若用负压抽吸方法，会使血液内原本溶解的气体逸出形成气泡的可能。如若没有排出气泡，一方面可能导致仪器吸入气泡，无法获得监测结果；另一方面，溢出的气泡，也会使测得的血气张力出现假性降

☆☆☆☆

低的情况，从而无法准确反映患者真实的血气状态。

3. 未及时送检 如果标本未在采集后 1min 内送检或不立即降温至 4℃ 以下，测定的 pH 和 PaO_2 将降低，而 $PaCO_2$ 升高。

4. 肝素液稀释 血气标本中肝素的最终浓度为 50U/ml，肝素量过多会造成稀释性误差，但是其并不影响 pH 的测定结果。

5. 液体稀释 标本被输入的液体稀释，特别是从正在监测有创动脉血压的动脉留置导管内抽取标本时，为了杜绝标本被稀释，需要排出压力装置内的液体量。

九、质量控制

1. 完善仪器设备管理制度，血气分析仪器需要进行定期校准、性能验证和维护，确保仪器的稳定和准确性。

2. 需要开展室内质控和室间质评活动，及时发现和纠正潜在的问题，保障血气监测质量。

3. 标本的采集、运输和保存需要建立标准操作规范，病情医护人员应该进行统一学习，并参与考核，从而保证标本质量。

十、血气监测结果

（一）监测指标及意义（表 6-3）

表 6-3 相关监测指标及临床意义

指标	参考值	意义
血液酸碱度（pH）	7.35 ～ 7.45	评价人体酸碱状况的重要指标。酸中毒时 pH ＜ 7.35，碱中毒时 pH ＞ 7.45
动脉血氧分压（PaO_2）	80 ～ 100mmHg（10.64 ～ 13.3kPa）	PaO_2 是反映机体氧供的重要指标，血液向组织供氧并不直接取决于血氧饱和度的高低，而是直接同 PaO_2 的高低有关。正常人的 PaO_2 会随着年龄的增长而进行性降低
动脉血二氧化碳分压（$PaCO_2$）	34 ～ 45mmHg（4.7 ～ 6.0kPa）	是血液中物理溶解的 CO_2 所产生的压力。机体 CO_2 产量、肺通气发生改变都有可能引起 $PaCO_2$ 变化。因此 $PaCO_2$ 主要反映肺泡通气状态，是判断呼吸性酸碱失衡的重要指标
碳酸氢根离子（HCO_3^-）	22 ～ 27mmol/L	是体内重要的缓冲物质，主要反映代谢性酸碱失衡情况
剩余碱（BE）	–3 ～ +3mmol/L	是酸碱平衡中代谢成分的指标，不受呼吸因素的影响，反映代谢性酸碱失衡的程度

续表

指标	参考值	意义
阴离子隙（AG）	8 ~ 16mmol/L	AG 是血浆中非常规测定的阴离子量，包括各种有机酸及无机酸和蛋白。主要用于判断代谢性酸中毒的类型，识别混合型酸碱失衡，特别是三重酸碱失衡有重要意义
总二氧化碳（T-CO_2）	24 ~ 32mmol/L	指存在于血浆中一切形式的二氧化碳总和，它主要还是反映酸碱盐缓冲系统。与（HCO_3^-）相同，它也受 $PaCO_2$ 和氧饱和度的影响
乳酸（Lac）	0.5 ~ 1.8mmHg	升高常提示组织缺氧致无氧代谢增加，如休克、严重心肺疾病等。持续高水平预后往往不佳，及时纠正缺氧和治疗原发病后，乳酸水平下降则提示病情好转
动脉氧饱和度（SO_2）	95% ~ 98%	动脉血中氧和血红蛋白占全部血红蛋白的百分比，反映了血红蛋白和氧结合的程度

（二）异常结果分析

1. **低氧血症**　PaO_2 低于正常范围，可能是由于肺部疾病、心功能不全、贫血等原因引起的。

2. **高碳酸血症**　$PaCO_2$ 高于正常范围，提示通气不足。可能是由于呼吸道阻塞、呼吸肌麻痹、中枢神经系统抑制等原因引起的。

3. **低碳酸血症**　$PaCO_2$ 低于正常范围，提示过度通气。可能由于呼吸频率过快，或者呼吸调节机制受影响时，人体排出二氧化碳过多，血液中二氧化碳含量降低，进而引发该症。

4. **呼吸性酸中毒**　血气监测结果提示，血液 pH 减低。原发因素是由 $PaCO_2$ 升高引起，血浆 HCO_3^- 可正常，当慢性呼吸性酸中毒时，血浆 HCO_3^- 有代偿性增高。常见于呼吸道阻塞、呼吸肌麻痹、中枢神经系统抑制等情况。

5. **代谢性酸中毒**　血气监测结果提示，血液 pH 和 HCO_3^- 明显下降。原发因素是由 HCO_3^- 降低引起，代偿期的血 pH 可在正常范围，但血液 HCO_3^-、BE 和 $PaCO_2$ 会有一定程度降低。常见于糖尿病酮症酸中毒、尿毒症、腹泻等情况。

6. **呼吸性碱中毒**　血气监测结果提示，pH 升高，$PaCO_2$ 降低，其原发因素是由 $PaCO_2$ 降低引起，HCO_3^- 代偿性降低。常见于过度通气、癔症、发热等情况。

7. **代谢性碱中毒**　血气监测结果提示，血液 pH 增高，HCO_3^- 值明显增高。其原发因素是由 HCO_3^- 升高引起，$PaCO_2$ 代偿性增高。常见于呕吐、大量使用利尿剂等情况，常伴有低氯血症和低钾血症。

☆☆☆☆

（三）护理原则

1. 密切关注患者原发病的诊断和治疗，积极主动与医生进行沟通交流，遵医嘱采取治疗措施，促进原发病的有效控制和好转，从根源上改善血气异常状况。

2. 做好生命体征观察，注意关键指标的变化趋势。做好出入量登记。遵医嘱复查血气，动态观察记录水、电解质、酸碱失衡状况。

3. 预防并发症的发生，对在治疗过程可能出现的医源性病症提高警惕，引起重视。比如机械通气过程中可能导致的气压伤、呼吸机相关性肺炎；输注碱性容易过量导致的碱中毒；液体及药物治疗过程中的过量及过敏等问题。

4. 保护患者安全，防止对患者造成意外损伤。

第七节 其他监测

一、血糖监测

血糖监测是确保手术患者生命安全、减少手术麻醉并发症的发生、促进患者术后顺利恢复的重要环节，是确保围手术期手术患者安全的重要措施。通过密切关注患者的血糖变化、选择合适的监测方法、制订合理的监测频率和目标值，可以有效降低手术风险，促进患者康复。

（一）血糖监测的重要性

围手术期血糖异常，包括高血糖、低血糖和血糖波动，都会增加手术患者的死亡率和并发症发生率、延长住院时间、影响远期预后。因此，严密的血糖监测对于手术患者的管理至关重要。

（二）血糖监测方法

1. *指尖血糖监测* 对于一般情况良好的患者，推荐监测指尖血糖（毛细血管血糖）。这种方法简便快捷，能够迅速反映患者的即时血糖水平，通常用于糖尿病患者日常管理血糖，操作方法简单，易于掌握。

2. *动脉/静脉血气监测* 对于危重症、围手术期动脉内血压监测、使用升压药或低血压的患者，必要时可考虑采用血气分析仪进行动脉或静脉血气监测血糖。这种方法更为精确，但操作相对复杂，检测的费用也相对昂贵。

3. *持续葡萄糖监测（CGM）* CGM通过葡萄糖感应器连续监测皮下组织间液葡萄糖浓度，实时监测皮下组织液并提供连续、全面、可靠的血糖信息。CGM能够发现不易被传统监测方法所探测到的隐匿性高血糖和低血糖，尤其适用于需要精确控制血糖的患者。持续葡萄糖检测系统是一种用于监测血糖的先进技术，通常是由传感器、内部程序和接收器构成。传感器可贴于患者的皮肤表面，其表面的微型针头刺入皮下组织，然后将监测到的数据传输给接收器，患者可通过专业接收器或者手机 APP 查看数据，内部程序可将数据整理生成血糖趋势图，更方便直观地了解血糖情况。

（三）血糖监测频率

1. **术前监测**　对于糖尿病患者或糖代谢异常患者，根据血糖控制情况、病情危重程度及治疗需要,血糖监测每天 4～7 次。禁食患者每 4～6 小时监测 1 次。

2. **术中监测**　术中输注生理盐水时，每 2 小时监测血糖 1 次。术中输注胰岛素时，需同时给予葡萄糖注射液，并每小时监测血糖。血糖低于一定水平（如 4.4mmol/L）时，应增加监测频次，减少胰岛素的用量，补充葡萄糖等相应的处理，使患者的血糖水平趋于稳定，降低低血糖带来的并发症发生率。

3. **术后监测**　术后在复苏室内每隔 1～2h 监测血糖 1 次。术后若患者无法进食，应继续给予静脉或皮下胰岛素治疗，并每隔 1～2h 监测血糖 1 次。饮食恢复后，根据患者治疗方案和进食量的大小调整监测频率，使血糖控制在正常水平，有利于患者术后的康复治疗。

（四）血糖监测目标

围手术期血糖监测的目标应根据患者的具体情况而定。一般来说，血糖水平应控制在一定范围内，以避免低血糖和高血糖的发生。具体目标值可参考以下标准：

1. **宽松标准**　适用于普通手术患者，空腹血糖或餐前血糖控制在 8～10mmol/L，餐后 2h 血糖或不能进食时任意时点血糖控制在 8～12mmol/L。

2. **一般标准**　适用于大多数手术患者，空腹血糖或餐前血糖控制在 6～8mmol/L，餐后 2h 血糖或不能进食时任意时点血糖控制在 8～10mmol/L。

3. **严格标准**　适用于精细手术如整形手术等，空腹血糖或餐前血糖控制在 4.4～6.0mmol/L，餐后 2h 血糖或任意时点血糖水平控制在 6～8mmol/L。

（五）护理要点

血糖检测是术中麻醉监测不可或缺的一部分，正确的护理方法直接关系到患者血糖值的准确性，保证患者在手术过程中处于相对安全状态。

1. **选择合适的血糖监测工具**

（1）血糖仪：选择正规途径、正规购买渠道的有品牌血糖仪，这类血糖仪在医院日常工作中用得较多，血糖仪需要定期进行校准维护，保证使用的准确性。

（2）试纸：确保试纸在有效期内，并妥善保存，如试纸规定的温湿度环境下保存，避免试纸暴晒等。

2. **正确的监测方法**

（1）消毒：在采血前，应使用酒精充分擦拭消毒采血部位，保持采血部位的清洁和干燥。

☆☆☆☆

（2）采血：避免在炎症、破损、冻疮等部位进行采血，通常选择手指尖或耳垂。采血时避免过度挤压，以免影响血糖监测结果。

（3）操作：使用适当的采血工具，采血后应再次清洁采血部位，并保持干燥。使用过的采血工具和针头应按照医疗废弃物处理规定妥善处理。

3. 合理的监测频率和时间

（1）监测频率：根据患者血糖控制的情况来决定血糖监测的频率。如果患者血糖控制平稳，可以每周监测 1～2 次；如果患者血糖不稳定，则需要进行三餐前和三餐后 2h 的血糖监测，或者使用胰岛素后依然控制不理想的患者需要更密集的监测。

（2）监测时间：包括餐前、餐后 2h、睡前以及夜间等时段。空腹血糖监测可以反映患者夜间的血糖控制情况，而餐后血糖监测则有助于评估食物对血糖的影响。

4. 饮食管理　饮食管理是控制血糖的重要手段之一，对于糖尿病患者来说，均衡饮食能够帮助其稳定血糖水平。患者在血糖监测前应保持均衡的饮食，控制糖分、脂肪和盐的摄入量，适当增加膳食纤维摄入，减少高糖、高脂肪和高盐食物的摄入。血糖监测前 1d，患者应避免过度进食或空腹时间过长，保持正常的饮食时间。

5. 记录与反馈　每次监测后应记录血糖值，血糖有异常情况及时上报麻醉医师，以便其根据数据评估病情和调整治疗方案。

（六）注意事项

1. 避免低血糖　低血糖可能引起生命危险，必须积极防治。一旦发现低血糖，应立即给予含糖食物或葡萄糖注射液等处理，帮助提高血糖水平，并调整治疗方案。

2. 个体化用药　根据患者的血糖水平、基础胰岛素用量、手术应激大小等因素确定手术过程中患者的胰岛素用量。使用药个体化，量小微调，密切监测，保持患者血糖稳定。

3. 优化循环容量　监测并维持电解质在正常范围内，对于持续静脉输注胰岛素的患者，可考虑同时给予含电解质的液体，以维持水电解质平衡，避免电解质紊乱造成更大的风险。

二、血栓弹力图

血栓弹力图（thrombelastography，TEG）监测是一项重要的临床监测手段，尤其在手术期间对于患者凝血功能的实时评估和管理具有重要意义，能够为临床提供详尽的凝血信息，评估出血风险、指导输血治疗及抗凝治疗等。在临床实践中，应充分发挥血栓弹力图的优势，为患者的手术治疗保驾护航。

（一）血栓弹力图概述

血栓弹力图于 1948 年由德国人 Hartert 发明，是一种在体外模拟人体体内血液凝固动态变化的监测手段。它通过物理方法将血块弹性强度转换成图形表示，能够全面展现凝血块发生发展的全过程，包括纤维蛋白 - 血小板凝血块的形成速度、溶解状态和凝血块的强度、弹力度等。

（二）血栓弹力图的结果解读

血栓弹力图的结果主要基于一系列关键参数，包括反应时间（R 值）、凝固时间（K 值）、最大幅度（MA 值）、角度（Angle 值）以及血栓弹力图（ε）等。这些参数共同构成了对血液凝固和纤溶状态的全面评估。

1. 反应时间（R 值）　R 值代表从检测开始到纤维蛋白开始形成的时间。R 值缩短通常意味着血液处于高凝状态，可能增加血栓形成的风险；而 R 值延长则可能表明凝血功能障碍。

2. 凝固时间（K 值）　K 值反映纤维蛋白形成并达到一定坚固性所需的时间。K 值缩短提示凝血反应迅速，可能伴随高凝状态；而 K 值延长则可能表示凝血因子缺乏或抗凝物质增多。

3. 最大幅度（MA 值）　MA 值代表凝血块形成的最大强度。MA 值增大表明凝血块坚固，可能与血栓性疾病相关；而 MA 值降低则可能提示血小板功能异常或凝血因子缺陷。

4. 角度（Angle 值）　Angle 值反映凝血块形成的速率和强度。Angle 值增大通常表示凝血块形成迅速且坚固，可能伴随高凝状态；而 Angle 值降低则可能表示凝血反应迟缓或凝血因子不足。

5. 血栓弹力图（ε 值）　ε 值代表血栓的弹性大小，与凝血块的稳定性和溶解性密切相关。其具体解读需结合其他参数综合考虑。

（三）血栓弹力图临床意义

血栓弹力图能够全面评估患者的凝血系统功能，帮助医师判断患者是否存在凝血功能异常、出血倾向等。这对于制订个性化的治疗方案具有重要意义。

1. 指导抗凝治疗　通过监测血栓弹力图结果，医师可以了解患者对抗凝药物的反应情况，及时调整抗凝治疗方案，避免抗凝过度导致出血或抗凝不足导致血栓形成。

2. 评估血栓风险　在骨科、妇产科、肿瘤科等高风险科室中，血栓弹力图可用于评估患者术后血栓事件的风险，为预防和治疗提供科学依据。例如血栓性疾病：肾病综合征、尿毒症、冠状动脉粥样硬化性心脏病（冠心病）、心绞痛、心肌梗死、脑梗死、动静脉血栓形成等，R 值及 K 值明显减少，而 MA 值及 ε 值增大。

3. 监测抗凝效果　血栓弹力图能够实时监测抗凝药物的治疗效果，为临床

☆☆☆☆

医师提供实时数据支持，确保药物使用的规范性和有效性。比如凝血因子缺陷性疾病：血友病类出血性疾病，R 值及 K 值显著增加，而 MA 值及 ε 值降低。

4. 评估出血风险　对于严重外伤患者或存在凝血功能障碍的患者，血栓弹力图可以帮助医师评估出血风险，指导血制品的合理使用和抗纤溶治疗。

5. 指导溶栓治疗　对于已经发生血栓的患者，血栓弹力图可用于监测溶栓治疗效果，为治疗方案的调整提供依据。例如纤溶亢进性疾病：原发性纤溶症、弥散性血管内凝血的继发性纤溶，在突发纤溶时，血栓弹力图可示纤溶的强度和速度。与其相关疾病有弥散性血管内凝血，冠心病，冠状动脉粥样硬化性心脏病，静脉血栓形成，弥散性血管内凝血，脑梗死，肾病综合征，原发性纤溶等。

6. 监测血小板功能　血小板在血液凝固过程中起着关键作用。血栓弹力图能够反映血小板的聚集和释放功能，为血小板功能障碍的诊断和治疗提供有力支持。如血小板异常性疾病：原发性和继发性血小板减少症，R 和 K 值增大，而 MA 值和 mε 值降低。血小板功能异常性疾病则 MA 值和 mε 值明显降低。

综上所述，血栓弹力图作为一种全面、准确的凝血功能监测技术，在临床中具有广泛的应用价值。通过详细解读 TEG 结果并结合患者的具体情况进行综合分析，医师可以制订出更加科学、合理的治疗方案，为患者的健康保驾护航。

（四）血栓弹力图监测的应用

1. 术前评估　在手术前，通过血栓弹力图监测可以评估患者的凝血功能状态，判断是否存在凝血功能障碍或出血倾向，为手术方案的制订提供参考依据。

2. 术中监测　在手术过程中，血栓弹力图可以实时监测患者的凝血功能变化，及时发现和处理凝血异常情况，确保手术的安全进行。

3. 术后评估　手术后，患者可能面临出血、血栓等风险。血栓弹力图能够评估患者的凝血功能恢复情况，指导术后治疗和护理方案的制订。

（五）护理要点

1. 患者准备

（1）情绪安抚：采集标本前应向患者做好解释工作，减轻其恐惧和紧张的情绪，避免因情绪波动影响监测结果。

（2）饮食与活动：患者无须空腹，但建议前一餐避免高脂食物，以防影响检测。采集标本前患者应避免剧烈运动，处于安静状态，保证休息 15min 以上。对于使用血小板杯评估抗血小板药物药效的患者，建议在用药 5 ～ 7d 后进行检测。

2. 标本采集　采血准备：采血针直径必须足够，成人常用采血针头为19 ～ 21G 的蝴蝶针，儿童或成人细小静脉采用 23G 针头，以避免血小板和凝血系统的激活。建议使用厚壁双层硅化内壁（无无效腔）真空采血管，如美国BD 真空采血管，以防止激活血小板。血小板被采集前 2h 停止摄入咖啡因，采集前 30min 禁止吸烟。

3. **采血操作**　避免从接触过肝素的留置针、留置管采血，以防外源性肝素干扰检测结果。若必须从此类管路采血，需舍弃更多血液（如 5ml 或 6 倍管腔体积）以减少干扰。采集时应选择粗直弹性良好的血管，避免在输液同侧肢体采血，以防血液被稀释或污染。若双侧手臂同时输液，则应选择输液穿刺点的远心端采血，且避免采血部位距离输液处太近。采集时需一针见血，避免在同一部位反复穿刺导致血小板活化。绑上止血带后避免剧烈拍打抽血部位，止血带使用时间不宜超过 1min，止血带应在针头进入血管后立即松开。

4. **采血量与抗凝**　采血量需按刻度要求抽满，采集量误差应控制在 ±10%，采血量不足将影响检测结果准确性。对于血细胞比容（HCT）异常的患者（如 Hct < 0.25 或 > 0.55），需重新计算抗凝剂量，以防抗凝剂不足或过量而引起检测结果不准确。

5. **标本处理与运送**

（1）标本混匀：标本采集后，至少应将试管颠倒 3 ～ 6 次，充分混匀。混匀动作要轻柔，避免过度振荡导致标本溶血、凝血启动及血小板活化。

（2）及时送检：标本采集后需立即送检，最迟不超过 1h。随着放置时间延长，被激活的血小板会越多，导致 MA 值偏低。

（3）运送注意事项：标本运送途中注意保温和防振荡，低温及振荡都可导致血小板激活，MA 值下降。避免使用气动管道系统进行传输，以防影响检测结果。

（六）围手术期血栓弹力图检测的注意事项

1. **标本采集**　血栓弹力图检测需要使用全血标本，且对采血无特殊要求。但应注意避免溶血和污染，确保标本的质量。

2. **操作规范**　在进行血栓弹力图检测时，应严格按照操作规程进行，确保检测结果的准确性和可靠性。

3. **结果解读**　血栓弹力图的结果需要结合患者的临床情况进行分析和解读，避免孤立地看待检测结果。

— 第 7 章 —
不同麻醉方式的护理

　　临床上，麻醉医师会根据手术的部位、类型及患者的病情综合判断，选择最合适的麻醉方法。常用的麻醉方式有局部浸润麻醉、椎管内麻醉、全身麻醉、神经阻滞麻醉、复合麻醉和联合麻醉等，由于不同麻醉方式的原理和操作方式不同，对麻醉护理的关注重点也不同。

第一节　局部浸润麻醉

　　局部浸润麻醉（regional anesthesia，local anesthesia），又称局麻，是将局部麻醉药（简称局麻药）直接注射到手术部位或周围，暂时性阻断局部感觉神经的传导，产生痛觉消失。局部麻醉对神经传导的这种阻断是完全可逆的，对组织没有任何损害，对患者生理功能影响轻微。因此，局部麻醉是浅表、小手术麻醉的常用方法。一般来说，局部麻醉手术不需要麻醉护士参与，可以由麻醉医师、巡回护士或巡回护士和外科医师一起完成。局部浸润麻醉具有操作简便，安全有效，不影响患者意识，对循环影响轻微，并发症少，快速恢复等优点。

　　局部麻醉的护理要求麻醉护士熟悉局部麻醉的常见方法，具有良好的沟通能力、协调能力，熟悉局部麻醉药的药理学知识，了解使用原则和常见副作用，具备局部麻醉的护理条件。

一、局部麻醉药的分类及临床应用规范

局部麻醉药物的分类通常有两种，分别为按照化学分类和作用时效分类。
（一）按照化学分类
1. **酯类**　代表药物为普鲁卡因、氯普鲁卡因、丁卡因。
2. **酰胺类**　主要包括利多卡因类、布比卡因及罗哌卡因。
（二）按照时效分类
1. **短效型**　普鲁卡因、氯普鲁卡因等。
2. **中效型**　以利多卡因为主要代表。

3. **长效型**　丁卡因、布比卡因、罗哌卡因等。

（三）局部麻醉药物的用药基本原则

1. 遵循最低有效浓度原则。

2. 严格控制给药总剂量。

3. 注射前必须回抽验证。

4. 避免药物过量使用。

（四）延长麻醉时效的方法

1. 加入肾上腺素（1 : 200 000）。

2. 加用麻黄碱（1 : 500 000）。

3. 通过血管收缩延缓吸收。

4. 血管收缩剂禁忌证：心血管系统异常者、甲状腺亢进患者、末梢循环重要部位、气道黏膜表面用药、服用三环类抗抑郁药者。

二、麻醉药的常见副作用和预防措施

局麻药的常见不良反应可分为局部不良反应和全身不良反应。局麻药的不良反应不仅与高度敏感和过敏反应密切相关，更多原因是药物剂量过高、注射速度过快、误入血管等。

1. **高敏反应**　患者对局麻药的耐受性存在很大的个体差异。对于部分高敏体质的患者，低剂量的局麻药就可能引发毒性反应。如果在使用较小剂量或低于常规剂量时就出现早期毒性反应，应警惕对药物的高度敏感性。一旦发现严重全身不良反应，应立即停止给药，并采取相应的处理措施。

2. **变态反应**　局部麻醉药物的过敏反应相对较少，仅占总的不良反应的 2%。局麻药发生过敏反应的症状可能包括皮肤荨麻疹、皮肤瘙痒、呼吸不畅、气道水肿、支气管痉挛、低血压等，甚至可能更严重危及生命的并发症，如急性肺气肿和心力衰竭。对于临床上的局麻药过敏反应，尤其是伴有血流动力学剧烈波动及气道水肿致呼吸抑制的患者，需迅速识别并采取恰当的治疗措施，以避免危及生命的严重后果，其中抗过敏药的正确应用至关重要。

一般情况下，酯类局麻药的过敏反应发生概率高于酰胺类药物。使用时应密切观察病情，发现过敏反应时应立即停药，并避免使用同类药物以防交叉过敏。对于高敏患者，可考虑通过结膜或皮内试验评估过敏风险。若发生过敏，应使用抗过敏药物、支气管扩张剂，并在必要时通过气管插管或气管切开维持呼吸。若出现过敏性休克，参考过敏性休克的救治流程，首选肾上腺素皮下注射。若出现呼吸或心搏骤停，应立即进行心肺复苏。

3. **中枢神经毒性反应**　当局麻药因使用超量、浓度过高、注射过快、误入血管或注射部位血供丰富而吸收过快时，可导致血中局麻药浓度在短时间内迅

☆☆☆☆

速上升，引起一系列全身毒性反应。根据毒性反应的轻重，可出现舌唇发麻、头晕、头痛、耳鸣、视物模糊、言语不清、精神错乱、肌肉震颤、发绀、昏迷、心搏减慢、呼吸和心搏停止等症状。在进行局部麻醉的时候，配合使用轻度的全身麻醉，有助于降低局部麻醉药对中枢神经系统的有害影响。

4. 心脏毒性反应　在常见的局麻药导致的全身反应中，中枢神经系统的毒性反应往往早于心脏的毒性反应，但对于强效的局麻药布比卡因，情况则恰恰相反，需要高度警觉。布比卡因引发的心脏毒性表现出以下几个显著特性：①心脏毒性往往不可逆且难以恢复；②心律失常多为致死性，包括室性心律失常和致死性心律失常等；③伴有缺氧、酸中毒和高钾血症时，心脏毒性反应明显增强；④孕妇对心脏毒性更敏感。

在救治由布比卡因引发的心脏毒性反应时：①首先应纠正酸中毒、缺氧、高钾血症；②使用药物支持心肌正变力；③心室颤动使用电动除颤器和溴苄铵；④利多卡因能降低室性心动过速的触发阈值，从而加剧心脏的毒性反应，因此，不宜使用利多卡因来治疗布比卡因引发的室性心律失常。

5. 局麻药毒性反应的预防和治疗措施

（1）预防：局麻药潜在的毒性反应不容忽视，为了确保医疗安全，应严格遵循局麻药的使用原则和积极预防。

1）首先需要严格控制局麻药的浓度和剂量，采用最低有效浓度和最低有效剂量，严禁超剂量使用。

2）在血供丰富部位注射局麻药时，局麻药溶液中添加肾上腺素或麻黄碱，可延缓吸收和延长作用时间。

3）防止局麻药误入血管。

4）控制用药。特别是对体弱多病的患者进行局部麻醉时。

5）注射全部剂量前，先注射试验剂量，见无毒性反应后再注射剩余剂量。

6）重视毒性反应的初期症状的观察。如果出现类似症状，应立即停止注射并进行急救处理。

7）行局部麻醉前适当应用镇静药巴比妥（1～2mg/kg），可提高痉挛阈值，预防毒性反应。

（2）治疗：局麻药毒性反应的处理

1）立即停止使用该药物。

2）惊厥时，应适当约束患者，保护患者，注意伤害，避免事故发生。

3）吸氧，辅助呼吸。

4）改善静脉回流，治疗心律失常，稳定血流动力学。

5）镇静：硫喷妥钠50～100mg，地西泮2.5～5.0mg等，使用效果快的巴比妥类药物。

6）必要时使用肌松药物控制肌肉痉挛，气管插管控制呼吸。

7）加快麻醉药排出，及时补充液体，使用利尿剂，必要时进行血液透析。

8）呼吸、心搏骤停时，要积极进行心肺复苏。

三、局部麻醉

广义上，局部麻醉通常按照阻滞的部位不同被分为四类：表面麻醉、局部浸润麻醉、区域阻滞麻醉及神经传导阻滞麻醉。神经传导阻滞麻醉又细分为神经干阻滞、椎管内麻醉（包括硬膜外阻滞及蛛网膜下腔阻滞）。静脉局部麻醉和肿胀麻醉实际上也是一种局部麻醉方式。在外科手术中，局部麻醉往往与全身麻醉或基础麻醉联合使用，可相互取长补短，发挥各自的优势。

（一）表面麻醉

表面麻醉是最简单的一种局部麻醉，是将具有高渗透性的局麻药喷洒到黏膜，直接接触黏膜，从而让这些药物穿过黏膜，阻断黏膜表面的感觉神经末梢，实现局部麻醉的效果。在刺激来源于上皮组织的情况下才显示出效果，它仅能缓解黏膜的不适感。

目前市面上主要用于表面麻醉的局部麻醉药物是高度水溶性的丁卡因（常用浓度为 0.5% ～ 1%）和一些具有复合配方的局部麻醉药制剂，它们具有很强的皮肤穿透能力。例如复合表面麻醉配方 EMLA（eutectic mixture of local anesthetics）和混合制剂 TAC（tetracaine adrenaline cocaine）。EMLA 是由 5% 的利多卡因和 5% 的丙胺卡因盐基混合而成，TAC 是由 0.5% 的丁卡因和 10% ～ 11.8% 的可卡因，按照 1∶200 000 的比例混合含肾上腺素制成的。

在进行表面麻醉之前，可以使用抗胆碱药，以减少分泌物，使黏膜保持干燥，增加表面麻醉效果。在进行表面麻醉的过程中，局部麻醉药通过黏膜吸收的速度与通过静脉注射的速度相当，特别是通过气管和支气管喷雾法的吸收速度最为迅速，因此需要严格监控剂量。

1. 在眼科手术中，眼角膜的神经末端与眼球的表面非常接近，因此大部分的眼科手术都可以在这种表面麻醉的条件下进行。利用膜囊，我们可以保存 2 滴局麻药，这被认为是最佳的给药方式。术中如果局部麻醉药不足，则应使用局麻药物补充麻醉药剂量。在进行眼科手术的表面麻醉过程中，患者平躺，并滴入 0.25% 的丁卡因 1 ～ 2 滴。接着，让患者闭上眼，每隔 1 ～ 2min 滴药一次，重复 3 ～ 5 次，这样可以获得理想的麻醉效果。一般情况下，麻醉的效果可以维持 30min，但当手术持续时间过长，导致麻醉效果下降或完全消失时，可以再次使用。

2. 在进行鼻腔手术的表面麻醉时，患者平躺，首先将棉片浸泡在 1∶1000 的肾上腺素注射液中，挤干后使用喷雾器喷洒或直接浸入 2% ～ 4% 的利多卡

☆ ☆ ☆ ☆

因或 0.5% ～ 1% 的丁卡因，挤掉多余的局部麻药，然后将棉片贴在鼻甲和鼻中隔之间，作用时间 3 ～ 5min。待局部浸润吸收完全即可进行局麻操作。也可以直接使用喷雾器，将浓度适宜的局部麻醉药喷洒到需手术区域。

3. 在进行咽喉、气管和支气管的表面麻醉时，如胃镜、纤维支气管镜检查或在清醒气管插管，这种表面麻醉技术经常被采用。在进行食管镜或胃镜检查的过程中，为了减少内镜插入可能导致的恶心反射，可以将浸泡在局部麻醉药中的棉片放置在喉部的侧壁上，然后将其贴在扁桃体后梨状隐窝的侧壁和前壁上，约 1min 后，就可以达到麻醉的效果。对于咽喉部手术和气道狭窄等患者，可以先用局部浸润麻醉剂对黏膜做预处理，再注入全麻药进行镇静。在进行气管镜、支气管镜的检查或在需要清醒气管插管时，可以采用咽喉和气管内的喷雾法来进行表面麻醉。此外，还可以通过环甲膜穿刺注射局麻药，可以确保药液在气管黏膜上均匀分布，这有助于减少内镜或气管导管插入后可能出现的呛咳反应。

在进行环甲膜穿刺时，患者应保持平躺并轻微向后仰，确保穿刺区域清晰可见。首先，在环状软骨与甲状软骨之间定位环甲膜的位置，并对穿刺点进行严格消毒处理。然后，使用 22G、长度为 3.5cm 的针头，垂直刺入环甲膜。突破气管前壁时，患者可能会感到落空感。若回抽无血液，可见气泡时，则可以迅速注入 2% 利多卡因 2 ～ 3ml 或 0.5% 丁卡因 2 ～ 4ml，确保药物在气管黏膜上均匀分布。注射完成后，立即拔出针头，用无菌棉签按压穿刺点，并鼓励患者咳嗽，帮助麻醉药物在气管内均匀广泛地分布。整个过程应确保患者保持屏气状态，避免咳嗽、吞咽或讲话，以防针头损伤气管后壁或发生其他不良反应。

（二）局部浸润麻醉

局部浸润麻醉是一种通过沿手术切口分层注射局麻药来阻断组织内神经末梢的技术，旨在使局部麻醉药物在目标区域内达到有效浓度，以提供持久的麻醉效果。这种技术是在传统局麻的基础上，通过调整剂量和注射方式来增强麻醉效果，尤其适用于需要较长时间的浅表手术。在选择局部浸润麻醉药物时，除了考虑手术的持续时间外，还需要关注患者对局麻药的耐受性。利多卡因是一种常用的局部浸润的局麻药，具有中等时效性。通常使用的浓度为 0.5% ～ 1%。当利多卡因中加入肾上腺素后，可以有效延长麻醉效果，可持续作用 2 ～ 3h，成人单次注射的最大剂量可达 400mg。这使得利多卡因在临床手术中被广泛使用，尤其适用于较长时间且需要较强麻醉效果的操作。

局部浸润麻醉时，通常使用 24 ～ 25G 皮内注射针头将麻醉剂注入皮肤，先形成白色橘皮状皮丘；然后使用 22G 稍长的贯通针头，将麻醉剂层状注入皮肤。如果需要对较远组织或较大范围进行麻醉，可以在上次浸润部位重新穿刺，以减轻穿刺时的疼痛。特别注意，避免在癌肿或感染部位进行注射，且在神经末梢分布较多的区域，要注意麻醉药物的用量，操作时如有需要可调整针头方向或位置。

（三）区域阻滞

区域阻滞麻醉是一种通过在手术区域周围注入局部麻醉药物来阻断神经传导的麻醉技术。与局部浸润麻醉相比，区域阻滞麻醉能够覆盖更大范围的区域，通常适用于较大或较复杂的手术，如肿瘤切除。此方法通过精准的药物注射，能够有效麻醉目标区域，减少对周围组织的影响，从而确保手术的顺利进行。

在实施区域阻滞麻醉时，局麻药常利用超声引导技术被注入在神经干或神经根周围，具体注射位置和药物选择需要根据手术的性质及患者的具体情况进行调整。常用的麻醉药物包括利多卡因、布比卡因和罗哌卡因等。操作时同样要特别小心避免将麻醉药物注射到血管内或感染区域，以防止引发不良反应。

区域阻滞麻醉的优点在于其麻醉效果精准且可控，能够避免不必要的麻醉扩展到周围组织，减少副作用，同时保证患者在手术过程中的舒适性。正确的操作技巧和解剖知识是保证其效果和安全性的关键。

（四）神经阻滞麻醉

详见本章第四节神经阻滞的麻醉护理部分。

（五）静脉局部麻醉

静脉局部麻醉（Bier 阻滞）是一种通过在肢体近心端使用止血带结扎，并在肢体远心端注射局部麻醉药物的方法。这种技术主要用于四肢的小型手术，通常适用于手术时间不超过 2h 的成人患者。其原理是通过阻断肢体止血带以下区域的神经传导来实现麻醉，从而使患者在手术过程中无疼痛感。

静脉局部麻醉的主要优点之一是对心血管系统影响较小，因此可以安全地应用于心脏功能相对较弱的患者。此外，由于局麻药物仅作用于特定肢体区域，因此它是一种相对安全且高效的麻醉方法。然而，这种方法也有一定的风险。在手术结束后，当放松止血带时，局部麻醉药物可能迅速回流到全身循环（特别是回流到心脏），导致药物浓度过高，可能引发毒性反应（如低血压、呼吸抑制或心律失常等）。因此，静脉局部麻醉未被普遍使用。

四、局部麻醉护理

（一）术前护理要点

在手术前，麻醉护士的访视至关重要，旨在确保患者在手术过程中获得最佳麻醉护理，并减轻其紧张和焦虑情绪。访视开始时，护士首先进行自我介绍，并简要说明其职责，以建立与患者的信任关系。接着，护士会详细查阅患者的病历，特别关注过敏史、慢性疾病和麻醉史等关键病史，以确保麻醉方案的安全性和适应性。

☆☆☆☆

　　护士还应核对患者的术前检查结果，确保所有必要的检查（如血常规、心电图等）已完成。同时，提醒患者遵守术前禁食和禁水的要求，以减少手术中并发症的风险。在此过程中，护士会倾听患者的疑虑和担忧，并通过解释麻醉过程、手术安全性及术后恢复的注意事项来帮助患者放松和增强信心。为了更好地满足患者的个性化需求，麻醉护士会协助麻醉医生制订适合患者的麻醉方案，并讲解术后疼痛管理及恢复期的注意事项，确保患者能够理解术后可能出现的反应及应对方法。此外，护士会再次核对患者身份、手术部位等关键信息，确保无误，并对患者进行最后的术前心理疏导，为手术的顺利进行创造最佳条件。

　　麻醉护士或巡回护士在准备手术间所需的物品和药物时，必须确保手术室内的所有物品已准备就绪，仪器和设备处于正常工作状态，并对灭菌物品进行检查以确认其符合标准要求。务必保证急救工具和急救箱的正常运作，并确保所有药物均已备齐。在进行局部麻醉之前，常用的药物（如苯二氮䓬类和巴比妥类药物）应作为常规备药，以提高身体对局部麻醉药物毒性反应的阈值，特别是对于体质较弱的患者。

　　（二）手术中的护理要点

　　1. 进入手术室后，向患者主动问好，调整适宜的手术室温湿度，并确认患者前一天的饮食、睡眠、用药等情况，必要时适当限制活动以避免从床上摔下。

　　2. 根据病历填写手术安全检查表。按照检查表上的项目和程序，与外科医师、麻醉医师一起逐一检查患者身份、手术方式、手术部位等，确认患者身份、手术、麻醉信息。

　　3. 介绍参与手术的医护人员，并说明麻醉过程中的合作要点。安慰患者以避免紧张和焦虑情绪，并努力争取患者的支持和配合。

　　4. 按照麻醉医师的指示，打开静脉通道、连接监控仪，并帮助麻醉医师建立麻醉体位。

　　5. 遵医嘱准备局部麻醉前药和麻醉相关药物（包括局部麻醉药）。配药时应严格执行"三查七对"原则。提取药品后应及时标明药名、浓度、日期等信息。医师在需要时再次检查后使用。

　　6. 记录麻醉后麻醉药的使用情况，协助麻醉医师测试麻醉效果，注意观察麻醉药是否有相关副作用，记录生命体征数据。

　　7. 如果局部麻醉有效果，则经过第二次安全检查后再开始手术。麻醉效果不理想时，则进行心理护理并报告医师，根据指示准备增加麻醉剂量或改变麻醉方法。

　　8. 做好手术室的环境管理，并轻言轻行以减少噪声干扰。

　　9. 在手术过程中，如果出现与局部麻醉药有关的不良反应，则应积极配合医师立即参与急救，并按照麻醉医师的指示执行相关操作及创建抢救记录。

（三）术后麻醉护理要点

1. 手术后，整理患者的衣服以保护隐私，帮助医师将患者搬到床上并完成第三次安全核查。

2. 整理文件并按照麻醉医师的指示将患者送往麻醉恢复室、病房或重症患者室。

3. 护送患者时应随身携带简易呼吸球囊和面罩，并始终保持在患者头部的位置。整个护送过程中应密切观察患者反应，以防止发生意外事故。

4. 确保与负责接收患者的护士进行有效交接，并进行详细记录。

5. 宣教患者和其家属局部麻醉后的注意事项，让他们了解监护仪的生命体征数据和紧急情况下的求救方法等。

6. 麻醉用水及医疗废物按规定分类处理，并登记设备使用情况。

第二节　椎管内麻醉

椎管内麻醉始于 19 世纪 90 年代，经过不断完善和总结，已成为现代麻醉的重要组成部分，是中国最常见的麻醉方法之一。麻醉专业护士需深入了解椎管内麻醉的解剖特征和生理基础。椎管内麻醉是将麻醉药物注射到椎管的蛛网膜下腔或硬膜外隙，阻滞脊神经根，从而在该神经根所控制的特定区域产生麻醉效果。依据注射的具体位置，椎管内麻醉可以分为蛛网膜下腔麻醉（也被称为脊麻或腰麻）、硬膜外阻滞、腰硬联合麻醉及骶管阻滞麻醉。

一、椎管内麻醉的解剖学和生理学基础

（一）脊柱解剖结构与麻醉学意义

1. **椎骨构成及生理曲度**　脊柱总计由 33 个椎骨构成，包括颈椎（$C_1 \sim C_7$）、胸椎（$T_1 \sim T_{12}$）、腰椎（$L_1 \sim L_5$）、骶椎（$S_1 \sim S_5$）及尾椎（$Co_1 \sim Co_4$）。生理性脊柱曲度表现为颈段及腰段前凸，胸段和骶段后凸。

2. **椎骨基本结构**　每节椎骨主要由椎体（corpus vertebrae）及椎弓（arcus vertebrae）构成。椎弓包括椎弓根（pediculus）和椎板（lamina），共同围成椎管（canalis vertebralis）。关节突（processus articularis）具有关节面，与相邻椎骨形成小关节。椎弓根切迹（incisura vertebralis）构成椎间孔（foramen intervertebrale）。

3. **椎管后部韧带系统**　后部韧带结构由深至浅依次为：

（1）黄韧带（ligamentum flavum）：富含弹性纤维，连接相邻椎板。

（2）棘间韧带（ligamentum interspinale）：连接相邻棘突。

（3）棘上韧带（ligamentum supraspinale）：纵行纤维束，连接 C_7 至骶骨。

☆☆☆☆

4.椎管穿刺解剖要点　棘突走向因节段不同而异。

（1）$C_1 \sim T_4$：水平走向，需垂直进针。

（2）$T_4 \sim T_{12}$：呈覆瓦状排列，需头侧45°～60°进针。

（3）$L_1 \sim L_5$：近水平位，可垂直进针。

（4）骶管：经骶裂孔（hiatus sacralis）垂直进针。

5.脊髓终末与马尾　成人脊髓圆锥（conus medullaris）终止于$L_1 \sim L_2$椎间隙，全长42～45cm。L_2以下椎管内仅含马尾神经（cauda equina），为蛛网膜下腔阻滞的最佳穿刺区域。因此，行蛛网膜下腔阻滞时多选择第二腰椎以下的间隙穿刺以避免脊髓损伤。

（二）椎管内麻醉的生理基础

1.蛛网膜下腔阻滞的作用机制　经腰椎穿刺将局麻药注入脑脊液中，作用于脊神经根，而非直接作用于脊髓实质。局麻药通过阻断前后根神经传导，实现感觉、运动及自主神经功能的阻滞。

2.神经阻滞进程　阻滞按以下顺序依次发生：交感神经纤维；温度感觉纤维（寒觉→温觉→温度辨别）；痛觉纤维（慢痛→快痛）；触觉纤维；运动神经纤维；压觉及本体感觉纤维。

3.阻滞平面差异　各类神经纤维阻滞平面呈现规律性差异：交感神经阻滞平面较感觉神经高2～4个节段；感觉神经阻滞平面较运动神经高1～4个节段。

4.硬膜外阻滞的药理特征　局麻药在硬膜外间隙呈多向性扩散：经椎间孔形成椎旁神经阻滞；通过蛛网膜绒毛阻滞脊神经根；跨越硬膜进入蛛网膜下腔产生迟发性脊髓阻滞。

5.阻滞效应决定因素

（1）容量：影响阻滞范围的关键要素。

（2）浓度：决定阻滞深度和持续时间。

（3）高浓度：完全阻滞。

（4）低浓度：选择性感觉阻滞，适用于分娩镇痛。

6.硬膜外阻滞临床应用特点　硬膜外阻滞具有以下优势：可在任意脊椎节段实施；通过调节药物浓度和容量精确控制阻滞范围；可实现感觉 - 运动分离阻滞。

（三）椎管内麻醉对全身系统的影响

1.对循环系统的影响

（1）局麻药阻滞胸腰段自主神经，引起血管舒张和心血管功能改变。

（2）交感神经阻断导致容量血管扩张，外周阻力降低，静脉回流减少。

（3）心动过缓与迷走神经相对优势及心脏加速纤维抑制有关。

（4）心排血量下降与心肌收缩力减弱和静脉回流量减少密切相关。

（5）血压调节受年龄和基础血管张力影响，老年及高血压患者风险增加。

2. 呼吸系统的变化

（1）呼吸功能受阻滞平面和运动神经阻断程度的双重影响。

（2）高位阻滞可致肋间肌麻痹，影响胸式呼吸，但基础通气仍可维持。

（3）呼吸储备能力下降主要与腹肌功能障碍和辅助呼吸肌麻痹相关。

（4）咳嗽反射减弱增加了呼吸道分泌物潴留和呼吸道梗阻风险。

3. 消化系统效应

（1）交感神经阻滞致迷走神经优势，导致胃肠蠕动增强。

（2）术中恶心呕吐发生率超过 1/5，需重视预防和处理。

（3）肝脏灌注随血压下降而减少，与血压降低程度呈正相关。

4. 泌尿系统改变

（1）肾脏自身调节机制可维持基本功能，临床影响较小。

（2）膀胱括约肌收缩和逼尿肌松弛导致暂时性排尿功能障碍。

二、蛛网膜下腔阻滞的护理

蛛网膜下腔阻滞（脊麻）是通过将局部麻醉药物注射到蛛网膜下腔内，从而产生麻醉效果的技术。它主要作用于脊神经根、背根神经节和脊髓表面区域，用于各种原因引起的腰背部疼痛、麻痹性瘫痪和术后镇痛。根据麻醉范围的不同，脊麻可分为鞍麻（局限于肛门会阴区）和单侧腰麻（局限于一侧下肢）。这种麻醉方式特别适用于老年患者或患有呼吸系统疾病、不能耐受全身麻醉的患者。脊麻的优点包括快速起效、较低药物用量、效果持久、经济且简便，适用于下肢及下腹部手术，提供了一种安全高效的麻醉选择。然而，成功的脊麻依赖于医师的经验与技术，以确保减少并发症的风险。

（一）适应证和禁忌证

无论是哪一种麻醉技术，其适应证和禁忌证都具有相对性，蛛网膜下腔阻滞也不是例外。选择合适的适用于不同患者或病情变化而改变的适宜麻醉药物是至关重要的。在选择药物时，除了要考虑其固有的适应性和禁忌证，还需要根据麻醉医师的专业技能、患者的整体健康状况及手术的具体需求来作出决策。

1. 适应证

（1）下腹部手术：阑尾手术、疝气手术。

（2）肛门和会阴手术：痔疮切除术、肛瘘切除术、直肠肿瘤切除术、前庭囊肿切除术、阴茎睾丸切除术等。骨盆手术有妇产科和泌尿科进行的手术，子宫摘除、膀胱摘除、尿道摘除、开放性前列腺摘除等。

（3）下肢手术包括四肢骨、血管、截肢及皮肤移植手术。

2.禁忌证

（1）精神病、重度神经症和小儿等不能合作的患者。

（2）重度低出血患者。这样的患者由于脊麻后，血压突然下降，心脏也会突然停止跳动。术前访视时一定要注意出血、脱水、营养不良等情况。尤其要测定血容量的状态，仔细进行检查，防止事故发生。

（3）凝血功能异常的患者。凝血功能异常的人，穿刺部位出血导致血肿，蛛网膜下腔出血，严重时下半身瘫痪。

（4）穿刺部位有炎症或感染者，腰麻会导致致病菌流入蛛网膜下腔，有引发急性脑脊膜炎的危险。

（5）中枢神经系统疾病，特别是脊髓和脊椎肌病变患者，麻醉后长期瘫痪。怀疑颅内高压的患者也是禁忌的。

（6）有脊椎外伤或严重腰痛病史者，禁止椎管内麻醉。有脊椎畸形的人，当解剖结构发生异常时，必须谨慎使用椎管内麻醉。

（二）蛛网膜下腔阻滞的麻醉护理

在实施椎管内麻醉时，为了不可预知的危险，都必须准备气管插管设备和急救药品、物品，这点麻醉护理人员必须特别注意。

1.麻醉穿刺前护理

（1）在麻醉医师的指导下，对患者进行访视，了解患者是否适合腰麻，是否有腰麻禁忌证。如有禁忌证者，应提前拟定适宜的麻醉方案。

（2）术前、麻醉前用药用量不宜过多。使患者保持清醒状态，帮助确定阻滞的平面。

（3）准备专用的蛛网膜下腔穿刺套件。

（4）麻醉设备：麻醉机、吸引器、人工通气器械、气管插管工具、气管导管及其他急救用品，应急使用。将手术台调整到所需位置。

（5）麻醉剂：用于脊麻的麻醉剂安瓿必须与其他分开包装，否则会对患者造成潜在的危害。麻醉剂必须严格无菌，以防止脊髓腔感染引起的严重并发症。添加葡萄糖以增加麻醉剂的比重，但数量也必须准确，需与麻醉医师确认。准备其他抢救药品，如阿托品、麻黄碱和肾上腺素。

（6）认真填写手术安全检查表。核查患者身份、手术部位、手术方法、知情同意书等内容。

（7）心理护理：麻醉医师和巡回护士解释手术室环境，解释蛛网膜下腔麻醉的目的，缓解紧张，取得患者的配合。

（8）检查患者备皮、局部麻醉剂过敏试验及术前药物使用（名称、剂量、方法）、血液准备及禁食、禁食情况；备消毒剂、生理盐水和胶带。

穿刺前必须确保静脉通道畅通，观察和监护生命体征。

2. 穿刺时的护理　蛛网膜下腔穿刺体位分为侧卧位或坐位，一般首选侧卧位。护理人员协助麻醉医师将患者摆放在一个相对舒适的体位。

（1）侧卧姿势，左右摆好体位，双手抱膝，大腿紧贴腹壁。头部向胸部弯曲，背部向后呈拱状，使棘突间隙张开，便于穿刺。背部与床垂直，手术台边缘平坦。重比重液的情况下手术侧位于下面，轻比重液的情况下手术侧放在上面。

（2）坐位穿刺，臀部与手术台边缘平齐，双脚放在凳子上，双手屈膝，低头，背部向后伸展。这种体位需要辅助人员的帮助，以防止患者改变体位。如果患者在座位上出现头晕或血压变化等症状，应立即仰面躺下，经处理后改用侧卧位穿刺。

3. 穿刺部位和消毒　皮肤必须彻底消毒，从上到肩胛骨下角，从下到尾椎，从两侧到腋后线。消毒后，在穿刺点处需铺孔巾或无菌单。穿刺前，护士会用无菌水清洗手套上的滑石粉，以防止化学刺激物进入蛛网膜下腔。穿刺部位皮肤上的碘必须用 75% 乙醇溶液擦拭。操作时贯彻无菌技术，尽量不要用手指握住针主体和导管尖端。

4. 穿刺与护理配合　穿刺时，麻醉护士必须在操作者身边，随时给予帮助。有两种常见的蛛网膜下腔穿刺术。

（1）正中入路法：用 0.5% ～ 1% 的利多卡因在穿刺点浸润皮肤内、皮下、刺间的韧带层。用拇指和两根手指固定穿刺部位。将 24 ～ 26G 的穿刺针放在棘突间隙中点上，与背部垂直进针。缓慢进针，仔细体会针尖处的阻力变化。当针穿过黄韧带时，会产生阻力突然消失的落空感，继续推进常有第二个落空感。这意味着针头穿透硬膜和蛛网膜，进入蛛网膜下腔。

（2）旁正中入路法：于棘突间隙中点旁开 1.5cm 处作局部浸润。穿刺针与皮肤成 75° 对准棘突间孔刺入，经黄韧带及硬脊膜而达蛛网膜下腔。本法可避开棘上及棘间韧带，特别适用于韧带钙化的老年患者或脊椎畸形或棘突间隙不清楚的肥胖患者。

针尖进入蛛网膜下腔后，拔出针芯即有清亮的脑脊液流出。如是使用 25G 的穿刺针，应耐心等待 20 ～ 30s，以使脑脊液流出。如未见流出可旋转针杆 180°，经此操作仍无脑脊液流出者，应重新穿刺。

连续蛛网膜下腔阻滞在老年患者或功能衰竭患者中具有显著的优势。与单次给药相比，连续给药能够更平稳地控制麻醉深度，减少血流动力学波动，从而降低术中血压剧烈变化的风险，尤其适用于此类体质较弱的患者。此外，连续给药还可以有效延长术后镇痛时间，减少疼痛感知，改善患者的术后恢复体验。在实施过程中，采用较小的穿刺针和细导管（如 22G 或 25G）能够降低脑脊液外漏引起的头痛发生率，但仍需注意操作细节，避免过度牵拉或压迫导管，确保顺利导入和拔除。此外，虽然采用连续给药可以避免一次性给药过量的风险，但仍应时刻关注患者的反应，确保麻醉的深度与手术需求匹配。

尽管连续蛛网膜下腔阻滞技术具有许多优势，但也并非没有挑战。导管插入可能会遇到一定的阻力，拔管时要特别小心，以防导管断裂或过度拉扯引起不必要的损伤。总之，连续蛛网膜下腔阻滞在老年或功能衰竭患者的麻醉管理中起着关键作用，但需要麻醉医师对操作过程中的细节保持高度关注，以确保麻醉效果的最大化和并发症的最小化。

5. 穿刺结束后的麻醉护理　麻醉药注入蛛网膜下腔后，必须在短时间内调节麻醉面，使其达到手术所需的范围，避免阻滞平面过高。这是蛛网膜下腔阻滞操作技术中最重要的技术。麻醉护士应了解影响麻醉面调节的因素和麻醉面调节方法，协助麻醉医师完成麻醉工作。

阻滞平面是指皮肤感觉消失的界限。临床上常用棉签测量或温度衰减的方法。也可用手测量皮肤触觉的消失，还可以用针轻刺皮肤测量痛觉，观察运动神经麻痹的进展情况，也有助于了解其作用范围。

蛛网膜下腔阻滞平面受到多种因素的影响，其中，局部麻醉药的剂量和比重、椎管的形态及给药时患者的体位是最关键的因素。其他的因素包括：患者的年龄、体位、身高，腹部压力的变化，以及麻醉药的特性、剂量、浓度、密度、pH，还有注射的速度和针尖的斜口方向等。

患者的体位和局部麻醉剂的比例是调整麻醉面的两个主要因素。将局部麻醉剂注入脑脊液后，较重的比重液会移动到较低的部位，较轻的比重液会移动到较高的部位。重比重液会停留在注射部位附近。因此，在坐姿注射的情况下，较轻的比重液容易在头部扩散，阻滞面较高。而侧卧位手术时（如全髋置换术），选用等比重液或轻比重液可为非下垂侧提供良好的麻醉。但是体位的影响主要发生在 5～10min 内。过了这个时间，药物与脊柱内神经充分结合，使体位调节作用失效。四个脊柱的生理性弯曲在仰卧时，L_3 椎体部位最高，T_6 部位最低。在 L_2～L_3 进行穿刺注射的话，在仰卧之后，药物会随着脊柱的倾斜移动到胸部，所以麻醉面会变高。如果穿刺 L_3～L_4 或 L_4～L_5 的间隙，患者平躺后，药物多向骶骨方向移动，穿刺部位和下肢麻醉效果比较好，麻醉平面过低。腹部手术时穿刺点最好也选择 L_2～L_3 的间隙。下肢或会阴肛门的穿刺点一般位于 L_3～L_4 间隙。一般来说，注药速度越快，麻醉范围越广，相反，给药速度越慢，药物越集中，麻醉范围越小（特别是比重较低的液体）。一般来说，每 5 秒注射 1ml 是合适的，但是利多卡因容易扩散，注射还可以减慢，鞍区麻醉时，注射速度可减至每 30 秒 1ml，以使药物集中于骶部。穿刺针斜口方向（Whitacre 针）对麻醉药的扩散和平面的调节有一定影响，斜口方向向头侧，麻醉平面易升高；反之，麻醉平面不宜过多上升。

6. 术中麻醉护理　蛛网膜下腔阻滞后，会引起一系列生理紊乱，其变化程度与截断平面密切相关。平面越高干扰越大，所以必须充分注意平面调整，仔细观察病情变化并采取应对措施。

（1）血压下降，心率变慢：当蛛网膜下腔阻滞的平面超过 T_4 时，血压下降很常见，但大多数发生在用药后 $15 \sim 30min$。因此，麻醉护士必须在注射后的 40min 内密切观察患者的生命体征。血压下降时心脏搏动次数也会同时变慢，严重时导致脑血流不足，出现恶心、呕吐、脸色苍白、焦虑等症状。

血压的降低程度由阻滞平面的高低决定，与患者心血管功能的补偿状态、是否伴有高血压、血量不足、酸中毒等密切相关。从补充血容量开始，如果没有效果，则使用血管活性剂（麻黄碱、甲基苯丙胺等），直到血压升高。心脏搏动缓慢的患者，静脉注射 $0.25 \sim 0.3mg$ 阿托品，以降低迷走神经的张力。

（2）呼吸抑制：胸段脊神经阻断引起的肋间肌麻痹、微弱的胸式呼吸。严重时患者潮气量减少，咳嗽无力，不能发声，甚至缺氧发绀。需要快速高效的纯氧吸入。如果发生了全脊麻而导致血压突然下降、呼吸心搏骤停时，必须马上开展抢救，进行气管插管人工控制呼吸、采取维持循环的应急措施。

（3）恶心呕吐：恶心呕吐的诱因有以下三点：①血压突然下降，脑血流量急剧减少，呕吐中枢兴奋；②迷走神经功能亢进，胃肠蠕动增加；③手术牵引内脏。如果患者出现恶心和呕吐，确认麻醉面是否过高，血压是否下降，并采取措施。停止手术也可以减少对迷走神经的刺激或进行自主神经阻滞，通常能获得良好的效果。如果这些措施仍然不能抑制呕吐，可以考虑服用异丙嗪和氟哌啶醇等药物来抑制呕吐。

7. 手术结束时的护理

（1）手术结束后，重新评估麻醉平面，对还没有完全恢复感觉的四肢和阻滞区域部分进行保温保护。连续腰麻的患者，因为导管很细，在拔掉导管的时候，为了防止导管断裂，可以躺下来放松肌肉，轻柔地拔掉。穿刺部位用无菌纱布和胶带适当固定。

（2）与复苏室、重症监护病房或普通病房的值班护士交接手术患者的病情。需向患者家属及本人讲明由于手术刺激及麻醉性镇痛药的作用对肠蠕动可能有一定影响，因此需要禁食、禁饮至肠蠕动恢复，去枕平卧 6h，有情况及时通知医师和护士。

（3）清理麻醉剂和麻醉品，处理医疗废物。

（4）麻醉所使用的药物、一次性用品等记入账本。

（5）手术后 $1 \sim 2d$ 内，访视患者是否有头痛、恶心、呕吐、腰痛、尿潴留、穿刺部位感染、肢体活动障碍或局部感觉异常等副作用，对麻醉并发症进行跟踪随访，及时汇报给麻醉医师，并根据主治医师的指示，进行相应的处理。询问患者对整个麻醉过程的满意度，便于以后改进工作。

☆ ☆ ☆ ☆

三、硬膜外阻滞的护理

硬膜外阻滞是一种常见的区域性麻醉技术，通过在硬膜外间隙注入局部麻醉药物来阻滞脊神经根，暂时麻痹相应的神经支配区域。

硬膜外阻滞麻醉主要有两种方法：单次法和持续法。单次法是在一次穿刺后将全量的局麻药注入硬膜外间隙，产生麻醉效果。这种方法控制性较差，易发生严重并发症，因此不推荐使用。持续法是在单次法的基础上进一步发展，通过在硬膜外间隙置入专用的塑料导管，根据手术需要分次注药，延长麻醉时间，降低并发症风险。持续硬膜外阻滞已成为临床上常用的麻醉方法之一。

根据阻滞的脊神经根部位，硬膜外阻滞又可分为高位、中位、低位和骶管阻滞等类型。麻醉医师会根据具体手术情况选择合适的阻滞部位和给药方案，以达到理想的麻醉效果。

（一）适应证和禁忌证

1. 适应证

（1）外科手术：由于硬膜外穿刺范围从颈部到腰部，可以通过药物阻断相应脊神经支配区域，理论上适用于除头部以外的所有手术操作。从安全性角度来看，硬膜外阻滞主要适用于腹部及更下位的手术，如泌尿系统、妇产科和下肢手术。

但是，硬膜外阻滞在颈部、上肢和胸部的应用相对复杂，需要格外谨慎，以避免对脊髓造成损害，引发呼吸循环衰竭等严重并发症。此外，一些适用于蛛网膜下腔阻滞的手术也可以采用硬膜外阻滞麻醉。

（2）镇痛：硬膜外阻滞在镇痛方面有广泛应用。

在妇产科领域，硬膜外阻滞是分娩镇痛最有效的方法。通过阻断支配子宫的交感神经，可以有效减轻子宫收缩引起的疼痛。阻滞强度可以通过调节局部麻醉剂浓度或添加阿片类药物来调节，即使需要剖宫产或使用产钳，也可以通过调整剂量实现所需的阻滞效果。对于妊娠高血压患者，硬膜外阻滞还可以帮助调节血压水平。

在术后镇痛方面，硬膜外麻醉剂和阿片类药物的联合应用是最常见的方法，可以达到最佳镇痛效果，并最大限度地减少并发症。

对于癌性疼痛，神经破坏性药物硬膜外注射也可以用于缓解疼痛。而对于慢性疼痛，硬膜外注射麻醉剂和激素虽然可以治疗，但长期效果并不确切。

总的来说，硬膜外阻滞在妇产科、术后镇痛及癌性疼痛等领域都有广泛应用，是麻醉医师常用的重要镇痛手段。

2. 禁忌证

（1）局部感染：如皮肤感染、脊柱感染等，这可能导致细菌进入硬膜外隙，引发脑脊膜炎等严重并发症。

（2）凝血障碍：包括服用抗凝药物、血小板减少症等，会增加硬膜外穿刺时出血的风险。

（3）脊柱畸形：如脊柱侧弯、脊柱结核等，可能导致穿刺困难或无法准确定位。

（4）患者拒绝：如果患者对硬膜外麻醉有恐惧或拒绝接受，则不应强求。

（5）血液系统疾病：如白血病、淋巴瘤等，可能增加感染和出血的风险。

（6）神经系统疾病：如多发性硬化、肌无力等，可能增加神经损伤的风险。

（7）严重低血压：如休克等，可能导致脑缺血、脑损伤。

（8）严重脊柱畸形：如脊柱骨折、脊柱肿瘤等，可能导致穿刺困难或无法准确定位。

（二）硬膜外麻醉术前护理

1. 评估患者情况，了解既往史、用药情况，排查麻醉禁忌证。确定硬膜外麻醉是安全可行的。

2. 术前及麻醉前用药应适量，保持患者清醒状态，有利于确定麻醉平面。

3. 硬膜外穿刺所需物品，如穿刺针、导管、注射器等，并进行高压灭菌。

4. 调整麻醉机、吸引器、呼吸机等急救设备，以备不时之需。

5. 选择适宜的局麻药，如利多卡因、丁卡因、布比卡因或罗哌卡因，并根据需要加入肾上腺素。

6. 认真填写手术安全检查表，做好术前准备。

7. 医护人员耐心解释手术流程，缓解患者焦虑情绪。

8. 检查患者禁食情况、过敏史及术前用药情况。

（三）硬膜外穿刺操作期间的护理

1. 护士协助医师确定穿刺点，协助患者取适当体位。

2. 穿刺时护士密切配合医师，给予支持。

3. 确认进入硬膜外隙后，护士协助置入硬膜外导管。

（四）硬膜外给药后的护理

1. 建立静脉通路，密切监测生命体征。

2. 解释可能出现的感觉异常，如背部发凉等。

3. 注入试验剂量，观察有无蛛网膜下腔阻滞。

4. 根据医嘱分次注入局麻药，直至达到手术要求。

（五）手术期间的麻醉护理

1. 注药后 5 ～ 10min 内，观察感觉阻滞范围。

2. 密切监测生命体征，如血压、呼吸等变化，及时处理。

3. 根据手术部位和患者情况，调整麻醉药物浓度和剂量。

☆☆☆☆

（六）硬膜外麻醉术后护理

1. 测量残留麻醉平面，保护尚未完全恢复的感觉区域。

2. 对需要硬膜外镇痛泵的患者，根据医嘱准备镇痛泵及药液，并连接至硬膜外导管，防止药液外漏。

3. 无须镇痛时，医师拔除硬膜外导管，护士以无菌敷料和胶带固定穿刺点。

4. 根据医嘱和患者情况，将患者转运至麻醉恢复室、ICU 或普通病房。

5. 转运过程中保持静脉通路畅通，准备应急药品和设备。

6. 交接至恢复室、ICU 或病房的值班护士。

7. 其他护理工作：整理麻醉药品和一次性用品。处理医疗废弃物。记录麻醉药品和一次性物品使用情况。

8. 术后观察与随访：密切观察是否出现并发症，如头痛、恶心呕吐、腰痛、尿潴留、感染、肢体活动受限等。特别注意是否有硬膜外血肿，一旦发现及时向麻醉医师报告并采取相应措施。根据医嘱拔除硬膜外镇痛泵，并询问患者对整个麻醉过程的满意度，为未来改进提供参考。

四、骶管阻滞的麻醉护理

骶管阻滞是一种硬膜外阻滞技术，通过穿刺骶裂孔，注入局部麻醉药于骶管腔，阻滞骶脊神经，常用于直肠、肛门及会阴部手术，也可应用于婴幼儿及学龄前儿童的腹部手术。

骶裂孔和骶角是骶管穿刺的重要解剖标志：摸清尾骨尖，向头侧 4cm 处可触及一弹性凹陷，即为骶裂孔。骶裂孔两侧可触及蚕豆大小的骨质隆起，即为骶角。两骶角连线的中点即为穿刺点。髂后上棘连线位于第二骶椎平面，为硬脊膜囊终止部位，穿刺针如越过此线，存在误入蛛网膜下腔而发生全脊麻的风险。对于小儿患者，更需要进行充分而扎实的麻醉护理，确保手术顺利进行。

（一）骶管阻滞前的护理配合

1. 在麻醉医师指导下，对患者进行病史采集和体格检查，评估其是否适合接受骶管阻滞麻醉，排查禁忌证。

2. 根据手术部位和性质，评估骶管阻滞麻醉的安全性和可靠性。

3. 尽量减少术前及麻醉前药物的用量，保持患者清醒状态，有利于确定阻滞平面。

4. 准备无菌穿刺器械：连续硬膜外麻醉注射管、硬膜外针、皮肤穿刺针、玻璃接管、注射器等，经高压蒸汽灭菌。现有一次性硬膜外穿刺包。

5. 准备急救设备：气管导管插管设备、氧气设备等，以备发生脊髓麻痹时急救。

6. 准备麻醉设备：麻醉机、吸引器、人工呼吸器等，并调整手术床位。

7. 准备局部麻醉药物。

8. 填写手术安全检查表，核对患者信息、手术部位、手术方式等。

9. 向患者介绍麻醉医师、巡回护士及手术室环境，说明骶管阻滞麻醉的目的，缓解患者焦虑情绪，获得配合。

10. 检查患者的备皮、麻醉过敏试验、术前用药、禁食情况，确保各项准备就绪。

（二）穿刺期间的麻醉护理

1. 穿刺期间的麻醉护理配合

（1）麻醉护士需要在操作者身边，随时提供协助。

（2）确定穿刺点后，护士协助将患者摆放在合适的体位，便于操作者进行穿刺。

（3）在穿刺前，应为患者建立静脉通路。

2. 骶管穿刺技术

（1）患者可取侧卧位或俯卧位。侧卧位时，腰背尽量后弯，双膝屈曲；俯卧位时，在骨盆下垫高枕头，使骶管区突出。

（2）在骶裂孔中心做皮内小丘，垂直刺入皮肤，感觉到接触骶尾韧带有弹性阻力，稍作前进即可进入骶管腔。

（3）针头可适当倾斜 30°～45° 向尾部，继续前进 2cm 即可到达骶管腔。此法适用于脑脊液漏及术后昏迷患者。

（4）抽吸无阻力，注入生理盐水或空气也无阻力，证明针头位于骶管腔内。在无蛛网膜下腔阻滞的情况下，可注入相应药物。

（5）也可置入硬膜外导管，实施连续性骶管阻滞。

3. 穿刺技术要点

（1）准确掌握针头进针角度和方向是成功的关键。

（2）如遇到骨质阻碍，应退针调整角度，避免剧烈疼痛和损伤骶管静脉丛。

（3）骶管内静脉丛丰富，增加了穿刺损伤和出血风险，也易导致局麻药物快速吸收而产生毒性反应。

（4）如抽吸出大量回血，应放弃骶管阻滞，改为腰硬联合麻醉。

（5）约 20% 的患者存在骶管解剖异常，10% 有骶裂孔畸形或闭锁，此类患者不宜选择骶管阻滞。

4. 新技术发展　近年来，超声引导下的骶管穿刺越来越普及，麻醉护理人员需掌握相关知识和技能。

（三）穿刺后麻醉护理

1. 穿刺后的麻醉护理

（1）立即建立静脉通路，连接监测设备，密切观察患者生命体征。

☆☆☆☆

（2）注意观察可能出现的感觉异常，如背部寒冷、肢体感觉障碍等，确保患者充分放松。

2. 试验剂量注射

（1）在确认患者准备就绪、环境安全后，注入 3～5ml 试验剂量。

（2）提醒医师连接过滤器，以降低误入蛛网膜下腔的风险。

（3）通过观察阻滞效应和血压变化，评估患者对药物的耐受性，为后续用药提供指导。

（4）如出现严重头痛等症状，可适当补充局部麻醉或静脉麻药。

3. 正式注射

（1）观察 5～10min，未见蛛网膜下腔阻滞迹象，可每 5 分钟注射 3～5ml 麻药，直至达到手术要求的阻滞范围。

（2）密切监测有无明显低血压或循环抑制，一旦出现应立即停止注射并记录并发症。

（3）成人推荐剂量通常为 20～30ml。

总之，麻醉护理人员在骶管阻滞过程中，需密切监测患者生命体征，评估麻醉效果，及时发现并处理并发症，确保手术顺利进行。

（四）骶管阻滞术中麻醉护理

1. 手术过程中应密切关注麻醉平面，持续监测病情变化。

2. 及时采取相应处理措施，以防止由于对手术部位不熟悉或操作不当而出现并发症。

（五）手术后的麻醉护理

1. 手术结束后的护理

（1）再次评估感觉阻滞范围，对尚未完全恢复的区域进行保温保护。

（2）对需要硬膜外镇痛泵的患者，根据医嘱准备镇痛泵及药液，并正确连接硬膜外导管，预防药液渗漏。

（3）对不需要镇痛的患者，移除硬膜外导管，并采取无菌敷料及固定措施。

2. 患者转运及监护

（1）根据医嘱及患者情况，将患者转运至麻醉恢复室、重症监护室或普通病房。

（2）无并发症且情况良好的患者，可直接转入普通病房。

（3）转运过程中，保持输液通畅，备好应急药品、设备及氧气，预防意外发生。

3. 交接及物品管理

（1）在各监护区域进行交接。

（2）整理麻醉药品及耗材。

（3）记录使用的药品及一次性用品。

（4）处理医疗废弃物。

4. 术后并发症监测

（1）密切观察 1 ～ 2d 内可能出现的并发症，如头痛、恶心呕吐、腰痛、尿潴留、穿刺部位感染、肢体活动受限或感觉异常等。

（2）特别注意是否出现硬膜外血肿，一旦发现立即向麻醉医师报告并采取适当治疗。

（3）根据医嘱移除硬膜外镇痛泵，并询问患者对麻醉全过程的满意度，以持续改进。

总之，麻醉医师在骶管阻滞麻醉术后，需要密切监测患者情况，做好相关护理，预防并发症，确保患者安全顺利恢复。

第三节　全身麻醉的护理

麻醉学正逐步向围手术期医学方向发展，麻醉护理也随之向围手术期护理领域拓展。在围手术期，麻醉护理的核心任务和目标是围绕患者需求，提供全面、细致、个性化的服务，以确保患者在整个手术过程中的安全和舒适。麻醉护士的职责已不仅仅局限于手术室内，还应在围手术期的各个环节中发挥重要作用，确保麻醉顺利进行，并协助麻醉医师管理术前、术中和术后的各项工作。因此，麻醉护理工作中，必须加强对麻醉护理人员的全面、系统的培训，并根据不同类型患者的具体情况，制订个性化的麻醉护理计划，以提高麻醉管理的整体效果。优质的麻醉护理不仅包括基础的麻醉护理措施，还应注重各项护理活动的条理性、精细化和人文关怀。在围手术期麻醉护理中，除了常规的基础护理，还应特别关注患者的心理状态调节、术前术后饮食指导、术后并发症的预防等，以优化患者的治疗效果。应根据患者的不同健康状况提供个性化的护理方案，确保患者在麻醉过程中的安全与舒适。

全身麻醉根据药物使用方式的不同，通常分为全吸入麻醉、全静脉麻醉和静吸复合全身麻醉。虽然这几种麻醉方式在药物选择和操作流程上有所差异，但其核心目标是相同的——通过有效的麻醉手段使患者在术中处于无意识、无痛的状态，从而确保手术的顺利进行。麻醉护理实践中的核心任务是围绕这些麻醉方法的特点，保障患者的安全与舒适，确保麻醉过程中各项护理措施的落实。

全身麻醉的护理主要包括术前麻醉评估、术中麻醉监控及术后恢复与并发症管理等环节。

一、全身麻醉前的护理

手术前麻醉护理是全身麻醉手术中最基本和最重要的环节，具体如下。

☆☆☆☆

（一）麻醉前访视

详见第 2 章。

（二）麻醉物品准备

术前，根据麻醉访视结果，结合患者手术类型及麻醉医师制订的麻醉方案，准备全身麻醉所需的设备，药品，器具，耗材及其他可能使用的特殊设备，详见第 3 章。

二、全身麻醉中的护理

手术中的麻醉护理是保障整个全身麻醉手术安全的关键环节，需要麻醉护理人员时刻保持高度的责任心和严谨的工作态度。

（一）全身麻醉前准备

1. 麻醉设备的检查：包括气源、麻醉机、挥发器、麻醉回路、呼吸机、二氧化碳吸收器及钠石灰状态的检查；观察输气管道是否通畅，有无异物或阻塞现象。检查监护仪的状态，确保功能正常。

2. 气管插管器具准备：检查气管插管器具是否齐全，确保正确的管型。拟进行经鼻插管的患者必须检查鼻腔的状况，并做鼻腔准备。根据麻醉医师的要求，提供开放气道和气管插管所需的特殊设备，如插管喉罩、纤维支气管镜等。

3. 安抚患者，缓解其紧张情绪，如果进行清醒气管插管，需要特殊配合，充分解释，获得患者同意。与麻醉医师、巡回护士一起制作手术安全检查表，确认患者身份、手术部位、手术方式，注意事项等。

4. 检查患者的备皮、麻醉过敏试验和手术前用药情况（名称、剂量、方法）、血液准备和禁食、禁饮情况。

5. 监测设备设置：密切观察患者病情和生命体征，并记录在麻醉记录表上。根据医师的指示进行体液治疗，注意三查七对。

6. 准备麻醉诱导药物和必要的急救药物，并贴上标签。使用标准配药，急救药品稀释标准同质化。所有用过的液体瓶（袋）、安瓿可与其他药物分开储存，并在患者离开后进行处理。

（二）麻醉诱导期的麻醉护理要点

1. 维持手术室环境安静　实施手术室噪声分贝监测与控制，营造专业医疗环境。

2. 执行专业医疗沟通　采用标准化医疗沟通程序，确保团队信息传递准确性和及时性。

3. 避免非必要交谈　降低环境应激源，预防患者心理应激反应和血流动力学波动。

4. 麻醉诱导时协助麻醉医师采用标准麻醉体位　采用改良 Jackson 体位，

头部后仰 30°，优化气道轴线对位。

5. 静脉通路建立　评估外周静脉条件，建立 16 ～ 18G 静脉通路，确保输液系统的通畅性和密闭性。

6. 预充晶体液　根据容量预负荷方案，输注平衡盐溶液 5 ～ 10ml/kg。

7. 遵医嘱分次给药

8. 持续监测诱导期的生命体征　持续监测心率、血压、血氧饱和度及脑电双频指数变化。

9. 气道管理过渡　实施 3min 预给氧去氮化，维持氧合指数＞ 300mmHg，以确保插管期的充分氧供。

三、麻醉维持期的麻醉护理要点

麻醉维持期的麻醉护理重点在于生命体征和手术过程的监测，防止血流动力学的剧烈波动和意外事件的发生。

1. 呼吸系统监测　动态调节潮气量 6 ～ 8ml/kg，呼吸频率 12 ～ 14 次 / 分，维持 $P_{ET}CO_2$ 35 ～ 45mmHg。

2. 维持足够的麻醉深度　监测 BIS 值 40 ～ 60，调节吸入性麻醉药物浓度或静脉麻醉药物输注速率。

3. 体内环境　实施目标导向液体治疗，维持血流动力学稳定及组织灌注，及时血气分析，实时监测内环境。

4. 规范记录　执行麻醉记录实时填写，包括药物使用、生命体征变化等。

5. 并发症预防　建立快速反应机制，准备急救设备与药品，制订应急预案。

四、全身麻醉复苏期的护理

手术完成后，尽管麻醉药物已经停止输注，但麻醉人员仍需继续履行职责。此时，麻醉进入恢复期和复苏期，患者的转运方式可能因具体情况而有所不同。有部分患者需要转入其他科室继续治疗或康复，而另一部分则需等待复苏和恢复生命体征。麻醉护理工作人员在完成患者的转运程序，并与 ICU、PACU 和病房的交接签字归还之后，还需要对手术室内的麻醉设备和麻醉用品进行妥善管理，并为第 2 天的回访做好充分准备。由于麻醉是一项精细而又复杂的工作，需要护士具有高度责任心和丰富的临床经验。因此，手术后的麻醉护理涵盖了复苏和恢复期的护理，以及手术后的麻醉护理。

全身麻醉复苏期管理是指从停用麻醉药物到意识完全恢复的过渡期的生理功能监测与管理，主要包括以下要点：

1. 停用麻醉药物　终止静脉麻醉药物的输注，关闭挥发性麻醉剂气化器。

2. 高流量氧气清除残余麻醉气体　使用 100% 氧气以 8 ～ 10L/min 流量清

除麻醉呼吸回路残余麻醉气体。

3. 神经肌肉功能监测　使用 TOF 刺激监测评估肌松药残余效应，确保 T4/T1 比值 > 0.9。

4. 气道管理策略　评估气道反射、自主呼吸功能恢复情况，实施分级气道保护方案。

5. 持续监测生命体征　实时动态监测生命体征参数，建立预警机制和应急预案。

6. 血氧饱和度　经皮血氧饱和度持续监测，维持 $SpO_2 \geq 95\%$。

7. 血压监测　无创血压监测，维持平均动脉压 $\geq 65mmHg$。

8. 心率监测　心电图持续监测，观察心律失常及血流动力学变化。

9. 呼吸监测　呼吸频率、潮气量及二氧化碳分压监测评估通气功能。

10. 意识状态　使用 Steward 评分系统或其他镇静评分方法，评估患者的意识清醒程度，以及对指令反应及定向力。

11. 气道保护　评估咳嗽反射、吞咽功能及气道分泌物清除能力。

12. 运动功能　评估肢体活动能力、肌力恢复及协调性。

13. 呼吸系统并发症防治　预防喉痉挛、支气管痉挛，监测呼吸抑制。

14. 循环系统并发症防治　维持血流动力学稳定，预防心律失常及血压波动。

15. PONV 管理　术后恶心呕吐预防及治疗方案的制订与实施。

16. PACU 观察　标准化术后恢复室监护流程及护理质量控制体系。

17. ICU 监护　危重患者术后重症监护指征评估及转运标准制定。

18. 病房护理　交代常规病房术后护理要点及并发症预防措施。

19. 标准化记录　麻醉恢复期护理文书规范化填写及质量控制。

20. 持续改进　基于 PDCA 循环的麻醉护理质量持续改进管理模式。

21. 个体化方案　根据患者具体情况制订个性化术后康复护理方案。

第四节　神经阻滞的麻醉护理

一、概述

神经阻滞麻醉是一种将局部麻醉药注射到特定神经干或神经根附近，通过阻断该神经支配区域的感觉和运动功能的麻醉方法。此种麻醉方法属于局部麻醉的一种，通常在患者清醒状态下进行，麻醉过程需要准确定位针头插入点，因此需确保针头插入部位充分显露并符合手术要求。例如，在实施腋路臂丛神经阻滞时，患者应将患肢外展 90°，屈肘并使前臂外旋，呈现"行军礼"的姿势。为了判断麻醉效果，需要实时评估患者的感觉反馈，因此患者必须能够清晰表达自己的感知，神经阻滞麻醉通常应用于配合良好的清醒患者。对于儿童或合作度较差的患者，可在适当镇静后进行麻醉，并辅以神经刺激仪或超声设备的引导。

神经阻滞所使用的麻醉药物与一般局部麻醉药物相似，选择药物时通常考虑阻滞部位、手术持续时间、患者耐受性等因素。在进行神经阻滞麻醉时，麻醉护士需要对神经支配区域和局部解剖结构有充分了解，熟悉常见的神经阻滞技术，同时掌握超声设备和神经刺激仪的操作技巧。

（一）超声

超声成像技术基于不同组织对声波的反射差异形成图像。最初应用于麻醉领域的是心脏血流量监测，随着技术的发展，超声已广泛应用于动静脉穿刺、末梢神经阻滞、急诊评估等多个领域。进行周围神经阻滞时，通常使用高频探头进行超声引导，因其具有较好的轴向和横向分辨率，适用于浅表小型结构的成像；若需阻滞较深的神经，可选用低频探头以提供更深的成像。超声图像的深度可以通过操作面板上的旋转按钮调整，且可通过调节时间补偿键来弥补组织穿透时的能量衰减，从而获得更清晰的图像。彩色多普勒技术可用来评估血管内血流，并帮助区分神经和血管结构。神经组织通常呈低回声特征，而神经周围的结缔组织可能导致神经呈现高回声。

（二）神经刺激器

神经刺激器是一种利用电流刺激神经的仪器，通过向针头传导脉冲，当针头接近末梢神经时，运动神经支配的肌肉会出现颤动，借此确定针头的准确位置。神经刺激器通常由电刺激发生器、电极、连接线和穿刺针组成，电流可调节为 0.1 ~ 10.0mA，频率为 0.5 ~ 1Hz。电极连接至针尖及其周围的组织，电流刺激会引发肌肉的颤动反应，麻醉医师可通过此反应来确定针头的位置。使用神经刺激器时，应熟悉局部解剖学，如末梢神经的分布，并严格按照常规进行穿刺部位的定位、标记、消毒及麻醉药物的注射。

在使用神经刺激器辅助神经阻滞时，需从 2mA 的电流开始刺激，根据肌肉的反应调整针头位置，逐步减少电流至最小（0.5 ~ 1.0mA），此时若出现强烈的肌肉颤动，可判定针头已接近神经，接着小量注射麻醉药物。如果没有观察到血液回流或脑脊液漏出，且患者无剧烈疼痛反应，则可以确认针头位置正确，随后注入所需的麻醉药物。

二、神经阻滞麻醉的护理

（一）术前麻醉护理要点

1. 术前访视　麻醉护士应在术前一天的下午对患者进行访视，评估患者的身体状况及相关检查结果。访视内容包括详细病史、术前检查结果、既往麻醉

☆ ☆ ☆ ☆

史及患者当前的治疗现状。重点关注患者是否存在心血管、呼吸系统或其他严重并发症，检查是否有异常的术前检查结果。同时，需要评估患者的生理和心理状态，特别是配合度及穿刺部位的皮肤状况。详细了解患者的麻醉史，尤其要注意是否有局部麻醉药物的不良反应及其严重程度和处理情况。麻醉护士还应向患者解释神经阻滞麻醉的相关特点，帮助其理解配合体位的操作要求，缓解患者的心理压力，减轻焦虑感。

2. **手术室物品与药品准备**　麻醉护士或巡回护士负责检查手术室物品的齐全性和器械设备的功能是否正常，确认灭菌物品符合标准。在进行神经阻滞手术时，若采用神经刺激器或超声引导，还需检查相关设备的功能状态。此外，确保急救设备和急救药箱的配备齐全且有效。对于需要持续神经阻滞的患者，镇痛泵的功能必须正常。药品准备包括麻醉药物、术前用药（如苯二氮䓬类、巴比妥类药物）、急救药品等。还需要准备全身麻醉所需的器械和药物。

（二）术中的麻醉护理

1. **超声波引导神经阻滞药物准备**　进行超声波引导神经阻滞时，需准备高频探头、皮肤清洁消毒剂、棉签、纱布、贯通针、覆盖探头的无菌薄膜、无菌黏合剂、穿刺部位的 1% 利多卡因麻醉药、无菌手套、麻醉剂及注射器等物品。

2. **神经刺激器引导神经阻滞药物准备**　采用神经刺激器引导穿刺时，需准备神经刺激器及配套的穿刺针、电极片、皮肤清洁消毒剂、棉签、纱布、无菌手套、局麻药物、无菌注射器等。

3. **麻醉操作及护理配合**　在进行神经阻滞时，患者应保持适当体位并协助麻醉医师进行操作。护士需记录麻醉药物的使用情况，与麻醉医师共同测试麻醉效果，并密切观察是否出现药物相关副作用。生命体征应持续监测并记录，以确保患者安全。

4. **麻醉效果评估及手术开始**　神经阻滞成功后，应根据手术安全检查清单进行第二次核查，确认无误后方可开始手术。如果麻醉效果不理想，麻醉护士需及时与麻醉医师沟通，进行心理疏导，并根据医嘱调整麻醉剂量或更换麻醉方法。

（三）术后麻醉护理要点

1. **术后患者护理**　手术结束后，麻醉医师和护理人员应协作完成患者随身物品的清点与整理，并保护患者隐私。此时，患者的舒适与安全仍是护理的重点。对于接受连续神经阻滞术后镇痛治疗的患者，麻醉护士需再次确认神经阻滞导管的固定情况，确保其牢固，防止导管松脱或移位。还需检查镇痛泵是否正常工作，确保药物输注顺畅无阻，以防止泵故障导致镇痛效果不佳。

2. **患者转运**　在准备将患者转移至推床上时，应依据手术安全检查单进行第三次安全检查，确保患者安全后方可转移至其他区域，如麻醉恢复室或病房。

　　3. 文件和资料整理　麻醉护士需仔细整理所有相关文件和记录，并根据医师的指示将患者安全转送至麻醉恢复室、病房或重症监护室。

　　4. 转运过程监护　在护送患者的过程中，护士应携带简易呼吸球囊和面罩，始终保持位于患者头部位置，密切观察患者反应，防止突发状况的发生。

　　5. 交接班及记录　确保与接收患者的护理人员进行充分的交接，准确记录患者情况，确保信息的准确传递。

　　6. 患者及家属教育　向患者及其家属详细说明术后局麻后的注意事项，教导他们如何识别监护仪上的生命体征数据，并提供如何在紧急情况下发出求救信号的指导。

　　7. 设备与废物处理　麻醉用物、医疗废物应按规定分类处理。所有器械和设备需及时归位，设备的使用情况需进行登记。

第 8 章

胸外科麻醉护理

第一节　单肺通气技术

单肺通气（OLV）是胸外科麻醉的基本技术之一，其应用已经有 60 多年的历史，往前可以追溯到 Carlen 发明双腔管的年代。单肺通气早期应用的目的主要在于隔离患侧肺，避免健侧肺被血液、呼吸道分泌物等污染。20 世纪 90 年代以来，随着微创技术的迅猛发展，胸腔镜手术在临床上的比重日益增大，单肺通气的应用也更加广泛，常用于各种胸部手术操作中实现肺隔离和肺保护。在胸腔镜手术中，术侧的肺萎陷至关重要，单肺通气有助于展现更佳的外科手术视野，提供更好的手术操作空间，同时，减少外科操作引起肺组织牵拉所造成的肺损伤。

一、单肺通气适应证

单肺通气在临床上的绝对适应证主要包括：①当一侧肺发生出血或肺部感染时，隔离患侧肺可以保护正常的对侧肺组织免受影响；②当发生气管胸膜瘘正压通气困难时，单肺通气可防止患侧肺漏气，保证健侧肺实现正压通气；③一些涉及气管或主支气管的特殊手术，如肺袖式切除术或气管隆嵴切除术；肺泡蛋白沉积症需要支气管肺泡灌洗时，同样需要单肺通气肺隔离技术。

单肺通气的相对适应证主要包括：术侧肺需要实现肺萎陷的手术操作，如胸腔镜下的肺部手术、食管手术或纵隔手术等。

二、单肺通气的方法

临床上单肺通气肺隔离的方法很多，主要包括双腔支气管导管（以下简称双腔管）、支气管封堵器、单腔支气管导管等。在这些方法中，临床上最常用的是双腔管和支气管封堵器。

（一）双腔管

1.双腔管（DLT）的设计　双腔管主要分为有隆突钩双腔管（Carlens 管和

White 管）和无隆突钩双腔管（Robertshaw 管）。目前，更为常用的双腔管为 Robertshaw 双腔导管，"D" 型管腔大而光滑，无小舌钩，有左、右型。这种类型气管导管的优点为：①无小舌钩，插管容易；②管腔为 "D" 型，易通过吸痰管；③支气管气囊为蓝色，纤维支气管镜定位识别方便。从气管树的解剖而言，左主支气管与主气管的夹角虽然较大，但由于左主支相对较长，支气管套囊充气时不容易阻塞左上叶开口，也比较容易固定。相反，右主支气管与主气管夹角较小，插入比较方便，但由于右上叶支气管开口比较早，右主支到右上叶支气管之间的距离较短，因此右侧支气管在设计时，套囊被制作成特殊的 "S" 形，防止套囊充气时堵塞右上叶气管开口，同时套囊远端有一个开口可对准右上叶支气管通气。此外右上叶开口位置有 3% ～ 5% 存在变异，甚至开口于主气管，需要注意观察 CT 片。由于这些解剖上的原因，右支双腔管相对左支而言，放置进入右主支气管更容易，但对位相对更难，术中因手术操作发生相对位移的可能性更大。而左支双腔管因支气管角度原因，容易误入右主支气管，但对位更容易。不过，随着纤维支气管镜的普及，在纤维支气管镜下对气管导管进行引导和定位，让双腔管的放置和定位较以往更加方便和准确。

2. 双腔管的选择　一般来说，右侧开胸手术应选择左支双腔管，左侧开胸手术选择右支双腔管。但由于右侧双腔管常因解剖原因使右上叶通气不良或双肺不能有效分离，故左侧开胸在不涉及左主支气管时也可选左侧管。一些特定情况下，如气管、支气管的通畅程度、狭窄、外压、成角等改变对双腔管的选择也有影响。

常用双腔管的尺寸包括 41F、39F、37F、35F、32F、28F。DLT 管体外径参考值，左 41 Fr DLT 的管体外径为 14 ～ 15mm，导管支气管端外径为 10.6mm 左右；左 39 Fr DLT 的管体外径和导管支气管端外径分别为 13 ～ 14mm 和 10.1mm；左 37 Fr DLT 分别为 12 ～ 13mm 和 10.0mm；左 35 Fr DLT 分别为 11 ～ 12mm 和 9.5mm。双腔管大小的选择中，气管内径和拟插侧支气管内径值至关重要。对气管内径值的测定，以往研究认为与年龄和身高相关：气管内径值 = 0.032× 年龄（岁）+0.072× 身高（cm）－ 2.043。近些年一些研究表明，根据测量患者术前 CT 及三维成像下气管、隆突部位双侧支气管的内径值更有助于确定导管的大小。利用 CT 片个体化选择双腔支气管导管的方法，既减少个体差异对导管选择的影响，且可预知可能的困难插管和困难到位。实际工作中选择双腔支气管导管大小时，主要看拟插侧支气管的内径。目前，男性基本选择 37F 或 35F 双腔管，女性选择 35F 或 32F 双腔管，部分亚洲矮小女性，可能需要选择 28F 双腔管，对于这些特殊体型的患者，术前应结合 CT 片中的测量结果进行选择，避免导管过粗无法插管或到位，以至反复插管，增加气道和咽喉并发症的发生。

☆ ☆ ☆ ☆

3. 双腔管的深度 双腔管除了尺寸的选择，还要考虑插入的深度。目前临床上判断深度主要是根据听诊或在纤维支气管镜下进行。理想的左支双腔管的深度，是纤维支气管镜下支气管套囊位于左总支，且不堵塞左上叶的开口；而右支双腔管，支气管套囊位于右总支之下，不堵塞右上叶开口，且套囊远端的小孔正对右上叶开口。

4. 双腔管的放置 双腔支气管插管前，需要准备间接喉镜或可视喉镜，几种不同尺寸的双腔支气管导管，纤维支气管镜等器械。

（1）插管前检查套囊的完整性，润滑管腔远端四周。

（2）双腔管前端进入主气道后，向左或向右旋转90°再归位，即可插入左主支气管或右主支气管。

（3）纤维支气管镜是双腔管定位的"金标准"，纤维支气管镜检查时，先从侧管进入，观察支气管导管远端在隆突部位的深浅、鉴别左右方向；然后从支气管主管进入，观察套囊在支气管内有无过深堵塞上叶支气管。

（4）在没有纤维支气管镜的单位，听诊、联合观察气道压力和呼气末二氧化碳的改变等均可有助于定位。

听诊法鉴别时，首先关闭非通气侧，鉴别双腔管有无左右方向插反；方向确定好后，听诊下肺呼吸音清晰，然后在上肺区域听诊，当上肺区域的呼吸音接近于下肺呼吸音时，基本位置可确定。具体来说，左侧双腔管如果过浅，左肺单侧通气时会漏气；如果过深，左上肺呼吸音不好，且右肺通气时气道阻力也会偏大。而右侧双腔管情况会稍复杂，如果过浅，右肺单侧通气时漏气；如果过深，一种情况是左肺通气时阻力大，另一种情况则是左肺通气时，右上叶有呼吸音，右下叶没有。这种情况，蓝色小套囊刚好位于右上叶开口与右中下叶开口之间。

当然如果左侧双腔管误入右主支气管，这时可采用手法复位或纤维支气管镜引导调整。手法复位时，将气囊放空，双腔管刻度退至主气道，将患者头部转向右侧，用手推挤甲状软骨（颈部气管）向右侧，顺势送入双腔管，大概率可将双腔管回归至左侧支气管。

（二）支气管封堵器

尽管双腔支气管在临床上应用广泛，但是由于其外径较粗，有效管腔较小，材质较硬，可选择型号较少，因此在困难气道等特殊患者，双腔管插管有一定的局限。支气管封堵器与单腔气管导管配合用于肺隔离，具有微创、术后入ICU患者不需要换管等优势，适用于困难气道、小儿单肺通气、选择性肺段阻塞等患者。目前，使用比较广泛的是Coopdech支气管封堵器。

1. 支气管封堵器的设计 Coopdech支气管封堵器长65cm，外径2mm，中间有可用于供氧、吸引、高频通气和排出封堵肺内气体的细小管腔，远端为一个椭圆形低压高容型套囊，对支气管黏膜损伤较轻，有一多开口气道连接器在其近端，可分别与吸引装置、单腔气管导管、纤维支气管镜和供气装置相连。其远端 3cm 成 135°弯曲，可导引封堵器进入目标支气管，以达到堵塞单个肺叶或肺段的目的。

2. **支气管封堵器的放置** Coopdech 支气管封堵器在纤维支气管镜辅助下插管定位更准确、方便、安全，可以精确定位至肺叶支气管，实施肺萎陷，提供良好的手术视野。尤其是在左进胸手术，应用支气管封堵器更有优势。在右进胸的手术中，放置支气管堵塞器时要注意封堵器套囊的位置，过浅不能阻塞右侧肺叶；套囊过深时，则会出现右中下叶阻塞萎陷，右上叶通气的情况。对于未配备纤维支气管镜的医疗单位，采用听诊的方法放置也可达到满意的单肺通气的效果。

支气管封堵器置入相对简单：首先，置入 8 号单腔气管导管（尽可能插入较粗的单腔气管导管）；套囊充气，测试套囊的密封完整性，然后放空套囊至完全空瘪，套囊表面涂上液状石蜡或润滑剂以避免套囊通过气管导管时破损；经单腔气管导管插入封堵器；纤维支气管镜下观察套囊所在的方向和深浅（纤维支气管镜下气囊位于气管隆嵴下至少 1cm），将套囊充气；在没有纤维支气管镜的单位，应仔细进行双肺听诊，通过观察封堵支气管前后麻醉机气道压力的变化来判断支气管封堵器的位置是否恰当；摆放患者体位或术中手术操作牵拉时，可能会造成封堵器套囊移位，需要重新进行纤维支气管镜的定位。

需要提醒的一点是，支气管封堵器在通过单腔气管导管的过程中可能会遇到阻力，这时封堵器可能进入了单腔管的 Murphy 孔。单腔气管导管的远端，套囊以下靠近末端 0.5cm 的地方，有一个小孔，称为 Murphy 孔。当单腔管末端斜面开口向左时，Murphy 孔朝向右边。封堵器如果误插入 Murphy 孔，可能会遇到阻力。这时需要将封堵器后退，调整方向，直到无阻力为止。

手术开始进胸前，将呼吸机与气管导管暂时脱开，抽空支气管封堵器套囊，打开封堵器吸引口，接负压吸引器持续吸引 1～2min，抽出患侧肺气体或分泌物，以达到使术侧肺快速萎陷的目的。然后连接呼吸机正压通气。

3. **支气管封堵器的临床应用** 支气管封堵器适应证较为广泛，术中需要单肺通气的患者均可考虑使用，尤其是困难插管或儿童气管管径狭小的患者更为适用。但由于支气管封堵器中间导管管腔比较细，对于分泌物的吸引比较困难，湿肺和大咯血是其相对禁忌证。同时，如果存在解剖结构异常，譬如右上叶开口在隆突上时，封堵器的放置也存在困难。临床应用主要如下。

（1）肺部手术：支气管封堵器联合单腔气管导管在肺部手术中的应用，可降低术后咽喉疼痛、声音嘶哑、声带损伤及喉头水肿的发生率，提供有效的术中通气，减少并发症的发生。相对双腔管，支气管封堵器在单肺通气时，对呼

☆☆☆☆

吸道力学参数的影响更小，气道峰压和平均压更低，改善了单肺通气期间的氧合。同时，支气管封堵器在选择性肺叶隔离通气时可以精确合理控制肺叶隔离。今年来肺二次手术的患者日益增多，如有右肺上叶手术史的患者，行左肺手术。由于右肺术后右侧支气管可能牵拉变形，双腔管置入难度增加，此时可选择左侧支气管封堵器完成插管。

（2）食管手术：也会经常使用到支气管封堵器。食管手术中最常见为食管癌切除手术，尤其是近年来，微创腔镜下食管癌手术日益增多，胸腔镜下游离食管及周围组织时，需要进行单肺通气以提供良好的手术视野。手术操作清扫隆突及左右支气管周围的淋巴结时，使用支气管封堵器更有利于手术操作，尽管可能会造成套囊移位。值得注意的是，在右进胸操作时，支气管封堵器套囊应放置在右主支水平，当右上叶开口异常时，可能影响支气管封堵器的放置，这时使用左支的双腔管可能更有优势。

（3）困难气道患者：支气管封堵器在困难气道时具有更多的优势。需要隔离双肺且明显存在气管插管困难时，最好在清醒状态下由纤维支气管镜引导插入单腔管，然后经单腔管插入气管封堵器。对于单腔气管导管插管困难的患者，还可以考虑先放置喉罩，再放置支气管封堵器。

（4）儿童患者：支气管封堵器在儿童胸外科手术需要单肺通气时也比较适用。由于双腔管导管外径较粗，质地较硬，且导管型号选择较少，限制了它在小儿中的应用。最小型号的 Rusch 双腔管为 26F，只能用于 8 岁以上的儿童。28F 和 32F 的 Mallinckrodt 双腔管适合于 10 岁以上儿童。Tobias 认为 26F 双腔管对于体重小于 30～35kg 或年龄小于 8～10 岁儿童不大适用。Coopdech 支气管封堵器作为一种简易支气管封堵器，它利用气囊阻塞术侧主支气管的方法来实施单肺通气，在气管导管口径选择上有较大余地。6.5 号单腔导管就可置入封堵器，对患者生理干扰小，可减少咽喉肿痛、术后呛咳及喉水肿的发生。

（三）单腔支气管导管及其他策略

单腔支气管插管：有左、右支气管导管，可插入健侧支气管内，气囊充气后行健侧通气。优点：可用于儿童的单肺通气或只能插入较细单腔管的患者，无适宜的双腔支气管导管或支气管阻塞导管可选用时，且操作简单。但应用带套囊的单腔管插管时，导管前端到套囊尾端的距离要比主支气管长度小，以便套囊在支气管内。另外，套囊会增加导管的外径，2 岁及以上的儿童建议选择比常规号码小 1 号到半号的导管。主要局限性：①左侧插管不易成功；②导管插入右主支气管时，套囊充气后易阻塞右肺上叶开口；③非通气侧无法吸引和通气，当导管退入气管时，分泌物和血液有涌入健侧支气管的风险。

在一些涉及隆突、左主支气管或右主支气管的气道手术，术中需要单肺通气时，可以通过台上气管插管的方法来实施。台上操作时，气管远端插入单腔气管导管，连接加长导管或消毒的螺纹管进行通气。

第二节　胸外科麻醉呼吸管理

随着医学技术的不断发展，对于胸外科手术的关注点逐渐从治疗层面转变为整体康复层面。围手术期麻醉管理在加速康复中起着至关重要的作用，近年来以减轻围手术期肺损伤、加强呼吸管理为代表的综合性加速康复措施应用于临床，促进了胸科手术患者的恢复。

胸科麻醉中，呼吸管理对麻醉医师是很大的挑战。单肺通气（one lung ventilation，OLV）与胸科手术息息相关，不仅能够为手术提供良好的术野，还可防止患侧肺的分泌物或血液流入健侧肺，确保呼吸道通畅的同时避免了交叉感染和病灶扩散。然而，OLV 也是诱发或加重肺损伤的重要原因之一，其机制比较复杂。术侧肺的萎陷和健侧肺的通气可诱发一系列炎性反应。健侧肺即通气侧肺处于高灌注状态，接受绝大部分的心排血量；机械通气也可导致通气侧肺损伤，例如容量伤、压力伤、生物伤等一系列综合因素导致的肺损伤。操作侧肺即萎陷肺，有缺血 / 再灌注损伤的风险，以及切除、再复张导致的应激反应的增加。因此，肺部手术患者术后肺功能可能会受损，出现急性肺损伤，导致低氧血症，甚至急性呼吸窘迫综合征的发生。

肺保护性通气策略是指机械通气时在维持适当氧合和机体基本氧供的前提下，尽量减少机械通气相关性肺损伤的发生，以保护和改善肺功能、促进病变肺的恢复、降低病死率。通过加强 OLV 期间呼吸管理、肺功能保护策略，减轻肺损伤、加速肺功能恢复越来越受到人们的关注。

另一方面，随着手术技术的进步，微创手术的开展，胸外科手术对单肺通气期间肺萎陷的程度和时间要求也越来越高。单肺通气后快速、完全的肺萎陷成为对麻醉医师新的要求。我们将从保护性肺通气策略和加速肺萎陷两个方面阐述单肺通气期间的呼吸管理。

一、保护性肺通气

（一）通气方式

容量控制（VCV）模式是临床麻醉中最常用的通气模式，在吸气相呼吸机向患者送气的过程中流量逐渐增大，气道压力也逐步，直到在设定的时间内达到设定的潮气量转换成呼气相。在吸气相中随着气流和气道压力的逐步提升，小气道和肺泡逐步膨胀，但是顺应性高的肺泡组织由于阻力低而能获得更多的通气；在 OLV 时顺应性高的肺泡组织获得的通气量可能高于双肺通气时的上升 2 倍以上，这使得顺应性高的肺泡组织过度膨胀，容易发生肺部损伤。临床上

☆ ☆ ☆ ☆

VCV 模式时，常设定双肺通气时潮气量 6 ～ 8ml/kg，呼吸频率 12 ～ 14 次 / 分，监测气道峰压宜 < 20cmH$_2$O；单肺通气时监测气道峰压宜 < 25cmH$_2$O，通气功能障碍者气道峰压 < 30cmH$_2$O。

压力控制（PCV）模式时吸气气流不变，气道压力逐渐增高，直到达气道峰压值。PCV 模式具有其特定的优点，它可以提供更合适的吸气流量，迅速达到并维持设定的气道压。PCV 产生的吸气气流逐渐减小，气道峰压相对较低，从理论上来说，PCV 模式下，肺内气体更均匀地分布从而增加了静态肺顺应性和动态肺顺应性，改善了氧合，减少了肺内的无效腔。一般在双肺通气时气道压力设定不超过 25cmH$_2$O，单肺通气时气道压力设定不超过 30cmH$_2$O，肥胖患者可以适当放宽指征。

压力控制 - 容量保证（PCV-VG）模式在通气过程中会连续测定肺顺应性和气道阻力，根据其力学变化自动调整送气流速和气道压力水平保证潮气量。PCV-VG 的独特之处是在确保预先设置的潮气量参数的基础上，呼吸功能自动调节吸气压力水平，使气道压尽可能降低，以减少正压通气的容量伤和气压伤。在确保潮气量的前提下，呼吸机通过自动连续测定胸廓肺顺应性和容积压力关系，反馈下一次通气时的吸气压力水平，使气道压力尽可能降低。PCV-VG 模式在吸气相是递减气流，在吸气初气道压力就到达最大值并且一直维持在整个吸气相，小气道和肺泡组织能在最短的时间里得到开放，各个小气道和肺泡之间压力相等，使顺应性低的组织也能得到一定量的通气，整个吸气相气道压力为一个平台，更有利于氧的弥散。PCV-VG 模式 OLV 期间气道峰压降低，而肺顺应性增高，术中和术后的肺损伤指标 IL-6 和 TNF-α 更低。PCV-VG 模式较 VCV 模式在改善呼吸动力学、保护肺方面具有更高的优势。

（二）吸入氧浓度

推荐采用"三段式"的氧浓度控制策略：①在手术早期双肺通气阶段可以采用纯氧通气，以便手术开始后单肺通气时加速非通气侧肺萎陷；②术中单肺通气维持阶段则应避免长时间吸入纯氧（一般建议单肺通气吸入氧浓度 < 80%）；③手术后期肺复张后双肺通气则推荐选用吸入氧浓度 < 60% 加用 5 ～ 7cmH$_2$O 的 PEEP 防止肺萎陷、肺不张。单肺通气中出现低氧血症时，首先检查支气管导管的位置，气管导管的移位往往是低氧血症的首要原因；必要时非通气侧肺可以加用 5cmH$_2$O 的 CPAP，有低氧风险的非通气侧可以加用 CPAP 或高频喷射通气（3.75 ～ 6.00mmHg、100 次 / 分）；如果术中出现 SpO$_2$ 明显下降低于 85% 时，应增加吸入氧浓度为纯氧。

（三）适宜的潮气量和 PEEP

较高气道压和较高潮气量是肺损伤发生发展的两个独立危险因素，与患者的预后相关。肺保护性通气策略，其核心内容之一就是小潮气量。一般认为保护性肺通气中，使用 4 ～ 6ml/kg 的小潮气量。小潮气量通气可减少气道峰压和平台压，但近年有一些研究表明，小潮气量在减少肺泡容量伤和生物伤的同时，可能会由于低通气量造成肺不张的风险增加，反而降低氧合。

适宜的 PEEP 使肺处于良好的开放状态，带来理想的气体交换所需的最小气道压力、较低的肺内分流、最小的血流动力学不良反应，使肺泡开启和闭合之间的剪切力最小化，更接近正常肺的状态。大多数患者一般可按经验给予 3 ～ 10cmH$_2$O 的 PEEP，一般从低水平开始，逐渐上调，尽量使平台压不超过 30 ～ 35cmH$_2$O。然而，近年来关于最佳 PEEP 的研究仍无定论。在氧合方面 5cmH$_2$O 和 10cmH$_2$O 的 PEEP 并没有差别，但是 15cmH$_2$O 的 PEEP 却因为过高的压力增加肺内分流反而降低了氧合。另一些研究证明 4 ～ 5cmH$_2$O 的 PEEP 能够提高氧合，但是 8 ～ 10cmH$_2$O 不能继续增加氧合，有时反而使其降低。

对于 OLV 患者，探寻最佳的潮气量和 PEEP 联合使用的通气模式始终在进行，但目前尚无定论。有研究推荐单肺通气时采用 6ml/kg 小潮气量和 4cmH$_2$O PEEP 的通气模式，可以获得较好的呼吸动力学参数和肺内通气分布。但是另一些研究却指出最佳的 PEEP 和潮气量应当是一个区间，而并非压力 - 容积曲线上一个最大的顺应性拐点。保护性通气不应是由单一的数字来定义的，而是不同条件下不同的通气设置范围及与患者特定的生理病理特征相关的通气设置来定义的。

（四）非通气侧连续气道正压通气（CPAP）

单肺通气时，非通气肺应用适度的持续正压通气（CPAP）已被证明是一种非常有效的治疗单肺通气期间低氧血症的方法。只要双腔管位置正确，低水平的 CPAP 纠正严重低氧血症的有效率达 95%。其机制可能是通过增加非通气侧肺的通气，改善非通气侧的氧合；同时增加非通气侧肺的血管阻力，使更多的血流转移到通气侧肺，进行有效氧合。胸腔镜手术操作时，非通气侧肺使用过高的 CPAP 非但不能进一步增加氧合，反而可能会导致肺膨胀，影响手术操作，因此首选给予低水平的 CPAP。对非通气肺采用 3.75 ～ 7.5mmHg 的 CPAP，这种水平的 CPAP 既能改善单肺通气期间的氧合，又不会影响血流动力学稳定和手术操作。

（五）肺复张手法

单肺通气时间过长时，应使萎陷肺间歇通气。临床上建议，单肺通气时每通气 30min，扩张萎陷的肺，维持气道峰压大于 35cmH$_2$O 持续 7 ～ 10s；而萎陷侧肺完成手术主要步骤后，经典的复张方法是维持 35cmH$_2$O 的持续压力作用 30s 以上以膨胀肺组织，但实际操作时可能对循环有一定影响，对于不能达到膨肺时间的可以采用分次膨肺或应用 PEEP 的方法来补偿，譬如 35cmH$_2$O 压力持续 10 ～ 20s，连续 2 次。复张时，应将吸入氧浓度降低到 50% 以下，肺复张后给予 6 ～ 8cmH$_2$O 的 PEEP，维持小气道的开放。

（六）允许性高碳酸血症

高潮气量或高气道压可能造成患者容量伤、压力伤，进而引发肺泡生物伤的发生。因此，允许性高碳酸血症在单肺通气的呼吸管理中也成为保护性肺通气策略的重要因素。临床和动物实验均表明允许性高碳酸血症在减轻肺损伤方面的益处。在肺叶切除术患者单肺通气期间，使用允许性高碳酸血症可抑制局部或全身炎性因子的释放，降低气道平台压，改善动态肺顺应性。允许性高碳酸血症可降低外周血管阻力，增加心搏指数和肺血管阻力，患者术前存在肺动脉高压、颅内压增高时应慎重使用。临床上推荐允许性高碳酸血症时，维持动脉血中二氧化碳分压在 50 ～ 70mmHg。

二、快速肺萎陷

微创手术的开展使得术者对非操作侧肺萎陷的质量要求越来越高。高质量的肺萎陷可以为手术提供更大的操作空间及更佳的手术视野。肺萎陷作为一种自然过程，一般经历两个阶段。第一个阶段为快速萎陷阶段，在这一阶段，当术侧肺停止通气后，随着胸膜腔开放，大气进入胸膜腔，非通气侧肺由于自身的弹性回缩力迅速出现肺萎陷，这一阶段维持 1min 左右。随着肺快速萎陷，小气道开始关闭，第二阶段的缓慢肺萎陷开始。这一阶段主要由于肺停止膨胀后，气体缓慢吸收和扩散。总的来说，从自然进程上，肺萎陷平均要经历 15 ～ 20min。

如果在打开胸膜腔前阻断非通气侧肺，会由于对侧肺的呼吸运动使非通气侧肺产生"被动通气"，这时可能会有 65 ～ 265ml 的气体进入非通气侧肺，从而使肺萎陷不全。因此，不建议在打开胸膜腔前提前阻断非通气侧支气管。

研究表明，双肺通气时吸入不同的混合气体可加速或延迟肺萎陷过程，从而改善或影响单肺通气时的手术条件。双肺通气时吸入不同的混合气体对单肺通气时肺萎陷和氧合的影响：空气/氧气（FiO$_2$ = 0.4）、氧化亚氮（N$_2$O）/氧气（FiO$_2$ = 0.4）、氧气（FiO$_2$ = 1.0）。结果发现双肺通气时混合吸入空气可延迟单肺通气时的肺萎陷，而混合吸入氧化亚氮则可加速肺萎陷。吸入纯氧组的动脉氧合仅在单肺通气开始 10min 内显著改善，之后各组间的平均 PaO$_2$ 无显著性差异。因此，双肺通气时去除肺内的氮气是改善单肺通气时手术条件的一项重要策略。单肺通气前，吸入纯氧或吸入氧化亚氮与氧气的混合气时，可以加速肺萎陷，而对单肺通气的氧合并没有明显的不利影响。

除了吸入气体的选择外，"断开连接"的方法也同样能加速肺萎陷。国内一项临床研究表明，在单肺通气前，将双腔管与呼吸机暂时断开 2min，抽空支气管气囊，可加速肺萎陷，显著提高患者对肺萎陷的满意度，且不会影响氧合。

当然，在气道存在分泌物或血液的时候也会影响肺萎陷的时间。在双腔管定位准确后，完善的气道吸引也很重要，可以维持气道的通畅。

三、单肺通气期间的低氧血症

单肺通气期间，除了要维持良好的肺萎陷，改善外科手术视野，维持单肺通气期间良好的动脉氧合及防治低氧血症也很重要。OLV 期间，氧饱和度的最低限没有一个被普遍接受的数值，但建议脉搏氧饱和度应高于或等于 90%。对于缺氧高风险的患者，例如冠心病或脑血管疾病的患者，以及携氧能力受限的患者，如贫血、心肺储备低的患者，其最低可耐受的氧饱和度应更高。

单肺通气期间发生低氧血症的原因主要由于全身麻醉下单肺通气期间肺通气与肺血流不匹配所致。常见原因是双腔管或封堵管定位不佳，支气管远端置入过深，导致部分肺叶存在通气不足所致。目前，随着各医疗单位电子纤维支气管镜的普及应用，双腔管定位困难的情况日益减少。加强纤维支气管镜辅助双腔管定位的学习非常重要。纤维支气管镜观察时，双腔管主支及支气管侧均应逐一查看，保证正确的插管方向和适宜的插管深度。良好的定位可预防绝大多数单肺通气期间低氧血症的发生；其次，在单肺通气时，非通气侧肺处于肺萎陷状态，但非通气侧肺组织仍有血流通过，造成这部分血流没有经过气体交换而进入循环，产生静脉血掺杂。而通气侧肺虽然有血流通过，但存在侧卧位及全身麻醉后肌肉松弛膈肌上抬的影响，往往通气效率有所下降，这样也会因通气血流不匹配导致氧合不佳。

在一般情况下，人体内存在低氧性肺血管收缩（HPV）的内在调节机制。HPV 是控制 OLV 期间血流重新分布的一个因素。当肺泡氧分压降低时，刺激前毛细血管阻力增加和肺血管收缩，经一氧化碳途径或抑制环氧合酶合成，使肺血管反应性收缩，将血行转移到氧合程度更好的肺组织，从而优化通气 / 灌注匹配和全身性氧输送。在单肺通气时，HPV 可减少通向萎陷侧肺组织的血流，从而减少低氧血症的发生。COPD、脓毒症等病理状态，以及氧化亚氮、一些血管扩张药物，都会损害 HPV。

近年随着纤维支气管镜的广泛使用和肺保护性通气的开展，OLV 期间低氧血症的发生率不足 1%。单肺通气前，保证气管导管准确的定位是预防低氧血症发生的第一步。当然，体位变动、术中手术操作也可能导致双腔管或封堵管远端气囊移位，需要进行相应的调整。下面，我们将就单肺通气发生低氧血症的处理做一介绍。

在单肺通气期间一旦发生低氧血症：首先应确保氧合安全。迅速调整为纯氧通气，当脉搏血氧饱和度快速降低不能维持时，与台上外科医师沟通后重新行双肺通气；待脉搏血氧饱和度恢复到 95% 以上，吸引气道分泌物使用纤维支气管镜重新进行定位；经过上述处理，绝大多数低氧血症可得到有效纠正。如

☆ ☆ ☆ ☆

果仍不能维持，非通气侧肺给予 2 ～ 5cmH₂O 的 CPAP（注意 CPAP 氧气流量应在 5L/min 左右，过低不能达到设定压力）。通气侧肺应用补偿手法，使肺不张得到改善，然后通气侧肺可给予 5 ～ 8cmH₂O 的 PEEP，促进通气侧肺的肺泡全部开放；当以上所有措施都不能改善低氧血症时，应采用小潮气量双肺通气或对非通气侧肺进行高频正压通气。

第三节　肺切除术麻醉护理

一、概述

肺癌患者日益增多，在 60 ～ 70 岁肺肿瘤患者中约有 90% 为癌症，多有吸烟和体重减轻的病史，30 岁以下发病率较低，约 5% 的患者无症状，只在例行体检中被发现肺部肿瘤。大部分患者均有一些与肿瘤病变相关的症状，如胸痛、咳嗽、咳痰、流涕和体重下降等，但这些症状常为非特异性。肺切除术是治疗肺部肿瘤的主要治疗方法，肺切除术大致可分为解剖性和非解剖性切除术。

解剖性切除术，需要结扎并离断手术肺段或肺叶的血供和气道。主要包括如下。

1. 肺叶切除术（解剖性肺叶切除术）　通过结扎相应的肺动脉、流出肺静脉和肺叶支气管来切除单个肺叶。

2. 全肺切除术　右全肺切除术需完全切除右肺的上、中、下叶，左全肺切除术需完全切除左肺的上、下叶。

3. 袖式切除术包括支气管袖式切除术和肺血管袖式切除　通常指肿瘤累及支气管和（或）肺血管，需要进行支气管和（或）肺血管的吻合重建。在许多情况下，袖式切除术可以避免原本需要实施的全肺切除术。这种手术会切除含靶病变的肺叶，同时切除一部分通向未受累肺叶的肺叶支气管和（或）肺血管，未切除的肺叶支气管和（或）肺血管与剩余近端气道和（或）肺血管吻合，最终可以保留部分肺组织。

4. 肺段切除术（解剖性亚肺叶切除术）　通过切除相应的动脉、静脉和支气管来切除 1 个或多个肺段。这种手术通常仅用于治疗小于 2cm 且明确位于特定肺段内的肿瘤。

楔形切除术为非解剖性的肺切除术，是指非解剖性地切除部分肺组织，不会单独分离和结扎相应的血管和小气道。该法类似于切除一块饼状肺组织，其中包含病灶或疾病 / 异常区域。肺楔形切除术通常是用于诊断，或彻底切除外周病变。

根据手术入路，肺切除术可分为开放性手术或微创手术，其各有优缺点，

☆ ☆ ☆ ☆

微创术式包括电视胸腔镜手术（video-assisted thoracoscopic surgery，VATS）或机器人辅助胸腔镜手术（robotic-assisted thoracoscopic surgery，RATS）。VATS是指借助摄像机进行的胸部微创手术，可避免创伤更大的开胸手术；RATS是一种新兴技术，可用于肺、食管和纵隔手术。与开胸手术相比，胸腔镜手术可避免使用肋骨撑开器、切断肋间神经和游离肌肉组织，从而最大程度减轻术后疼痛，且可能改善其他早期结局。

手术操作可使肺功能进一步受损，术后肺部并发症的发生率升高。手术期间患侧肺的部分或全肺切除，患侧和（或）健侧的肺不张和肺水肿均对肺功能产生影响，采用适当的通气方式如 PEEP 和 CPAP 能有效地改善通气功能；肺肿瘤手术患者术后可出现各种肺部并发症，其中以肺不张和肺炎多见。发生率与术前肺功能的受损状况呈正相关。绝大多数患者术前均有不同程度的肺功能损害，吸烟者术后肺部并发症的发生率是非吸烟者的 6 倍。与正常健康患者相比，有慢性肺部疾病患者术后肺部并发症的发生率约为正常人的 20 倍。

胸部和上腹部切口的剧痛是致术后并发症增加的原因之一，剧痛使患者不愿意进行深呼吸和咳嗽，呼吸道分泌物潴留于气道，导致肺不张和肺部炎症。适当地进行术后镇痛治疗（PCA），有助于患者的咳嗽排痰和深呼吸功能锻炼。对术后可能出现肺部并发症者，应积极进行术前治疗，包括戒烟、舒张气道、排痰和清除气道分泌物，对患者术前、术后的治疗训练指导和强化术后护理。

二、麻醉前评估与准备

（一）术前评估

1.患者评估　术前麻醉医师及麻醉护士需要对患者进行全面评估，包括病史询问、体格检查和辅助检查。重点评估心肺功能、血液学指标和凝血功能。特别关注高龄患者及合并有其他基础疾病的患者，制订个性化的麻醉方案。

2.心肺功能评估　评估心肺功能是胸腔镜手术麻醉前的重要环节。包括肺功能检查、心电图和心脏超声等。了解患者是否有呼吸道疾病史，如哮喘、慢性阻塞性肺疾病等；听诊肺部，评估呼吸音是否正常，有无哮鸣音或湿啰音。通过患者的肺活量、最大通气量等指标，评估患者的肺功能储备情况，必要时进行血气分析，了解患者的氧合能力和酸碱平衡状态。对于有肺部疾病的患者，需特别注意气道管理和通气策略。

3.血液学指标和凝血功能　检查血液学指标，包括血红蛋白、红细胞、白细胞和血小板计数。凝血功能检查包括 PT、APTT 和 INR 等，以防术中出血风险。

4.术前宣教　术前评估时麻醉医护人员应与患者充分沟通，解释手术过程、麻醉方式及可能的风险，缓解患者的紧张情绪，增强其对手术的信心。通过术前宣教，增加患者对手术的认知和术后护理的依从性，减少患者因焦虑、恐惧

☆ ☆ ☆ ☆

等负面情绪引起的生命体征波动。

（二）麻醉前准备

1. **麻醉药物准备** 包括全身麻醉药、镇痛药、肌松药、心血管活性药物、抗心律失常药等，以应对手术过程中可能出现的各种情况。

2. **气道管理准备** 根据患者的气道情况，准备合适的双腔支气管导管或封堵管。对于预计气道管理困难的患者，应根据麻醉医师提前制订的应急预案准备困难气道车。

3. **监测设备准备** 麻醉护士应检查麻醉机，氧源，吸引器，确保仪器设备处于完好备用状态；准备好血压、心电图、脉搏氧饱和度、呼气末二氧化碳分压等常规监测设备。

4. **患者准备** 术前患者应戒烟至少 2 周，以减少呼吸道分泌物和降低肺部并发症的风险。告知患者手术当日禁饮禁食。

三、术中麻醉管理及护理配合

（一）麻醉诱导

1. **麻醉诱导阶段** 协助麻醉医师通过静脉药物使患者迅速进入麻醉状态。在诱导过程中，应充分供氧，同时密切监测患者的生命体征，确保平稳过渡。

2. **麻醉诱导期** 发生心血管意外或其他意外情况的概率较高。麻醉护士需提前准备抢救药物、除颤仪等抢救物品，以便在紧急情况下迅速参与抢救。

（二）协助插管

1. 根据插管需要调节手术床的高度及角度，为气管插管提供良好条件。

2. 如有困难插管的情况下，麻醉护士应积极充当插管者的助手，传递特殊插管仪器、做好气囊正压通气和吸引准备。

（三）术中监测

1. 包括心电图、血压、脉搏氧饱和度、呼气末二氧化碳分压和体温等的监测。

2. 对于复杂手术，可能需要动脉压监测、中心静脉压监测和血气分析等。

3. 在麻醉维持阶段，通过持续输注麻醉药物或吸入麻醉气体，保持患者的麻醉深度。根据手术进展和患者生命体征变化，遵医嘱及时调整麻醉药物剂量，确保患者在手术中的安全和循环稳定。

4. 术中监测中发现生命体征出现异常，如心率过快或过慢、血压波动大、血氧饱和度下降等，应立即通知医师，并采取相应的处理措施。

5. 一旦发生意外情况，麻醉护士应立即配合麻醉医师进行抢救工作，如开放更多的静脉通路、准备除颤仪、寻求其他医务人员的帮助等。

（四）气道管理

1. 胸腔镜手术通常需要单肺通气以扩大手术视野。在单肺通气过程中，需密切监测血氧饱和度，确保健侧肺的正常通气，并预防低氧血症的发生。

2. 保持呼吸道通畅，及时清除呼吸道分泌物。

四、术后观察与护理

（一）麻醉复苏期护理

1. 在复苏过程中，需密切监测患者的生命体征、出血情况和呼吸功能。特别是胸腔镜手术后，需注意肺部并发症，如肺不张、气胸和肺炎等，确保患者平稳度过麻醉恢复期。

2. 麻醉复苏期患者可能出现躁动等情况，麻醉护士需做好制动工作以防坠床。同时观察患者的神志恢复情况，与患者进行交流以评估其清醒程度。

3. 根据复苏评分，判断患者是否达到拔管指征，如达到拔管指征则遵医嘱拔除气管导管。

4. 密切观察患者可能出现的并发症，如低氧血症、复张性肺水肿、心律失常等，并采取相应的预防和处理措施。

（二）导管管理

1. 检查各类导管的放置情况（如胃管、鼻导管、引流管等），确保导管位置正确、引流通畅，对于异常情况及时通知麻醉医师或手术医师处理。

2. 同时观察引流瓶、切口及拔出的动脉穿刺口有无新鲜出血，并及时通知医师处理。

（三）疼痛管理

1. 术后疼痛管理是麻醉护理的重要环节。可根据患者的疼痛程度和需求，给予适当的镇痛治疗，以减轻术后疼痛。

2. 常用的术后镇痛方法包括硬膜外镇痛、静脉自控镇痛和口服镇痛药物。合理的镇痛方案可以提高患者的舒适度，促进术后康复。

第四节　食管癌手术麻醉护理

一、食管解剖和生理

食管上起源于第六颈椎体即环状软骨水平，与咽部相连，其间经过颈部、后纵隔，在第十胸椎平面穿过膈肌，约在第十一或第十二胸椎平面与胃贲门相接。是位于纵隔内的前后扁平的肌性管状器官，是消化系统管道中最狭窄的部分之一。成人的食管一般长 25～30cm，直径约 2cm。

食管分为颈段、胸段、腹段三个部分。颈部长约 5cm，从食管起始段至平对胸骨颈静脉切迹平面，前方通过疏松结缔组织附着在气管后壁上；胸部

☆ ☆ ☆ ☆

18～20cm，位于胸骨颈静脉切迹平面至横膈食管裂孔之间；腹部最短，仅1～2cm，自食管裂孔至贲门。

食管有 3 个狭窄部位，分别位于气管起始部约颈部环状软骨水平、邻近左侧支气管水平与食管通过食管裂孔穿过膈肌水平。食管由交感神经和副交感神经共同支配。颈段的血供主要来自甲状腺上动脉，胸段的血供来自降主动脉、肋间动脉和支气管动脉，而腹腔内食管的血供主要来自胃左动脉。其静脉回流较复杂，主要由甲状腺上静脉、奇静脉和胃血管吻合支而回流至门静脉系统，最终回到全身循环。

在颈部，食管位于气管后面，稍微突出于气管左侧，在这一侧更有利于手术操作；在胸骨柄水平，食管后方与第四胸椎、半奇静脉、肋间动脉、胸导管和左喉返神经相邻，前方有左主支气管和心包；而该水平以下，主动脉逐渐转至食管后侧；食管的右侧邻近胸膜和肺，食管的左侧为主动脉、锁骨下动脉和颈总动脉。

食管两端均有括约肌，可有效防止胃内容物反流。上端的括约肌主要由环咽肌组成，在非吞咽状态时均关闭；下端的括约肌可以防止酸性胃内容物反流引起吸入性肺炎，对麻醉过程防止并发症来说非常重要。下段括约肌没有明确的解剖界限，一般认为其长度为 2.5～5cm，向膈肌的上、下延伸，能产生约 $30cmH_2O$ 的压力。对于正常人来说，当腹内压上升时，食管下段的压力相应增加，以保持正常的屏障防护功能。

食管蠕动起源于咽部，其波形呈收缩松弛状，主要受到迷走神经支配。食管的下端括约肌主要依赖于食管壁环形肌纤维保持张力，神经支配主要来源于副交感神经，部分来源于交感神经。临床上影响食管下段括约肌张力的因素很多，如食管裂孔疝等食管功能异常，可导致括约肌张力不能随腹内压的升高而相应增加，从而使胃酸反流的风险上升。食管动力学紊乱可能导致残留食物消化不良，引起部分食管扩张，导致仰卧位时增加反流性误吸的危险，进而增加呼吸系统并发症的发生率。术前访视时必须意识到，那些描述为胃灼热感及其他食管异常症状的患者可能存在较高反流、误吸的危险。

二、食管癌手术的术前评估

食管癌手术通常涉及范围广泛、手术复杂、手术持续时间长，对患者生理功能干扰严重，尤其是对呼吸循环功能影响显著，因此在术前需要对患者的病情、全身情况及其对麻醉及手术的耐受性等作全面的分析。

食管癌患者入院后，应有计划地进行详细全面的检查：包括血常规、尿常规、肝肾功能等常规检查外，以及心电图、肺功能、上消化道内镜及超声检查等相关特殊检查，同时还需要 1 个月内的胸部 CT 检查。此外，针对心、肺功能减退的患者，还应进行血气分析。

术前访视需特别关注患者呼吸系统及心血管系统情况、术前放化疗情况及其营养状态。心脏功能的评估可依照 Goldman 计分法。对于老年或伴有心血管疾病的患者，除术前的常规心电图检查以明确是否有心律失常、心肌缺血改变和高血压引起的心脏继发性改变外，如有需要，可进行超声心动图检查以评价心脏瓣膜和左室功能；24h 动态心电图（Holter）可观察静态心肌缺血情况。

食管癌患者术前访视需特别注意的问题主要包括肺功能、食管反流与营养状况三方面。

食管癌患者常有长期吸烟史，应行胸部 CT 检查、肺功能检查和血气分析以评估肺功能状况。术前可行胸部理疗、抗生素或支气管扩张药治疗，必要时可使用激素改善肺功能。术前肺功能与术后肺并发症密切相关，常用的肺功能检查包括：① Millet 呼吸功能评价图：从吸气末端开始，最初 0.5s 的用力呼气量与用力呼气肺活量的实测值的比为纵轴，用力呼气肺活量的实测值与用力呼气肺活量的预测值为横轴绘制而成。②阻塞性肺通气障碍的指标：最大通气量（MVV）、最大呼气中期流量（MMEF 25%～75%）、1 秒率（$FEV_1\%$）与残气量（RV/TLC）等。当 MVV < 50%，$FEV_1\%$ < 0.5L，FEF（25%～75%）低于正常值（3～5L/s）的 40%、RV/TLC > 50% 时为高危指标。③简易的肺功能检查法：火柴试验或吹气试验。此外，肥胖患者术前功能残气量降低，术中、术后有进一步下降趋势，易导致通气血流比异常、加重呼吸功能不全、肺顺应性降低。呼吸系统存在急性感染时，宜暂缓手术，给予抗生素吸入治疗。

食管癌患者常因肿瘤梗阻或压迫，食管近端扩张并残留食物，喉反射减弱，导致消化道内容物反流性误吸引发肺炎及肺不张。即使长时间禁食，梗阻的食管也难以完全排空，麻醉诱导时易发生反流性误吸。麻醉前需进行胃肠减压以减少相关危险。对可能误吸的患者应进行肺功能评价并合理治疗。反流的症状主要包括胃灼热、胸骨后疼痛或不适。对反流的患者，麻醉时需保护气道。快速诱导时可采用环状软骨压迫的手法，采用半坐位也有一定帮助。

在营养方面，食管癌早期症状不明显；而中晚期因进食困难和疾病消耗造成营养不良和体重下降，这类患者常伴有以下生理功能紊乱：①脱水，低血容量性低血压及急性肾衰竭发生的危险增加；②电解质紊乱，包括低钾血症、低镁血症和低钙血症；③蛋白回收降低导致的低清蛋白血症，血浆胶体渗透压降低，增加肺水肿发生的风险；④贫血，与消化道慢性失血和营养不良有关。

对于免疫功能下降的食管癌患者，营养供给可分为肠内营养与肠外营养。条件允许的情况下，应优先考虑肠内营养，因其可刺激肠黏膜增生、促进刷状缘的酶活力和胰岛素分泌，有利于对进入血液的糖、脂肪酸及氨基酸的储存、代谢和利用。若患者肠内营养不能满足机体需求或无法进行肠内营养，可考虑

☆☆☆☆

结合使用或完全使用肠外营养。

麻醉前还应了解患者术前化疗史，术前化疗药物多为抗生素类。多柔比星有脊髓抑制效应，且会并发与剂量相关的心肌病，约10%出现急性发作，心电图示非典型 ST-T 段改变及 QRS 低电压，偶尔有室上性心动过速、室性期前收缩及各类传导障碍。常用于鳞癌治疗的博来霉素导致 5% ~ 10% 的患者产生肺毒性，出现咳嗽、呼吸困难及肺基底部啰音等症状，最终可出现端坐呼吸、休息状态低氧血症、间质性肺炎及肺纤维化等。70 岁以上患者并用放疗及博来霉素化疗更易产生肺毒性，术后有发生呼吸窘迫综合征（ARDS）危险。

患者术前接受放射治疗后可能导致食管黏膜炎，出现疼痛、恶心、呕吐或吞咽困难等症状。此外，肿瘤消耗会引起营养不良。改善这些患者的营养状态可通过肠外营养，提高患者对放疗的耐受性，预防营养紊乱，并增强免疫功能。肠外营养的成分和剂量应与正常膳食经消化吸收后进入血液循环的营养素类似，包括葡萄糖、氨基酸、电解质、脂肪、微量元素和维生素等。输注方式可采用中心静脉和外周静脉。术前营养评定可通过人血白蛋白、三头肌皮褶厚度和血清铁蛋白测定等指标进行。人血白蛋白浓度是评估术后病死率的可靠指标之一：人血白蛋白中度降低（小于 30g/L），术前应给予营养支持。在术前 7 ~ 15d 进行全肠外营养，可显著改善患者的营养状态并加速术后恢复。此外，经过肠外营养治疗的患者，为适应外源性高浓度葡萄糖诱发的血糖变化，体内胰岛素分泌增加，机体对糖的耐受增加。因此，若术晨停用肠外营养，可导致血糖急剧下降而发生低血糖。因此，术前接受全肠外营养的患者，应注意术中血糖的监测。由于食管癌患者存在胃内容物反流和误吸危险，术前应考虑行胃肠减压。另外，应用 H 受体拮抗剂或质子泵抑制剂进行制酸治疗可降低误吸病死率。

三、食管癌手术的围手术期管理

（一）麻醉方法的选择

食管癌手术由于较复杂、时间较长、范围较广，均需要全身麻醉，并进行气管插管及机械通气。针对手术切口的不同，可选用不同的辅助镇痛方法。对于范围较大的手术，可考虑采用胸部硬膜外麻醉辅助来提供具有良好的镇痛效果。针对胸部切口，也可以选椎旁神经阻滞、前锯肌阻滞等神经阻滞方式辅助镇痛，针对腹部切口，腹横肌平面阻滞是一种有效的疼痛缓解方法。

食管手术因肿瘤部位等原因有多种切口选择，如左胸切口、右胸切口、胸腹联合切口、颈胸联合切口或颈胸腹联合切口等。根据手术方式不同，可选择不同类型的插管方式，如单腔气管插管、双腔支气管插管、支气管封堵器等。

在经胸切口进行食管切除术时，采用单肺通气技术有助于同侧肺的萎陷，为手术提供了良好的视野及操作空间。单腔气管插管结合人工气胸技术也可以创造良好的操作空间及手术视野。如果不采用经胸切口或缺乏单肺通气相关技术和设备，可应用单腔气管插管，并由术者或助手用盐水纱布及拉钩压迫同侧肺叶，以显露术野。

（二）麻醉诱导

食管癌的术前用药原则与一般全身麻醉相似。考虑到较高的反流性误吸风险，应酌情减少术前镇静药的使用量。手术刺激可能造成分泌增加，因此有必要使用抗胆碱药（阿托品或戊乙奎醚）。为防止误吸，也可以考虑使用胃动力药与抗酸药。随着静脉全麻药不断发展和更新，静脉用药麻醉诱导速度快、循环系统平稳，患者乐意接受，因此临床常采用静脉药物诱导麻醉。

根据患者情况选择快速诱导或清醒插管。若患者存在呼吸道瘘，则在气管插管前尽量保持自主呼吸，避免使用正压通气，以免正压气体进入消化道造成腹胀，导致呼吸功能不全、低血压及心搏骤停。

（三）麻醉维持与术中管理

应根据手术类型、患者状况及手术时间长短来选择麻醉维持用药，包括挥发性麻醉药、静脉镇静镇痛药和肌肉松弛药等。如丙泊酚、瑞芬太尼等静脉麻醉药物可采用微量泵靶控输注技术。此外，全身麻醉辅助硬膜外阻滞麻醉也十分实用，有助于术中或术后早期疼痛的管理。

单肺通气时，应尽量缩短单肺通气时间，单肺通气时潮气量应该维持在 $6 \sim 10ml/kg$。因为肺叶切除患者患侧肺血流受限，结扎患侧肺动脉及切除肺叶后，肺分流减少，单肺通气时对肺通气 / 血流灌注比的影响比食管癌手术要少，因此应用单肺通气的食管癌手术较肺叶切除更容易发生低氧血症，需尽可能提高吸入氧浓度。临床可采用 PEEP 改善肺通气 / 血流灌注的关系，一般采用 $2 \sim 3cmH_2O$ 压力，但不能超出 $5cmH_2O$。不通气侧持续吹入氧气或 CPAP 可减少肺内分流，或对开胸侧的肺辅助性采用高频或常频喷射通气，这些措施均可在一定程度上增加 PaO_2，减少 $PaCO_2$。在以上方法效果不佳时，可采用间断的双肺通气或持续小潮气量双肺通气。

若选择单肺通气，最好每 $20 \sim 30$ 分钟对术侧肺膨胀一次。长时间的肺塌陷可导致肺叶分泌物增多，成为术后肺不张、局部气道水肿及感染的因素。鼓肺可以减少术后肺部并发症的发生及避免因肺塌陷可能引起的动 - 静脉分流量的增加。鼓肺前应先充分吸引气管内分泌物，否则因分泌物被压入次级支气管更容易引起肺不张。

开胸手术因术中牵开器用力过大、手术器械对心脏牵拉力度过大或纱布填塞过紧可影响心脏收缩，导致低血压。若患者同时伴有高二氧化碳血症和（或）缺氧，易发生严重的心律失常。因此如出现严重的心律失常或低血压，应暂停手术操作，去掉填塞的纱垫及牵开器，同时增加通气量及吸入气的氧浓度。但

☆ ☆ ☆ ☆

不应过分增加吸气压及延长吸气期，否则会进一步减少静脉回心血量。应在分析具体情况后按需使用抗心律失常药或升压药。

另外，术中在常规补充失血、维持血容量的同时，也要防止输血输液过多。手术期间分离食管时，可因心脏受压和（或）刺激神经而出现心动过缓，严重者甚至出现心脏停搏。此时可选择阿托品 0.3 ~ 0.5mg 静脉注射。分离食管时，可因牵拉、压迫、推动心脏出现血流动力学的急剧变化，表现为低血压、脉压减小、心动过缓、期前收缩等，暂停手术操作即可迅速改善。手术操作可能会穿破对侧胸膜，引起对侧张力性气胸，导致持续血氧饱和度下降。严重张力性气胸使纵隔向术侧移位，此时可将对侧胸膜裂口扩大，使对侧肺复张。关胸时将流至对侧胸腔内的冲洗液及血液一并吸出，减少术后胸腔内积气及积液。

胸部部分手术结束前，应在胸腔尚未开始缝合时充分鼓肺，所施压力应逐渐增加，至足以使肺充分膨胀。鼓肺时会见到肺的某些萎陷小区，是由于手术器械压迫所致，手术者可予以辅助，使萎陷区域得到恢复膨胀。

所有食管手术除应用常规监测外，还应根据患者状况，选择有创监测。颈内静脉置管有助于客观估计液体平衡状态，有创动脉血压监测能准确地反映血压变化，便于血气分析。而心功能差的患者可通过置入肺动脉导管行肺毛细血管楔压和混合静脉血氧容量等监测。手术临近结束时应选择留置胃管或营养管。为避免造成吻合口创伤，胃管通过食管吻合口时应手法轻柔，位置确定后妥善固定。留置胃管的目的在于胃肠减压，保护吻合口，并方便后期肠内营养。

（四）麻醉后复苏

食管癌手术结束后，若患者情况稳定，呼吸交换良好，可在手术室或麻醉复苏室进行复苏拔管。拔管时需等待患者完全清醒、吞咽、咳嗽反射恢复，减少反流性误吸的可能。并提前应用肌肉松弛拮抗药，且保证良好的术后镇痛。

患者完全清醒后，需经常变动体位，侧卧时术侧在上有利于术侧余肺膨胀，避免因术侧向下导致的缺氧及伤口摩擦导致的疼痛。由于食管癌手术范围广、创伤大，术后切口及引流管所致的疼痛剧烈，患者可能出现不敢深呼吸，潮气量较小，因此应进行充分的镇痛措施。可选择给予镇痛药以减轻疼痛，或在术后硬膜外注射小剂量吗啡，达到镇痛效果。

开胸术后最常见的并发症包括肺不张、呼吸系统感染、肺水肿和通气不足等，这些症状可因低潮气量和无效咳嗽加重。对于开胸后出血，因原因较复杂，需要动态观察患者症状及引流量，并及时处理。

第五节　气管手术麻醉护理

对气管肿瘤手术的麻醉，麻醉医护均面临着多方面的挑战，熟识各种气道管理技术是麻醉手术成功的关键，而且针对气管肿瘤的处理需要制订一个全面的麻醉计划。麻醉医师与护理团队必须清楚要做的每一个步骤，并且能随时取得外科医师的配合。

一、概述

原发性气管肿瘤并不常见，其发生率占呼吸道肿瘤的 2% ～ 4%，占所有恶性肿瘤的 0.2%，成人发病以恶性为主，病理分类则以鳞状细胞癌和腺样囊性癌（圆柱瘤）为多见。气管癌发病年龄在 50 岁左右，男女比例为 4：1，约占原发性气管肿瘤的 50%。患者多有吸烟史，肿瘤多发生于气管下 1/3，以气管后壁膜部多见。

气管继发性肿瘤多见于喉、甲状腺、食管、支气管等部位肿瘤的直接侵犯。继发性肿瘤可以发生在整段支气管或支气管树，气管旁肿瘤直接侵犯气管或转移到气管的情况并不多见。喉癌、食管癌、肺癌，可以侵犯气管或支气管，这些转移癌提示患者已进入晚期，气管手术只能缓解局部症状，手术指征须严格掌握。

另一种继发性肿瘤来源于甲状腺恶性肿瘤。局限性的甲状腺肿瘤可直接侵犯气管，这种情况有手术指征，可以进行甲状腺肿瘤及被侵气管切除，气管再重建手术。

气管肿瘤的病因并不清楚，但早期积极治疗可以挽回不少生命。由于气管外科手术的不断发展，某些曾列为禁忌手术的情况也随之成为手术的相对适应证，这样对麻醉技术的应用和配合也提出了更高的要求。

临床表现：咳嗽是气管肿瘤最常见的症状，但不具特异性，多为刺激性干咳，咳嗽时气管内有异物感，有时会有咯血或咳出少量瘤组织。气促，特别是活动时气促，是较常见的首发症状，随着肿瘤的发展，会出现明显的呼吸困难。气管内的肿瘤及分泌物，或肿瘤出血都可以造成呼吸道阻塞，患者病史中常诉说呼吸困难，与体位改变有关，特别是内生性的肿瘤，呼吸困难可在某一特定体位中出现，如侧卧位。改变体位后，呼吸困难可以缓解，麻醉前访视患者，这一特征性病史极为重要，麻醉期间，麻醉医师可将这些患者置于一个特定的体位，使气道始终保持畅通。声嘶通常提示喉内侵犯或喉返神经受压。咯血不常见，但多发生于气管鳞状细胞癌。

二、术前评估与麻醉准备

（一）术前评估

气管肿瘤患者术前评估有赖于详细的病史采集、体检、肺功能测定、胸部CT 和纤维支气管镜检查，应对患者的全身情况、呼吸困难程度及与体位的关系

☆☆☆☆

作详细评估。明确气管狭窄的部位、性质、范围、程度和可能突发的呼吸道梗阻是术前评估的重点。随着医学影像学技术的提高，判断气管狭窄情况不再仅仅依靠 X 线片，CT 扫描和磁共振等。螺旋 CT 三维重建技术能更形象地了解气管的具体状况，甚至是气管镜也达不到的狭窄远端。纤维支气管镜检查通过肉眼直视可明确气管狭窄的长度和直径，以及肿物与气管壁的特点，是诊断气道病变的"金标准"，但对于气道严重梗阻，纤维支气管镜无法通过狭窄部位的患者，就无法了解病变远端的气道情况，而且严重气道阻塞患者行气管镜检查后因局部水肿或气道受刺激可加剧气喘及呼吸困难。因此，对存在严重呼吸道梗阻的患者，气管镜检查宜安排在一切准备就绪的手术前，在手术室内且在麻醉及外科医师到位后进行，一旦呼吸困难加剧可以紧急手术。不同的患者根据自身情况的严重程度，可以进行以上一种或多种检查，在危急状态下往往仅需纤维支气管镜诊断。

不同部位的气管阻塞性病变、气管阻塞程度及现存的心肺疾病，共同组成不同的症状和体征。通过询问并观察患者排痰的困难度、运动耐力、仰卧位呼吸能力以及用力吸气和呼气时是否存在呼吸困难加重（因气管塌陷或可活动的肿瘤在用力呼吸时可加重呼吸道梗阻）。另外，需确认患者的心肺功能情况，以及是否合并其他系统的疾病。术前的肺功能检查虽有参考价值，但部分患者因呼吸困难在术前无法实施，可以通过血气分析检查来获得相关的信息。

对气管肿瘤患者首先着重了解气管内肿瘤活动性如何（基底宽，活动性较小；基底窄，或呈一蒂部，瘤体活动性大）、肿瘤形状（表面光滑、凹凸不平、菜花样）、瘤体质地（质硬、质实、质脆、易出血等）、气管狭窄程度（了解前后径和左右径的最狭窄数值，如＞1cm，＞0.5cm，＜0.5cm 等）、肿瘤部位（距隆突的距离）。如果气管内肿瘤基底宽，活动度小，质硬，表面光滑，麻醉诱导置管危险性相对较低；如果肿瘤基底窄，随呼吸活动，质脆易出血，麻醉诱导期风险就大。通常，气管腔直径狭窄至 1cm 时，会出现特殊的喘鸣音；气管腔小于 1cm 时会出现明显的呼吸困难；气管腔小于 0.5cm 时患者会出现活动受限，并出现典型的"三凹征"。当临床症状明显时（呼吸困难），气管阻塞已超过气管横截面直径的 1/2，当气管阻塞超过横截面直径 10mm，呼气峰流量将减少至正常的 80%，放射学以及纤维支气管镜检查可提供气管病变位置及病变范围。

除了对上述情况作充分了解外，麻醉医师尚需对病灶相关的手术难点作详细了解，包括手术步骤、哪些环节需要麻醉医师配合、切除范围、重建方式等。另外，对麻醉诱导的风险（如缺氧、高碳酸血症、肺性脑病、循环意外、窒息、肿瘤出血脱落等）做充分的估计。

肺功能检查不一定能反映真实肺功能情况，但流量容积环测定有较高的参考价值，吸气及呼气流量减少，最大呼气或吸气流量的改变远远大于用力呼气量（1 秒量）测定值的改变。呼气峰值流速与 1 秒量的比率通常用于气道阻塞情况，当比值 ≥ 10：1，则提示有气道阻塞情况，流量容积环对诊断上段气管阻塞有参考价值。深吸气后用力呼气期间，第 1 个 25% 的潮气容量即可达到最大流速，而这时的影响因素仅与用力呼气有关。如果有固定的气道阻塞，呼气峰流速明显减少，而出现一个有特征性的平台，无论是气管内肿物阻塞或外压性阻塞，吸气流速同样有一个特征性平台。胸外气管段或颈段气管阻塞病变，在吸气期间出现平台，而对用力呼气流量的影响最小，胸段气管阻塞病变使呼气流量曲线有不同的变化，而吸气流量曲线影响小或无影响。

动脉血气检查尽管有时受肺、心疾病影响，但对气管存在阻塞病变情况仍有一定的参考价值。当气道明显阻塞时，代偿性低碳酸血症是会发生的。高碳酸血症的出现，犹如呼吸衰竭一样，已是病情的晚期。假如术前已存在严重通气障碍，可采用提高氧合的措施，比如增加吸入氧浓度、提高吸入气体湿度，以及局部应用类固醇激素，或 β 受体激动剂等。

上呼吸道功能检查：下颌活动度、舌比例、脸型与面罩密封性，这些因素对麻醉诱导期面罩维持持久的通气及良好的气道开放至关重要。

（二）术前用药

术前用药的内容应根据气管阻塞程度来决定，气管轻度阻塞，不影响患者通气，可以按术前用药原则给予镇静药和抗胆碱药。当患者存在的气道阻塞可能对通气有影响时，应避免或少量使用镇静药。患者过于焦虑、情绪激动或情绪不稳定，这样反而增加对患者呼吸管理的难度以及使患者经历一定程度的痛苦。术前有必要选用适当镇静药，如 α_2 受体激动剂，右美托咪定为保留自主呼吸清醒镇静提供了便利，总量用 1 μg/kg，10min 静脉微泵注射，可起到镇静作用而无呼吸抑制之虑，从而减轻患者的痛苦，降低呼吸管理的难度。当气管阻塞相当严重时，如出现哮喘者、三凹征等，应避免使用阿托品。有文献报道，阿托品使分泌物变得干稠，形成痰栓，在狭窄的气道内上下移动、刺激气管，甚至完全堵塞气管，故术前不用，术中按需给予。部分患者入手术室前已行气管内插管或气道造口，可使用术前药。

（三）麻醉专用仪器与器械

除常规使用麻醉机和监护仪外，还需准备几种重要的设备。

1. 一台高流量麻醉机可以提供超过 20L/min 的高流量氧气，或高频呼吸机。高频呼吸机在使用纤维支气管镜，或气道密封性差，有漏气现象等情况时尤其适用。

2. 长连接管道的喷雾器和 2% 盐酸利多卡因，用于表面麻醉喉黏膜、气管、支气管黏膜。为了达到良好的喷雾效果，可将喷雾器与麻醉机的高流量输出管连接，调整氧流量使表面麻醉药获得满意的喷雾效果，令患者深吸气时喷入雾

☆ ☆ ☆ ☆

化的表面麻醉药。这种方法射程远，雾化量大，特别适用于开口困难和甲状腺癌侵犯气管上段的患者。前者由于可进行环甲膜穿刺，声门下段的表面麻醉不成问题，口咽、喉咽、舌根和会厌等部位表面麻醉难以完善；后者环甲膜标志不清，声门下段不能表面麻醉。因此，在患者深吸气时采用加压喷雾，插管区域的表面麻醉较为完善。

3. 纤维支气管镜的选择，其外径最好为 4.9mm 和 3.5mm 规格，它们可以引导 ID 5.0 以上的气管导管，直径 4.9mm 纤维支气管镜，其吸引管道能够有效地吸引痰液，而直径 3.5mm 的纤维支气管镜在吸痰方面难以满足要求，但可以导入较小的导管，较大号的纤维支气管镜则不适合狭小气道的插管。

4. 根据影像学照片的结果，准备几种类型（大小）的气管导管（金属支架导管），导管大小选择考虑以下因素：能通过狭窄部，内径足以容纳吸痰管，外径不宜过大，使外科医师在操作时有足够的空间缝合气道，D6.5 气管导管是气管肿瘤麻醉使用频率最高的导管，而 ID 4.5 ～ 6.0 的小导管在应急情况下可临时解决通气问题，另外尚需要一根细长的导丝（直径 1mm，长 150cm）和小号食管扩张管，备应急使用。

5. 可供手术台上使用的灭菌导管、通气延长管和接口，以备手术过程中紧急气管切开置入气管及连接麻醉机时使用。此外备有两套呼吸环路、各型支气管镜。对于急性严重呼吸道梗阻患者，拟在体外循环下实施手术者，还应准备紧急体外循环所需设备。麻醉医师和护士人员齐备，麻醉诱导前手术医师在场，做好紧急建立外科气道的准备。

三、麻醉诱导操作步骤及要求

（一）麻醉诱导前阅片

复习气管正侧位片和胸部 CT，明确肿瘤所在位置、测量最小通过直径等参数，制订合理可行的气管插管方案。

（二）纤维支气管镜检查

根据影像学资料结果，气管插管前通过纤维支气管镜进行直视下的评估。在充分的鼻腔或者口咽表面麻醉后，经鼻腔或口腔（放置牙垫，避免损伤支气管镜）置入纤维支气管镜，并在声门口、气管内给予利多卡因充分的表面麻醉，进入气管后了解气管肿瘤位置和狭窄空间的可扩张程度（呼吸时的张合情况），确定气管导管的管径大小。如果能越过肿瘤下方，需了解隆突和双侧支气管是否有病变、支气管是否通畅等。检查的同时吸引气道的分泌物和血液。

（三）导管的选择

不同的术式，对导管数量的要求不同，每台手术可能用到 1 ～ 3 根气管导管。因加强型气管导管有较大的弯曲度，故常选择。由于导管太软，需借管芯帮助。

插管置入长度根据病灶位置而定。如果术前患者已做气管切开，需更换具有标准患者回路接口的非金属气管套管（病房一般使用非标准回路接口的金属气管套管或普通的塑料气管套管）。对于气管上 1/3 段肿瘤，导管长度无特殊要求，但常需要 2 根气管导管，第二根供台上使用。该段的肿瘤，特别是累及声门下区，气管导管气囊的位置成了插管要考虑的问题。尽可能将导管通过狭窄部位，如果难以通过狭窄部位，气囊可能无法完全进入声门下，导致无法完全密封气道。此时可选用 ID 为 5.5 ～ 6.5 的气管导管，有可能可通过狭窄部位使气囊位于肿瘤下方，从而解决气道密封问题，但有可能因气管导管内径过细使气道压升高影响正常通气，并且血液和气管内分泌物由于吸引困难可阻塞细小的气管导管。较高位的及狭窄程度严重的气管肿瘤，最好先行气管切开，采用标准患者回路接口的非金属气管套管。而气管中、下 1/3 段肿瘤，导管的选择有一定的要求，长度方面，要预计能放进支气管的长度；管径大小应根据支气管内径而定。置管位置，可暂时将气管导管置于肿瘤上方通气进行麻醉手术，但安全起见最好将气管导管置于肿瘤下方，即气管导管必须通过狭窄部分，以保证通气安全。

（四）麻醉插管方式的选择

根据病变部位及病变特点来讲，若气管肿瘤或狭窄位于气管上部靠近声门，气管导管无法通过，在局部麻醉下和静脉镇静下由外科医师行颈部气管切开，在狭窄部位下建立通气；如果瘤体较小，气管最狭窄处直径＞ 1cm，可以在支气管镜引导下插入细直径气管导管通过狭窄的气管。也可以先插入喉罩，保留自主呼吸麻醉下，行颈部气管切开，在狭窄部位下建立通气后拔除喉罩更换气管导管（暂不通气），待气管后壁吻合后，拔除狭窄部位以下的通气管，同时将经口气管导管推进越过吻合口并接呼吸机通气，然后吻合气管前壁。若气管肿瘤或狭窄位于气管中部需视病情而定。对于气管肿瘤蒂细、肿瘤质地脆、易出血等患者，可放弃导管通过狭窄部位的尝试，将导管留置狭窄部位以上，手法正压通气无阻力的情况下实施全身麻醉手术。对于蒂粗、不易脱落的肿瘤，在支气管镜引导下气管导管尝试可以通过则通过，通不过的将导管留置狭窄部位以上。若肿瘤或狭窄位于气管下部接近隆突，可将单腔气管导管置于肿瘤上方，如果插过无困难，可考虑支气管镜引导下将单腔气管导管插入一侧支气管。此类患者建议用较细导管通过肿瘤部位行高频喷射通气，但狭窄严重、排气不畅仍有可能造成气体滞留和气压伤。

根据呼吸困难的程度来讲，对于气促明显，伴有紧张焦虑甚至窒息濒死感的患者，给予保持端坐位，轻扣面罩予高浓度氧气吸入，而后静脉缓慢给予小剂量阿片类药物，可达到清醒镇静的目的，依诺伐 1/3 剂量启用也是较好的选择。也可用右美托咪定 1ng/kg，10min 静脉微泵注射的方法，镇静效果较为理想。此类患者在使用丙泊酚、咪达唑仑时切忌给药剂量过大过快。采用七氟烷吸入

☆☆☆☆

也可以使患者保持自主呼吸下入睡，但紧闭面罩可能加重患者的紧张和窒息感，此外由于患者的通气量不足，麻醉入睡时间可能延长。病变部位较高的患者，可以在局部麻醉下行气管切开，在狭窄部位下建立通气；不能进行气管切开的患者，为了提高安全性，可在局部麻醉下暴露并游离好股动静脉，然后麻醉诱导，一旦呼吸困难加剧，立即股动静脉插管进行体外循环。对于术前无明显气促，可以平卧的患者，估计稍细气管导管（ID6.5）可通过狭窄部位的患者，可给予丙泊酚和阿片类药物，逐步过渡到面罩正压通气，如无供氧困难，可考虑给予肌肉松弛药后插管。

根据肿瘤的生长情况来讲，对于气管内生肿瘤患者的插管，建议均在支气管镜明视引导下进行，可避免无谓的插管通过尝试，或减轻导管通过时对瘤体的冲击，同时随时可交替使用气管内吸引和供氧。切忌盲目插管，特别是蒂细、质地脆、易出血的肿瘤触之易引起脱落和出血，加重呼吸道梗阻。若肿瘤侵犯气管所造成的外压性气管狭窄，在确认插管通过狭窄部位前忌用肌松药。

（五）清醒插管

患者在直接喉镜下进行表面麻醉，可使用 2% 利多卡因。如果患者不能耐受，可用适量药物静脉镇静，一般采用微量电子泵静脉灌注丙泊酚 3mg/（kg·h）+芬太尼 5μg/（kg·h），或者配合七氟烷吸入诱导麻醉，逐步递增吸入浓度，使患者安静，随后再次使用喉镜显露声门，将喷雾器对准声门喷入表面麻醉药，表面麻醉完善后，即可进行纤维支气管镜操作。

四、麻醉维持

麻醉诱导完成后，根据患者情况调整适当的麻醉深度，一般来说，从麻醉诱导期到肿瘤切除，是一段危险的时期，所以麻醉维持应避免使用肌肉松弛药。尽量采用全凭静脉麻醉，其优点是在气道开放时不会有麻醉气体污染。可应用丙泊酚持续输注复合瑞芬太尼，一旦停止输注，麻醉复苏迅速而完全。如果气道狭窄不明显（最窄径＞5mm）或气管导管已定位于肿瘤下方，则可使用肌肉松弛药，机械控制呼吸。宜采用中效非去极化肌松药维持肌肉松弛状态，以减少操作中刺激气管造成患者的无意识体动。

五、术中监测及护理

一般的非重症患者可使用常规监测，如心电监测、血压、脉搏氧饱和度、呼气末 CO_2 监测、桡动脉置管。桡动脉置管除了能连续测定血压外，还可以定期抽取动脉血行血气分析，追踪气体交换情况。桡动脉穿刺不选择右侧，右侧桡动脉搏动常因无名动脉受压或不得已要结扎无名动脉而丧失，无名动脉通常是由左向右横跨气管。因此，应进行左桡动脉穿刺插管。另外，右侧开胸时，右上臂通常置于无菌术区，不宜利用。左桡动脉、前臂动脉均可选用。重症患者或者可能出现大出血等情况的患者还需中心静脉置管，多选用颈内静脉或者锁骨下静脉穿刺，当患者需要扩容、升压药应用或使用其他静脉药时，可以选用中心静脉导管。

六、术中气道管理与护理

（一）保留隆突气管肿瘤手术中的气道管理

在手术医师游离好气管后，将经口气管内导管（第一根导管）退到肿物狭窄部分以上。在台上术者的协作下，迅速将消毒过的另一根气管导管（第二根导管）从气管切断处插入气管远端，并准备一套无菌的螺纹管连接麻醉机进行正压通气。第二根导管置入时，应注意用缝线牵引气管的重要性，否则，吸气负压会使已经分离的下段气管（由于失去组织的支撑作用）可以塌陷阻塞。切除病变后先吻合气管后壁，而后放弃台上插管，将口内气管导管送过吻合口远端，气囊充气后施行通气，缝合气管前壁完成吻合，缝合时由麻醉医师将患者头部垫起，使头前倾、颈内收，减少气管缝端张力。

麻醉管理中几点需要注意的地方：

1. 预计气管已被分离时，有气体麻醉药物吸入的应先停止吸入，根据生命体征调整静脉麻醉药用量。

2. 在气管导管缝上牵引缝线时，需提前松开气囊，以免气囊被损伤。

3. 断开气管后，从术野中插入另一根气管导管与麻醉机相连接，实施正压通气。

4. 注意从口腔推进的导管不宜插得过深，因为头前倾时可能会将气管导管送入右主支气管，并且导管转换之前要吸痰，并吸干净口咽腔分泌物。

（二）不保留隆突气管肿瘤手术的麻醉管理

当肿瘤累及气管下段、右和左主支气管，需要行隆突切除时，则需行气管、右主支气管端 - 端吻合或气管、左主支气管端 - 侧吻合术，主要步骤与配合如下：①经口气管导管（第一根导管）用右侧单腔支气管导管。插入气管内合适部位固定好，不要触到肿瘤。②当切断左侧主支气管时，术者将第二根导管插入左主支气管内通气（行左肺通气）。如果血气值不能维持正常，术者需将第三根导管插入右主支气管内通气（行右肺通气），右侧可以采用持续正气道压通气（CPAP）或高频通气（双肺不同模式通气）。③切除病变的气管隆嵴，气管与右侧主支气管端 - 端吻合，再将第一根导管经吻合口置入右主支气管，行右肺通气。如果右主支气管有第三根导管，则先将该导管拔除。④拔除第二根导管（左主支气管内导管），行左主支气管气管端 - 侧吻合，吻合完毕后将第一根导管退到气管内，行双肺通气。

☆☆☆☆

麻醉管理中几点需要注意的地方：①隆突断开后，先向左主支气管插管，行单肺通气，再根据动脉血气结果决定是否行右侧插管肺通气；②右主支气管残端与气管吻合，经口气管导管可以上下调整，但尽量避免影响吻合口操作；③左主支气管断端与气管下段端 - 侧吻合，经口支气管导管的气囊应低于或水平于气管下段侧壁的吻合口，以防通气时漏气。

（三）低氧血症的预防与处理

1. 术中吻合口缝合过程中可能需要间断的呼吸停止，故操作前可吸入 100% 纯氧，过度通气后，可获得 3 ～ 5min 的呼吸暂停时间。需要注意的是期间应密切观察血氧饱和度，一旦血氧饱和度下降至 90%，应立即重新通气，此时可能需要外科医师用手封堵尚未缝合完毕的吻合口，待血氧饱和度上升后再次暂停呼吸继续手术。

2. 若血液和分泌物阻塞远端气道时需术者配合吸引远端气道。

3. 插管导管位置不良，位置太浅漏气或者太深造成部分肺段通气不足，需术者调整插管位置。

4. 麻醉医师提高新鲜气流量，采用间断通气的方法可以改善氧合。

5. 单肺通气中肺内分流，如出现低氧血症，则可采用台上左右支气管插管实行两肺分别通气，也可考虑请术者临时套扎非通气侧肺动脉或能改善血液氧合。高频喷射通气（HFJV）作为一种气道开放条件下的通气手段，在气管手术中应用有其优越性，喷射导管较细，使用灵活，提供充分的氧合避免单肺通气所致低氧血症，可以通过狭窄部位和气管切端，且对手术缝合干扰小。但需注意的是，高氧流量导致手术野血液喷溅、血液吸入、导管不稳定、低通气和 CO_2 重复吸入也有可能发生。尤其是要重视的是在气管壁未打开前使用 HFJV，有引起严重气道狭窄患者气压伤的风险。

（四）麻醉复苏期护理

气管重建术后麻醉复苏期也有潜在风险。由于手术后机械通气可影响气管吻合口的愈合，因此提倡在手术后尽早拔除气管导管，但重建的气道是脆弱的，随时有可能出现危险，而且重新建立安全的气道也很困难。应注意以下几点：

1. 尽量保持患者颈部前屈，减少吻合口张力。

2. 完全逆转肌松药的作用，即使应用非去极化肌松药拮抗剂，也必须有足够的时间使肌松作用完全逆转，保证患者有足够通气量后，可选择清醒拔管或中等深度麻醉状态拔管。

3. 复苏应平稳，避免患者因躁动，呛咳而致吻合口裂开。如果采用全凭静脉麻醉，临近手术结束时可逐渐减小瑞芬太尼的输注速度，给予芬太尼 0.05 ～ 0.1mg，或者曲马多 50 ～ 100mg 以减轻麻醉恢复期患者疼痛，同时启用术后 PCA 镇痛。麻醉前期右美托咪定的应用，也能有效防止躁动、增加麻醉

☆ ☆ ☆ ☆

恢复期的舒适感。

4.气管重建术患者因术中气道开放以及气道排痰功能受到影响，术后早期存在气道分泌物多，排痰不畅的风险，应及时清理呼吸道，防止气道阻塞和术后肺部并发症。

对于隆突重建术术后是否拔管是一个值得考虑的问题，一般来说，术前无明显肺实质性疾病，整个重建术过程顺利，术中无通气不良等异常情况，术毕可以拔管。但如果考虑到原阻塞部分有感染的因素存在，误吸、吻合口的张力较大、吻合口有渗血情况，不能短时间内清除或并有慢性支气管炎，痰量多，术后可能要进行肺灌洗等情况，带管进 ICU 是必要的，设有麻醉重症监护室（AICU）的医院进 AICU 是最好的选择。两侧开胸的患者术后伤口痛可影响患者咳嗽及肺通气，这种情况也需带管进 ICU 进行机械通气。带管的患者最好将侧卧位转为平卧位，这样有利于拔管后再插管操作。

七、术后管理与护理

气管手术后患者应在 ICU 监护治疗，至少要停留 24h 以上。入 ICU 后常规监测、定期血气检查、常规行胸部 X 线检查以快速排除气胸。患者应始终保持头俯屈的体位以降低气管吻合口张力。面罩吸入湿化的氧气。隆突部位手术可阻碍气道分泌物的排出，必要时可使用支气管镜辅助排痰。术后吻合口水肿可引起呼吸道梗阻，严重时需要再插管。由于体位的影响，ICU 插管应在支气管镜引导下进行，避免误伤吻合口。术后保留气管导管的患者应注意气管导管的套囊不应放置于吻合口水平。其他少见的并发症有创面出血、气道严重阻塞、吻合口裂开等。靠近喉部位的气管手术后易出现喉水肿，表现为呼吸困难、喘鸣与声嘶。治疗可采用改变体位（坐位）、限制液体、雾化吸入肾上腺素等措施，喉水肿严重时甚至需要再插管。

第六节 纵隔肿瘤麻醉护理

一、纵隔的解剖结构

纵隔是胸腔中间的区域，位于左右胸膜腔之间。它被前后两层胸膜围绕，前界为胸骨，后界为胸椎，上界通过胸廓上口与颈部相连，下界为膈肌。纵隔的内容物包含了多个重要的器官和结构，包括心脏、大血管、气管、食管、胸腺、胸导管、神经、淋巴结及结缔组织等。在临床解剖学中，纵隔通常被划分为 5 个部分。上纵隔位于胸骨柄下缘与第 4 胸椎下缘之间，向下为下纵隔，后者进一步分为前下纵隔、中纵隔和后下纵隔。上纵隔 主要包含气管、食管、

☆ ☆ ☆ ☆

胸膜及一些大的血管（如大动脉）。气管作为界限，将上纵隔进一步分为前纵隔和后纵隔。下纵隔则以心包、心脏和气管分叉为界，分为前下纵隔（主要包含淋巴结和胸腺）、中纵隔（主要包含大血管和气管分叉部）、后下纵隔（主要为神经、食管等）。这种划分对于临床上纵隔肿瘤的诊断、治疗及麻醉护理具有重要意义。

二、常见纵隔肿瘤及其病理生理特点

纵隔肿瘤种类繁多，按其来源和生物学行为可分为良性和恶性肿瘤。不同类型的纵隔肿瘤表现出不同的临床特征，理解这些肿瘤的特点对于麻醉护理至关重要。

（一）神经源性肿瘤

神经源性肿瘤通常起源于交感神经或外围神经，常见于后纵隔。患者通常没有显著症状，但随着肿瘤增大并压迫神经干时，可能出现疼痛。神经源性肿瘤有两大类：

1. 自主神经系统肿瘤　通常源自交感神经，恶性肿瘤如神经母细胞瘤，良性肿瘤如神经节细胞瘤。

2. 外围神经肿瘤　常见良性肿瘤为神经鞘瘤和纤维瘤，恶性肿瘤则有恶性神经鞘瘤和神经纤维肉瘤。

神经源性肿瘤常见于青壮年患者，部分肿瘤可引起如 Horner 综合征（上睑下垂、瞳孔缩小、无汗症）等神经系统症状。压迫症状通常表现为上肢麻木、放射性疼痛或肩胛区疼痛。

（二）畸胎瘤及皮样囊肿

畸胎瘤是最常见的纵隔肿瘤之一，尤其多见于前纵隔。其特点是肿瘤组织内可能包含多个组织成分，如皮肤、毛发、骨骼等，通常为实质性，可能与邻近器官发生粘连或侵入。在诊断时，影像学表现为混合性回声，部分肿瘤可有恶性变，约 10% 的畸胎瘤为恶性。

（三）胸腺瘤

胸腺瘤是纵隔肿瘤中较常见的一类，位于上纵隔。胸腺瘤可分为上皮细胞型、淋巴细胞型和混合型。绝大多数为良性，但约 15% 的胸腺瘤患者合并有重症肌无力。此类患者术前需特别关注重症肌无力的症状（如上睑下垂、复视、上楼困难等），并在麻醉时做好充分准备。胸腺瘤的发病年龄以 40～70 岁居多，亚裔人群发病率较高，且多数胸腺瘤患者都为男性。

（四）纵隔囊肿

纵隔囊肿主要包括支气管囊肿、食管囊肿和心包囊肿。支气管囊肿通常位于纵隔上部，可能造成气道压迫，影响患者的呼吸功能。食管囊肿则可能压迫食管，导致吞咽困难。心包囊肿则主要影响心脏和大血管功能，可能引发胸痛或胸闷。

（五）胸内异位组织肿瘤

这些肿瘤包括胸骨后甲状腺肿、甲状旁腺肿瘤、淋巴源性肿瘤等。它们的症状常因压迫邻近器官而不同，可能影响呼吸、吞咽等功能。

（六）其他类型肿瘤

包括血管源性、脂肪组织性、结缔组织性以及肌肉组织来源的肿瘤等。这些肿瘤大多较为少见，但仍具有一定的临床影响，可能导致呼吸或循环功能障碍。

三、纵隔肿瘤的流行病学

胸腺瘤作为纵隔肿瘤中的一个重要类别，其在成人纵隔肿瘤中占据重要地位。国内数据显示，胸腺瘤发病率位居纵隔肿瘤第三，仅次于畸胎瘤和神经源性肿瘤。根据统计，胸腺瘤的年发病率约为 0.13/10 万，在亚裔人群中发病率相对较高，尤其在华裔人群中，年发病率为 0.17/10 万。胸腺瘤的高发年龄段为 40 ～ 70 岁，较少见于 20 岁以下的年轻人。

四、纵隔肿瘤的临床表现

纵隔肿瘤的症状多与肿瘤大小、位置以及生长方向有关。常见的临床表现包括胸痛、胸闷、呼吸困难等。随着肿瘤的增大，可能压迫邻近的结构，造成神经、呼吸系统、大血管或食管的损伤。具体症状包括：

1. 神经系统压迫　如 Horner 综合征、声音嘶哑、上肢麻木等。
2. 呼吸系统压迫　包括剧烈咳嗽、呼吸困难等。
3. 大血管压迫　上腔静脉综合征可导致面部和上肢水肿、颈静脉怒张等。
4. 食管压迫　导致吞咽困难等消化系统症状。

五、纵隔肿瘤的麻醉护理

纵隔肿瘤的麻醉护理需综合考虑患者的全身状况、肿瘤的大小、位置及其对重要器官的压迫情况。麻醉护理的目的是确保术中的麻醉深度、呼吸循环稳定，并最大程度地减少并发症的发生。麻醉护理的重点通常包括术前评估、术中麻醉管理、术后监护及并发症的管理。

（一）术前评估

术前评估是麻醉护理中至关重要的环节。纵隔肿瘤的术前评估需要根据肿瘤的具体类型、大小、部位以及患者的基础疾病进行综合评估。术前评估应包括以下几个方面：

1. 病史采集与评估

（1）呼吸功能评估：纵隔肿瘤常引起气道压迫，尤其是肿瘤位于上纵隔或靠近气管、支气管时，可能导致呼吸困难、喘息、咳嗽等症状。需详细了解患者的呼吸情况，如有无持续咳嗽、呼吸急促、哮喘或气短等表现，是否存在明显的呼吸道梗阻症状。

（2）循环系统评估：纵隔肿瘤可能压迫大血管，导致上腔静脉综合征（SVCS）。SVCS 的典型表现包括上肢和面部水肿、颈部静脉怒张、呼吸困难等。患者的血流动力学状态需充分评估，如有低血压、心律失常、胸痛等症状，需特别注意术中麻醉药物的选择。

（3）神经系统评估：纵隔肿瘤可能压迫神经，特别是交感神经，导致 Horner 综合征（上睑下垂、瞳孔缩小、无汗症）等症状。神经系统功能受损可能影响麻醉药物的选择和麻醉深度的调整。

2. 影像学检查

（1）胸部 X 线片、CT、MRI：影像学检查帮助确定肿瘤的位置、大小及与周围组织的关系。对于上腔静脉的压迫情况、气道的通畅程度、肺部的病变等进行评估。

（2）支气管镜检查：对于疑似气道受压的患者，可考虑进行支气管镜检查，了解气道的通畅性，预判麻醉时气道管理的难度。

（3）实验室检查：进行常规的术前检查，如血常规、电解质、肝肾功能、心电图等。对于合并重症肌无力等免疫系统疾病的患者，术前需与神经科医师协作，评估重症肌无力的严重程度，并制订相应的麻醉方案。

3. 药物管理　对于患者的基础病，特别是与麻醉药物反应密切相关的疾病（如重症肌无力、糖尿病、心脏病等），需要根据具体情况调整麻醉药物的使用方案。例如，重症肌无力患者在麻醉过程中可能需要避免使用肌肉松弛药，并在术后给予适当的支持治疗。

4. 心理疏导与教育　纵隔肿瘤患者通常由于病情较重，可能感到焦虑和恐惧。麻醉护理人员需提供充分的心理支持，告知患者术前准备、麻醉过程、术后恢复等内容，缓解患者的焦虑情绪。

（二）术中麻醉管理

麻醉过程中的管理应根据患者的具体情况和麻醉监测指标进行个性化调整。纵隔肿瘤的麻醉管理具有一定的挑战性，主要体现在以下几个方面。

1. 气道管理　纵隔肿瘤可能压迫气道，尤其是肿瘤位于气管、支气管周围时，可能导致气道狭窄或完全梗阻。因此，气道管理是麻醉护理中的核心部分。麻醉医师应根据气道受压程度选择适当的插管方式。

（1）清醒气管插管：如果气道明显受压，尤其是肿瘤紧邻气管或支气管时，常规麻醉诱导可能导致气道完全阻塞。在这种情况下，可以选择清醒气管插管，确保患者在清醒状态下进行插管。麻醉护士需准备好气管镜或纤维支气管镜协助插管，并在插管前进行局部麻醉。插管过程中要特别小心，避免气道损伤。

（2）高频通气：对于气道狭窄严重的患者，可能需要使用高频通气装置，既可确保氧合，又能减少对气道的机械损伤。高频通气能够有效缓解气道压力，维持患者的呼吸功能。

（3）气道保护：在麻醉过程中，密切监测患者的呼吸情况和气道压力，及时调整通气模式，确保气道畅通，并避免因肿瘤的压迫导致的进一步气道狭窄。

2. 循环管理

（1）监测与药物调整：术中需要密切监测患者的生命体征，特别是血压、心率、氧饱和度等。根据患者的循环情况，麻醉医师和护士应及时调整麻醉药物的剂量，以维持适当的血流动力学稳定性。

（2）血管活性药物使用：对于存在上腔静脉综合征（SVCS）的患者，血压可能不稳定。麻醉护理人员需要提前准备好升压药、降压药及适当的抗血栓药物（如肝素），以便在手术中随时调整血流动力学状态，维持稳定的循环。

（3）术中出血控制：纵隔肿瘤手术常伴随较大出血，尤其是肿瘤位置靠近大血管时。麻醉护理人员应与手术团队密切配合，准备足够的输血和补液方案，以应对可能出现的急性出血。必要时准备止血药物和设备，如氯化钙、凝血因子等。

3. 麻醉深度管理　纵隔肿瘤手术可能需要较长时间，因此麻醉的深度和持续性需持续调整。麻醉护理人员应密切监测麻醉深度，避免过深或过浅的麻醉状态。在手术过程中，麻醉医师可能会根据手术的不同阶段调整麻醉药物的使用剂量，以达到理想的麻醉深度。

4. 麻醉复苏准备　术中要提前准备好麻醉复苏相关设备，确保术后复苏阶段的顺利进行，特别是对于大肿瘤或肿瘤压迫严重的患者。在术后，患者的呼吸、循环和神经功能的恢复可能会受到影响，因此要为术后复苏阶段做好充分准备。

六、上下腔静脉转流麻醉护理

上下腔静脉转流麻醉护理主要用于处理因肿瘤压迫上腔静脉导致的上腔静脉综合征患者，尤其是在进行上腔静脉解压术或置换术时，麻醉护理人员需要关注以下几个关键问题。

（一）上腔静脉综合征概述

上腔静脉综合征（superior vena cava syndrome，SVCS）是指上腔静脉完全或部分阻塞，导致血液回流受阻，引发一系列临床表现。常见的原因包括恶性肿瘤（如支气管肺癌、淋巴瘤等）压迫上腔静脉，导致上肢、面部水肿、颈部

☆☆☆☆

静脉怒张等症状。此外，SVCS 可能会导致呼吸困难、咳嗽、意识改变等，严重时可能引发急性呼吸衰竭。

（二）术前准备

1. 评估血流动力学情况　在患者进入手术室前，麻醉护理人员需与麻醉医生和外科团队密切沟通，确保对患者的血流动力学状况有充分了解。尤其是SVCS 患者，往往存在血压不稳定、低血容量等情况，上腔静脉切除人造血管置换术时，减轻上腔静脉阻断期间上腔静脉的压力，是保持大脑良好灌注的关键，术前需准备好适当的药物和设备进行应急处理。

2. 气道管理的特殊准备

（1）由于 SVCS 患者常伴随面颈部水肿和呼吸道压迫，气道管理是麻醉护理中的一个重点。特别是在清醒气管插管时，需要小心操作，避免因水肿或压迫造成气道损伤。

（2）头高位：大多数 SVCS 患者术前需要将床头抬高，帮助缓解面部和颈部水肿，以减少对呼吸道的压迫。在麻醉诱导过程中，麻醉护士应确保患者处于适当的体位，维持呼吸道通畅。

3. 监测及设备准备

（1）准备中心静脉压监测设备（如颈内静脉或股静脉导管），以实时监测患者的中心静脉压力（CVP），帮助评估患者的血液回流情况。

（2）提前准备好高流量氧气供给设备、气管镜、纤维支气管镜、应急药物（如升压药、强心药、镇静药等），以应对突发的气道问题或循环问题。

（三）术中麻醉管理

1. 保持麻醉深度适当　术中麻醉深度需要根据患者的病情和手术进展进行调整。SVCS 患者可能存在麻醉药物代谢和循环动力学的特殊反应，因此麻醉护理人员要严密监测生命体征，确保麻醉的深度和患者的循环稳定。

2. 血液管理

（1）由于 SVCS 患者往往存在血液回流障碍，术中可能出现出血难以控制的情况。麻醉护理人员需准备好充足的输血、补液方案，并随时准备止血药物，如凝血因子、氯化钙等。

（2）若手术过程中出血较多，需根据情况适时调整麻醉药物和液体补充量，避免低血容量状态的发生。

3. 气道管理　由于 SVCS 患者可能存在严重的面颈部水肿或呼吸道梗阻，麻醉护理人员需要根据术前评估情况，在术中提供气道支持。可以通过高流量氧气、纤维支气管镜引导下插管、气道扩张器等设备，确保气道畅通。

4. 脑保护　在麻醉诱导前，所有患者均应行桡动脉穿刺置管监测有创血压，颈内静脉置管监测中心静脉压。根据患者情况术前可从股静脉置入中心静脉导管作为补液通道。可应用甲泼尼龙和甘露醇减轻脑水肿。严重的上腔静脉综合征或拟行上腔静脉置换术（图 8-1）的患者，应备行上下腔静脉转流（图 8-2）以减脑水肿。

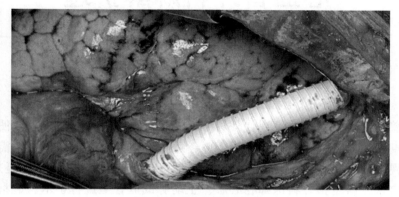

图 8-1　上下腔静脉置换

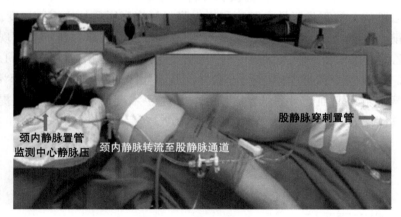

颈内静脉置管
监测中心静脉压　颈内静脉转流至股静脉通道　股静脉穿刺置管 →

图 8-2　上下腔静脉转流

（四）术后复苏护理

1. 密切监测生命体征　术后复苏阶段，SVCS 患者可能会出现呼吸衰竭、血流动力学不稳定等问题。麻醉护理人员应密切监测患者的呼吸、心率、血压、氧饱和度等生命体征，及时调整治疗方案。

2. 呼吸道管理　由于 SVCS 患者可能存在上腔静脉压迫未完全解除的情况，术后容易出现呼吸道梗阻、气道水肿等问题。术后复苏时，麻醉护理人员应保持气道畅通，必要时提供机械通气。

3. 神经系统监护　SVCS 可能引发脑水肿和颅内压增高，因此麻醉护理人员需重点监测患者的神经系统功能，观察是否有意识障碍、头痛、呕吐等症状。一旦发现异常，及时与神经科医师沟通，采取必要的干预措施。

第 9 章
心血管外科麻醉护理

随着麻醉学科的建立，现代外科学自 19 世纪 40 年代奠基以来，便进入飞速发展期。但心脏外科学却直到近 100 年才逐步得到发展。由于手术需要良好的手术视野和相对静止的心脏，因此心脏手术十分困难，一度被认为是禁区。

心血管外科是指外科医师在心脏、主动脉或血管上进行手术。通常包括心脏移植、先天性心脏病外科、瓣膜病外科、冠心病外科、大血管外科，以治疗缺血性心脏病、矫正先天性心脏病和心内膜炎等疾病所致的心瓣膜病变。

目前，中国心血管病患病率处于持续上升阶段，估算心血管疾病现患人数为 3.3 亿，占比大于中国人口的 1/5。在城乡居民疾病死亡构成比中，心血管病占首位。2021 年，心血管病分别占农村、城市死因的 48.98% 和 47.35%。高比例的患病人群及心血管外科的治疗难度，给围手术期治疗及麻醉护理提出了高难度、高需求及高要求。

第一节　术前评估、准备及监测

一、心血管系统

（一）心电图

对心血管手术的常规心电图监测可以选择使用 5 导联电极。除每个肢体放置电极外，心前区电极应放置于 V_5 的位置，即左侧第五肋间隙腋前线处。因为 V_5 导联检测到心肌缺血的敏感度较高，如再增加心前区 V_4 导联，检出的敏感性能进一步增加。

目前大部分品牌监护仪均能自动分析 ST 段改变，提高发现心肌缺血事件的敏感性，但这依旧依赖于电脑对等电位线和 J 点设定的准确性。因此，在心血管手术的不同阶段，应多次检查心电图的连接及设定。

（二）动脉血压及中心静脉压监测

有创动脉置管监测动脉血压是心血管手术患者的常规监护方式。心血管疾病患者常合并控制欠佳的高血压和动脉粥样硬化，且术中大量失血可能导致低血容量和低血压。此外，术中的手术操作等机械刺激可诱发心律失常，手术牵拉操作造成静脉结构改变、回流受阻、压迫心脏等，均可能使动脉血压发生急剧变化。

动脉有创血压监测可以在整个手术过程中实时、连续地评估动脉血压及波形，也可以为动脉血气检查提供抽血通路。此外，在非搏动性的体外循环期间，由于监测原理限制，无创血压监测并不准确。

动脉穿刺置管可优先选择患者优势侧的桡动脉，以避免需游离切除部分桡动脉作为移植血管。此外，股动脉、肱动脉、尺动脉、足背动脉等均可选择。

中心静脉置管也是心血管手术期间的常规监护措施，除进行中心静脉压监测外，还可以作为通道放置其他有创性监测装置，如肺动脉导管。为准确评估血管内容量状态及测量右心室充盈压，中心静脉导管尖端必须位于右心房或胸内大静脉。由于操作方便且与手术野距离适中，中心静脉置管目前常选择颈内静脉，也可以选择锁骨下静脉或股静脉。超声引导下中心静脉穿刺可以方便操作、改善预后，但增加了设备及资质要求。

（三）肺动脉导管

肺动脉导管是一种血流导向的漂浮导管，通常经置于中心静脉的鞘管放置，可测量肺动脉压、肺毛细血管楔压等有价值的血流动力学参数。通过肺动脉导管，可以测算 CO、测量 SO_2、评估血管内容量状态并获得其他衍生参数。

肺动脉导管置入的并发症包括中心静脉导管置入的全部并发症，以及肺梗死、完全性房室传导阻滞、血栓形成、短暂心律失常、瓣膜损伤和导管扭结嵌顿等。其绝对禁忌证包括三尖瓣或肺动脉瓣狭窄、右心房或右心室肿块、法洛四联症。相对禁忌证包括近期置入起搏导线及严重的心律失常。

（四）经食管超声心动图（TEE）

TEE 是一种安全、相对微创的操作，在围手术期应用越来越广泛。其应用有助于心血管手术期间的决策，三维 TEE 可增加术中评估的价值。对于结构性心脏病手术而言，TEE 是不可或缺的，是多模式成像的关键组成部分，指导心血管手术围手术期的合理血流动力学管理。但探头的插入和操作可能引起潜在的并发症。

二、中枢神经系统

相对于非心脏手术，心血管手术后易发生 CNS 损伤或功能障碍。其中最常见的原因是微粒或微气栓，其他危险因素还包括脑部低灌注及对手术和体外循环产生的炎性反应。

☆ ☆ ☆ ☆

（一）脑氧饱和度

脑氧监测采用近红外光谱技术，类似于脉搏氧监测。红外光的发射电极放置于患者前额，其透过颅骨，因氧合血与未氧合血对两种不同波长红外光的吸收特性不同，因此返回的信号可计算得出局部脑氧饱和度。脑氧饱和度监测可同时关注双侧额叶。目前研究显示，脑氧饱和度数值低于术前基础值的 80% 或绝对数值小于 50%，提示术后不良事件的发生率增加。

（二）经颅多普勒

经颅多普勒通过应用超声技术探查大脑中动脉或颈总动脉内的血流速度，以间接测量大脑血流。其主要技术缺陷在于无法区分气栓和固体栓子，而且信息的质量和准确度常依赖于操作者的水平、探头的稳定性及位置的准确性，且操作过程相对烦琐。这些缺陷限制了这项技术的临床应用。

（三）脑电图和脑电双频指数监测

多通道脑电图监测在心血管手术中并非常规使用，但脑电双频指数可应用于监测术中知晓、降低麻醉药物用量及监测脑灌注。心血管手术中突发的 EEG 改变可能与脑缺血的原因相关。手术过程中很多因素可能干扰 EEG，如药物抑制、低温等。除此之外，EEG 只能反映皮质功能，因此可能无法发现皮质水平以下的缺血和栓塞。

三、肾脏系统

心血管手术围手术期急性肾损伤是导致术后发病率增加、医疗费用上升及后期慢性肾脏疾病的重要因素。和心脏手术相关的急性肾损伤有六个重要通路：毒素、代谢因素、神经激素活性、炎症、缺血 - 再灌注损伤及氧化应激。

围手术期应避免使用有潜在肾毒性的药物，水化也是广为认可的预防肾病的策略之一。血栓栓塞风险高的患者可采用 TEE 监测，并应尽可能缩短主动脉阻断时间。术中应尽快处理血流动力学不稳定，维持或快速补充血管内容量，并应避免围手术期高血糖症。

四、内分泌系统

（一）血糖控制

外科手术围手术期的高血糖症是由创伤诱发的炎症及应激反应所致。所有心血管手术患者都有发生高血糖症的风险，尤其是高龄、合并糖尿病及 CAD 的患者。血糖升高的程度取决于几个 CPB 相关因素：预冲液的选择、低温的程度等。目前，指南推荐围手术期血糖水平应控制在 180mg/dl 以下，有学者也提出控制在 150mg/dl 以下。

（二）甲状腺激素

甲状腺激素通过影响组织氧耗、血管阻力、心容量、心脏收缩力和心率来增加心排血量，甲状腺功能异常对患者血流动力学和心脏功能有明显影响。心血管手术转流过程中或结束后，甲状腺激素水平可能改变。T_3 水平低的患者容易在心血管手术后出现心排血量降低并死亡。因此，围手术期维持正常的甲状腺功能有助于降低其死亡率。

五、血液系统

心血管手术的主要并发症为出血，因此减少出血和输血是提高心血管手术医疗质量的重点。

（一）抗凝剂

肝素是需要心肺转流心血管手术的主要抗凝剂，其机制在于肝素分子可以同时结合抗凝血酶Ⅲ和凝血酶。心肺转流通常通过经验性判断所需肝素剂量，一般而言，在检测了基础活化凝血时间 ACT 后，单次静脉注射 300 ～ 400U/kg 的肝素。转流期间，应追加肝素以维持 ACT 值大于 400 ～ 480s，但不同临床条件及测定方法对 ACT 结果差异很大。

即使使用了大剂量的肝素，内源性和外源性凝血还是会发生，血小板仍然会因为心肺转流管路接触或在肝素直接作用下被激活。

（二）抗凝监测

用 ACT 监测肝素的有效性并不严谨。不同患者的抗凝效果差异性很大，这些差异的原因在于不同个体体内肝素结合蛋白及 AT 的浓度不同。同样，术中血液稀释、低体温、血小板减少、手术应激等因素均会影响患者的 ACT。

目前，有一些床旁监测系统通过鱼精蛋白滴定分析来计算肝素浓度。而高剂量凝血酶时间是改良的凝血酶时间，也可用于检测 CPB 期间的肝素浓度，且不受血液稀释和低温的影响。

（三）鱼精蛋白与抗凝作用的中和

鱼精蛋白一直被用于中和心血管手术中使用的肝素。目前认为，控制鱼精蛋白 / 肝素比例小于 2.6mg/100U，可以减少血小板功能的抑制、避免 ACT 延长并降低出血风险。对于需要大剂量肝素的患者，在 CPB 结束后持续小剂量输注鱼精蛋白，有助于减少 CPB 时间延长和肝素反跳的风险。可依据肝素浓度确定鱼精蛋白的用量，通过鱼精蛋白滴定中和血中现有肝素的方法来确定鱼精蛋白用量，有助于减少出血。同时，鱼精蛋白分两次滴定给药，可能因抑制了肝素反跳而减少出血。

（四）心血管手术的特有血液系统问题

心肺转流对凝血系统影响复杂，血液暴露在转流管道表面是一个强烈的促

☆☆☆☆

炎刺激。而凝血系统的激活是正常炎症反应的一个组成部分。心肺转流不仅能同时激活内源性及外源性凝血通路，还能通过不同机制直接影响血小板功能，且心肺转流下纤溶活性明显增强。

肝素抵抗是指在注射推荐剂量的普通肝素后，ACT 值无法达到治疗水平。其原因可能是先天性 AT 缺乏或异常，需要输注 AT 以恢复肝素的抗凝特性，或是患者的疾病和生理状态导致。加大肝素的剂量可能提高 ACT 数值，这称为肝素反应性改变。这种改变可能是肝素结合蛋白水平增加、血小板激活、脓毒症或其他疾病导致。临床上处理肝素抵抗一般采用增加肝素用量。对于 AT 缺乏引起的肝素抵抗，可以补充 AT，但此时使用鱼精蛋白要格外谨慎。

肝素反跳是指鱼精蛋白中和肝素后 1h 内出现的出血现象，凝血功能检测提示肝素残余。肝素反跳较为罕见，可以通过追加鱼精蛋白来预防或治疗。

肝素诱导性血小板减少症（HIT）是因使用肝素后出现的免疫介导的促血栓形成状态。心血管围手术期 HIT 的诊断可能很困难，最具特征性的表现是血小板数量小于基础值的 50% 或 100 000/μl。其处理必须对风险效益进行仔细评估，认真权衡栓塞风险与接受非肝素类抗凝剂的风险。

鱼精蛋白反应可引发多种血流动力学改变，其不良反应包括血压轻微或明显降低及导致住院死亡率增高的血流动力学剧烈变化。其临床处理原则应为缓慢推注鱼精蛋白且推注时间大于 5min，控制鱼精蛋白总量。若患者有明显的鱼精蛋白过敏史，应避免再次使用。必要时给予血管活性药物以改善其引起的低血压反应，对于严重或顽固的低血压，可考虑重新进行心肺转流。

（五）抗凝患者行心血管手术

由于药物抑制造成的凝血功能紊乱，并发症的诊断和治疗处理原则应保持一致。应充分评估患者本身的疾病状态及患者使用药物的特点。

第二节　心肺转流

心肺转流术是指将患者回流至心脏的静脉血引流到血管系统外，经过体外氧合与排出二氧化碳后，再返回到大动脉的技术。此技术暂时替代心脏、肺及部分肾功能。其目的是将涉及患者心、肺的所有血液移至体外，为外科医师提供一个静止、无血的手术视野。

在心肺转流过程中，几乎所有流经心脏和肺的血液都被终止流动，而心肺转流管道系统与体循环串联在一起，提供人工通气及人工血流灌注。此技术是非生理性的，提供的血流通常为非搏动性。为减轻应激反应期间的器官损伤，通常采用不同程度的全身低温技术。理想的心肺转流需要外科医师、灌注师及麻醉医师的密切配合。

一、管路和设备

静脉血在回流至右心房时被阻断，通过心肺转流的静脉管路被引至静脉储血罐。动脉泵的功能相当于人工心脏，它将血液从储血罐中抽出，驱动血液依次通过变温器、人工肺和动脉滤器，然后通过动脉管路进入患者的动脉系统。附加泵和管路设备用于吸引术中出血、心脏减压及灌注心脏停搏液。

二、体温管理

人工低温是一种可靠的神经保护方法。对于手术期间必须停循环的心脏手术，深低温无疑对大脑有保护作用。低温可通过降低氧耗，改善脑的氧供需平衡，从而减轻脑缺血的危害。还可以延缓兴奋性氨基酸的释放，这些神经递质在神经细胞死亡过程中起到非常重要的作用。另外，低温能降低脑部小动脉通透性，防止血 - 脑屏障功能受损。

心肺转流通常需要常规使用人工低温技术，将中心温度降到 20 ～ 32℃。目前浅低温灌注也被应用于人工转流，可以使患者的体温仅降至 30 ～ 35℃。手术结束后通过热交换器复温，使患者体温恢复正常水平。

对于复杂的修复手术，可选择使用深低温技术将体温降至 15 ～ 18℃，此时可以允许完全停止循环约 60min。深低温技术可能带来大量不良反应，包括可逆的凝血功能异常、血小板功能异常和心肌收缩功能抑制。

此外，在心肺转流复温期间，脑部高温可能加重已存在的脑损伤。因此，应当提前缓慢复温，以确保心肺转流结束前获得稳定的目标温度。复温时，任何部位监测的温度都不应高于 37℃，这一措施可预防脑部温度过高。

三、心肌保护

心血管手术要防止心肌损伤，维持心肌细胞的正常结构和功能。心血管手术患者在术中均有某种程度的心肌损伤，但大多数心肌损伤通常是可逆的。其原因通常是心肌氧供与氧耗不平衡导致心肌细胞缺血及血流动力学不稳定。此外，缺血后再灌注损伤可能是另一个主要原因。

术中心肌保护不完善，通常表现为持续低心排血量、心功能恶化或心律失常。要维持心肺转流中细胞结构和功能的完整，可以通过减少能量消耗来实现。心肌保护的重点一直在于把细胞能量需求降到最低水平，这种措施首先是通过使用含钾停跳液来实现的。全身低温和心脏表面低温也有助于心肌保护，因为

☆ ☆ ☆ ☆

心脏低温可以减少基础氧耗。含钾停跳液则可以同时抑制心肌电活动和机械运动相伴随的能量消耗。

心肺转流开始和主动脉阻断后，使用心脏停搏液间断灌注冠状动脉循环。由于细胞外钾浓度增加，最终心脏停于舒张状态。钾诱导的心脏停搏本身能降低90%的心肌氧耗，而高钾停搏液联合降低心肌温度至22℃，能使心肌氧耗降低97%，且组织可耐受长达20～40min的血流完全中断。一旦手术结束，通过灌注钾浓度正常的温血可以使心脏复跳。

多次反复灌注能防止代谢产物过多堆积而抑制心肌无氧代谢，从而达到保护心肌的作用。由于停跳液可能无法到达重度梗阻冠状动脉的远端区域，因此外科医师可能会选择冠状静脉窦插管逆行灌注。心肺转流中内源性氧自由基清除剂耗竭，有害的氧自由基堆积。自由基清除剂如甘露醇的应用，可能有助于减少再灌注损伤。如果缺乏足够心肌保护或停跳液冲洗不完全，可能导致心肺转流结束时心搏骤停、房室传导阻滞或心脏收缩不良。通常随着时间延长，停跳液逐渐被清除，心功能会逐渐改善。

四、心肺转流对生理的影响

心肺转流一开始即伴有体内应激激素水平明显增高，以及各种全身炎症反应。这些神经体液反应都不同程度地与血压、手术类型、麻醉深度或是否使用搏动灌注有关。

CPB同时也激活多种体液系统，包括补体、纤溶、凝血和激肽释放酶系统。当导致的全身炎症反应综合征过于强烈或持续存在时，患者可能产生包括全身水肿、凝血功能障碍、急性肾衰竭或急性呼吸窘迫综合征等并发症。CPB也能导致血小板功能障碍，使围手术期出血增加并加重其他凝血功能异常。

CPB开始后，大多数药物的血浆和血清浓度急剧降低，但大多数脂溶性药物变化很微小，其改变没有临床意义。

五、心肺支持和体外膜氧合

心肺支持和体外膜氧合均由不含储血罐的心肺转流管路、动脉滤器及辅助泵组成。由于循环内无储血罐，这些系统被认为是"闭合"的，无法为患者的血管系统减负。

其主要优点是显著降低了管路的表面积，有助于减少肝素的抗凝用量。主要缺点是闭合的循环不容易去除栓子。目前，此类技术被用于进行数天或数周内的心肺支持。

第三节　心脏手术的麻醉管理及护理

一、术前准备和术前用药

新的麻醉需要制订一个清晰的麻醉方案，并做好充分的准备工作。术前，麻醉机、监护仪、输液泵以及血液加温器都应检查完毕，各种药物，包括麻醉药物和血管活性药物，应该随手可用。术中应有计划地细心观察病情的细微变化，及时处理术中的异常问题。

除少数药物外，患者手术当天应继续服用平时长期服用的药物，特别是 β-肾上腺素受体拮抗药。而患者手术当天若服用了 ACEI 类药物，低血压发生率可能会增加。心脏手术术前停用低强度的抗血小板药物，如阿司匹林，可降低患者输血率，但这仅针对不合并急性冠脉综合征的择期手术患者。

对于绝大多数患者，手术会给他们带来情绪焦虑，且麻醉诱导前进行动静脉置管可能导致疼痛，从而引发心动过速和高血压。术前应详细向患者介绍麻醉方法及各类操作，以减少患者的焦虑情绪。推荐使用阿片类药物或抗焦虑药物缓解焦虑和疼痛。诱导前动静脉置管时，有必要静脉追加药物，通常为咪达唑仑和阿片类药物。但对于合并充血性心力衰竭和心排血量降低的患者，使用镇静药物应非常小心，以避免心肌抑制导致低血压。同时，对于合并肺动脉高压的患者，应避免过度镇静和呼吸抑制导致高碳酸血症和低氧血症。

心脏手术常常发生大量、快速的失血，并需要输注各种药物。一般可准备两个大管径静脉导管，其中一个应放置于中心静脉。各种药物最好由中心静脉给予。

二、麻醉诱导

心脏手术一般需用全身麻醉、气管内插管及控制通气。对于择期心脏手术，全麻诱导应当平稳、可控。给药的方法比选择何种麻醉药物更重要，危重患者应少量、缓慢、分次给药。

准备诱导时应提前准备：缩血管药物、一种或多种正性肌力药物、一种或多种扩血管药物、抗胆碱药物、抗心律失常药物和肝素。常用药物应提前抽好，以备适当的时候推注或泵注。此外，按照外科治疗改进方案指南，应在切皮前1h 给予头孢菌素作为心脏手术的主要预防抗生素。

在麻醉诱导前应当进行动脉穿刺置管，以实时监测动态血压。通常使用阿片类药物和镇静催眠药进行麻醉诱导。麻醉诱导期间，肌松药的使用顺序通常比较靠前，特别是在使用大剂量阿片类药物时，可以减少胸壁强直的发生。麻

☆☆☆☆

醉维持通常首选吸入麻醉药，它可以降低体循环阻力和血压，并起到预处理的作用。

插管前，需提前判断诱导后的麻醉深度是否已达到适合插管的条件，以免引起血压升高或药物过量导致血压下降。若血压下降超过 20%，一般需要给予血管收缩药以维持血压。患者通常对快速输液和血管收缩药有反应，但心肺转流前输入大量液体会加重心肺转流时的血液稀释。在气管插管及控制呼吸后，通常要再次检查血流动力学、动脉血气等，最好在切皮后检测 ACT 基础值。

三、心肺转流前期

麻醉诱导后应注意相关细节，特别是体位因素。不同团队对于放置患者手臂的方法有所不同，但必须防止因过度外展造成的臂丛神经损伤、在耻骨鹰嘴部位不恰当衬垫造成的尺神经损伤、因上臂挤压在手术床及手术器械上造成的桡神经损伤及手指卡压造成的手指损伤。同时，正确的体位也会保证动脉置管的通畅。头部衬垫可以避免枕部因摩擦而脱发，眼应尽可能润滑并用贴膜贴合，避免受压。任何的软组织压伤都有可能因为心肺转流期间的低温及低灌注而加重。体位调整好后，应检查所有的监测和导管，确保没有打折、受压、成角。

在转流前期，由于这个阶段外科操作刺激强度变化很大，应维持患者血流动力学和内环境的稳定，避免血压快速剧烈波动，提前使用血管活性药物。

在准备心肺转流时必须进行抗凝，目前肝素仍然是首选的抗凝药物。心肺转流开始时，ACT 必须达到至少 300s。肝素化后进行大血管插管，其中动脉插管常见的并发症包括动脉夹层、出血及其导致的低血压等，静脉插管并发症包括失血、心律失常等。当插管建立并确保管道内没有空气后，可以以每 100ml 递增的速度进行容量补充，纠正因失血或低血容量导致的低血压。必要时通过药物甚至电复律纠正心律失常。

四、心肺转流期

准备心肺转流期间，麻醉团队会遇到新的挑战。外科医师需要完成动脉插管和静脉插管，此时，麻醉医师和护士需监控患者的血流动力学和心律，确保不发生任何意外的变化。

心肺转流开始后，应检查是否存在持续低血压、颈静脉怒张、单侧面部发白、面部肿胀或结膜水肿等情况。一旦灌注达到全流量且心脏射血停止，便可停止机械通气并停用吸入麻醉药物，同时回退肺动脉导管，以避免在肺动脉塌陷时造成肺动脉穿孔。记录并放空转流前的尿量，可通过 TEE 观察心脏转流开始后的左心室充盈程度。为保证足够的麻醉深度，应静脉追加镇静催眠药物，并继续使用肌肉松弛药物。

在心脏转流过程中，不断检测 ACT、血细胞比容及血钾浓度很有必要，同时也应检测患者的血糖。机械呼吸停止后，可通过麻醉机持续给氧来维持一个较低的气道压力状态，以预防术后呼吸功能障碍。患者头部可通过冰帽进行表面冷却，促进大脑充分冷却。

五、心肺转流撤离

在心肺转流完成手术后，患者需要脱离心肺转流并恢复自身生理功能。麻醉团队此时应制订相应的计划，考虑手术操作、心肺转流时间及患者术前的心脏情况。

在临床中，所有心脏手术患者在尝试撤离心肺转流前应满足多项标准。

1. 患者体温应在 36 ～ 37℃，且回流的静脉血温度及鼻咽温不应超过 37℃。

2. 通常将患者的心率维持在 80 ～ 100 次 / 分。心脏的节律是改善心排血量的重要因素，若发生心律失常，应使用药物或电复律。

3. 保证患者的心排血量或心肌收缩力，可通过 TEE 或肺动脉导管进行评估。

4. 撤离心肺转流前，患者血红蛋白浓度至少达到 7 ～ 8g/dl。

5. 应随时备有钙制剂，以治疗低钙血症和高钾血症。

6. 使用鱼精蛋白后应测量 ACT，可采用如血栓弹力图等床旁监测装置监测患者凝血功能。

7. 撤离心肺转流时，静脉引流逐渐被阻断，必须重新恢复肺通气及氧合功能。可选择手动膨肺，并观察视野，避免过度牵拉血管桥。

8. 通过 TEE 或直接观察术野内的心脏，评估心脏整体或局部收缩力及心脏的充盈程度。

9. 撤机后可选择立即恢复小剂量吸入麻醉药应用。

10. 必要时可用晶体液、白蛋白或羟乙基淀粉快速扩容，增加前负荷。

11. 注意预示发生不良心血管事件的因素。

12. 在开始撤离心肺转流时，对压力传感器重新校正并归零。

13. 随时备好缩血管药物和正性肌力药物，并准备体外起搏装置。

当上述准备就绪后，通过逐渐钳夹静脉管路，减少回到心肺转流泵的静脉血，并谨慎增加患者血管内容量。当负荷状态达到理想水平，同时心肌收缩力足够时，可以钳夹主动脉插管并彻底停止心肺转流。

六、心肺转流撤离后

心肺转流撤离后，应进行止血、撤离管道、逆转抗凝作用及关胸。患者此时通常处于低血容量状态，而关胸可能会加剧因血容量降低导致的低血压。因此，

☆ ☆ ☆ ☆

应根据患者的具体情况输入晶胶体或血液。

除血容量不足外，关胸还可能导致心脏表面或周围移植的血管受挤压，出现缺血性变化。此时，可能会出现心电图或血流动力学的改变。应及时与手术团队沟通，调整手术方案。

七、转运患者

将患者从手术室转移到 ICU 时，需要准备好便携式监护仪、输注泵及氧源。到达 ICU 后，应给患者接上呼吸机，有次序地转换监护仪和输注泵。并向 ICU 工作人员简要介绍手术过程、术中问题、目前的药物治疗方案和可能出现的问题等。麻醉团队应在患者血流动力学及总体情况稳定后才能离开。

第四节　特殊类型心血管外科手术麻醉及护理

一、非心肺转流下冠状动脉旁路移植术

目前约 22% 的冠状动脉重建术在非心肺转流下进行。麻醉团队必须采取措施预防严重低血压，最大限度减少因血流动力学变化导致的冠状动脉灌注减少和术中心肌缺血。通常可让患者采取头低位、使用缩血管药物，也可增加血管内容量。当出现二尖瓣关闭不全加重导致血流动力学紊乱时，可通过重新摆放心脏，保持其正常几何形状。

需要对患者的肺动脉压和心排血量进行持续监测，因此推荐使用 TEE。当进行远端冠状动脉吻合时，食管中段平面可能更适合进行持续监测。

二、心脏移植

由于患者无法预先获知合适供体的信息，故所有患者应做饱胃处理。术前可以考虑给予抗酸药、组胺 H_2 受体抑制剂等。

麻醉监测与其他心脏手术相似，通常在麻醉诱导前建立。需维持器官灌注，直到心肺转流开始。诱导后给予抗排斥药物，通常在心肺转流撤离前开始使用正性肌力药物支持，以抵消去交感神经化作用导致的心动过缓。移植心脏缺血时间过长可导致短暂心肌抑制，可能需要心外膜起搏。

三、心脏压塞

有症状的心脏压塞患者需要进行手术或心包穿刺治疗，以引出心包积液。心包穿刺存在划破心脏、冠状动脉及引发气胸的风险。麻醉方式的选择需根据患者具体情况而定。对于个别仍保留气管插管的心脏术后患者，在紧急情况下

可在 ICU 行开胸探查。提前行心包引流，引出少量积液，可明显提高心排血量，有利于维持全身麻醉诱导过程的平稳与安全。

心脏压塞患者可使用小剂量肾上腺素，以避免全麻诱导时出现严重低血压和心搏骤停。在心脏压塞解除之前，需维持较高的交感神经张力，以防止心脏抑制、血管扩张以及心率减慢。氯胺酮可作为首选药物用于诱导和维持麻醉，同时，足够的液体管理有助于维持心排血量。

四、缩窄性心包炎

中重度缩窄性心包炎通常需进行心包切除术，此手术操作会影响心脏的充盈和射血功能，增加频发性心律失常和心脏穿孔的风险。麻醉时应避免过度抑制心功能、血管扩张及心动过缓，因心排血量依赖于心率。心包切除后，若出现持续性低心排血量症状，可使用正性肌力药物进行支持。

五、主动脉手术

升主动脉手术常规采用正中开胸并使用心肺转流，其麻醉管理与其他需要心肺转流的心脏手术相似。主要风险包括长时间的主动脉阻断及术中的大量出血。术中可使用 β 受体阻滞剂、尼卡地平和硝普钠进行血压的精准调控，同时应避免心动过缓加重主动脉瓣反流。

局限的降主动脉手术一般通过左侧开胸进行，单肺通气有利于手术暴露。在阻断主动脉时，可能会发生急性高血压，而在没有分流或部分分流的阻断水平以下部位则会出现低血压。术中，主动脉阻断后左心室后负荷会骤然增加，这可能导致急性左心衰竭和心肌缺血。麻醉的主要问题是术中出血过多，因此可预防性使用抗纤溶药物。术中血流动力学最不稳定的时刻通常发生在主动脉阻断钳开放时，通过减轻麻醉深度、加快输液速度、缓慢开放阻断钳等措施，有助于避免严重低血压的发生。必要时可使用小剂量血管收缩药，并维持内环境稳定。

第 10 章
眼、耳鼻喉、口腔颌面外科及头颈外科麻醉护理

第一节 经鼻气管插管

口腔颌面外科手术在全身麻醉时较多选择经鼻腔插管，这主要是因为经鼻腔插管具有以下优点：气管导管相对不影响手术操作，且固定较为稳定。然而，鼻腔插管也存在一些缺点，如插管过程中可能对鼻腔黏膜造成损伤，导致鼻出血、鼻甲损伤及鼻翼缺血坏死等并发症。因此，在进行鼻腔插管时，需要严格遵循操作规程，以减少并发症的发生。

一、经鼻气管插管的解剖基础

鼻、咽、喉解剖相关内容详见第 4 章第一节。

（一）鼻道和鼻腔

鼻腔顶部，尤其是鼻中隔前上区的黏膜，分布着来自上颌动脉分支的极其丰富的血管丛，这一区域被称为"鼻易出血区"或"Little 区"。一旦这个区域受到损伤，极易引发严重出血，约 90% 的鼻出血发生在此。在选择经鼻气管插管的导管时，需注意导管粗细，避免过粗导致鼻孔受到持续压力，进而引发鼻孔皮肤坏死。

鼻腔外侧壁上悬挂着上鼻甲、中鼻甲和下鼻甲。在各鼻甲的下方，存在相应的裂隙，分别被称为上鼻道、中鼻道和下鼻道，各鼻甲与鼻中隔之间的空间则称为总鼻道。在经鼻气管内插管或置入鼻咽通气管时，需特别注意导管的插入路径。导管应沿下鼻道，即鼻底部的方向插入，经过一个 90°转弯向下进入鼻咽腔和喉腔。具体的插入方法是：患者取仰卧位，气管导管或通气道与面部形成 90°垂直插入，确保导管沿着下鼻道顺利进入鼻咽腔。若导管向鼻顶部方向插入，可能会损伤 Little 区，导致严重出血。同样，若在进行经鼻吸引操作时不慎擦伤鼻顶部的出血区，也会引起严重出血。轻度鼻出血可采用填塞法止血。因此，在鼻道内操作前可使用血管收缩剂以减少出血风险。若患者正在接受抗凝药治疗，则应禁止经鼻腔插入任何导管，以免引发不可控制的出血。

（二）鼻窦

鼻泪管、颅骨额窦、筛窦及鼻旁窦等均开口于鼻腔。进行经鼻腔插管时，可能导致窦腔感染，即鼻窦炎（sinusitis）。此外，插管还可能促使鼻息肉增生并阻塞窦口，进而引发感染。在某些情况下，鼻腔插管还可能使咽腔与中耳之间的气压发生变化，导致咽鼓管发生阻塞性感染。

（三）鼻的神经分布

鼻内外壁的皮肤和黏膜主要由三叉神经的上、中、下分支的末梢支配。鼻腔内的手术可在黏膜表面麻醉下进行，也可在鼻外对三叉神经的相关分支进行阻滞麻醉后实施。

（四）鼻咽腔

鼻咽部的前、上、后方均有明显隆起，这些隆起被称为咽鼓管圆枕。在进行经鼻插管时，若导管过硬或弯度不够，可能会受到这些隆起的圆枕阻挡。

（五）口咽部

口咽部是口腔向后延续的部分，其前壁主要由舌根构成。在舌根的后部正中央，有一条黏膜皱襞延伸至会厌，被称为舌会厌正中襞。这条襞的两侧存在凹陷，称为会厌谷，是异物容易停留的地方。在使用弯型喉镜片来显露声门时，会厌谷也是重要的着力点。

（六）喉咽部

喉咽腔向前通过喉口与喉腔相通。喉在喉咽部的中央向后突出，形成两个位于喉口两侧的深窝，称为梨状隐窝。梨状隐窝是异物容易滞留的区域，也是盲探插管时容易受损的部位。由于喉上神经的内支在梨状隐窝的黏膜下方穿行，因此，在梨状隐窝表面涂抹局麻药可实现声带以上的喉表面麻醉，适用于喉镜和支气管镜检查。

（七）喉头

喉头位于颈前部、喉咽部前方，与喉咽部和气管相通。喉头通过韧带和肌肉与舌骨上方和胸骨下方相连，后方与咽紧密相接。在吞咽、发音或头部左右转动时，喉头能够随之移动。成人喉头上界正对第四、五颈椎体前方，下界则平对第六颈椎体下缘。女性的喉头位置略高于男性，小儿的喉头位置比成人高，但随着年龄的增长，喉头的位置会逐渐下降。

喉头的结构以软骨为支架，其中包含了关节和肌肉，并且内衬有黏膜。这些软骨包括成对的杓状软骨、小角状软骨和楔状软骨，它们共同构成了喉头的基本框架。

甲状软骨其前面由两块板状软骨拼接而成，前角上端向前突出，称为"喉结"。在喉结上端的中央位置为"甲状软骨切迹"。甲状软骨下角尖端的内侧面与环状软骨构成关节连接。环状软骨位于甲状软骨的下方，是气管的开口。

☆ ☆ ☆ ☆

环状软骨弓的位置与第六颈椎平齐，是颈部的一个重要体表标志。其下缘与气管相连，是气管软骨支架中唯一完整的软骨环，对支撑气管上口张开起着关键作用。环状软骨若受到损伤，可能会导致气管上口狭窄。杓状软骨与环状软骨板的下缘相连，构成环杓关节。杓状软骨基底部分有声带突与声韧带附着，杓状软骨外侧有肌突与喉肌附着。环杓关节允许杓状软骨围绕垂直轴进行旋转运动，在呼吸和发声过程中发挥着关键作用，确保了呼吸的顺畅及声音的清晰产生。

（八）环甲膜

环甲膜的位置相对浅表，容易触摸。在喉梗阻等紧急情况时，可以通过环甲膜使用粗针穿刺，或者部分切开环甲膜，以建立一个临时的呼吸通道。

（九）喉腔

喉腔是位于会厌至环状软骨下缘之间的腔隙，由喉软骨支架所围成。上方通过喉口与喉咽部相连通，下方则通过声门与气管相连。喉腔两侧壁由喉黏膜形成喉腔皱襞，其中下方一对称为声襞，又名声带。两侧声襞与杓状软骨基底部之间的裂隙，即声门裂，是喉腔中最狭窄的部位，也是气管插管必经之路。小儿的喉腔形状呈漏斗状，其最狭窄的部位位于声门裂下方的环状软骨水平。婴儿的会厌较长且硬，呈"V"形，且在声门的上方以45°向后突出。因此，使用弯型喉镜片不易翘起会厌看到声门，而采用直型喉镜片挑起会厌则更容易观察到声门。

二、气道评估

口腔颌面外科术前评估至关重要，需细致检查患者的张口度、头后仰能力、颈部活动度、鼻通气状况及鼻道结构。特别关注口腔肿瘤的位置、大小，口腔畸形的类型，以及口腔外伤的程度和位置，评估其对气道可能产生的影响。通过综合评估，预判是否存在气管插管困难或面罩正压通气障碍的风险。同时，根据拟定的手术方案，预测术后是否可能出现阻塞性通气障碍。基于这些评估结果，有针对性地制订术前气管内插管的相关准备措施，确保手术顺利进行及术后患者的安全恢复。

（一）提示气道处理困难的体征

张口困难、颈椎活动受限、颏退缩（小下颌症）、舌体大（巨舌症）、门齿突起、颈短、肌肉颈、病态肥胖、颈椎外伤、佩戴颈托、牵引装置。

（二）面罩通气困难高危因素

面罩通气困难在麻醉诱导和苏醒中最为危险，年龄大于55岁、打鼾病史、蓄络腮胡、无牙、肥胖（BMI > 26kg/m²）是困难面罩通气的五项独立危险因素。Mallampati分级Ⅲ或Ⅳ级、下颌前伸能力受限、甲颏距离过短（< 6cm）也是

面罩通气困难的独立危险因素。当具备 2 项以上危险因素时，提示面罩通气困难的可能性较大。

（三）体检评估气道的方法

1. 张口度：最大张口时上下门齿间距离小于 3cm 或两横指时无法置入喉镜，导致喉镜显露困难。

2. 颞下颌关节活动度：颞下颌关节紊乱综合征、颞下颌关节强直、颞下颌关节脱位等可导致颞下颌关节活动受限，可能插管困难。

3. 甲颏距离：即在颈部完全伸展时从下颏尖端到甲状软骨切迹的距离。正常在 6.5cm 以上，小于 6cm 或小于检查者三横指的宽度，提示用喉镜窥视声门可能发生困难。

4. 头颈运动幅度：正常时患者低头应能将其下颌触及自己胸部，头颈能向后伸展，向左或向右旋转颈部时不应产生疼痛或异常感觉。

5. 咽部结构分级：即改良 Mallampati 分级，是最常用的气道评估方法。患者取端坐位，尽可能张大口并最大限度地将舌伸出进行检查。咽部结构分级越高预示喉镜显露越困难，Ⅲ～Ⅳ级提示困难气道。改良 Mallampati 分级与其他方法联合应用，如与甲颏距离合用可提高预测率：Ⅰ级可见软腭、腭咽弓和腭垂，Ⅱ级可见软腭、腭咽弓和部分腭垂，Ⅲ级仅见软腭和腭垂根部，Ⅳ级仅见硬腭。

6. 喉显露分级：Cormack 和 Lehane 将喉镜显露声门的难易程度划分为四级。该喉镜显露分级特指直接喉镜显露下的声门分级，其中Ⅲ～Ⅳ级提示插管困难。需检查是否存在气管造口或已愈合的气管造口瘢痕、面颈部损伤、颈部肿块、甲状腺大小、气管位置等情况，并评估其对气道的影响。

7. 对某些患者可能还需进行辅助性检查，如喉镜检查、X 线检查、纤维支气管镜检查等。

8. 禁忌证：包括严重凝血功能障碍、严重的鼻内病变、颅底骨折、重度面部骨折、鼻旁窦炎及脑脊液漏等。

三、经鼻气管插管

（一）麻醉器械设备、气道工具及药品准备

1. 设备检查　麻醉机需检查其密闭程度，确保气源及其压力稳定，以维持麻醉过程中的气体供应。监测仪需准备并检查，以监测患者的生命体征，包括血压、呼吸、心电图（ECG）、脉搏和体温等。同时，准备齐全的急救设备，如吸引器、除颤器等。

2. 麻醉用具及药品准备　检查麻醉喉镜、气管导管是否完好且规格合适。准备充足的麻醉药品和急救药品，包括镇静药、肌肉松弛药、镇痛药、升压药、降压药等。

☆☆☆☆

3.特殊准备　对于可能存在困难气管插管的患者，应做好充分准备。准备可视喉镜、纤维支气管镜、喉罩等辅助插管工具，并评估是否需要气管切开准备。

4.再次检查与核对　在麻醉实施前，对已准备好的设备、用具和药品等，应再次进行细致的检查和核对，确保所有设备功能正常，药品无误，以最大程度地降低麻醉和手术过程中的风险。

（二）经鼻气管插管

1.表面麻醉　选择通气状况良好的一侧鼻腔，用1%丁卡因、1%麻黄碱棉片交替处理鼻腔，进行表面麻醉及血管收缩。同时，用1%丁卡因局喷咽喉部，并行环甲膜穿刺，对气管及声门进行表面麻醉。

2.面罩通气　选用合适大小的面罩，罩住患者口鼻。用拇指和（或）示指下压面罩，使其紧贴颌面不漏气，其余手指置于下颌角及其后方，上提下颌骨，使头后仰，开放气道。进行面罩通气3～5min。

3.气管插管

（1）使用普通喉镜或可视喉镜辅助鼻插管。将气管导管经鼻插入，前端过鼻后孔后，左手持喉镜沿着患者右侧口角缓慢置入镜片，将舌体推向左侧，使镜片移至正中，以看见腭垂；镜片进入喉部后，可见会厌；将弯喉镜片置于舌根与会厌交界处，一边使患者头后仰一边上提喉镜，显露声门；随后将气管导管经声门裂插入气管。

（2）纤维支气管镜引导鼻插管：一般与清醒表面麻醉结合用于困难气道患者。一种是气管导管先通过鼻腔，沿鼻腔底部，通过鼻后孔到达鼻咽部，然后润滑纤维支气管镜后通过气管导管，当其尖端穿出气管导管时，通常会在视野中看到声门，让纤维支气管镜进入气管，再推动气管导管经纤维支气管镜引导进入气管；另一种是纤维支气管镜先通过鼻腔，再沿纤维支气管镜将气管导管推入气管，这种方法下纤维支气管镜前端容易被分泌物或血液污染，需要反复退镜清理镜头，常用于鼻咽情况复杂的患者。

4.气管插管评估　直视（喉镜、可视喉镜、纤维支气管镜）；观察气流；听诊法；标准的呼气末二氧化碳波形；胸廓起伏。

（三）经鼻气管插管的护理配合

1.患者准备　向患者及其家属解释经鼻气管插管的目的、过程及可能出现的不适，以取得患者的理解和配合，减轻其紧张和恐惧心理。评估患者鼻腔状况，查看有无鼻中隔偏曲、鼻息肉、鼻甲肥大等，选择相对通畅、无病变的一侧鼻腔进行插管。协助患者取合适体位，一般取仰卧位，头后仰，肩部可垫一薄枕，使气道处于最佳开放状态，便于插管操作。

2.用物准备　准备合适型号的经鼻气管导管，一般成年男性选用7.0～8.0号，成年女性选用6.5～7.5号，还需准备大一号和小一号的导管各一根。准备喉镜、导丝、插管钳、注射器、胶布、吸引装置、吸氧装置等。确保所有用物均在有效期内且性能良好，吸引装置应调节至合适的负压，一般成人负压为 40.0 ～ 53.3kPa，儿童＜ 40.0kPa。准备局部麻醉药物，如 2% 利多卡因凝胶或 1% 丁卡因，用于鼻腔和咽喉部的表面麻醉，以减轻插管时的疼痛和不适，减少患者的应激反应。准备 1% 麻黄碱收缩鼻腔血管。

3. **环境准备**　保持病房环境安静、整洁、光线充足，温度控制在 22 ～ 24℃，湿度控制在 50% ～ 60%。减少人员走动，避免不必要的干扰，为插管操作提供一个相对无菌的环境。

4. **协助麻醉**　在医师对患者鼻腔和咽喉部进行表面麻醉时，护士应协助患者保持正确体位，防止患者因不适而乱动影响麻醉效果。密切观察患者的反应，如有无面色苍白、呼吸急促、恶心呕吐等，若出现异常应及时告知医师进行处理。

5. **插管操作配合**　医师将润滑好的气管导管经鼻腔轻柔插入，护士应密切观察患者的生命体征，尤其是心率、血压和血氧饱和度的变化。若出现心率加快、血压升高、血氧饱和度下降等情况，可能提示插管刺激或导管插入过深等问题，需及时提醒医师。当医师需要使用喉镜显露声门时，护士应协助固定患者头部，防止头部晃动影响插管操作。同时，递上合适的导丝，协助医师将导管顺利插入气管。导管插入气管后，护士应立即用注射器向气管导管气囊内注入适量气体，一般注入 5 ～ 10ml，以保证导管与气管壁之间的密闭性，防止漏气和误吸。随后连接呼吸囊或呼吸机，观察患者胸廓起伏、呼吸音是否对称等，以确认导管位置是否正确。妥善固定气管导管，防止导管移位、脱出。固定时要注意松紧适宜，注意对鼻翼等部位进行保护，预防压疮。

（四）经鼻气管插管后护理配合

1. **一般护理**　持续监测患者的生命体征，包括心率、血压、呼吸、血氧饱和度等。保持患者头部处于中立位，避免过度扭曲或摆动，防止气管导管对气管壁造成损伤。定期检查气管导管的固定情况，查看胶布是否松动，导管位置是否正确，如有异常及时处理。

2. **气道护理**　保持气道湿化，可采用微量泵持续气道湿化或间断湿化的方法。微量泵持续气道湿化一般将湿化液（如 0.45% 氯化钠溶液）以 2 ～ 4ml/h 的速度注入气管导管内；间断湿化则每隔 30 ～ 60min 向气管内注入 3 ～ 5ml 湿化液。湿化有助于稀释痰液，防止痰液干结堵塞气道。及时清除气道分泌物，根据患者痰液的黏稠度和量，适时进行吸痰操作。吸痰时应严格遵循无菌操作原则，使用一次性吸痰管，吸痰管的外径不应超过气管导管内径的 1/2。先吸气管内痰液，再吸口腔和鼻腔分泌物，避免交叉感染。吸痰过程中要密切观察患者的生命体征和面色，如出现心率加快、血压下降、血氧饱和度降低等异常情况，应立即停止吸痰，给予吸氧等处理。定期进行气道评估，观察患者呼吸频率、

☆☆☆☆

节律、深度,听诊双肺呼吸音,了解呼吸道通畅情况,及时发现并处理气道并发症。

3. 口腔护理　经鼻气管插管患者口腔自洁能力下降,易发生口腔感染。因此,应每日进行 2～3 次口腔护理,可选用生理盐水、复方硼砂溶液等进行口腔擦拭。口腔护理时要注意观察口腔黏膜有无破损、溃疡、出血等情况,如有异常及时处理。同时,要防止气管导管移位或脱出。

4. 心理护理　患者经鼻气管插管后往往因不能正常言语表达,会产生焦虑、恐惧等不良情绪。护士应主动与患者沟通,通过耐心解释、手势、写字板等方式了解患者的需求,并给予心理支持和安慰。向患者介绍疾病的治疗进展和康复知识,以增强其战胜疾病的信心,提高患者的依从性。

第二节　眼科手术麻醉护理

眼科手术通常被认为是低风险手术,因其局限性较高,不易引发剧烈的生理功能紊乱、大量失血或严重术后疼痛。眼科麻醉的主要目标是确保患者在眼球和结膜操作时无疼痛感,同时使眼球处于放松、居中且固定的状态。大部分眼科手术可通过局部麻醉或区域阻滞完成,手术时长相对较短。然而,随着患者对手术舒适度的要求日益提高,越来越多的眼科手术选择在监护麻醉或全身麻醉条件下进行。值得注意的是,眼科手术患者群体多为小儿及老年人,他们往往伴随较多的合并症,这对麻醉医师的专业技能提出了更高要求。眼科手术具有短、频、快的特点,导致术前访视评估及术后留观的时间相对较短。同时,许多患者在术中会经历轻至中度的紧张焦虑,少数患者甚至会有较严重的焦虑情绪,他们对眼科麻醉的舒适度有着更高的期待。为确保眼科手术的成功,完善术前评估准备、加强术中监测,并根据患者情况选择合适的麻醉方法至关重要。此外,麻醉前深入了解眼的解剖结构、麻醉药物对眼压的影响及各类眼科手术操作对全身生理的影响也是必不可少的步骤。

一、眼的解剖及局部麻醉

眼眶是颅骨内一个形状不规则的构造,类似于金字塔,其基部朝前,顶点指向后内侧。左右两侧的眼眶内侧壁保持平行。眼球位于眼眶的前部,其上下运动由四条直肌负责,旋转动作则得益于上、下两条斜肌的协助。这四条直肌共同起源于视神经孔周围的总腱环,并向前延伸至巩膜的上、下、内、外四个方向,形成了一个类似眶锥体的结构,这一结构界定了球后间隙和球周间隙的边界。筋膜囊是由围绕眼球和眼外肌的结缔组织筋膜层构成的,它的前端附着于角膜缘,后端则延伸至眼球表面,并与包绕视神经的硬脑膜融合。眼筋膜下间隙是位于筋膜囊和巩膜之间的潜在腔隙,筋膜囊的后部紧贴巩膜外部,共同构成了眶锥的底部。眶锥体内包含视神经、眼动脉、眼静脉及睫状神经节等重要结构。其中，交感神经和感觉神经穿过睫状神经节，而副交感神经则在睫状神经节内发出突触。传出神经为短睫状神经，负责提供眼球的感觉及瞳孔的调节功能，并通过前筋膜下间隙进行分布。此外，第Ⅲ、Ⅳ、Ⅵ对脑神经则负责控制眼球的运动。眼球的血液供应主要来源于颈内动脉的分支——眼动脉。

眼科麻醉主要包括局部麻醉、区域阻滞和全身麻醉。局部麻醉进一步细分为表面麻醉和结膜下麻醉。表面麻醉是一种非侵入性的麻醉方式，通常应用于白内障超声乳化手术中，尤其适用于能够完全配合的患者。常用的表面麻醉药物包括 0.5% 爱尔卡因、1% 阿美卡因、4% 利多卡因和 0.75% 布比卡因。在手术前 20 ~ 30min，医师会每 5 分钟向眼部滴注 2 ~ 3 滴表面麻醉剂，其效果可持续约 30min。但表面麻醉并不能有效缓解术中睫状肌产生的疼痛及开睑器对眼睑造成的挤压痛。结膜下麻醉则是通过结膜下注射少量（0.5ml）局部麻醉药物来实现，这种麻醉方式对眼球或眶周结构的运动神经不产生影响。

球后阻滞是一种在球后间隙内注射局部麻醉药物的方法。通过注射 2 ~ 4ml 的药物，可直接阻滞第Ⅲ、Ⅳ、Ⅵ对脑神经、睫状神经及神经节，从而达到完全眼球制动、无痛及瞳孔扩张的效果。此方法起效快，且麻醉用药量较少。常用的麻醉药物包括 0.75% 布比卡因、1% 利多卡因及 0.75% 罗哌卡因。尽管球后麻醉应用广泛且历史悠久，是经典的眼科麻醉方法之一，但它也存在一些风险。由于注射针头非常接近视神经、血管及脑干组织，因此可能引发一些局部并发症，如球后出血、视网膜血管阻塞、眼球穿孔、视神经功能障碍，以及全身并发症，如脑干麻痹、呼吸抑制、一过性黑矇等。球周阻滞是另一种方法，它在球周间隙内注射 8 ~ 10ml 的局部麻醉药物。这些药物可扩散至眼睑及其他间隙，产生与球后阻滞相似的眼球和眼轮匝肌运动不能及无痛的效果。加入透明质酸酶 5.0 ~ 7.5U/ml 可以增强局部麻醉药物在球周组织中的渗透能力。与球后阻滞相比，球周阻滞具有更高的安全性和更少的并发症，但它也存在一些缺点，如起效较慢，所需局部麻醉药物容量较大，可能导致眼睑肿胀、眼球突出和眼压升高。因此，通常需要在加压按摩、软化眼球后才能进行手术。筋膜下阻滞是在筋膜下间隙注入少于 5ml 的局部麻醉药物。在玻璃体切割术中，这种方法可以提供类似球后阻滞的麻醉效果，同时可以避免血管及神经损伤。它适用于口服抗凝药的患者，对眼压的影响较小。然而，筋膜下阻滞也可能引发一些并发症，如结膜下出血、球结膜出血、长时间眼外肌麻痹等，偶有视神经损伤、球后出血、中枢麻痹及前房积血。

眼部区域阻滞作为一种盲探操作，确实存在罕见但严重的并发症风险。为了提升这一技术的安全性和有效性，超声引导下神经阻滞技术成为重要的辅助手段。近年来，多项研究聚焦于眼部 B 超在眼部区域阻滞中的应用。通过眼部

☆ ☆ ☆ ☆

B 超的实时引导，医师能够精确确定针尖的位置，从而有效减少局部麻醉药物的注射容量。这一方法不仅保证了眼部阻滞的效果，还显著降低了阻滞并发症的发生率。更重要的是，眼部 B 超的引导使得医师能够在早期阶段发现并处理眼部阻滞可能引发的并发症，进一步提升了患者的安全性和手术的成功率。

二、麻醉前准备

（一）术前访视

眼科手术患者的年龄分布呈现出两个极端趋势。在成人患者中，60 岁以上的老年性白内障患者占据主导地位。随着社会的老龄化进程，80 岁以上的高龄患者数量也在逐渐增加。老年组患者往往伴随着各种系统性疾病，如高血压、冠心病、糖尿病、慢性阻塞性肺部疾病、关节炎、骨质疏松、脑血管疾病、帕金森病、阿尔茨海默病、肾功能不全、前列腺肥大及肝脏疾病等。其中，心血管疾病与糖尿病通常需要长期治疗。然而，这些患者由于高龄及视力障碍，往往未能接受正规的系统性疾病治疗，全身状况较差，从而增加了手术麻醉的风险。在小儿患者中，主要以婴幼儿先天性白内障及青光眼为主。不少婴幼儿先天性眼病还常常伴随其他系统性先天畸形，例如，先天性心脏病的发病率较高，先天性斜视伴肌病的发病率也会增高，且易发生恶性高热。这两组患者的并存疾病无疑都对麻醉前的病情评估提出了更高要求，需要制订个体化的麻醉方案以确保手术安全。

术前评估是确保手术安全的重要步骤，其内容应包括：

1. 详细了解患者的眼病诊断、内科系统疾病史及现有的检查检验资料。对于无法自理的老年人和小儿，需要其家属提供更为详尽的资料，以确保评估的全面性。

2. 针对患者的并存症，评估其病情是否稳定，以及近期所使用的药物剂量和用法，将患者的术前状态调整到最佳。

3. 对于非住院手术患者，应记录其术前评估结果、围手术期情况及术前用药。根据患者的具体情况和麻醉方法，可能需要补充相应的检查项目，如心电图、胸部 X 线片、肺功能、心脏超声等。

4. 对于存在高危系统性疾病但又必须接受眼科手术的患者，应充分评估其心肺功能。术前向家属详细解释可能发生的高危或意外情况，如心力衰竭、心肌梗死、严重心律失常等，并取得患者的理解和配合。

5. 根据术前评估的结果，制订术中的监测和麻醉处理方案，以确保手术的安全和顺利进行。

（二）麻醉前用药

用药目的是镇静、镇吐、减少分泌及稳定眼压，根据患者病情、年龄、体重决定用药，并辅用必要的内科药物。

斜视手术等术后恶心呕吐的发生率高，呕吐会影响眼压，不利于眼内手术围手术期管理。阿托品、东莨菪碱和格隆溴铵都能减少呼吸道分泌，具有镇吐作用。阿托品还有防治眼心反射的效果。东莨菪碱不宜用于老年患者。吩噻嗪类药和氟哌利多等神经安定类药有镇静、镇吐作用，氟哌利多、甲氧氯普胺还可用于治疗术后恶心呕吐。术前用药选择应权衡药理作用及利弊得失，如吗啡、哌替啶有镇静作用，但尤其对女性易致恶心呕吐，宜与镇吐药合用，非住院手术应忌用该镇痛药。青光眼术前滴注 20% 甘露醇，可减少房水生成并降低眼压，有助于手术的顺利进行。

三、眼科麻醉方式的选择

眼科麻醉的主要目标是确保患者在眼球和结膜操作时无痛，同时使眼球放松并居中固定。对于不需要眼球固定的眼科手术，局部注射麻醉药物通常足以满足需求。然而，在需要眼球、眼睑和眼轮匝肌完全固定不动的情况下，可能需要采用球后、球周、筋膜下阻滞或全身麻醉。在选择全身麻醉与局部麻醉或区域阻滞时，需考虑多种因素，包括手术时间的长短、所采用麻醉技术的相对风险与益处、操作者的技术熟练程度及患者的个人意愿。一般来说，局部麻醉适用于多种眼科手术，如翼状胬肉切除、白内障手术、青光眼手术、角膜移植术、泪囊鼻腔造口术、屈光手术、小型眼外整形手术及前节小手术。区域阻滞则更适合于患者能够配合、无眼部区域阻滞禁忌证，并且预计手术时间约为 2h 的眼科手术。局部麻醉及区域阻滞的成功实施，关键在于谨慎地选择适合的患者，并确保眼科医师具备娴熟的操作技术。

全身麻醉适用于多种情况，包括婴幼儿及儿童、高度紧张无法配合的患者、存在语言或听力交流障碍或智力障碍的患者、幽闭恐惧症患者、难以控制的头部震颤（如帕金森病）患者、无法实施区域阻滞的手术（如眼球贯通伤）情况、监护麻醉无法满足的复杂且创伤大的眼科手术，以及根据术者与患者的需求。近年来，随着麻醉技术的不断进步和患者对手术舒适度要求的提升，眼科手术中全身麻醉的使用比例逐渐上升。全身麻醉能够提供良好的镇痛效果，实现眼球制动，有效控制眼压，并避免局部麻醉药物可能引发的并发症。此外，全身麻醉还允许医师同时进行双侧手术。然而，全身麻醉也存在一定的风险，可能对患者的心血管和呼吸系统产生一定的抑制作用。因此，对于术前存在严重脏器功能不全的患者，麻醉方式的选择需要眼科医师与麻醉医师共同商讨决定。

四、监护麻醉在眼科麻醉中的应用进展

（一）MAC 定义及在眼科术中的应用优势

美国麻醉医师协会（ASA）将监护麻醉（MAC）定义为一种特殊的麻醉方

☆☆☆☆

式。在此过程中，患者接受局部麻醉和镇静，由麻醉医师负责提供全身镇静及镇痛。局部麻醉，包括局部浸润或阻滞，主要由外科医师执行。在 MAC 期间，镇静的主要目标是确保患者的安全、提供舒适度、控制疼痛及提高满意度。镇静的程度需根据患者的具体状况进行个体化调整，药物的用量需仔细滴定，旨在达到满意的临床效果，同时避免药物过量导致的过度镇静及心血管和呼吸抑制，从而确保患者能够尽早恢复。

MAC 与简单的镇静或镇痛存在显著区别。对于 MAC 患者，术前评估至关重要，同时需要确保患者充分禁食。针对患者可能并发的全身性疾病，需仔细考虑是否继续或停用相关药物治疗。在手术过程中，MAC 患者的监测应与全身麻醉患者相同，以确保安全。术后护理方面，也需遵循全身麻醉患者的护理标准。实施 MAC 的医护人员，必须具备在紧急情况下进行气道通气干预、处理患者呼吸抑制的能力。在必要时，能够迅速且安全地将 MAC 转换为全身麻醉，以确保患者的生命安全。

眼科手术中，局部麻醉或区域阻滞虽能有效实现术中镇痛，但其操作过程往往会引起患者的紧张和疼痛感。更为关键的是，许多患者在眼科手术中会经历令人不安的视觉体验，如感知到光线、颜色，甚至能看到眼科医师的手和手术器械。这些不适感或恐惧心理可能会极大地增加手术的难度。而 MAC（监测下麻醉管理）的应用，则能有效降低患者对外界刺激的反应，使他们能够更好地耐受眼科局部麻醉和区域阻滞，以及术中的各种不良视觉体验。这不仅能显著提升手术的成功率，还能增加医师及患者的满意度。只要手术类型适宜，且患者能够充分理解和配合，那么在 MAC 下进行的眼科手术，几乎不会受到任何限制。

（二）MAC 术前评估及准备

ASA 于 2018 年发布的 MAC 指南着重强调了术前评估的重要性。术前访视不仅有助于构建患者与麻醉医师之间的信任关系，还为患者提供了关于 MAC 程序的详尽解释。在这一过程中，患者与麻醉医师之间的有效沟通至关重要，它能够帮助准确评估 MAC 镇静和镇痛药输注期间患者的意识水平。患者的身体状况是术前评估中不可忽视的一环，因为它可能直接影响患者对镇静药和镇痛药的敏感性。为了确保手术的安全性和有效性，术前还需仔细评估手术方式、患者的合并症及既往史。与全身麻醉的术前准备相似，MAC 的术前评估同样可以在麻醉门诊或住院期间的术前访视中完成。这一流程的全面性和细致性对于确保手术的成功和患者的安全具有不可估量的价值。

眼底病患者需密切关注高血压、冠心病、糖尿病及脑血管疾病的控制情况。眼底病变往往是全身疾病在眼部的反映，例如糖尿病性视网膜病变。对于眼科手术，除眼外伤、眼内炎、急性孔源性视网膜脱离、急性闭角型青光眼等急诊

☆ ☆ ☆ ☆

手术外，其余手术均需在术前将内科疾病控制稳定后进行。在必要时，应根据患者的合并症情况，邀请心内科、内分泌科、呼吸内科、肾内科、神经内科、儿科或耳鼻咽喉科等专科医师协助控制病情，调整合并症用药，特别是抗凝药物的使用，并全面评估手术及麻醉风险。麻醉医师在手术当天实施监测下麻醉管理（MAC）操作前，应再次评估患者的全身状态及合并症用药情况，确认患者的禁食禁水时间，并向患者本人及其家属详细解释手术及 MAC 相关的风险。

肥胖，特别是 BMI 达到或超过 $30kg/m^2$ 的个体，被视为成人或小儿在镇静过程中发生相关并发症的独立危险因素。对于这类患者，在镇静状态下，他们不仅可能因睡眠呼吸暂停和限制性肺疾病而遭遇气道不良事件，而且其本身可能就已经患有限制性肺病、肺动脉高压等疾病。这些状况会导致通气 - 血流比例失调，使得肥胖患者在镇静时容易出现低氧血症和低通气情况。此外，肥胖患者还常常伴随着较高的心血管疾病发生率，如糖尿病、高血压和冠心病等。

（三）眼科 MAC 常用药物

短效镇静催眠药和镇痛药的问世，推动了监测下麻醉管理（MAC）的镇静镇痛技术的持续革新。理想的镇静镇痛药物或其组合应具备易于滴定至所需效果、围手术期不良反应少及恢复迅速的特点。在眼科手术的 MAC 过程中，药物的选择多种多样，具体取决于手术类型、局部或区域麻醉技术的应用，以及患者的整体健康状况。通常，我们会采用镇静类药物（如咪达唑仑、低剂量丙泊酚、右美托咪定）与镇痛类药物（如阿片类和非甾体类）的联合使用。对于部分全身合并症严重的患者，可能需要应用血管活性药物，以确保术中的血流动力学稳定，预防心脑血管意外。值得注意的是，阿片类镇痛药与镇静药的复合使用可能会增强镇静效果，从而增加呼吸暂停和低血压的风险。因此，在手术过程中，必须持续监测患者的呼吸和循环变化。此外，眼科手术患者在镇静期间常出现无意识体动，这可能干扰手术操作。这一现象通常源于镇静过深而镇痛不足，或是严重的睡眠呼吸暂停后的深吸气。因此，在进行眼科 MAC 时，应避免镇静过深。右美托咪定虽然能提供令人满意的镇静效果，但可能导致心动过缓，并延长恢复室停留时间，因此它不适合用于短小的眼科手术，也不宜用于严重心律失常的患者。

芬太尼、舒芬太尼和瑞芬太尼是麻醉期间及术后即刻短期镇痛的理想选择，然而，若剂量使用过大，易导致呼吸抑制，且单独使用时无法实现遗忘作用。相比之下，混合类阿片受体激动剂，如地佐辛和羟考酮，能有效减轻患者疼痛，同时较少引发呼吸抑制、瘙痒、头晕等阿片类药物常见的不良反应。近年来，这些药物在眼科监测下麻醉治疗（MAC）中的临床镇痛效果也得到了明确的报道。

（四）眼科 MAC 深度评估及患者满意度评价

在眼科手术中，除白内障手术外，大部分手术均需要实施快速且有效的眶

☆ ☆ ☆ ☆

内阻滞。然而，眶内阻滞过程往往伴随着患者的痛苦，为了减轻这种疼痛和由此产生的焦虑情绪，通常会采用静脉镇静和镇痛措施。监测麻醉护理（MAC）技术在实施过程中存在显著差异，这些差异主要源于麻醉实施者的专业培训程度及实际操作经验、手术实施的具体环境、药物供应状况，以及眼科医师和患者对于镇静效果的期望。鉴于以上多种因素，目前尚无法制订一套适用于所有情况的 MAC 通用方案。理想的眼科 MAC 状态应当具备可量化的指标，这些指标包括但不限于患者的镇静水平、达到预定镇静目标所需的时间、疼痛控制的效率，以及确保患者不出现呼吸抑制和窒息等严重并发症的能力。

镇静深度具有延续性特点，能够平稳实现从轻度、中度到深度的镇静状态转变。为了准确评估患者的意识水平，我们采用警觉性 / 镇静观察者评估量表（OAA/S），这是一种经过验证的成熟工具。根据 OAA/S 量表，3 ～ 4 分表示患者处于镇静镇痛的中等水平，而 1 ～ 2 分则意味着患者处于无意识状态。在眼科手术中，将意识消失作为镇静的目标并不必要，因为这样做可能会引发一系列问题，如窒息、低氧血症、由疼痛引起的不自主体动及血流动力学不稳定。相反，中等程度的镇静能够使患者感到舒适，消除疼痛感和焦虑感，同时保持对指令的响应能力，这对于预防因体动导致的眼外伤至关重要。特别是在斜视手术中，部分患者需要按照指令运动眼球。麻醉医师可以在没有精细操作的时候，或者在与眼科医师充分沟通后，通过与患者的交流，并参考 OAA/S 量表来判断镇静的深度。

为避免量表评估干扰手术操作和患者的镇静状态，我们可以采用脑电图（EEG）技术，特别是脑电双谱指数（BIS）来实时、连续地监测镇静水平。

Iowa 麻醉满意度量表（ISAS）是一种专门设计来衡量患者在麻醉体验期间，包括监测麻醉护理（MAC）在内的满意度工具。因其具有良好的可行性和评价效果的可靠有效性，在国外已被广泛应用于各类手术患者，特别是接受眼科 MAC 手术患者的术后满意度评估。然而，在国内，该量表的应用尚处于起步阶段，其推广使用尚有一定空间。

（五）眼科 MAC 中的监测

ASA 在 MAC 期间制定了基本级别的患者监测标准。在手术过程中，监测措施须确保有效、适用、无创且经济。整个手术期间，必须有具备资格的麻醉医师在场，持续监控并记录患者的氧合、通气及循环状况。脉搏血氧饱和度监测可用于评估患者的氧合水平，但需注意，由于吸氧操作及低氧血症监测存在的滞后性，其可能无法即时反映低通气或无通气状态。为连续监测通气情况，建议使用配备呼气末二氧化碳监测功能的鼻咽通气道。此外，主治麻醉医师还需通过监测动脉搏动、观察胸部起伏及手术区域，不断留意患者的临床体征。同时，需间断地与患者进行交流，以评估镇静和镇痛的效果。

眼科手术中，若对眼外肌，尤其是内直肌进行牵引，或对眼球施加压力，可能会引发心动过缓、房室传导阻滞、心室异搏或停搏等心脏问题。刺激眼眶内的任何结构，包括骨膜，都可能触发眼心反射，该反射在反复刺激下会逐渐减弱。眼心反射的传入神经起源于三叉神经的眼支，信号传递至三叉神经感觉核，与迷走神经运动核形成突触连接，进而传出冲动至心脏，导致心率下降和心肌收缩力减弱。表面麻醉和区域阻滞均无法有效预防眼心反射的发生。低氧血症或高碳酸血症会进一步加剧眼心反射的影响。一旦在手术中出现心律失常，麻醉医师应立即要求眼科医师暂停手术操作，并评估患者是否存在缺氧、高碳酸血症及麻醉深度不足等情况。若心动过缓持续存在或反复发作，可通过静脉注射阿托品或格隆溴铵进行治疗，而肾上腺素或异丙肾上腺素则较少用于眼心反射导致的心律失常治疗。

部分医师在手术前，若患者缩瞳效果不佳，会选择在术中局部滴用扩瞳药。当结膜存在伤口时，扩瞳药物有可能通过血液循环进入患者全身。举例来说，1滴含有 0.5% 盐酸去氧肾上腺素的复方托吡卡胺滴眼液（商品名：美多丽），其体积通常为 50μl，含有去氧肾上腺素 250μg。这一剂量明显高于单次静脉注射所需的 50～100μg，因此，存在诱发高血压、心律失常及心血管不良事件的风险。

在 MAC 实施期间，麻醉医师承担着至关重要的职责。他们需要处理区域阻滞及眼科操作可能引发的全身并发症，同时，在 MAC 效果不理想或气道状态不稳定的情况下，随时准备进行全身麻醉。对于因区域阻滞不完善而导致患者出现的剧烈疼痛，不能简单地通过增加大剂量镇静药和镇痛药来解决，因为这样做极易引发严重的呼吸抑制，若处理不及时，甚至可能危及患者生命。

五、区域阻滞麻醉

区域阻滞麻醉分为结膜囊表面麻醉和球后神经阻滞两种。

（一）结膜囊表面麻醉

滴注法表面麻醉用 1% 丁卡因或 0.75% 布比卡因或 4% 利多卡因，每 5～10 分钟结膜囊滴注 1 次，共 3 次；必要时辅用 1% 利多卡因 1～2ml 结膜下注射。

（二）球后神经阻滞

局麻已成为白内障超声乳化摘除及人工晶状体植入术的首选麻醉方法。该方法采用球后神经阻滞技术，具体操作为将总量超过 12ml 的局麻药注入球后锥形眼眶内。局麻药由 2% 利多卡因、0.5% 或 0.75% 布比卡因按 1∶1 比例混合，并加入 1∶200 000 的肾上腺素及 5μg/ml 的透明质酸酶组成。在手术过程中，患者眼球固定并向前凝视，通过颞下路径进行球后穿刺并注入药物，使用专用的短斜面25G、长36mm眼科局麻针。局部麻醉（局麻）药注入后，会扩散至球后及球周围间隙，并可向前进入眼睑区域。球后神经阻滞可有效麻痹第Ⅲ、Ⅳ及Ⅵ对脑神经，同时睫状神经节、睫状神经及眼外肌也会受到阻滞，从而确保手术的顺利进行。

　　进行球后阻滞麻醉时，注药的部位应选择在眶尖和眶隔之间。这一部位实质上是眶硬膜外，通过在此处注射局麻药，可以实现阻滞麻醉。在进行球后神经阻滞时，只需将局麻针超过眼球的中纬线，即相当于眼球赤道线的位置，局麻药就能直接浸润到球后间隙。这样，就能达到眼科手术所需的麻醉要求。通常，注药后大约10min，麻醉作用就会出现。但需要注意的是，少数患者（约10%）可能需要重复注药阻滞。眼球后麻醉是一种将局部麻醉药注入球后靠近眶尖前特定位置的肌锥空间内，以阻滞相关脑神经及睫状神经节，达到快速镇痛与抑制眼球运动目的的麻醉方法。如熟悉解剖与麻醉方法，谨慎操作，球后阻滞并发症罕见，但也可能出现严重并发症，如眼心反射、巩膜穿孔、眼球刺破、视神经损伤、球后血肿、局麻药误入脑脊液阻滞脑干（球后呼吸暂停综合征），后者需急救支持呼吸循环至麻醉作用消失。对解剖异常的眼球应特别警惕，如眼轴长度大于27mm的近视眼。在眼球后麻醉期间，麻醉药进入上颌窦可以是自然的、医源性或外伤缺陷性的。眼球后麻醉并发症可能很严重，甚至是致命的。因此，出现问题应及时发现并积极治疗，避免产生不良后果。眼球后麻醉引起的中枢神经系统并发症，可能导致精神状态的变化，以及颤抖、呼吸暂停、癫痫发作、昏迷、恶心、呕吐，甚至是心搏呼吸骤停。据报道，眼球后麻醉引起呼吸停止的发病率在0.09%～0.79%，脑干阻滞的发病率在1:(350～500)之间。大多数情况下，中枢神经系统并发症的发病机制被认为是麻醉药的直接扩散；但在某些情况下，发生的原因可能是麻醉药误入血管内，特别是注药几秒后相关症状立即出现。

　　解剖学与放射学的研究指出，在眼球后麻醉期间，麻醉药物有可能沿硬膜外下腔扩散至视神经中枢。这一发现强调了麻醉操作中精确控制药物注射的重要性。在实际临床中，有个案报道显示，患者在接受眼球后麻醉后，脑脊液中检测到了麻醉药物的代谢产物。这进一步证实了麻醉药物具有向中枢神经系统扩散的潜力。因此，在进行眼球后麻醉时，医务人员需格外谨慎，以预防潜在的严重并发症。麻醉后2～40min内，患者可能会出现与麻醉相关的症状。由于严重的并发症具有不可预测性，因此采取一系列预防措施至关重要。其中，缓慢注药可以减少药物对局部组织的突然冲击，降低损伤风险；注药前回抽则有助于确认针尖位置，避免药物直接注入血管，从而减少中毒和其他不良反应的风险。此外，在眼球后麻醉过程中，维持与监测患者的生命体征同样不可或缺。综上所述，眼球后麻醉虽为一种有效的局部麻醉方法，但在实施过程中需严格遵守操作规程，采取必要的预防措施，以确保患者的安全与舒适。

六、眼科全身麻醉

（一）全身麻醉术前评估及准备

全身麻醉的实施需要对患者的整体健康状况和气道情况进行细致的评估。对于婴幼儿，特别要关注是否存在先天性或代谢障碍性疾病，以及是否存在困难气道的风险。举例来说，斯特奇-韦伯综合征是一种罕见的先天性神经皮肤综合征，其特点在于大脑、面部和眼的血管畸形。当此病累及眼时，可能引发青光眼；累及脑组织时，可能伴随智力发育迟缓及癫痫发作。此外，若口腔和气道部位出现血管瘤，将极大地增加全身麻醉插管时的困难气道风险。另一类需特别注意的婴幼儿是患有先天性白内障的唐氏综合征患儿。这类患儿可能存在舌体肥大、鼻梁塌陷等特征，这些特征可能导致面罩通气困难，从而增加麻醉过程中的风险。

成人全身麻醉术前评估与监测麻醉护理（MAC）术前评估具有相似性。对于此类患者，在全身麻醉期间，血流动力学不平衡的主要原因通常包括高龄、糖尿病及心血管疾病等合并症。术前禁食可能导致体液不足，加之年龄相关性或糖尿病引发的自主神经功能障碍，会进一步加剧麻醉药物对心血管系统的影响。因此，在术前，需充分控制患者的血压，并尽量将此类患者的全身麻醉手术安排在术晨的第一台或上午进行。在必要时，术前应给予患者液体输注，以防止出现低血容量及低血糖的情况。此外，对于严重脊柱侧弯或强直性脊柱炎的患者，需特别考虑如何在术中妥善摆放体位。对于早产儿及新生儿，则需考虑围手术期的病房护理能力，以确保他们的安全与舒适。

（二）小儿眼科麻醉诱导配合及术后躁动

七氟烷吸入诱导结合喉罩维持通气是小儿眼科手术中常用的全身麻醉方式。然而，儿童在术前常表现出焦虑情绪，诱导前与父母分离困难，甚至拒绝面罩吸入诱导，这些因素均可能增加全身麻醉的风险和难度，还可能导致术后躁动发生率上升，住院时间延长。家长陪伴的诱导方式能够显著提升患儿的配合度，但部分家长自身的焦虑情绪也可能对小儿的配合度产生负面影响。术前给予非药物性干预，如视频陪伴诱导，或无创药物性干预，如右美托咪定滴鼻，以及将这两种方法联合使用，均能有效减轻学龄前儿童的术前分离焦虑，提高他们对吸入麻醉诱导的配合度，同时也提升了患儿家属的满意度。

小儿眼科手术中，全身麻醉使用七氟烷后，患儿术后躁动的发生率可能高达80%。这一现象可能增加患儿术后坠床、伤口裂开等风险。为了有效降低术后躁动的发生率，术中使用镇静药物如咪达唑仑、右美托咪定、丙泊酚，以及

☆ ☆ ☆ ☆

芬太尼类、羟考酮等，均被证实为有效措施。这些药物的作用机制包括减少七氟烷的用量、完善镇痛效果及缩短七氟烷的复苏时间。因此，它们不仅能减少术后躁动，还能提升患儿家属的满意度。然而，在使用这些药物的同时，术中和术后都必须加强患儿的监测。这是因为镇静药物的使用可能带来一些不良呼吸道事件，如呼吸抑制、低氧血症及舌后坠等。通过密切的监测和及时的干预，可以有效预防这些并发症的发生，确保患儿的安全。

（三）眼压的变化

眼压通常为（16±5）mmHg，这是保持角膜曲率和适当屈光度的重要条件。眼内灌注压，即平均动脉压与眼压之差，是眼内结构血液供应调节的关键组成部分。当眼压升高时，会影响眼内的血液供应，严重时可能导致视神经功能受损。在眼外伤情况下，眼压的急剧上升可能会使眼内容物被挤出眼眶。麻醉药物和麻醉方式均会对眼压产生影响。例如，静脉麻醉药如丙泊酚和依托咪酯，以及阿片类镇痛药，通常可以降低眼压。而咪达唑仑对眼压的影响不大，因此可以用于小儿眼压测量时的镇静。然而，氯琥珀胆碱则会使眼压上升 8～10mmHg。使用阿托品和新斯的明来拮抗非去极化肌松药，也可能导致眼压增加。此外，气管插管、面罩正压通气和高血压等因素都会使眼压升高。一些日常活动，如咳嗽、呕吐，也会使眼压显著上升，分别可达 30～40mmHg。即使是正常的眨眼动作，也会使眼压上升 10mmHg，而挤压眼睑则可能使眼压飙升至 70mmHg以上。因此，在进行全身麻醉时，我们不仅要关注麻醉药物对眼压的影响，还需要采取措施，避免术后呛咳、恶心呕吐及躁动等可能导致眼压升高的因素。

（四）眼科全身麻醉肌肉松弛药的使用

多数眼科全身麻醉手术，在喉罩通气后对肌松的要求并不严格，尤其是小儿眼科手术。然而，对于角膜移植手术和玻璃体视网膜等内镜显微手术而言，防止体动至关重要。在角膜摘除且眼完全张开的情况下，突然的体动可能导致眼球内容物膨出或脉络膜出血。同样，在固定缝合完角膜供体前，需完全避免体动，以确保眼内容物不与大气相通。玻璃体视网膜手术中，眼内有灌注头且眼科医师在眼内进行精细操作，突然的体动不仅会干扰手术操作，还可能导致视网膜完全脱离及眼内容物膨出。术中突然体动或咳嗽是眼科手术中引起眼部损伤的最常见原因，且多发生于全身麻醉期间，严重时可能导致失明。使用合适的肌松药并采取相应的监测措施，是确保患者在全身麻醉下不发生体动并实现快速康复的关键。

（五）术后恶心呕吐的预防

全身麻醉相较于其他方式更易导致术后恶心呕吐。在儿童中，斜视手术是术后恶心呕吐的一个独立危险因素。其他增加术后恶心呕吐风险的独立因素包括：患儿年龄超过 3 岁、手术时间超过 30min、患者或其家属有术后恶心呕吐病史。对于具备两个或更多术后恶心呕吐风险因素的高风险患儿，建议在术中联合使用地塞米松（剂量为 0.1 ～ 0.2mg/kg）和 $5-HT_3$ 受体拮抗剂昂丹司琼（剂量为 0.1mg/kg）进行预防性治疗。若患儿具备所有四个高危因素，建议避免使用氧化亚氮和吸入麻醉药物，转而采用丙泊酚全静脉麻醉。对于严重的术后恶心呕吐症状，可采用多种补救治疗方案，包括但不限于氟哌利多、异丙嗪、苯海拉明和甲氧氯普胺等药物。此外，针灸或按摩特定穴位也是可选的治疗方法。除了斜视手术，后巩膜加固术、眼球摘除术及视网膜常规复位术等眼科手术，由于在手术过程中需要牵拉眼肌，同样容易引发术后恶心呕吐，因此也应重视预防措施。

（六）眼科日间手术麻醉的发展

日间手术是一种高效的手术模式，尤其适用于眼科手术。患者可以在一个工作日内完成入院、手术和出院。眼科手术因其手术时间短、出血风险小和术后并发症易发现等特点，非常适合开展日间手术。目前，关于眼科日间手术医疗质量和安全评估指标，如患者手术取消率、患者失约率、24h 延长出院率、非计划再入院及再手术率、术后 30d 内手术相关的并发症、术后 30d 内病死率和严重并发症发生率及患者满意度等，尚缺乏大样本的报道。麻醉医师在眼科日间手术中扮演着重要角色，需关注如何进一步做好麻醉工作，确保患者在安全有效的前提下快速康复。同时，应进行眼科日间手术的医疗质量和安全评估，对发现的问题采用计划 - 执行 - 检查 - 处理的循环管理方法进行持续改进，以促进眼科日间手术麻醉的发展。

七、眼科麻醉的护理配合

（一）患者评估与沟通

除一般身体状况评估外，重点评估患者眼部病变情况、视力、眼压等，了解患者是否存在眼部感染、出血倾向等影响麻醉及手术的因素。同时，关注患者全身情况，如高血压、糖尿病等慢性病控制情况，因其可能影响眼部手术及麻醉的安全性。与患者及其家属充分沟通，解释眼科麻醉方式（如局部麻醉配合 MAC 等）的特点、过程及可能出现的不适，强调术中保持头部及眼部固定的重要性。告知患者麻醉过程中可能会听到手术器械声音，但不会有明显疼痛，以缓解其紧张恐惧情绪。

（二）用物准备

准备眼科专用监测设备，如眼压监测仪，以便在麻醉及手术过程中实时监测眼压变化。同时，常规备好多功能监护仪、麻醉机等设备，确保其性能良好。准备眼科手术及麻醉所需的特殊药品，如扩瞳剂、缩瞳剂、表面麻醉剂（如奥

☆ ☆ ☆ ☆

布卡因滴眼液）等，以及急救药品和常规麻醉药物。保证药品齐全、在有效期内，并仔细核对药品名称、浓度。同时备好输液器、注射器等常规用物。

（三）环境准备

调节手术室温度至 22 ～ 24℃，湿度保持 50% ～ 60%，为患者提供舒适环境，同时避免温度过高或过低影响眼部组织及设备性能。确保手术室内光线充足且无影灯聚焦准确，便于手术操作。同时，可适当调暗周围环境光线，避免强光对患者眼部造成刺激。保持手术室安静，减少不必要的噪声，为患者营造安静舒适的麻醉及手术环境，利于患者放松及配合。

（四）协助麻醉实施

协助患者取舒适仰卧位，头部固定于手术头架上，确保患者头部位置正确且稳定，避免术中头部移动影响手术及麻醉效果。建立静脉通路，一般选择上肢静脉，保证输液通畅，以便及时给予麻醉药物及必要的抢救用药。在麻醉医师进行局部麻醉操作（如球后阻滞、结膜下浸润麻醉等）时，协助患者保持眼部放松，避免患者因紧张而突然转动眼球，增加操作风险。密切观察患者反应，如有无眼心反射（表现为心动过缓、心律失常等），若出现异常及时提醒麻醉医师处理。

（五）监测与记录

持续监测患者生命体征，同时密切观察眼压变化，及时报告麻醉医师。若眼压出现异常升高或降低，可能影响手术视野及眼部组织，需及时处理。观察患者呼吸状态，因眼科手术患者多处于清醒或轻度镇静状态，需关注患者呼吸是否平稳，有无呼吸抑制等情况。必要时给予适当的呼吸支持，如面罩吸氧。关注患者意识状态及面部表情，若患者出现烦躁、皱眉等表现，可能提示疼痛或不适，及时告知麻醉医师调整麻醉深度或进行处理。

（六）复苏期护理

将患者送至恢复室或病房，持续监测生命体征，观察患者意识恢复情况。保持眼部敷料清洁干燥，避免外力碰撞眼部。告知患者不要随意揉搓眼，防止影响手术效果或导致眼部出血。观察患者有无麻醉相关并发症，如恶心、呕吐等，因呕吐可能导致眼压升高，影响手术效果。若出现恶心呕吐，及时采取措施，如让患者头偏向一侧防止误吸，并遵医嘱给予止吐药物。

（七）患者及其家属指导

向患者及其家属解释术后注意事项，包括眼部用药方法（如眼药水、眼膏的使用频率、顺序等）、避免剧烈运动、保持眼部清洁等。指导患者及其家属观察患者眼部情况，注意有无视力突然下降、眼痛加剧、眼部红肿等异常表现，若出现应及时告知医师。

第三节　耳鼻喉手术麻醉护理

一、耳科手术麻醉

（一）概述

耳的结构极其复杂精细，不仅涉及听觉传导、平衡维持等人类最重要的生理功能，还包括诸如颈内动脉、面神经、乙状窦等重要的解剖结构。手术并发症如面瘫、出血、脑脊液漏、听力丧失等都可能给患者后续生活带来重大影响。因此，耳科手术，尤其是中耳手术，被视为传统耳鼻喉科手术中最具高新技术含量的手术。

临床上，需要提供全身麻醉的耳科手术包括外耳、中耳、乳突及内耳手术。除了一些简单的耳科手术，如鼓室腔内注药等，可以在局部麻醉下实施外，现代耳科学中大多数手术，尤其是在显微镜下实施的精密复杂手术，都需在全身麻醉下完成。

（二）麻醉要点

在处理儿童患者时，应特别关注合并上呼吸道感染对气道管理可能带来的影响。术前评估阶段，务必详细记录小儿的牙齿状况，包括缺如和松动情况，以便在建立气道时采取相应的防护措施，并在复苏期进行确认。至于麻醉前用药，一般无须特殊处理。还需特别注意以下几个方面：

1. 体位　因手术要求，诱导后需将患者头转向健侧，注意避免颈部过度后伸或头颅过度扭转，确保体位舒适且安全，同时维持术中气道的通畅，避免发生呼吸道梗阻等意外情况。可配合侧倾手术台减少过度头位旋转，以提供满意的术野。耳显微手术一般将头部抬高 $10°$ ～ $15°$，以增加静脉回流，减少出血。在麻醉状态下动作务必要轻柔，注意避免颈部血管神经压迫或寰枢关节脱位。使用加强型气管导管有助于防止气管导管扭曲造成的气道不畅。专门为耳鼻喉科手术设计的可弯曲喉罩（flexible LMA）及新型带有胃引流管的双管喉罩可替代绝大部分气管插管。如果使用喉罩气道，还需在头位摆放时尽可能减少动作幅度，避免过度屈曲、后伸以及旋转造成喉罩移位。麻醉医师应在此过程中关注气道压力变化。当头位摆放完毕后，应确认气管导管或喉罩位置良好，然后用宽胶带对头位加以固定，最大程度减轻头位变动对气道的激惹。

2. 麻醉药物和维持　对于常规气管插管全身麻醉，麻醉药物的选择和麻醉维持并无特殊；而如果行喉罩气道下的全身麻醉，吸入麻醉药物更有益于维持稳定的呼吸力学，从而保持气道压的稳定。肌松药物的使用应考虑是否进行面神经监测。阿片类药物可能增加术后恶心呕吐的发生率，可以合用非甾体抗炎药（NSAID）

☆☆☆☆

来减少阿片类药物的用量。中耳手术中氧化亚氮的使用尚有争议。高浓度的氧化亚氮会导致鼓室腔膨大，若咽鼓管梗阻，中耳压力会迅速增加，停用氧化亚氮后，中耳负压又可能导致移植骨破裂、严重中耳炎、中耳出血、骨结构破坏等并发症。因此，应避免在中耳手术中使用氧化亚氮，如果必须使用，应在鼓膜闭合前 15min 终止。由于氧化亚氮对中耳压力的改变及其对术后恶心呕吐的影响，加上七氟烷、异氟烷等吸入麻醉药的广泛应用，氧化亚氮已甚少使用。

3. 控制性低血压（DH）　由于多数耳科手术在显微镜下进行，即使小量出血也可造成术野模糊，增加手术困难。抬高头部以降低静脉压，采用静吸复合的平衡麻醉，使用瑞芬太尼持续镇痛并避免心动过速和高血压，适度通气避免高碳酸血症，以上措施的综合应用通常可以使多数患者达到术野清晰，但有时仍需要更为有效的控制性低血压措施。控制性低血压在耳显微手术中非常重要，它有助于减少失血，缩短手术时间，并提供更干燥、更清晰的手术视野，从而有助于医师更准确地进行手术操作。对于 ASA Ⅰ～Ⅱ级的患者，维持平均动脉压在 50～60mmHg 或者收缩压不高于术前的舒张压水平、心率在 60 次 / 分左右，通常可以提供满意的术野清晰度。增加吸入麻醉药物浓度，持续泵注瑞芬太尼，二者都是比较好的控制性低血压措施。必要时还可辅助 β 受体阻滞剂如美托洛尔或复合 α 和 β 受体阻滞剂拉贝洛尔及其他降压药物。应注意控制性低血压的禁忌证，避免用于存在心、脑、肾等重要脏器病变及妊娠等患者。

4. 面神经监测　为避免医源性面神经损伤，中耳、乳突及内耳手术常需实施术中面神经诱发肌电图监测。其原理是给面神经一定强度的电刺激，经过神经 - 肌肉兴奋传递，引起面部肌肉的复合动作电位。面神经监测在听神经瘤和颅后窝手术中的应用价值已经得到广泛认可。通常认为，应避免在诱导时使用长效肌松药物，或者仅使用短效肌松药如米库氯铵。近年来有研究认为，部分外周神经 - 肌肉阻滞是较好的选择，即把神经 - 肌肉阻滞程度控制在一定水平，既满足面神经监测的需要，又能够保证充分制动。因此，需要在术中进行肌松程度监测，确保至少有 10%～20% 的肌反应。

5. 平稳复苏和恶心呕吐预防　对于实施人工镫骨植入术或鼓膜成形术的患者，应特别注意麻醉复苏质量。为减少植入物移位或其他耳内重建结构的改变，应避免患者呛咳及拔管后面罩正压通气。使用可弯曲喉罩可以从根本上保证复苏期的平稳。在手术结束前应追加镇痛药物，特别是复合使用 NSAID，可改善患者的复苏质量。

术后恶心呕吐同样可能破坏中耳精细的重建手术结构。由于此类手术恶心呕吐高发，应从麻醉实施的各环节加以预防，例如可以在术中持续输注丙泊酚、避免使用 N_2O、使用喉罩气道、使用 NSAID 以减少阿片类药物用量、避免术中低血压和缺氧，以及预防性使用强效止吐药等。

二、鼻科手术麻醉

（一）概述

鼻科手术依据解剖区域的不同，可分为外鼻手术、鼻腔手术、鼻窦手术，以及涉及相邻骨质的鼻眶和鼻颅底手术。近年来，鼻内镜微创外科技术的飞速发展，为传统的鼻、鼻窦、颌面外科带来了革命性的变化。以往，鼻科手术多以局部麻醉为主，但现如今，这些手术已逐渐转变为在全身麻醉下进行，且大多数手术都能在安全的前提下，通过喉罩来实施全身麻醉。

（二）麻醉相关问题

1. 术前评估与麻醉选择　鼻科患者的治疗用药可能包含收缩鼻黏膜血管的药物，例如去氧肾上腺素和肾上腺素。对于术前有鼻出血的患者，在术前评估时需特别关注这些药物对患者潜在心血管疾病及麻醉用药可能产生的影响。

鼻息肉、哮喘和对阿司匹林过敏的组合被称为 Samter 三联征或阿司匹林哮喘，这在以鼻或筛窦息肉就诊的患者中较为常见。对此类患者，应详细询问其非甾体抗炎药（NSAID）使用史，并在围手术期避免为可疑患者使用该类药物。

许多鼻科患者因通气受阻而就诊。若患者同时患有鼻腔阻塞和阻塞性睡眠通气障碍，在全身麻醉诱导时可能会出现通气困难，因此需对患者进行仔细评估。部分鼻咽癌患者在术前可能接受过放射治疗，导致颞下颌关节受损，进而造成张口极度困难。由于这些患者可能同时存在鼻腔阻塞或病变易出血的情况，因此需要制订详细的气道建立方案。

鼻科手术选择局部麻醉还是全身麻醉，主要取决于患者因素和手术类型。局部麻醉适用于短小手术，如鼻中隔成形术、鼻甲切除术和单个息肉切除术等。而诸如鼻窦手术、鼻泪管手术或更复杂的前颅底手术等，则需要在全身麻醉下进行。对于小儿鼻腔异物，由于存在被误吸入下气道的风险，通常需立即在全身麻醉下实施异物取出术。

2. 气道建立与麻醉维持　可弯曲喉罩在鼻科手术中的应用相较于气管插管，能更好地保护气道免受血液污染，但这要求麻醉医师具有丰富的喉罩使用经验，并确保喉罩位置良好。若条件不满足，气管插管仍是保护气道安全的最佳选择。尽管在声门上方、气管导管周围使用湿纱条衬垫被认为能防止血液流入气道，但研究显示其效果并不可靠。

对于鼻科手术中存在张口困难的患者，由于无法选择鼻腔径路，气管插管面临较大挑战。此时，管芯类插管工具可能是有效的解决方案，但要求操作者具有丰富的经验，并应准备备选方案，同时做好紧急环甲膜穿刺或气管切开的准备。

在全身麻醉维持方面，鼻科手术并无特殊要求。然而，由于鼻咽部血供丰富，

☆☆☆☆

减少术中出血和保持清晰的内镜视野是麻醉实施过程中需要关注的问题。可以采取的措施包括将患者头部抬高 15°以降低静脉压，维持平均动脉压（MAP）在 55mmHg 左右或收缩压不高于术前的舒张压水平，以吸入麻醉为主，复合小剂量瑞芬太尼持续输注，将心率维持在 60 次 / 分左右。若麻醉医师有足够经验，应尽可能使用可弯曲喉罩替代气管插管，以减少应激反应。

3. 复苏期管理　在鼻科手术过程中，还应注意保护患者的眼部，避免受压或血液污染。突然的体动可能导致手术误伤视神经等重要结构，因此，可使用非去极化肌松药以确保患者制动。气管插管患者在拔管时，需尽可能减轻呛咳与体动，以降低创面出血及血液对气道的污染风险。使用镇痛药物，包括NSAID，可促进复苏期的平稳。尽管"深麻醉"拔管方式相对平稳，但鉴于鼻科手术后常需鼻腔填塞止血，并可能伴随大量血性分泌物，维持通气畅通较为困难，故应避免采用。

对于使用喉罩全身麻醉的患者，鉴于喉罩的良好耐受性，手术结束后，应先吸净喉罩上方的血液或分泌物，随后静待患者复苏，待其自主张口后再拔除喉罩。若患者为小儿，复苏时可采取头低侧卧位，以便在拔出喉罩时，一并带出口腔分泌物。

三、咽科手术麻醉

咽科手术种类繁多，常见的包括扁桃体切除术、腺样体切除术、腭垂腭咽成形术（UPPP），后者主要用于治疗阻塞型睡眠呼吸暂停低通气综合征（OSAHS）。此外，还有良性的鼻咽纤维血管瘤切除术，以及鼻咽癌等恶性肿瘤的手术治疗。目前，许多咽科手术已能在内镜辅助下完成，特别是鼻内镜下的鼻咽纤维血管瘤切除术和鼻咽癌病灶切除术。这些手术利用内镜提供的清晰视野，能够确保病灶的完整切除，同时避免了外部切口带来的创伤，有助于患者快速康复，并减少了后续可能的美容问题。

（一）扁桃体 / 腺样体切除术的麻醉

1. 概述　扁桃体 / 腺样体切除术在小儿手术中极为常见。腺样体过度增生的患儿如果长时间用口呼吸，会影响到面部骨骼的发育，形成特殊的"腺样体面容"。扁桃体或腺样体肥大的患儿大多伴有阻塞型睡眠呼吸暂停（OSA）。手术后，这些患儿在睡眠监测方面大多会有明显的改善。但是，如果患儿合并唐氏综合征、颅面发育不良、脑瘫导致的肌张力减退，以及其他神经肌肉疾病，手术效果可能并不明显。

2. 麻醉前准备　在手术前，应重点关注患儿是否合并有上呼吸道感染，以及是否存在哮喘或其他过敏史。对于合并患有阻塞型睡眠呼吸暂停（OSA）的患儿，需要对其病情严重程度进行评估。术前检查项目中，必须包括凝血功能的相关指标。对于未患有 OSA 的患儿，可以根据实际情况，酌情给予口服咪达唑仑（剂量为 0.2 ～ 0.5mg/kg）等镇静药物。

3. 麻醉处理

（1）气道管理：在单纯行扁桃体切除术的患儿中，可选择经口或经鼻插管。经鼻插管前，需向双鼻滴入血管收缩剂，如呋麻滴鼻液，导管前端涂抹润滑剂，使用 Magill 插管钳轻柔送入声门，避免损伤声门前联合。术中，无论经口或鼻插管，尽量采用钢丝加强气管导管，注意导管是否受压或打折，特别是手术医师放置张口器时，需关注气道压力及 ETCO$_2$ 变化。此类手术也可选用可弯曲型喉罩，喉罩能有效预防反流性误吸，且拔管时间较短。

（2）麻醉诱导和维持：对于小于 4 岁的患儿，可使用七氟烷吸入诱导；4 岁以上配合良好的患儿，可在建立静脉通路后常规进行静脉诱导。麻醉维持可选用全凭吸入、全凭静脉或静吸复合方案，控制呼吸时可使用非去极化神经肌肉阻滞药。合并重度 OSA 的患儿，围手术期并发症发生率增加，需加强监测，警惕拔管后再次发生呼吸抑制。

（3）镇痛：为减少阿片类药物的副作用，可使用 NSAID 药物改善镇痛效果。对乙酰氨基酚可在术前单次口服，或在手术结束前经直肠或静脉给予。地塞米松也有助于改善术后镇痛。新型 NSAID 药物对术后创面渗血影响轻微，但需避免使用干扰血小板聚集的药物。

（4）术后恶心呕吐（PONV）的预防：扁桃体 / 腺样体切除术患儿 PONV 发生率较高。预防措施包括避免使用氧化亚氮，减少禁食时间，采用多模式镇痛和药物平衡镇痛。联合使用昂丹司琼和地塞米松可有效降低 PONV 发生率。

（5）扁桃体 / 腺样体切除术后出血：术后出血可发生在 24h 内，以 6h 内更为常见，原因多为止血或剥离不彻底；也可发生在术后 1 ～ 3 周内，为进食不慎导致手术创面白膜脱落所致。对大量出血的患儿，需评估低血容量、贫血及困难插管等情况。诱导时注意循环失代偿，气管插管时备好双吸引装置及不同型号的气管导管。此类患者应按饱胃处理，采用头低位快速诱导插管。成功后，需评估血容量及凝血状况，麻醉结束后等待患者充分苏醒后拔除气管导管，再次评估出血情况。

（二）腭垂 - 腭咽成形术（UPPP）的麻醉

1. 概述　腭垂 - 腭咽成形术（UPPP）是一种用于治疗重度阻塞型睡眠呼吸暂停综合征（OSAS）的有效方法。在临床上，多导睡眠图仪检查（PSG）被视为 OSAS 诊断的"金标准"。当患者的睡眠呼吸紊乱指数（RDI）超过 5 次 / 小时，且每次持续时间在 10s 以上，或者在每晚 7h 的睡眠期间，呼吸暂停与低通气的总次数达到 30 次以上时，结合患者的病史和临床表现，即可确诊为 OSAS。

☆☆☆☆

2. 麻醉要点

（1）气道管理：对于大多数 OSAS 患者，可能伴随有多种上呼吸道问题，如肥胖、变应性鼻炎、鼻息肉、扁桃体肥大、软腭松弛、腭垂过长过粗、舌体肥大、舌根后坠、下颌后缩、颞下颌关节功能障碍和小颌畸形等。因此，在处理这些患者时，需要合理选择困难气道处理工具。术后拔管应谨慎进行，对于重症患者，可在术后采用经鼻持续气道正压（N-CPAP）进行支持治疗。对于手术时间较长且术前存在插管困难的患者，应警惕拔管后再次出现呼吸道梗阻的风险，并准备好适当的口（鼻）咽通气道或喉罩。术后，也可考虑保留气管导管 1 ~ 2d，在 ICU 内进行一段时间的呼吸支持后再考虑拔管。

（2）病理生理学改变对麻醉的影响：OSAS 患者由于反复发作的低氧血症和高碳酸血症，可能合并神经 - 内分泌功能失调，体内儿茶酚胺、内皮素及肾素 - 血管紧张素系统异常。这些异常在临床上可能表现为高血压、心律失常及肾功能受损。长期低血氧还可能导致智力及记忆力下降，同时，低氧所引发的继发性红细胞增多会使血黏度增加。此外，睡眠结构紊乱、快动眼睡眠（REM）减少，可能导致生长激素分泌减少，进而使儿童患者出现发育迟缓。麻醉医师应全面评估上述病理生理改变对麻醉的潜在影响，并据此制订相应的麻醉处理方案。

（3）镇痛：研究表明，术前存在反复低氧血症的患者在术后对镇痛药物的需求会减少。因此，对于 OSAS 患者的术后镇痛，应减少阿片类药物的用量，并尽可能选用非甾体药物或采用局麻镇痛。无论采用何种镇痛方案，都应进行严密监测，高度警惕可能发生的呼吸抑制。

四、喉科手术麻醉

喉部病变，特别是声门病变，直接影响呼吸，可能迅速导致危及生命的状况，因此备受临床麻醉医师的关注。近年来，喉科学取得了快速发展，治疗手段日益多样化。对于喉部的良性病变，如声带息肉、小结、囊肿和乳头状瘤，可采用显微镜下支撑喉镜、电子喉内镜下冷冻及二氧化碳激光手术进行治疗。针对声带麻痹、声带沟和声带瘢痕等导致的声带闭合不良，可通过声带移位、透明质酸酶声带注射、自体脂肪声门旁间隙注射术和各种神经移植术等方法，改善患者的嗓音和生活质量。对于喉癌等恶性肿瘤，外科治疗越来越注重喉功能的保护。激光的应用显著提高了喉部肿瘤、喉狭窄和喉乳头状瘤等疾病的疗效。

喉科手术的麻醉内容也随着喉科学的发展而不断扩展。大多数喉科手术需要全身麻醉，但由于病变位于气道管理的关键区域，喉科手术中共用气道的问题比其他耳鼻咽喉 - 头颈外科手术更为显著。部分手术还需在保留自主呼吸的情况下进行检查和操作,如先天性喉 - 气管软化症的检查和治疗。在这种情况下,麻醉医师需要确保麻醉深度适中,使患者既能耐受气道创伤性检查和外科操作,又能保持有效的自主呼吸。这要求麻醉医师具备丰富的临床经验和灵活的应对策略。此外,幼儿患者先天性喉部疾患及外伤导致的喉部病变日益增多,给麻醉医师带来了更大的挑战。

(一) 气道评估和计划

接受喉部手术患者的麻醉前评估至关重要,特别是针对气道及术中和术后可能出现的并发症。所有患者均需进行麻醉前气道评估,旨在识别麻醉期间可能遭遇的气道管理难题及误吸风险。相较于其他手术患者,头颈部手术患者,尤其是喉癌患者,面临更高的气道管理挑战。

喉癌患者的气道管理难度各异,与癌症分期和位置密切相关。早期喉癌,如原位癌、T1 期和 T2 期,多为软组织病变,气管插管 (ETT) 通常可顺利穿越肿瘤部位。例如,早期声门癌可能影响声带活动度,但声带通常未固定或阻塞。然而,在黏膜下软骨受损的晚期喉癌患者中,气道可能狭窄且组织顺应性降低,导致 ETT 难以或无法插入。因此,对于晚期喉癌患者,应与外科医师共同制订气道管理方案,包括选择合适的 ETT 尺寸,并考虑清醒插管或气管造口术的可能性。2022 年美国麻醉医师协会发布的困难气道管理实践指南,列出了 15 个预测困难气道的项目,涵盖面部特征、解剖学指标和比值等。这些基本工具的常规应用至关重要,但对于喉部手术患者而言,仍需额外评估。许多患者需在清醒状态下接受经鼻可屈性喉镜检查,作为术前评估的一部分,以评估声门视野、最大气道容量、气道轴向直线性、阻塞性病变及其位置、黏膜状况、水肿情况及声带运动。鉴于喉癌患者病变进展迅速且多变,手术当天可能需对部分患者再次进行可屈性喉镜检查。

为了识别气道管理的潜在问题,应将 CT 或 MRI 等影像学检查作为围手术期气道评估的一部分。这些检查能够揭示肿块、解剖结构异常及组织水肿的迹象。然而,我们必须意识到影像学检查在评估喉部气道时存在的局限性。特别是,手术前数周进行的检查可能无法准确反映因快速进展性疾病而即将接受手术患者的气道状况。此外,CT 检查无法直接评估声带活动度,除非在呼吸周期的不同阶段进行多次成像,而且 CT 检查在估计气道最大管腔方面也存在一定的不可靠性。同时,应关注患者的共存疾病。喉癌和一些良性喉部疾病,如声带息肉和 Reinke 水肿,往往与吸烟和 (或) 饮酒有关。这些疾病可能使患者更容易出现心肺、肝脏等共存疾病,从而影响麻醉管理。因此,在进行气道评估时,我们必须综合考虑患者的整体健康状况和潜在风险。

放疗对接受癌症手术患者的气道管理带来诸多挑战。放疗可能引发急性和远期后果,如喉部水肿和组织纤维化,导致气道管理变得困难。以下是与既往

☆☆☆☆

放疗相关的重要问题：

1. 放疗可能导致患者容量不足、营养不良和贫血，在麻醉诱导期间，这些状况可能引发严重低血压。

2. 放疗后的患者可能出现言语不清或吞咽困难，这通常是喉水肿或上呼吸消化道严重黏膜炎的体征，预示着气道管理可能面临困难。

3. 放疗引起的皮肤反应，如面部和颈部红斑或水肿，虽然可能伴随上呼吸和消化道水肿，但并不构成喉部水肿的可靠预测因素。患者皮肤发生改变，并不必然意味着喉部水肿的存在，反之亦然。

4. 放疗后组织纤维化，包括组织萎缩和挛缩，可能导致张口困难。在这种情况下，使用神经肌肉阻断药（NMBA）并不能使组织松弛。

5. 颈部放疗还可能引起急性或慢性压力感受性反射障碍，极少数情况下会导致压力感受性反射衰竭。这种情况在接受双侧颈部放疗及完成整个放疗疗程的患者中更为常见。虽然大多数压力感受性反射受损的患者在日常活动中无明显症状，但在麻醉期间可能出现血压和心率的不稳定。放疗后压力感受性反射障碍的具体发生率尚不清楚，但接受颈部放疗的患者如果在围手术期反复出现直立性低血压，可能提示存在压力感受性反射障碍，此时应特别注意患者的血流动力学稳定性。

（二）声带息肉切除术的麻醉管理

1. **概述**　声带息肉是一种常见的临床疾病，其症状包括声音嘶哑、发声困难、喘鸣等。当息肉体积过大时，可能会引发呼吸困难。手术方法有多种，其中包括局部麻醉下通过间接喉镜切除或光导纤维喉镜下切除术。然而，局部麻醉下患者耐受性较差，而非插管全身麻醉下的呼吸管理则相对复杂。因此，耳鼻喉科通常采用支撑喉镜下全身麻醉插管手术切除的方法来治疗声带息肉。

2. **手术风险**　支撑喉镜下声带息肉切除术虽然手术时间短暂，但其麻醉管理却存在较大风险，特别是对于存在心肺等重要脏器合并症的患者而言。在手术过程中，医务人员需密切关注患者的心率和血压变化。由于支撑喉镜在显露声门口附近时，往往会诱发80%以上的患者出现心率明显下降，极少数严重者甚至可能出现心搏骤停的情况。同时，喉镜对声门的强烈刺激会导致机体瞬间释放大量儿茶酚胺，进而升高血压。因此，在进行支撑喉镜手术时，需要维持较深的麻醉深度以确保手术安全。然而，过深的麻醉又会进一步抑制心率，这就要求医务人员在麻醉管理上要精准把握，确保手术顺利进行。

3. **术前准备**　我们必须高度重视术前访视工作，依据访视结果精心制订麻醉方案。同时，需结合患者的实际手术情况，量身定制个体化心搏骤停后的抢救复苏预案。在药物准备方面，常规稀释阿托品和麻黄碱，并确保备有充足的肾上腺素、异丙肾上腺素及利多卡因等急救药品。此外，器械设备也需完备，包括常规喉镜、可视喉镜、喉部表麻管及心脏除颤器等，以确保在紧急情况下能够迅速、有效地进行救治。

4. 麻醉诱导

（1）无肌松药的全身麻醉诱导及维持：目前，多采用丙泊酚或吸入七氟烷合并瑞芬或芬太尼（舒芬太尼）的方式，以单纯静脉或静吸复合方式进行全身麻醉诱导插管和麻醉维持。

（2）使用肌松药的全身麻醉诱导及维持：氯琥珀胆碱插管，大剂量瑞芬维持；罗库溴铵、米库氯铵、阿曲库铵等也可用于麻醉诱导及维持。手术时间短暂可降低中长效肌松药的使用剂量，顺阿曲库铵剂量通常应用 0.04 ～ 0.1mg/kg。

（3）辅以表面麻醉下的上述两种方式中的一种，可根据具体情况选择。

5. 插管　选用比常规插管小 1 ～ 2 号的气管导管，女性一般选用内径为 5.5 ～ 6.5mm 的导管，男性选用 6.0 ～ 7.0mm 的导管。插管时喉镜声门应尽可能显露清晰，避免导管擦掉或损伤声带息肉。可视喉镜下插管优势明显。无肌松药的插管，瑞芬太尼诱导量用 1 μg/kg，90s 内缓慢注入，配合丙泊酚及吸入七氟烷，即可插管。另外，辅助声门表面麻醉能有效降低上述药物浓度，并能获得更稳定的插管环境。

6. 麻醉维持　无论术者置入喉镜还是术中切除息肉，均强调有足够深的麻醉维持剂量。瑞芬太尼一般为 0.1 ～ 0.2 μg/（kg·min）。非激光手术时间短暂，因肌松药尚未代谢完全，术毕应继续维持一定的麻醉深度，防止发生术中知晓。术中可常规进行 BIS 监测。

7. 心率减慢的预防及处理　在手术操作中，术者使用直达喉镜显露声门时，压迫刺激富含迷走神经的会厌腹面及咽喉周围，易引发反射性心率降低。预防措施包括在手术开始前常规静脉注射阿托品 0.2 ～ 1mg，以及实施完善的表面麻醉以降低末梢感受器的敏感性。此外，在手术开始时提供足够的深度麻醉环境，可以减少应激反应。心率降低通常呈线性下降，解除压迫后一般能迅速恢复。在置入喉镜期间，需密切监测心率变化。

8. 心搏骤停的预防及处理　置入喉镜期间，心搏骤停可能在心率持续线性下降后出现，也可能突然发生，与手术操作密切相关。一旦发生心搏骤停，应立即停止手术操作，松弛或拔出直达喉镜，通常心率能立刻恢复。若无法恢复，应立即启动心肺复苏流程。预防措施包括常规给予阿托品，在置入喉镜前维持适当的血压及正常稍高的 $P_{ET}CO_2$ 水平，有助于自主心搏及时恢复。此外，术前应严格掌握手术适应证。

9. 血压的控制维持　有效控制并维持良好稳定的血压对预防心脑血管意外事件具有重要意义，同时也是喉镜解除压迫后心搏及时复苏的必备条件。术中建议将血压控制在静息状态下基础血压的正常上下限 20% 以内。

☆☆☆☆

10. ASA 分级高患者的评估及处理　对于 ASA 分级高的患者，应重视手术前准备及筛查，改善循环功能。通过充分表面麻醉和肌松，能有效减少瑞芬太尼的用量。同时，使用芬太尼、舒芬太尼、丙泊酚等药物联合控制血压。对于存在严重心肺脑合并症的患者，应尽可能让有经验的高年资手术者进行直达喉镜置入。

11. 拔管　手术时间短时，拔管不应操之过急，应严格遵守拔管指征。在肌松药代谢或残余肌松有效拮抗后，再停止全麻药物吸入或泵注，以避免拔管后喉痉挛及术中知晓的发生。同时，重视采用急性疼痛预防性干预策略，早期应用酮咯酸等药物优化术后止痛，提高舒适化医疗水平，促进患者康复。

（三）扁桃体癌手术的麻醉

1. 患者手术出血易于流入气管，因此麻醉医师需选择带套囊的气管导管，以确保呼吸道安全。

2. 在进行颈部淋巴结清扫时，由于术者需要将患者头部偏向一侧，麻醉医师应密切监测气管导管有无漏气现象。若发生漏气，可能是导管被拔浅，套囊骑跨声门或脱出到声门之上，这将导致通气不足及血液流入气管，引发严重后果。因此，在气管插管时，麻醉医师应尽可能将导管插深，避免此类情况发生。

3. 气管导管的拔除应在患者完全复苏且手术区域无活动性出血后进行。在拔出导管前，麻醉医师应充分吸引口腔和咽部积血，确保呼吸道畅通。若发现鲜血较多，麻醉医师应提醒术者再次检查手术区域有无活动性出血，在确认无出血后方可拔出气管导管，以保障患者安全。

（四）喉切除术的麻醉

1. 概述　喉切除术主要用于喉部肿瘤的治疗，特别是鳞状细胞癌。当单纯放射治疗不可靠时，喉切除术成为治疗喉癌的有效手段。根据手术范围，喉切除术可分为全喉切除术和部分喉切除术。部分喉切除术旨在彻底切除肿瘤，同时保留喉的正常部分，并通过整复恢复喉的功能。全喉切除术则涉及切除包括舌骨在内的全部喉结构，患者将永久气管造瘘，并完全丧失发音功能。全喉切除术通常还会同时进行单侧或双侧颈淋巴结廓清术。

2. 麻醉要点　在喉切除术的麻醉过程中，术前评估至关重要。需认真评估患者是否存在喉阻塞，并确定其分级。同时，应仔细阅读术前纤维喉镜检查记录及照片，与外科医师共同制订气道建立方案。对于肿瘤较大、影响声门显露或存在肿瘤出血风险的患者，可考虑在局部麻醉下先行气管造口，以确保气道的建立。

在麻醉诱导后，绝大部分喉癌患者均可实施气管插管。然而，应做好应对困难气道的准备，确保外科医师在场，并做好紧急气管切开的准备。视频类插管工具如视频喉镜、可视管芯等，对喉癌患者快速建立气道有很大帮助。对于声门显露不良的患者，可使用管芯类工具（如 Frova）来辅助插管。此外，喉罩气道也可用于Ⅲ度以下喉阻塞患者全身麻醉下行气管切开术。

喉癌患者以老年人居多，且部分患者术前可能存在进食困难，因此术中应加强监测。长时间手术时需做好体温及内环境的维护。颈部操作，尤其是深部淋巴结清扫时，可能压迫颈动脉窦，导致严重的心动过缓，需严密监测并对症处理。虽然手术出血量不多，但手术区域解剖结构复杂，需确保静脉通路通畅，随时准备应对误伤血管导致的出血。

在术中，外科医师通常希望维持适度低血压以提供清晰的手术视野。然而，应权衡长时间低血压对老年人心、脑等重要脏器的危害。吸入或静脉全身麻醉辅以小剂量瑞芬太尼持续泵注有助于维持平稳的血流动力学水平。但需注意在手术后期将血压提升至正常水平，以便术者及时发现潜在的出血点。

在全喉切除术中，喉离断后需将经口气管导管更换为经颈部造口处的气管导管。此时应注意听诊确认导管置入深度，避免置入过深造成单肺通气。可将气管导管套囊后端系好纱条，固定于手术巾上以防导管移位。术后若需要更换金属气管筒，可等待呼吸恢复后再予以更换，或在减浅麻醉前更换金属气管筒，再将细气管导管置入筒内行控制呼吸至自主呼吸恢复。

最后，全喉或部分喉切除术患者由于创伤较大且无法言语交流，且手术有多处复杂缝合，因此需要提供良好的术后镇痛以帮助患者平稳恢复。可采取以阿片类药物为主、复合非甾体抗炎药的多模式镇痛方法来实现此目标。

（五）耳鼻喉手术麻醉护理

耳鼻喉手术部位特殊，涉及气道、神经等重要结构，麻醉护理配合需高度关注气道管理与神经功能保护。不同类型的耳鼻喉手术在麻醉护理配合上可能存在一些差异，比如耳部的中耳手术与内耳手术，鼻部的鼻窦手术与鼻整形手术等。积极沟通和遵医嘱尤其重要。

1. **患者评估与沟通**　全面评估患者的身体状况，包括心肺功能、肝肾功能等基础健康指标。特别关注患者的气道情况，如有无鼻中隔偏曲、腺样体肥大、扁桃体肥大等影响呼吸道通畅的因素，评估气道分级，预测气管插管的难度。了解患者耳部、鼻部、喉部疾病的具体情况，如耳部手术需知晓病变是否累及内耳，可能影响平衡功能；鼻部手术需关注是否存在鼻窦炎、鼻息肉等；喉部手术需评估病变对声带、气道的影响程度。与患者及其家属充分沟通，解释麻醉方式（如全身麻醉、局部麻醉等）的选择依据、过程及可能出现的不适。告知患者术后可能出现的情况，如耳部手术的耳部胀满感、鼻部手术的鼻腔填塞不适、喉部手术的咽喉疼痛等，以缓解患者的紧张情绪，争取其积极配合。

2. **用物准备**　准备常规监测设备，如多功能监护仪，确保能实时准确监测心率、血压、血氧饱和度、心电图等生命体征。对于气道管理困难的患者，准备好困难气道处理设备，如可视喉镜、纤维支气管镜、喉罩等，以及气管切开包等急救设备。准备麻醉药品，包括诱导药物、维持药物、镇痛药、肌松药等，

☆☆☆☆

以及急救药品，如肾上腺素、阿托品、多巴胺等。仔细核对药品的名称、剂量、有效期，确保药品质量。同时，准备好吸引装置，确保吸引效果良好，能及时清除手术区域的分泌物和血液。

3. **协助麻醉实施** 协助患者摆放合适体位，一般为仰卧位，头部根据手术部位适当调整。如耳部手术，头偏向健侧；鼻部手术，头略后仰；喉部手术，肩部垫高，头后仰，以充分显露手术区域。但要注意避免过度伸展或扭曲颈部，以免影响呼吸道通畅和神经血管。建立有效的静脉通路，通常选择上肢静脉，保证输液和给药顺畅。在麻醉诱导过程中，密切观察患者的生命体征变化，如心率、血压、呼吸等，若出现异常及时告知麻醉医师。对于局部麻醉手术，协助麻醉医师进行操作，帮助患者保持体位稳定，避免因患者移动导致穿刺不准确或损伤周围组织。操作过程中，密切观察患者有无不良反应，如局部麻醉药中毒等，一旦出现及时通知医师处理。

4. **监测与记录** 持续、密切监测患者的生命体征，如心率、血压、血氧饱和度、呼吸频率等数据，同时观察心电图变化。对于耳鼻喉手术，尤其要关注气道相关指标，如呼吸节律、气道压力等，及时发现呼吸道梗阻、通气不足等问题。观察患者的意识状态和肌肉松弛程度，根据麻醉深度监测指标（如脑电双频指数 BIS 等），协助麻醉医师调整麻醉药物剂量，确保患者处于合适的麻醉深度，既保证患者无痛、无意识，又避免麻醉过深导致的并发症。对于耳部手术，注意观察患者有无眼震、恶心、呕吐等内耳受刺激的表现；鼻部手术，观察有无鼻出血、鼻腔填塞物移位等情况；喉部手术，关注有无气道痉挛、声带损伤等迹象，及时告知手术医师处理。

5. **术中配合** 密切观察手术进展，注意手术操作对患者生命体征的影响。如喉部手术操作刺激喉部神经时，可能引起心率、血压的变化，应及时提醒麻醉医师采取相应措施。同时，观察手术区域有无出血、渗液等情况，若出现大量出血，迅速协助医师进行止血处理，并及时补充血容量。

6. **复苏期护理** 将患者送至麻醉恢复室或病房，持续监测生命体征，包括心率、血压、血氧饱和度、呼吸等，直至患者完全复苏，生命体征平稳。保持患者呼吸道通畅，对于气管插管患者，在拔管前要充分吸净气道分泌物，评估患者的呼吸功能，确保患者能够自主呼吸且呼吸有力，待气道保护反射恢复后再行拔管。拔管后，密切观察患者有无呼吸困难、声音嘶哑、呛咳等情况，若出现异常及时处理。观察患者的意识恢复情况，如患者复苏延迟或出现烦躁不安等异常表现，要及时查找原因，如是否存在麻醉药物残留、脑供血不足等，并报告医师进行处理。观察伤口情况，保持伤口敷料清洁干燥，注意有无渗血、渗液。对于耳部手术，观察外耳道有无渗血；鼻部手术，观察鼻腔填塞物有无渗血，若有少量渗血，可及时更换敷料；若出现大量出血，应立即通知医师进行处理。

☆ ☆ ☆ ☆

喉部手术需注意观察颈部有无肿胀、皮下气肿等情况。

7.患者及其家属指导　向患者及其家属解释术后注意事项，如耳部手术避免耳部进水，防止感染；鼻部手术避免用力擤鼻，以防鼻腔填塞物脱出或引起鼻出血；喉部手术尽量少说话，避免声带疲劳。告知患者饮食方面的注意事项，如术后禁食时间、何时可开始进食及适宜的饮食种类等，一般术后初期宜选择清淡、易消化的软食。

指导患者及其家属观察患者的症状变化，如耳部有无听力下降、耳鸣加重；鼻部有无鼻塞、流涕加重；喉部有无声音嘶哑加重、呼吸困难等情况，若出现异常应及时告知医护人员。同时，鼓励患者适当进行康复锻炼，如耳部手术可进行简单的头部运动，但需注意避免剧烈运动。

第四节　口腔颌面外科麻醉护理

口腔颌面外科专业着重于通过手术手段对疾病进行诊治，深入研究包括口内结构（如牙齿、牙龈、嘴唇、腮帮、舌头、软腭、喉咙等）、面部的软组织和颌骨结构（例如颧骨、上颌和下颌等）、颞下颌关节、唾液腺及颈部某些部位疾病的预防与处理方法。在中国，口腔颌面外科的发展速度迅猛，在类似头面部综合开创性切除术治疗口颌区域的恶性肿瘤、利用微创外科技术对截除部位进行自由皮瓣移植重建等领域，已经达到甚至超越了国际先进水准。这些技术的发展对麻醉学科也提出了更高的要求，推动了相关麻醉学科的发展。

面部口腔区域内血液循环发达，流血情况多发。同时，口腔及颌面的手术操作需高度精密且极为繁复，且通常耗时较长。尤其在进行微创手术时，为确保手术视野的清晰度和降低流血量，往往需要麻醉医师进行控制性降压。外科医师期望麻醉医师在整个手术过程中能够保证患者的气道畅通无阻，同时需要避免将器械和各种管线放置于手术区域，以防干扰手术进行。对于口腔含有肿瘤、头面部存在大型肿瘤、开口存在障碍、头颈部有瘢痕粘连的患者而言，气管插管的过程极具挑战性，需依据手术情况选择不同的插管方法。在麻醉恢复阶段，重要的是要让患者尽快恢复清醒状态，以保证呼吸道的顺畅；同样要避开那些可能会对呼吸系统造成较大影响的药物，防止手术后患者出现呼吸抑制的情况。因此，这对麻醉护理团队也带来了巨大的挑战，同时也促进了麻醉护理的发展与进步。

一、口腔颌面外科患者的特点

（一）复杂和风险性

患口腔颌面肿瘤的病患大多数是老年人。随着年龄逐渐增长，患者的身体功能开始衰退，导致患者不易承受手术和麻醉的压力。老年口腔颌面肿瘤病患

☆ ☆ ☆ ☆

是耗损性疾病的一部分，会导致身体状况的整体下滑。同时，由于患者存在吞食困难、肿瘤出血等问题，身体更为憔悴，可能伴有贫血、营养不良和低蛋白血症等问题。此外，颌面部的解剖结构复杂，神经和血管分布密集，手术难度大且风险高。因此，口腔颌面外科的医师需要拥有卓越的手术技艺和丰富的临床经验，以便妥当应对这些复杂性，确保手术顺利完成。

（二）困难气道

在口腔颌面外科病患中，复杂的气道情况是常态，使麻醉管道的设置充满挑战。易诱发气道困境的主要疾病包括遗传性的口腔颌面异常、颌面部肿瘤、颞下颌关节无法正常活动及阻塞性睡眠呼吸暂停症。口腔或颌面部被外伤、感染或肿瘤损害导致的异常或丧失，或是手术或放射治疗导致气道周边解剖结构变形、颌颈肿瘤对气管的压力导致气道改变位置等病症，也会增加气道管理的难度。另外，肥胖病患的短颈、颈椎病患者、下颌较小、前牙突出或松动、喉头位置过高、舌头过大等情况也会使气管插管变得困难。因此，在手术前必须对病患情况进行准确的评估，并选择适合的麻醉引导方式和插管方法。术前应充分准备好相应的插管辅助工具，必要时做好气管切开的准备，情况特殊者可提前在局麻清醒下做好气管切开，以此保障气道的通畅。

（三）部分患者伴有严重心理障碍

口腔颌面外科疾病与心理问题密切相关。精神状态的失衡与激素水平的不正常偶尔会诱发口腔和面部区域肿瘤的形成；在准备进行肿瘤切除的过程中，病患会因担忧术后面部形态可能出现的改变及可能影响到吃饭、吞咽、说话、呼吸等日常生理活动，而承受巨大的心理压力和难以承受的困境。而先天性面部口腔缺陷的患者往往因颜面部的异常形态或生理功能障碍而遭受情绪上的困扰。经过多次手术修复的患者，会因一再回忆起曾经的手术和麻醉的不良经历，在面临再次手术时胆怯到极点，甚至产生抵触情绪。年龄较大的患者因对自己的病情进展及身体健康过于忧虑，可能会经历焦虑和抑郁的情绪波动。面对可能浮现的各类心理障碍，麻醉医师应密切关注，与患者及其家属进行充分的交流和耐心解释，建立起坚实的信任基础，以促成他们的支持和配合。切实控制这些消极情绪的影响，对于减少麻醉药的使用量、维持患者生理状态稳定和降低术后并发症的风险非常关键。

二、口腔颌面外科手术的特点

（一）根治性外科与功能性外科

口内及面部肿瘤的治愈主要还是依赖于外科手术方式。根治手术和整复手术相辅相成，只有在完全根治肿瘤后才有必要实施整复手术。综上所述，治疗原则应重视以癌症彻底切除术为核心，在此基础上融入形态重建手术，实现肿瘤完全清除的同时，努力使患者在生理功能与外观上达到尽可能的复原效果。得益于颅颈部肿瘤外科、重构外科学及显微外科技术的突飞猛进，术后大范围组织缺失及功能受损的重建修复已不再是难题。这对于提升病患的生存率及改善其治疗后的生活品质奠定了坚实基础。

（二）综合治疗

目前趋向于在口腔颌面部的肿瘤患者中应用放疗、化疗等其他方法与外科手术合并进行综合性治疗，以取得较好的疗效。放疗和化疗可在术前或术后使用，在口腔颌面外科中，依托于多学科之间的密切协作，由一个以口腔颌面外科医师为主的协作组来完成，其他有关的还包括麻醉科、耳鼻咽喉科、放射科等医师。

（三）显微外科技术的广泛应用

显微外科技术已广泛应用于口腔颌面外科的手术中，尤其是小血管吻合游离组织瓣移植手术的成功，使口腔颌面部大面积手术缺损后施行立即修复成为可能。

微创手术操作程序精细且复杂，需要耗费较长时间。进行此类手术时，必须确保患者持续保持正确的体位，且需有适当的约束，以便顺利开展漫长的手术过程。同时，要保证患者循环血量充足，视具体状况可能需要扩张血管和进行抗凝治疗。手术之后，应尽一切可能维持颈部的静止状态，以防移植的皮瓣血管被挤压，导致血栓形成或压迫静脉回流受阻。保持患者体温正常，对防止微血管吻合处痉挛和提升游离皮瓣成活率也起着至关重要的作用。在小血管吻合重建血液循环游离组织移植手术后，不仅要进行全身循环、呼吸等重要系统的监测，而且应加强对局部移植组织的严密观察和护理。

（四）对气道管理的要求高

口腔颌面部手术部位与气道关系密切，是所有外科手术中与气道关系最密切的手术种类之一。手术部位的肿瘤、畸形、外伤等都会影响气道的麻醉管理，对气道管理的要求很高。术前要精确评估气道的困难程度，如将一个潜在的困难气道评估为正常气道处理，则在麻醉插管过程中可能会面临插管困难和通气困难的问题。术中要管理好气道，因为手术部位与气道相互干扰，要防止术中气管导管滑脱等险象出现。术毕拔管要严密观察呼吸情况，有些口底、咽壁等大范围肿瘤切除患者往往需要做预防性气管切开，以防止麻醉拔管后手术部位组织肿胀阻塞气道。有些手术后则需气管导管带管数天，如正颌手术或舌根口底肿瘤切除手术，待手术部位水肿减轻后再行拔管。

三、口腔颌面外科麻醉特点

（一）麻醉方式的选择

口腔颌面外科手术的常用麻醉方法包括局部区域神经阻滞和全身麻醉。选

☆☆☆☆

择麻醉时应以患者能接受、手术无痛、安全、术后恢复迅速为原则，根据患者的年龄、体质、精神状况，以及手术的部位、范围、时间长短等综合考虑。

1. 局部麻醉　一般由手术者自行操作。局部麻醉对生理干扰小、易于管理、恢复快，多用于活检手术。

2. 全身麻醉　由于口腔颌面部手术解剖部位特殊，手术区域毗邻呼吸道、颅底、眼眶和颈部重要的神经血管，手术区血供丰富，因此气管内插管全身麻醉是理想的麻醉选择。

口腔颌面外科手术全麻插管一般选择鼻腔插管较多。鼻腔插管的优点是气管导管相对不影响手术操作，气管导管固定较好；缺点是插管过程中鼻腔黏膜可能有一定损伤，术后 1～2d 鼻腔分泌物中可能有部分血丝，但一般不会有严重并发症。

全身麻醉的优点在于能完全消除手术的疼痛与不适，较好地控制机体反应，为外科手术提供理想的手术条件。常用的全身麻醉方法包括以下几种。

（1）全凭静脉麻醉：多种静脉麻醉药、麻醉性镇痛药复合非去极化肌松药是比较理想的全凭静脉麻醉药组合。采用静脉注射的方法给予麻醉药物以达到麻醉效果，此方式不会对呼吸道造成剧烈刺激，并避免了手术场所的污染。利用插管维护气道的通畅不仅有利于清除呼吸道分泌物，同时也便于进行机械通气。在众多静脉麻醉药中，鉴于其快速见效和便于控制用药量的优势，丙泊酚往往是首选药物。在镇痛方面，由于其极佳的镇痛功效，医师经常选用芬太尼、舒芬太尼或瑞芬太尼作为镇痛药。至于肌肉松弛药，非去极化类的中短效药物如维库溴铵、罗库溴铵和阿曲库铵会被优先选择，它们不但有助于管理患者呼吸，还有助于放松口腔和咽部肌肉，方便实施手术。

（2）静吸复合全身麻醉：途径各异，如可选用静脉麻醉作为诱导，然后用吸入麻醉进行维持；或先用吸入麻醉作为诱导，再用静脉麻醉进行维持；甚至可以静脉吸入复合麻醉诱导，再用静脉吸入复合麻醉维持等方式。由于静脉麻醉起效速度较快，患者更易接受，而吸入麻醉便于管理，对麻醉深度的控制也更加便利，因此在临床上通常选择静脉麻醉诱导，再由吸入麻醉或静吸复合方式进行麻醉维持。

3. 全身麻醉复合外周神经阻滞　对口腔和颌面区域的周边神经进行阻断，能够显著地进行疼痛控制，包括预期性镇痛和术后缓解。通常，在全身麻醉引导完成并即将开展手术时进行神经阻断是较为适宜的时机。在全身麻醉引导完毕之后，对拟手术区域的神经实施阻断，一旦神经阻断效果显现，就能降低对全身麻醉药物的需求量。

（二）麻醉操作的特点

1. 术野邻近呼吸道　口腔颌面部手术术野邻近呼吸道，易引起呼吸道梗阻，因此麻醉操作时要特别注意保持呼吸道通畅，避免误吸和窒息的发生。

2. **麻醉者远离患者头部**　在口腔颌面部手术中，麻醉者可能远离患者头部进行操作和管理，这增加了麻醉操作的难度和复杂性。因此，麻醉者需要具备高超的麻醉技巧和丰富的临床经验，以确保麻醉的平稳和安全。

四、口腔颌面外科手术麻醉护理的注意事项

（一）术前准备

1. **麻醉前用药**　在实施麻醉之前给予药物主要是为了安抚患者，并消除他们对手术的畏惧、紧张和焦虑情绪，让患者心境平和并易于配合，同时产生必要的遗忘效果。此外，这一过程还具备缓解疼痛的作用，可有效提升患者对疼痛的忍耐能力，增强麻醉的成效，降低所需麻醉剂的剂量，并减轻因手术前准备及麻醉导致的痛感，预防并减缓某些麻醉用药可能引发的副作用。抗胆碱药，如阿托品、东莨菪碱、戊乙奎醚等可减少口腔分泌物，在困难气道纤维支气管镜操作中对保持视野清晰有重要帮助。

2. **气管内插管的实施**　一般来说，非气管切开手术方式插管具有操作简便、成功率高、风险性小、并发症少的优点，常被作为建立气道管理的首选方法。气管插管的方式应根据外科手术的具体需求来决定，通常应选取不干扰手术进行的途径，除非有特殊的禁忌。例如，在执行颅底、眼眶、鼻部、上颌骨或上颌窦的手术时，宜选择通过口内进行插管；进行口腔、腮腺区、下颌骨或颈部的手术则宜选用鼻腔插管。在口腔颌面外科麻醉中，经鼻插管的使用较为广泛，然而它也有可能带来一些并发症，如鼻出血、鼻黏膜损伤，以及鼻翼组织坏死等风险。

在口腔颌面外科患者中，困难气道的比例高，程度严重，情况复杂。对于病情严重的呼吸道疾病患者，我们通常会考虑进行清醒插管，以保障安全。清醒插管的好处表现在多方面：保护自主呼吸功能，保持肺部的气体交换有效性，让呼吸道的反射作用不被破坏，降低因误吸引起窒息的风险；维持肌肉的紧张状态，使呼吸道的解剖结构稳定在原处，利于进行气管插管的操作；无须使用吸入性麻醉药和肌肉松弛剂，避免在具有高风险的患者中发生这些药物可能产生的副作用。清醒插管没有绝对的禁忌证，除非患者不能合作（如儿童、智力低下患者等），或者患者对所用局部麻醉药有过敏史。针对不配合治疗或同时存在颅内压过高、心脏冠状动脉疾病、哮喘症状的患者，医务人员需慎重对比气管插管的难度与在清醒状态下进行插管所带来的风险，进行全方位评估。

（二）术中监测

1. **监测**　除常规监测外，需提前行动脉置管监测动态血压，了解患者术前内环境情况。转瓣手术患者在置管前需了解该患者转瓣的部位，根据手术转瓣

☆☆☆☆

部位来选择合适的置管位置。做好患者的保温措施，以免发生术后寒战；做好最基础的麻醉护理。由于手术时间较长，应注意预防压力性损伤的发生，保护好患者的皮肤，及时减压。

2. 输血　输血前需要衡量患者术中出血情况，并结合手术情况和动脉血气值综合判断患者是否需要输血。如若需要输血，麻醉护理则需要做好三查八对，为患者做好保温措施，以免引起寒战。观察患者是否有过敏情况，及时遵医嘱给予钙剂和激素类药物，以防过敏性休克。同时需密切关注患者尿量，及时调节液体输注速度，保证容量平衡。

3. 控制性降压　目前在口腔颌面手术中，控制性降压技术的运用非常普遍。尤其是转瓣这类手术，在进行血管吻合等显微操作时，主刀医师会要求麻醉医师将血压控制在基础水平略低的位置，待血管吻合结束后会要求复压。麻醉护理则需遵医嘱进行控制性降压或者升压，及时增减麻醉深度来保持血压在一个理想状态。

4. 气管切开　部分头颈部肿瘤手术为了预防手术后组织肿胀影响呼吸功能，通常在术毕前做预防性气管切开。在切开进入气管前，作为麻醉护理人员，应嘱外科医师尽量将气道内及口腔咽喉部的分泌物清理干净，以防误吸。分离至气管时，应和外科医师配合好，在松气管套囊的同时及时将气管切开导管送入气管内，以此保障呼吸功能通畅。但此时气插管应继续保持在主气道内，确保气管切开导管放入气道内且连接好呼吸螺纹管后，$ETCO_2$ 监测正常或双肺听诊有呼吸音，方可拔出气插管。若使用金属气管切开套管，须在患者自主呼吸恢复后方可进行气管切开。整个过程要密切关注患者的血氧饱和度，和外科医师配合默契，及时将气管切开导管送入气管内。

（三）术后护理

手术后，麻醉复苏护理人员需要协助医师完成患者的复苏工作，与巡回护士、麻醉医师、主刀医师做好交接，了解患者术中情况，是否顺利，有无损伤到相关神经，复苏期间是否需要着重关注呼吸系统，并做好相应的应急措施。了解术中麻醉情况和生命体征是否平稳，术前有无既往史。了解患者皮肤受压情况，继续做好减压护理，保证皮肤完整度。使患者能在复苏期间安全平稳地复苏。

1. 呼吸系统　需关注患者是否有喉鸣音、舌后坠、喉痉挛和低氧血症的发生。如若发生，则应对症处理，如加深麻醉、使用激素类药物、抬下颌、使用口咽通气道，必要时二次插管或者进行气管切开，以此保证呼吸道通畅，保证呼吸系统的安全。所有此类患者需充分复苏，呼吸、意识、肌力、指令性动作、脱氧都达到拔管指征后方可拔管。拔管前应及时清理干净分泌物，以免误吸。

2. 循环系统　维持患者血压、心率的正常水平，避免数值波动过大。对于患者出现循环系统的问题，应遵医嘱及时用药纠正。患者在生命体征平稳的情况下拔管复苏。

3. 做好皮肤护理　及时翻身和添加减压垫，以免发生压力性损伤；同时加强护理巡视和约束，以免发生坠床事件。

4. 做好心理护理　尤其针对一些老年男性尿管不能耐受者，要做好安抚工作。同时，对于气管切开及口腔手术、口腔内填塞敷料的患者，应及时告知并使其适应，以免发生烦躁情绪。并及时清理好口腔及咽喉部的分泌物，保证呼吸道通畅。

5. 其他　及时做好疼痛护理，根据患者主诉及时缓解疼痛；做好保温护理，及时预防患者寒战的发生；对于做了游离皮瓣这类手术的患者，也应密切观察患者皮瓣的颜色和温度，一旦发现异常及时通知主刀医师，避免皮瓣坏死。

综上所述，口腔颌面部手术创伤大、范围广，术后疼痛重，并发症多，需要护理人员具有良好的心理素质和专业技术水平。口腔颌面麻醉护理具有其独特的特点和复杂性。医护工作者必须掌握深厚的医学理论与实践经验，方能胜任此职。通过科学的麻醉操作和精心的护理管理可以确保手术的成功和患者的安全。口腔颌面部麻醉护理是一项需要用爱心、耐心、细心及责任心来对待的工作。护士要以自己的言行举止和丰富的临床经验去影响患者，使其积极配合治疗及术后康复锻炼，以减少并发症及后遗症，保证手术顺利完成。口腔颌面部麻醉护士应不断学习新知识、新技术、新理论，不断提高自己，从而更好地为患者服务。

第五节　头颈外科麻醉护理

颈部手术涵盖多种疾病的治疗，主要包括：颈部肿瘤手术、甲状腺和甲状旁腺疾病手术、颈部淋巴结手术、先天畸形手术、外伤手术。这些手术主要位于颈前方，虽然手术范围相对较小，但手术区域毗邻气管、颈部大血管和重要神经，因此手术风险较高。为确保手术安全，术前应根据疾病的病理生理特点，充分准备，选择合适的麻醉方法，并在术中加强麻醉管理，以确保患者能够平稳度过围手术期。

一、颈部解剖生理概要和手术麻醉特点

颈部解剖结构复杂，其上界为下颌骨下缘至乳突连线，下界则为胸骨切迹至第七颈椎棘突连线。颈部的正中体表标志，自上而下依次为舌骨、喉、环状软骨及气管颈段。在颈部的两侧，则分布着甲状腺、神经及血管。甲状软骨与环状软骨之间的结构被称为环甲膜，这是麻醉中常选择的穿刺点，可用于气管内表面麻醉或在紧急状况下，通过高频通气来解除呼吸道梗阻。环状软骨下方

☆☆☆☆

的气管位置表浅，是气管造口的理想部位。甲状腺位于甲状软骨的下方，气管的两侧，它由中央的峡部和左右两个侧叶组成。当甲状腺肿大时，它可能向下延伸至胸骨后方，这不仅会使胸骨上窝消失，还可能压迫气管。

颈部富含血管、神经和感受器，因此手术刺激或牵拉可能导致循环和呼吸功能紊乱。在麻醉期间，必须密切监测并采取有效措施来防治这些问题。甲状腺的血液供应十分丰富，主要由甲状腺上动脉（颈外动脉的分支）和甲状腺下动脉（锁骨下动脉的分支）提供。手术期间或术后，若发生出血，可能引发严重的呼吸道梗阻。颈部的胸锁乳突肌下方是颈总动脉，它在甲状软骨平面分为颈内动脉和颈外动脉。在分叉处，有一个称为颈动脉窦的结构，它是维持机体血流动力学稳定的压力感受器。颈总动脉的外侧是颈内静脉，它们之间有迷走神经，这些结构被结缔组织包裹，共同构成颈动脉鞘。声带的活动由喉返神经支配，该神经来自迷走神经。喉上神经的内支支配喉黏膜的感觉，而其外支则支配环甲肌的运动，使声带紧张。若手术操作损伤了喉返神经，可能导致声音嘶哑，甚至呼吸困难。在颈部，有三个交感神经节，分别称为颈上、中、下神经节。其中，颈下神经节与第一胸交感神经节融合，构成星状神经节。若损伤或阻滞颈交感神经节，可能出现霍纳综合征，其症状包括瞳孔缩小、眼球内陷、同侧面部潮红和无汗等。

在处理某些颈部疾病时，还需要考虑它们对其他器官功能的影响。例如，甲状腺功能亢进可能伴有心血管、代谢和精神系统的功能障碍，手术前应对患者进行系统的内科治疗，并预防甲状腺危象的发生。甲状旁腺疾病可能导致全身钙磷代谢障碍，应在麻醉前尽量纠正。颈部恶性肿瘤或结核可能伴有严重贫血、营养不良等全身性不良变化，要求于麻醉前不仅进行病因治疗，还应采取综合疗法，以改善患者的全身状况或重要脏器的功能，然后再进行手术治疗。

二、麻醉选择与管理

（一）麻醉前准备

麻醉前，需仔细访视患者，了解其精神状态、合作程度，以及疾病的性质、手术部位和范围。特别要关注患者是否存在声带麻痹、气管受压、气管软化等问题，以及这些问题对通气功能的影响。同时，需对患者的全身状况，如呼吸、循环系统功能，水电解质及酸碱平衡等进行客观评估。基于这些信息，充分准备麻醉前的各项工作，尽可能将患者的各器官功能调整到最佳状态。选择恰当的麻醉方法和麻醉药物至关重要，对于病情严重的患者，还需准备急救药物，并做好心肺复苏的准备。

（二）麻醉选择

可根据病情、手术部位和范围，并考虑患者是否合作而选择以下不同麻醉

方法:

1. **局部浸润麻醉或颈浅丛神经阻滞**　如果病变较局限且为良性,手术范围小,同时患者较合作,则可选择局部浸润麻醉或颈浅丛神经阻滞。

2. **颈深丛神经阻滞或颈部硬膜外阻滞**　对于一些疾病性质未定,需先行局部切除,待病理检查结果确定后再决定手术方式的患者,可以先行颈深丛神经阻滞或颈部硬膜外阻滞($C_6 \sim C_7$ 或 $C_7 \sim T_1$ 棘突间隙)。如果确需行根治性手术,或手术范围较大,而上述麻醉方法不能满足手术需要,则可临时改为气管内全身麻醉。

3. **气管内全身麻醉**　术前病变伴有呼吸道压迫症状或手术体位患者难以耐受、患者高度紧张或手术范围广、手术操作可能引起气胸者,则应选择气管内全身麻醉。对疑有插管困难者或气道压迫症状存在者,则应考虑清醒气管内插管,而后者最好选用管壁带金属环的气管导管。

(三) 麻醉管理

在颈部手术中,无论手术大小或复杂程度如何,麻醉期间均需密切监测患者的生命体征,包括心电图、动脉血压、脉搏血氧饱和度、体温及呼吸功能参数等。对于非气管内麻醉的患者,还需密切观察呼吸道是否通畅,有无呼吸困难和声音嘶哑等症状。对于特殊疑难病例,如颈动脉手术,最好监测脑血流量;出血量较大的手术可施行有创动、静脉压监测等。手术结束后,在麻醉清醒期间仍需密切观察患者,因为颈部手术可能因伤口渗血、手术操作损伤喉返神经或气管软化等原因导致呼吸道梗阻。甲状腺功能亢进手术若术前控制不佳,则术中或术后易发生甲状腺危象;颈动脉手术可能因脑内供血不足而出现中枢神经系统症状与体征。因此,术后应密切观察患者生命体征变化,并准备相应的急救药品与器械以应对突发情况。

三、颈部常见手术的麻醉

(一) 颈部一般手术的麻醉

麻醉方式选择取决于病变部位、手术范围及患者的合作程度。如果病变部位较浅,手术范围小,则可选择局部浸润麻醉或颈丛神经阻滞;如果手术范围较广或患者不合作,则应选择气管内全身麻醉。

1. **颈部囊肿和瘘管手术**　由于患者多为小儿,且手术可能涉及呼吸道,故常选用气管内麻醉,以确保呼吸道通畅,避免误吸。鳃源性囊肿(瘘管)位置较深,也多发生于小儿,同样选择气管内麻醉。颈部囊性淋巴管瘤手术出血较多,也多采用气管内全身麻醉,并准备较粗的输血通道,必要时监测中心静脉压。

2. **斜颈及颈肋手术**　如患者能合作,多选用局部麻醉;否则,选择全身麻醉。对于斜颈手术,1 周岁左右的小儿可选用静脉麻醉,但应保持呼吸道通畅,或选用气管内麻醉。

3. 颈部淋巴结手术 如果位置较表浅，则可选择局部浸润麻醉或颈丛神经阻滞；如果病变部位较深或手术范围较广，则需选择气管内麻醉。

在颈部手术中，无论手术大小或复杂程度如何，麻醉期间均需密切监测患者的生命体征，包括心电图、动脉血压、脉搏血氧饱和度、体温及呼吸功能参数等。对于非气管内麻醉的患者，还需密切观察呼吸道是否通畅。对于特殊疑难病例，如颈动脉手术，最好监测脑血流量；出血量较大的手术可施行有创动、静脉压监测等。手术结束后，在麻醉清醒期间仍需密切观察患者，因为颈部手术可能因多种原因导致呼吸道梗阻。术后应密切观察患者生命体征变化，并准备相应的急救药品与器械以应对突发情况。

（二）颈部血管手术

1. 颈动脉内膜剥脱术 颈动脉内膜剥脱术主要用于治疗颈动脉粥样硬化所致的脑缺血。该类患者除伴有主动脉、冠状动脉及颅内脑动脉硬化外，多同时存在其他疾病，如高血压、糖尿病等，因此颈动脉内膜剥脱术的麻醉风险相当大。术前应仔细访视患者，包括了解脑缺血发作频率、持续时间及药物治疗史（如抗高血压药、抗血小板药等），并准确评估重要脏器（如心、肾、脑等）的功能。总之，术前要用足够的时间来调整患者，使其重要脏器功能达到最佳状态。

麻醉可选择局部麻醉或全身麻醉。局部麻醉的主要优点是能保持患者清醒，有利于手术过程中判断患者中枢神经系统功能状况，但可能增加围手术期心肌梗死的发生率。而全身麻醉药则不同程度地影响脑血流灌注。手术期间除常规监测外，包括有创动脉和中心静脉压监测，应重点监测脑血流灌注，可以选择经颅多普勒（TCD）、正电子发射断层扫描（PET）、颈内静脉血氧饱和度（$SjvO_2$）或颈内动脉阻断远端压等监测方式，以避免脑和心肌缺血。此外，术中也可采取一些措施加强脑保护，并可通过监测脑电图（BIS）或皮质诱发电位变化来判断有无神经功能缺陷。颈动脉内膜剥脱术后可出现一些严重并发症，包括：①压力感受器功能紊乱所致的动脉血压异常；②颈动脉体功能紊乱；③心肌梗死；④神经功能缺陷和神经功能障碍。

2. 颈动脉瘤切除术 颈动脉瘤包括颈总动脉、颈内动脉、颈外动脉及其分支的动脉瘤，多因动脉硬化所致。当动脉瘤影响颅内供血时，患者可出现不同程度的脑缺血症状。若压迫周围组织或器官，则可出现呼吸困难、吞咽困难、声音嘶哑或上肢感觉及运动障碍等。

麻醉前访视时，应着重了解：①动脉瘤是否压迫气管，是否伴有呼吸道梗阻及呼吸困难；②是否有晕厥、失语、偏瘫等脑缺血症状与体征；③颅内侧支循环的血液供应状况。可以采用颈总动脉压迫试验，观察是否有神经功能缺陷。方法是以手指压迫患侧的颈总动脉根部，观察有无脑缺血症状，如无脑缺血症状则提示颅内侧支循环已建立，手术较为安全。

麻醉方法应依患者病情、病变部位及手术范围而定。颈外动脉瘤可选用局部麻醉，而颈内或颈总动脉瘤则选择气管内全身麻醉。应该强调的是：①麻醉诱导、维持及清醒期应力求血流动力学平稳；②阻断颈总动脉之前应实施控制性降压，减少术中出血及预防意外发生；③必要时可考虑实施头部或全身物理降温，降低脑氧耗和脑代谢，预防或减轻各种意外所致的脑损害。

（三）颈部巨大肿块手术的麻醉

颈前部巨大肿块，如巨大的甲状腺肿瘤或甲状腺囊肿内出血，常压迫周围邻近的组织器官，如气管、食管、动脉、静脉及喉返神经等。若压迫一侧气管，可使气管向健侧移位或扭曲；若压迫双侧气管，则会使气管前后径变狭窄，管腔呈扁平状。气管受压的程度与肿瘤的大小和质地有关，肿瘤越大、质地越硬，压迫则越严重，严重时患者可出现呼吸困难，特别是巨大肿瘤或胸骨后甲状腺肿瘤。一些患者甚至可出现强迫体位，因为在此体位下，气管受压及呼吸困难程度较轻。此外，由于气管壁长期受压而软化，在全身麻醉快速诱导后或术后可因气管塌陷而出现窒息。若压迫颈部大静脉，可引起头颈部静脉回流障碍，导致患者颜面部水肿、发绀。若压迫喉返神经，则可出现一侧或双侧声带麻痹、声音嘶哑。对这类患者的麻醉，应特别注意，并做好充分的准备工作。

1. **麻醉前准备** 对于颈前部巨大肿块，如巨大的甲状腺肿瘤或甲状腺囊肿内出血，麻醉前需仔细询问病史，了解肿块对周围邻近组织器官的压迫情况，特别是气管的受压程度及有无强迫体位。通过颈部气管前后位及侧位 X 线片，可评估气管受压及移位情况。动脉血气值检查有助于判断患者是否存在缺氧或二氧化碳蓄积。在访视患者时，应将其置于甲状腺手术体位，观察有无呼吸困难及憋气现象。同时，术前应评估声带功能，并对患者进行充分的解释工作，以取得其在麻醉过程中的配合。根据患者情况和颈段气管 X 线片，选择适当的气管导管（推荐带金属螺旋环的气管导管），并准备麻醉药物及麻醉用具，如喷雾器、喉气管麻醉管、纤维支气管镜等。

2. **麻醉方法** 一般选择气管内麻醉。插管时，要求气管导管前端越过气管受压部位，以确保呼吸道通畅。

3. **麻醉诱导及管理** 采用表面麻醉下清醒气管内插管。操作前需取得患者配合，使用喷雾器或喉气管麻醉管对口腔、咽喉及气管上端进行充分表面麻醉，然后完成气管插管术。若声门显露困难，可借助纤维光导支气管镜完成插管。对于不太合作的患者或小儿，可在保留自主呼吸下给予静脉镇静药完成气管插管。对于长时间伴有呼吸道梗阻的患者，插入气管导管后需警惕二氧化碳排出综合征的发生。

4. **气管拔管术** 手术结束后，拔除气管导管时需特别注意防止因气管壁软

☆ ☆ ☆ ☆

化导致的气管塌陷或手术损伤喉返神经引起的窒息。对怀疑气管软化的患者，可进行预防性气管造口术；或将气管导管退至声门下，观察患者有无呼吸道梗阻，如出现气管塌陷症状，则立即将导管重新插入气管内。

对于呼吸道严重梗阻或完全不能平卧而无法实施气管插管术的患者，可考虑在股动脉 - 股静脉转流下完成手术。

四、甲状腺手术的麻醉

甲状腺是重要的内分泌腺之一，主要分泌甲状腺激素，对机体的代谢、生长发育、神经系统、心血管系统和消化系统等具有重要作用。甲状腺激素的合成与自主调节由下丘脑 - 腺垂体精密的反馈机制控制。一些甲状腺疾病可通过手术治疗，许多手术患者也可能伴随甲状腺功能障碍，故应了解甲状腺解剖生理特点和甲状腺手术的麻醉特点，选择适当的麻醉方法和麻醉药物，以保证患者术中安全，防止各种并发症的发生。

（一）甲状腺的解剖和生理特点

甲状腺位于颈前下方软组织内，大部分位于喉及气管上段两侧，其峡部覆盖于第二～四气管软骨环的前面。有时甲状腺向下深入胸腔，称为胸骨后甲状腺，当其肿大时，常压迫气管引起呼吸困难。甲状腺由许多球形的囊状滤泡构成，分泌甲状腺素和三碘甲状腺原氨酸，二者释放进入血液后，即组成甲状腺激素。而滤泡旁细胞则分泌降低血钙水平的激素，即降钙素。

甲状腺激素的主要生理功能包括：促进细胞内氧化，提高基础代谢率，使组织产热增加；促进肝糖原酵解和组织对糖的利用；促进蛋白质的分解，如骨骼肌蛋白质分解，导致消瘦和乏力；增加脂肪组织对儿茶酚胺和胰高血糖素的脂解作用，加快胆固醇的转化和排泄。正常的基础代谢率为 $\pm 10\%$。甲状腺激素还维持正常生长发育，对脑和骨骼发育尤为重要。甲状腺功能减退的儿童，表现为以智力下降和身材矮小为特征的呆小病。对心血管系统，甲状腺激素能增强心肌对儿茶酚胺的敏感性；对神经系统，甲状腺功能亢进时可出现易激动、注意力不集中等中枢神经系统兴奋症状；对消化系统，甲亢时食欲亢进，大便次数增加，这与胃肠蠕动增强及胃肠排空加快有关。

（二）甲状腺手术麻醉特点

甲状腺手术麻醉方法的选择应考虑以下几个因素：

1. 甲状腺疾病的性质和手术范围。

2. 甲状腺功能状况。

3. 有无声带麻痹，气管、大血管和神经受压及对通气功能的影响。

4. 患者全身状况及其他并发症。

5. 患者的精神状况和合作程度：对于不伴有呼吸道压迫症状的甲状腺功能

亢进症患者，可采用局部浸润麻醉或颈丛神经阻滞。对病情复杂或伴有全身器质性疾病或不合作者，选用气管内全身麻醉。现在患者对舒适麻醉的要求越来越高，甲状腺手术基本在全麻插管下完成。部分患者要求使用喉返神经监测，以预防喉神经损伤。甲状腺术中喉返神经、喉上神经损伤会导致术后声音改变，单侧喉返神经损伤可能导致暂时性或永久性声带麻痹，双侧受损则可导致窒息，甚至危及生命。术中需要重视呼吸通路管理：气管导管打折、脱出，通路断开等情况时有发生。

（三）甲状腺肿瘤手术的麻醉

甲状腺肿瘤手术可采用局部浸润或颈丛神经阻滞，或颈部硬膜外阻滞，必要时静脉辅助镇静或镇痛药物。术中保持患者清醒以利于配合手术医师检查声带功能，避免喉返神经损伤。

（四）甲状腺功能亢进症手术的麻醉

甲状腺功能亢进症是由各种原因导致正常甲状腺素分泌的反馈机制失控，导致循环中甲状腺素异常增多，而出现以全身代谢亢进为主要特征的疾病总称。患者年龄多在 20 ～ 40 岁，甲状腺弥漫性肿大，两侧对称，且常伴有眼球突出。

1. 麻醉前评估　麻醉前访视患者时，可根据其症状、体征及实验室检查评估其甲状腺功能亢进症的严重程度。

（1）临床表现

1）性情急躁，容易激动，失眠，双手平行伸出时出现震颤。

2）食欲亢进，却体重减轻、怕热、多汗、皮肤潮湿。

3）脉搏快而有力（休息及睡眠时仍快）、脉压增大，病程长者可出现甲亢性心脏病，严重病例可出现心房颤动，甚至充血性心力衰竭。

4）突眼征常发生于原发性甲状腺功能亢进症患者，表现为双侧眼球突出、眼裂开大，上下眼睑不能完全闭合，以致角膜受损，严重者可发生溃疡甚至失明。

5）甲状腺弥漫性对称性肿大，严重者可压迫气管等(但较少见)，可扪及震颤，并闻及血管杂音。

6）内分泌紊乱，表现为无力、易疲劳等。

（2）特殊检查

1）基础代谢率：常用计算公式：基础代谢率 =（脉率 + 脉压）- 111。测定时应在完全安静、空腹的状态下进行（一般是早晨清醒后未起床时），正常值为 ±10%，增高至 +20% ～ 30% 为轻度甲亢，+30% ～ 60% 为中度，+60% 以上为重度。

2）甲状腺摄 ^{131}I 率测定：正常甲状腺 24h 内摄取 ^{131}I 量为人体总量的 30% ～ 40%，如果 2h 内甲状腺摄取 ^{131}I 量超过人体总量的 25%，或 24h 超过人体总量的 50%，或吸 ^{131}I 高峰提前出现，均可诊断为甲状腺功能亢进（甲亢）。

☆☆☆☆

3）血清 T_3、T_4 含量测定：甲亢时，血清 T_3 可高于正常值 4 倍左右，而 T_4 仅为正常值的 2.5 倍。

4）促甲状腺激素释放激素（TRH）兴奋试验：静脉注射 TRH 后，促甲状腺激素不增高，则有诊断意义。

（3）病情评估：根据上述临床表现及特殊检查结果，以及是否曾发生甲状腺危象等，可以对病情严重程度做出评估。一般应经过一段时间抗甲状腺功能亢进药物治疗，待病情稳定后才考虑手术，否则，围手术期间易发生甲状腺危象。如果甲状腺功能亢进症症状得到基本控制，则可考虑手术，具体为：

1）基础代谢率小于 +20%。

2）脉率小于 90 次 / 分，脉压减小。

3）患者情绪稳定，睡眠良好，体重增加等。

2. 麻醉前准备

（1）药物准备：是术前降低基础代谢率的重要措施。有两种方法：

1）先用硫脲类药物降低甲状腺素的合成，并抑制机体淋巴细胞自身抗体产生，从而控制因甲状腺素升高而引起的甲亢症状。待甲亢症状被基本控制后，改用碘剂（鲁氏碘液）1 ～ 2 周，再行手术。

2）开始即服用碘剂，2 ～ 3 周后甲亢症状得到基本控制，便可进行手术。

硫氧嘧啶类药物包括甲硫氧嘧啶和丙硫氧嘧啶，每天 200 ～ 400mg，分次口服。咪唑类药物，如他巴唑（甲巯咪唑）、卡比马唑（甲亢平），每天 20 ～ 40mg，分次口服。碘剂含 5% 碘化钾，每天 3 次，第一天每次 3 滴，以后每天每次增加一滴，至每次 16 滴为止。由于抗甲状腺药物能引起甲状腺肿大和动脉性充血，手术时易出血，增加了手术的困难和危险，因此服用后必须加用碘剂 2 周，使甲状腺缩小变硬，有利于手术操作。必须说明的是，碘剂的作用在于抑制蛋白水解酶，减少甲状腺球蛋白的分解，从而抑制甲状腺素的释放，并减少甲状腺的血流量。但停用碘剂后甲状腺功能亢进症状可重新出现，甚至比原来更严重，因此，凡不准备实施手术者，不要服用碘剂。对于上述两种药物准备无效者或不能耐受者，现主要加用 β 受体阻滞剂，如普萘洛尔。普萘洛尔能选择性地阻断各种靶器官组织上的 β 受体对儿茶酚胺的敏感性，从而改善甲状腺功能亢进症的症状，剂量为每 6 小时口服 1 次，每次 20 ～ 60mg，一般 1 周后心率降至正常水平，即可施行手术。由于普萘洛尔在体内的有效半衰期不足 8h，所以最后一次口服应在术前 1 ～ 2h，手术后继续服用 1 周左右。对于哮喘、慢性气管炎等患者忌用。

（2）麻醉前用药：根据甲状腺功能亢进症状控制的情况和将采用的麻醉方法综合考虑，一般来说，镇静药用量较其他病种要大。可选用巴比妥类或苯二氮䓬类药物，如咪达唑仑 0.07 ～ 0.15mg/kg。对某些精神高度紧张拟选用气管内麻醉的患者，可加用芬太尼 0.1mg、氟哌利多 5mg 肌内注射，具有增强镇静、镇痛、抗呕吐的作用。为了减少呼吸道分泌物，可以选用 M 受体拮抗剂，一般选用东莨菪碱。应该强调的是，对于有呼吸道压迫或梗阻症状的患者，麻醉前镇静或镇痛药应减少用量或避免使用。

3. 麻醉方法的选择

（1）局部浸润麻醉：对于症状轻、病程短或经抗甲状腺药物治疗后病情稳定、无气管压迫症状且合作较好的患者可采用局部浸润麻醉，特别适用于微创手术。选择恰当浓度的局麻药，一般不加肾上腺素，以免引起心率增快，甚至心律失常。充分皮内、皮下浸润注射，虽然可完全消除手术所致疼痛刺激，但由于甲状腺功能亢进症患者精神紧张状态确非一般，加上甲状腺手术体位和术中牵拉甲状腺组织引起的不适反应，术中必须静脉注射镇痛或镇静药，故现在已极少采用局部浸润麻醉于甲状腺功能亢进症患者。

（2）颈丛神经阻滞或连续颈部硬膜外阻滞：颈丛神经阻滞的麻醉效果较局部浸润麻醉优良，一般可获得较好的麻醉效果，但仍未摆脱局部麻醉的缺点，如手术牵拉甲状腺时患者仍感不适。此外，若手术时间较长，麻醉作用会逐渐消退，需要加用局部浸润麻醉或重新进行神经阻滞等。颈部硬膜外阻滞能提供最完善的镇痛效果，同时因阻滞心脏交感神经，更利于甲状腺功能亢进患者，可用于防治甲状腺危象，更适应于手术前准备不充分的患者。术中可适量辅以镇痛药及镇静药，如芬太尼及氟哌利多等，以减轻术中牵拉甲状腺所致的不适反应。手术中可能因硬膜外阻滞平面过广、静脉辅助药作用等出现呼吸抑制。故麻醉期间需严密观察患者呼吸功能变化，避免呼吸道梗阻及窒息发生，同时准备气管插管用具。

（3）气管内麻醉：是目前采用最广泛的麻醉方法。适合于甲状腺较大或胸骨后甲状腺肿，伴有气管受压、移位、术前甲状腺功能亢进症状尚未完全控制或精神高度紧张不合作的患者。气管内麻醉能确保患者呼吸道通畅，完全消除手术牵拉所致的不适，增加了手术和麻醉的安全性。不足之处是术中无法令患者配合以确定是否损伤喉返神经。此外，若患者术中发生甲状腺危象，体征可能不够明显，必须予以重视。总之，应根据病情选择合理的麻醉药物和麻醉诱导方式并完成气管内插管术，且采用必要的监测技术，使患者平稳度过手术期。

1）全身麻醉诱导和气管插管术：困难气管内插管常发生于甲状腺手术患者，麻醉前应有足够的思想和技术准备，包括准备不同内径的气管导管、不同型号的喉镜，甚至纤维支气管镜。对于有呼吸道压迫症状者，宜选择表面麻醉下清醒气管内插管。对于大多数甲状腺功能亢进症患者，若症状控制较好且不伴有呼吸道压迫症状，可采用快速诱导气管内插管。但必须注意，凡具有拟交感活性或不能与肾上腺素配伍的全麻药，如乙醚、氟烷、氯胺酮，均不宜用于甲状

☆☆☆☆

腺功能亢进患者。其他药物，如硫喷妥钠、丙泊酚、氯琥珀胆碱、恩氟烷、异氟烷等均可选用。麻醉诱导过程中应充分吸氧去氮，诱导务必平稳，避免屏气、呛咳，插管困难者可借助插管钳、带光源轴芯或纤维支气管镜等完成气管插管。有气管受压、扭曲、移位的患者，宜选择管壁带金属丝的气管导管，且气管导管尖端必须越过气管狭窄平面。完成气管插管后，应仔细检查气管导管是否通畅，防止导管受压、扭曲。甲状腺手术操作不仅可使声带及气管与气管导管壁彼此摩擦，而且可直接损伤气管壁，易引起喉头气管炎症，导致声嘶、喉痛，甚至喉痉挛、喉水肿而窒息。另一方面，术后创面出血也可压迫呼吸道，这些因素均可导致患者术后呼吸道梗阻。

2）全身麻醉维持：恩氟烷、异氟烷、地氟烷、七氟烷、芬太尼、维库溴铵、罗库溴铵等，对甲状腺功能几乎无影响，且对心血管功能干扰小，对肝、肾功能影响小，可优先考虑使用。至于麻醉作用较弱的药物，如氧化亚氮、普鲁卡因，对甲状腺功能亢进的患者可能有麻醉难以加深的情况，必须增加其他药物或复合以恩氟烷或异氟烷吸入或丙泊酚静脉滴注。而乙醚、氟烷和氯胺酮则禁用或慎用于甲状腺功能亢进患者。

3）气管拔管术：手术结束后，待患者完全清醒且咽喉保护性反射已经恢复后方可考虑拔除气管导管。由于出血、炎症、手术等诸因素，拔除气管导管后，患者可突然发生急性呼吸道梗阻。为预防此严重并发症，必须等患者完全清醒后，首先将气管导管退至声门下，并仔细观察患者呼吸道是否通畅，呼吸是否平稳，如果情况良好，则可考虑完全拔除气管导管，并继续观察是否出现呼吸道梗阻。一旦出现呼吸道梗阻，则应立即再施行气管插管术，以保证呼吸道通畅。术中对软化气管缝扎悬吊时，可能会将气管导管气囊与气管壁缝在一起，若拔除气管导管遇阻力，不可强行拔除。

4. 并发症防治

（1）呼吸困难和窒息：多发生于手术后48h内，是最危急的并发症。常见原因是：

1）手术切口内出血或敷料包扎过紧而压迫气管。

2）喉头水肿：可能是手术创伤或气管插管引起。

3）气管塌陷：由于气管壁长期受肿大甲状腺压迫而发生软化，切除大部分甲状腺后，软化的气管壁失去支撑所致。

4）喉痉挛、呼吸道分泌物过多等。

5）双侧喉返神经损伤。

临床表现为进行性呼吸困难，发绀甚至窒息。对疑有气管壁软化的患者，手术结束后一定待患者完全清醒，先将气管导管退至声门下，观察数分钟，如果没有呼吸道梗阻出现，方可拔除气管导管。如果因双侧喉返神经损伤所致呼吸道梗阻，则应行紧急气管造口术。此外，在手术间或病房均应备有紧急气管插管或气管造口的急救器械，一旦发生呼吸道梗阻甚至窒息，可以及时采取措施以确保呼吸道通畅。

（2）喉返神经或喉上神经损伤：手术操作可因切断、缝扎、牵拉或钳夹喉返神经后造成永久性或暂时性损伤。若损伤前支，则该侧声带外展；若损伤后支，则声带内收。如两侧喉返神经主干被损伤，则可出现呼吸困难甚至窒息，需立即行气管造口以解除呼吸道梗阻。如为暂时性喉返神经损伤，经理疗及维生素等治疗，一般 3 ～ 6 个月可逐渐恢复。喉上神经内支损伤使喉部黏膜感觉丧失而易发生呛咳，而外支损伤则使环甲肌瘫痪而使声调降低，一般经理疗或神经营养药物治疗后可自行恢复。

（3）手足抽搐：因手术操作误伤甲状旁腺或使其血液供给受累所致，血钙浓度下降至 2.0mmol/L 以下，导致神经肌肉的应激性增高而在术中或术后发生手足抽搐，严重者可发生喉和膈肌痉挛，引起窒息甚至死亡。发生手足抽搐后，应立即静脉注射 10% 葡萄糖酸钙 10 ～ 20ml，严重者需行异体甲状旁腺移植。

（4）甲状腺危象：手术后突然出现无法解释的高热、心动过速、心律失常、大汗淋漓，无论有无甲亢病史，均应警惕甲亢危象，以免延误治疗，危及生命。具体治疗方案如下。

1）一般治疗：保证足够血容量，解热镇痛，可采用物理降温，必要时实施人工冬眠疗法，避免使用水杨酸制剂。

2）β 受体阻滞剂：β 受体阻滞剂适用于无心力衰竭的患者以减轻症状，普萘洛尔 40 ～ 80mg，每 6 小时 1 次，也可 1 ～ 2mg 静脉注射。有心力衰竭迹象的患者，禁用该药，如确实需要则用短效制剂较安全。

3）糖皮质激素：甲亢患者皮质激素的降解和廓清加速，甲亢危象时对皮质激素的需求增加，因此存在皮质功能相对不足的情况；皮质激素具有抗休克、解热作用；大剂量皮质激素可抑制外周组织中 T_4 向 T_3 的转化，抑制甲状腺激素的释放。通常 24h 静脉滴注氢化可的松 200 ～ 400mg，也可用地塞米松 2mg 静脉注射，每 4 ～ 6 小时 1 次。治疗有效者，1 ～ 2d 内明显改善，1 周内恢复，随后应逐渐减少剂量直至停药。

4）血浆置换及血液透析：并发多器官功能不全者，常与血液中存在高水平的甲状腺激素有关，需要迅速清除血浆中的甲状腺激素。血浆置换效果优于血液透析。

5）大剂量抗甲状腺素药物治疗：可参考术前准备，注意药物副作用。

（5）颈动脉窦反射：颈动脉窦是颈内动脉起始处的梭形膨出，窦壁内富含感觉神经末梢，称之为压力感受器。甲状腺手术刺激该部位时，可引起血压降低、心率变慢，甚至心搏骤停。术中为了避免该严重并发症的发生，可采用少许局

☆ ☆ ☆ ☆

麻药在颈动脉窦周围行浸润阻滞，否则一旦出现，则应暂停手术并立即静脉注射阿托品，必要时采取心肺复苏措施。

五、甲状旁腺手术的麻醉

（一）甲状旁腺的解剖和生理

甲状旁腺来源于内胚层，一般情况下，共有 4 个甲状旁腺，它们通常位于甲状腺的外科囊内，紧密附着于左右两叶甲状腺背面的内侧。每个甲状旁腺的体积长 5 ～ 6mm，宽 3 ～ 4mm，厚 2mm，重 30 ～ 45mg。甲状旁腺的血液供应一般来自甲状腺下动脉。甲状旁腺分泌甲状旁腺激素，其生理作用是调节体内钙磷代谢，与甲状腺滤泡旁细胞分泌的降钙素一起维持体内钙磷平衡。

（二）甲状旁腺的病理生理

引起原发性甲状旁腺功能亢进的甲状旁腺病变有腺瘤（约占 85%），增生（约占 14%），腺癌（约占 1%）。甲状旁腺功能亢进在临床上可分为三种类型。

1. 肾型甲状旁腺功能亢进　约占 70%，主要表现为尿路结石，与甲状旁腺功能亢进时尿中磷酸盐排出较多，有利于尿石形成有关。

2. 骨型甲状旁腺功能亢进　约占 10%。表现为全身骨骼广泛脱钙及骨膜下骨质吸收。X 线片显示骨质疏松、变薄、变形及骨内多个囊肿。患者病变骨常感疼痛，易发生病理性骨折。

3. 肾骨型甲状旁腺功能亢进　约占 20%，为二者的混合型。表现为尿路结石和骨质脱钙病变。此外，有部分患者可合并消化性溃疡、胰腺炎和胆石症，严重者可出现甲状旁腺危象。

（三）甲状旁腺手术的麻醉特点

原发性甲状旁腺功能亢进症是一种全身性内分泌疾病。麻醉医师应着重了解甲状旁腺功能亢进症是否损害重要脏器的功能，是否导致内环境失衡，如因尿路结石可致肾功能不全，甚至肾衰竭；消化性溃疡、胰腺炎、胆石症致水电解质、酸碱平衡紊乱；高钙血症致心律失常甚至心力衰竭等。部分患者骨骼脱钙严重，容易发生病理性骨折，搬动过程需谨慎。因此，应针对具体病情充分做好麻醉前准备，并根据手术的范围与大小，选择适当的麻醉方法，加强术中监测，防止并发症出现。

（四）甲状旁腺手术的麻醉

1. 局部浸润、颈丛神经阻滞或颈部硬膜外阻滞　对定位较明确且无呼吸道压迫症状者，一般选择局部浸润、颈丛神经阻滞或颈部硬膜外阻滞，特别适用于微创甲状旁腺手术患者。

2. 气管内全身麻醉　对于定位不明确，需探查或可能存在异位甲状旁腺，有呼吸道压迫症状或患者全身情况较差，或有严重心、肾功能不全或水电解质、酸碱平衡紊乱者，宜选择气管内麻醉。必须指出的是，全身情况较差者对全身麻醉药或肌松药相当敏感，应适当减少剂量。

3. 加强麻醉期间监测和管理　除常规监测外，应连续观察心电图变化，及时治疗可能出现的严重心律失常；监测动脉血气或血电解质变化，防止因甲状旁腺切除过多而出现血钙浓度下降所致的手足抽搐，甚至喉痉挛等发生。必要时可静脉注射葡萄糖酸钙。高钙血症使心脏对强心苷极为敏感，容易发生心律失常甚至猝死。如果患者 2 ～ 3 周内使用过强心苷类药物，应该将血钙维持在正常下限。

六、颈部外科手术麻醉护理

颈部外科手术因涉及颈部重要结构，麻醉护理需注重气道管理、神经保护及生命体征监测等方面。颈动脉内膜剥脱术为大血管手术，其手术麻醉风险更高，麻醉护理细节也更为复杂，不同于一般颈部外科手术麻醉护理，可参考心脑血管疾病相关护理知识。

（一）患者评估与沟通

全面评估患者的整体健康状况，包括心肺功能、肝肾功能、凝血功能等。详细询问患者的既往病史，尤其是心血管疾病（如高血压、冠心病）、呼吸系统疾病（如慢性阻塞性肺疾病）等，因为这些疾病会影响患者对麻醉的耐受性和手术的安全性。例如，高血压患者在麻醉过程中血压波动可能较大，需更加密切关注。着重评估颈部局部情况，包括肿物的大小、位置、形态、活动度，以及与周围重要结构如气管、食管、血管、神经的关系。通过影像学检查（如 CT、MRI 等）和体格检查，判断肿物是否对气道产生压迫，是否累及神经导致声音嘶哑、吞咽困难等症状。与患者及其家属进行深入沟通，解释颈部外科手术麻醉的方式（如全身麻醉、颈丛神经阻滞等）及其选择依据、具体过程和可能出现的不适。告知患者麻醉复苏期可能出现的咽喉疼痛、颈部切口疼痛等情况，以及术后可能需要的特殊护理措施，如颈部制动等，以缓解患者的紧张和恐惧情绪，获得其积极配合。

（二）用物准备

准备齐全的监测设备，确保多功能监护仪能精准监测心率、血压、血氧饱和度、心电图等基本生命体征。同时，准备好麻醉深度监测设备（如脑电双频指数监测仪），以便更准确地评估麻醉深度。对于可能影响气道的手术，必须准备好困难气道处理设备，如可视喉镜、纤维支气管镜、喉罩、气管切开包等，确保在气道出现问题时能迅速处理。准备各类麻醉药品，包括诱导麻醉的药物（如丙泊酚、依托咪酯等）、维持麻醉的药物（如吸入麻醉药、静脉麻醉药等）、肌肉松弛药（如顺阿曲库铵、罗库溴铵等）、镇痛药（如芬太尼、舒芬太尼等），

☆☆☆☆

以及急救药品（如肾上腺素、阿托品、多巴胺、利多卡因等）。仔细核对药品的名称、剂量、浓度、有效期和质量，确保用药安全。

（三）协助麻醉实施

协助患者摆放合适的体位，一般为仰卧位，肩部可垫一薄枕使头部后仰，以充分显露颈部手术区域。但对于存在气道压迫风险的患者，摆放体位时需格外谨慎，避免头部过度后仰或颈部过度伸展导致呼吸道梗阻。在麻醉诱导前，与麻醉医师共同再次评估气道情况，制订合理的气道管理方案。建立可靠的静脉通路，通常选择上肢较粗大、直且易于固定的静脉，如肘正中静脉。保证静脉通路通畅，以便及时给予麻醉药物、补液和抢救用药。在麻醉诱导过程中，密切观察患者的生命体征变化，如心率、血压、呼吸频率和节律、血氧饱和度等，一旦出现异常（如血压骤降、心率过快或过慢、呼吸抑制等），立即告知麻醉医师并配合处理。

若选择颈丛神经阻滞麻醉，应协助麻醉医师进行操作，帮助患者保持体位稳定，避免因患者移动导致穿刺不准确或损伤周围组织。在操作过程中，需密切观察患者有无不良反应，如霍纳综合征（表现为患侧上睑下垂、瞳孔缩小、眼球内陷、面部无汗）、膈神经阻滞（可导致呼吸困难）、局部麻醉药中毒（如头晕、耳鸣、惊厥等）等，若出现异常情况，应及时通知医师并采取相应的急救措施。

（四）监测与记录

持续、严密地监测患者的生命体征。特别注意血压和心率的波动，因为手术操作可能刺激颈动脉窦等压力感受器，导致血压和心率的急剧变化。例如，当手术操作靠近颈动脉窦时，若患者出现心率突然减慢、血压下降，应立即提醒麻醉医师采取相应措施，如暂停手术操作、给予阿托品提升心率等。密切观察患者的呼吸状态，包括呼吸频率、节律和深度。对于气管插管全身麻醉的患者，要确保气管导管位置正确、固定牢固，防止导管移位、扭曲或脱出。密切监测呼吸回路的压力、潮气量、呼气末二氧化碳分压等参数，及时发现并处理可能出现的呼吸问题，如呼吸道梗阻（表现为气道压力升高、胸廓运动减弱等）、呼吸抑制（呼吸频率减慢、潮气量减少）等。通过麻醉深度监测指标（如脑电双频指数 BIS），观察患者的意识状态和肌肉松弛程度，协助麻醉医师及时调整麻醉药物的剂量和浓度，确保患者处于合适的麻醉深度。既要保证患者在手术过程中无痛、无意识，又要避免麻醉过深导致的循环抑制、复苏延迟等并发症。关注手术操作对患者神经功能的影响，如手术涉及喉返神经时，观察患者有无声音嘶哑、呛咳等表现；若涉及臂丛神经，观察患者上肢有无麻木、无力等症状。一旦发现神经功能异常，应及时告知手术医师，以便采取相应的保护措施，避免神经进一步损伤。

（五）复苏期护理

将患者平稳送至麻醉恢复室或病房，持续监测生命体征，包括心率、血压、血氧饱和度、呼吸等，直至患者完全复苏，生命体征平稳且各项指标恢复至接近术前水平。保持患者呼吸道通畅，对于气管插管患者，在拔管前要充分吸净气道分泌物，评估患者的呼吸功能，确保患者能够自主呼吸且呼吸有力，待气道保护反射（如吞咽反射、咳嗽反射）恢复后再行拔管。拔管后，密切观察患者有无呼吸困难、声音嘶哑、呛咳、咽喉疼痛等情况，若出现异常及时处理。例如，若患者出现声音嘶哑，可能提示喉返神经损伤，需进一步评估和处理；若出现呼吸困难，可能存在喉头水肿、气管塌陷等情况，应立即采取紧急措施，如面罩吸氧、气管插管或气管切开等。观察患者的意识恢复情况，若患者复苏延迟（超过预计复苏时间）或出现烦躁不安、谵妄等异常表现，要及时查找原因，可能是麻醉药物残留、脑供血不足、低氧血症、电解质紊乱等原因引起。报告医师进行相应的检查和处理，如进行血气分析、电解质检测等，并根据结果采取针对性的治疗措施。观察伤口情况，保持伤口敷料清洁干燥，注意有无渗血、渗液。若伤口敷料有少量渗血，可及时更换敷料，并密切观察渗血情况；若出现大量出血，应立即按压伤口止血，并通知医师进行紧急处理。同时，观察颈部有无肿胀，若颈部肿胀明显，可能提示伤口内有血肿形成，压迫气道，需立即采取措施解除压迫，必要时进行手术探查止血。

（六）患者及其家属指导

向患者及其家属详细解释术后注意事项，强调颈部制动的重要性，避免颈部过度活动导致伤口裂开、影响愈合或引起出血。告知患者在颈部制动期间如何进行适当的活动，如在他人协助下进行翻身、床上坐起等动作，但要避免颈部扭曲和大幅度转动。指导患者饮食方面的注意事项，根据手术类型和患者的恢复情况，告知术后禁食时间、何时可开始进食及适宜的饮食种类。一般术后初期宜选择清淡、易消化的食物，避免食用辛辣、刺激性食物，以减轻对咽喉和胃肠道的刺激。对于涉及食管的手术，可能需要更严格的饮食管理，如禁食时间延长、从流食逐渐过渡到半流食、软食等。指导患者及其家属观察患者的症状变化，如有无颈部疼痛加剧、呼吸困难、声音嘶哑加重、吞咽困难、发热等情况，若出现异常应及时告知医护人员。同时，鼓励患者进行适当的康复锻炼，如颈部肌肉的等长收缩练习，以促进血液循环，防止肌肉萎缩，但需注意锻炼强度适中，避免过度劳累。

第 11 章
神经外科麻醉护理

第一节　麻醉对脑血流与颅内压的影响

脑外科手术的麻醉管理存在一些基本问题，包括颅内压（intracranial pressure，ICP）调节、二氧化碳分压管理、动脉血压管理、药物使用、患者体位确定、颅内积气（intracranial pneumocephalus）、静脉空气栓塞（venous air embolism）、手术中监测、液体管理、体温管理、血糖管理和麻醉复苏等。本章将围绕这些问题及其相应的医疗决策进行讨论。

一、颅内压调节

在脑外科手术麻醉中，需预防颅内压增高并控制其升高。在打开颅骨之前，麻醉科医师的目标是维持适当的脑灌注压（cerebral perfusion pressure，CPP），即脑灌注压等于平均动脉压（mean arterial pressure，MAP）减去 ICP，并防止脑组织疝出。打开颅骨后，为便于手术操作，需保持脑松弛状态。颅内压增高的临床症状有头痛、恶心、呕吐、视物模糊、嗜睡和眼底水肿等。CT 检查可显示颅内压增高或脑硬度降低。其适应证包括中线移位、基底池消失、大静脉和脑室消失脑水肿等。

脑容量与压力的关系见图 11-1，意味着颅腔并非完全封闭，具有一定的补偿空间。补偿主要通过将颅腔内的脑脊液（cerebrospinal fluid，CSF）转移至脊髓内的 CSF 空间，以及将颅腔内的静脉血转移至颅腔外静脉来实现。当补偿耗尽时，脑容量的微小增加即可导致颅内压显著升高。颅内压增高可引发脑疝，对脑组织造成机械损伤，或降低脑灌注压，引起脑缺血性损伤。

图 11-2 提示了相互作用可能加重颅内压增高的因素。颅内压管理的目标是减少颅腔内容物的体积。颅腔空间可分为四个部分（表 11-1）：细胞、体液、CSF 和血液。图 11-2 展示了颅内压增高的四个组成部分：血液、脑脊液、体液（包括细胞内液和细胞外液）和细胞。这四个部分的增加均会导致颅内压升高，最终引发神经损伤。

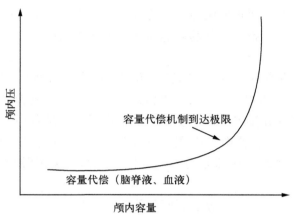

图 11-1　脑容量 - 压力的关系

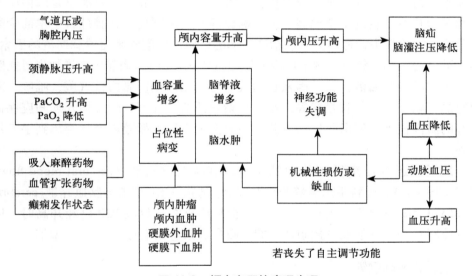

图 11-2　颅内高压的病理生理

表 11-1　颅内成分及其容量调节的方法

成分	容量控制方法
细胞成分（包括神经元、神经胶质细胞、肿瘤和外渗性积血）	手术切除
体液（细胞内液和细胞外液）	渗透性脱水剂、利尿剂
脑脊液	引流
血液	减少脑血流量，增加脑静脉引流

☆☆☆☆

1. 细胞 在清除硬膜外血肿后，若脑组织突出到手术区域，医务人员应考虑对侧硬脑膜下或硬膜外血肿的可能性，并可在手术后立即进行穿刺或影像学检查。

2. 脑脊液组成部分 目前没有药物方法可以在短时间内调节脑脊液（CSF）的体积。减少 CSF 体积的唯一可行方法是引流。当手术视野受限时，外科医师可通过侧脑室穿刺针排出 CSF，以改善手术视野。在没有小脑幕切迹疝或枕骨大孔疝风险的情况下，腰椎 CSF 引流也可考虑用于改善手术视野。

3. 体液组成部分 这部分的体积可以通过使用类固醇激素和利尿剂进行管理。

4. 血液组成部分 这部分引起麻醉医师最多关注，并且可以快速调节。血液组成部分进一步分为动脉血和静脉血两部分。静脉部分通常被动扩张，这一方面常被忽视。尽管静脉部分的扩张是被动的，但静脉血流停滞常是颅内压升高和手术视野不良的重要原因。为了确保静脉引流顺畅，在脑外科手术的麻醉和重症监护治疗中，通常会采取抬高头部的措施。应消除阻碍静脉回流的因素，如不适当的头部姿势或头颈部周围的压迫（如颈托等）。胸部压力增加也可能阻碍颅腔内的静脉回流，相关因素包括气管弯曲或阻塞、张力性气胸、呛咳、对导管的不耐受或支气管痉挛等。在没有禁忌证的情况下，颅骨切开期间应保持良好的肌肉松弛，使用肌松药可防止因突然呛咳导致颅腔内容物突出到手术切口外。

最后，还应注意循环的动脉末端，麻醉对脑血流（cerebral blood flow，CBF）的影响是脑外科手术麻醉的重要部分。通常，CBF 增加与脑血容量（cerebral blood volume，CBV）增加相关。当体积补偿机制耗尽或 ICP 已经升高时，应注意控制 CBF，一般通过控制特定的呼吸参数来避免不必要的 CBF 增加。

二、麻醉药物

一般来说，静脉麻醉药、阿片类药物和镇静剂可降低 CBF 和脑代谢率（cerebral metabolic rate，CMR），且不会对 ICP 产生不利影响。在麻醉期间，静脉麻醉剂通常不会影响大脑的自动调节功能和对 CO_2 的反应。

与静脉麻醉剂不同，所有吸入麻醉剂都会引起剂量依赖性的脑血管扩张，这取决于生理和药理环境。血管扩张效力的顺序大致为氟烷＞恩氟烷＞地氟烷＞异氟烷＞七氟烷。地氟烷、异氟烷和七氟烷对 CBF 变化的影响在临床上并不显著。吸入麻醉剂对 CBF 变化的影响受以下因素调控：麻醉剂浓度、手术前脑代谢抑制程度、脑自动调节功能异常结合的血压变化、二氧化碳分压变化及由于原发病引起的对 CO_2 反应性降低。

一氧化二氮（N_2O）也是脑血管扩张剂，单独用于麻醉时对 CBF 的影响最大。

尽管 N_2O 和吸入麻醉剂都有扩张脑血管的作用，但经验表明，用阿片等药物辅助的静吸复合全身麻醉适合大多数脑外科手术。由于吸入麻醉剂都可以在一定程度上扩张脑血管，因此当脑容量补偿功能耗尽且生理功能异常时，不能忽视吸入麻醉剂的脑血管扩张作用。对于有嗜睡、呕吐、眼底水肿、大肿瘤、基底池受压的患者及外伤性脑损伤（traumatic brain injury，TBI）患者，如果 CT 显示脑池和脑沟膨胀或消失，则在打开颅骨和硬脑膜之前，应主要选择静脉麻醉。此时，可以观察手术视野以直接评估麻醉效果。吸入麻醉剂可以用于脑外科手术，但如果 ICP 持续升高或手术视野的紧张度太高，则应停止使用吸入麻醉剂，并用静脉麻醉代替。

肌松药（如阿曲库铵）可能引起组胺释放，应小剂量使用。氯琥珀胆碱可引起轻微且短暂的颅内压增高。此外，用非去极化肌肉松弛剂预处理可以预防氯琥珀胆碱引起的颅内压升高。此外，至少对于急诊脑外科手术患者（例如头部外伤、蛛网膜下腔出血），氯琥珀胆碱升高颅内压的效果并不明显，因此临床上可以使用氯琥珀胆碱快速诱导麻醉。

出现急性 ICP 升高时，应当就以下临床现象分析并相应处理：相关压力是否已控制，包括颈内静脉压、气道压、PaO_2 和 $PaCO_2$、动脉血压是否合适；脑代谢是否合适；是否使用了吸入麻醉药或其他可引发脑血管扩张、脑血容量增加的药物；是否存在未知的脑损伤，例如脑血肿等。排查出 ICP 迅速升高的原因后，可选用下列方案迅速控制颅内压：进一步降低 $PaCO_2$（但不低于 $23 \sim 25mmHg$）、脑脊液引流、利尿、降低动脉血压、降低脑代谢率等。高渗溶液在脑外科手术过程和神经外科 ICU 治疗中广泛使用。丙泊酚常用于降低 CMR，从而降低 CBF 和 CBV。此外，在 ICU 中长期输注丙泊酚的患者常会发生代谢性酸中毒和肌肉溶解综合征。

三、二氧化碳分压管理

控制性低碳酸血症曾经是脑外科手术中控制颅内压升高的常用方法之一。基本原理是低碳酸血症通常伴随着 CBF 和 CBV 的减少，从而导致 ICP 降低。然而，低碳酸血症引起的脑血管收缩作用可能导致脑缺血。此外，低碳酸血症降低 CBF 和 ICP 的效果并不持久。

低碳酸血症可能存在引发脑缺血的潜在风险，但一般情况下，脑组织在过度通气下受损的可能性很低。然而，在病理状态下，脑组织的情况则有所不同。对于正常脑组织的数据显示，当二氧化碳分压 $> 20mmHg$ 时，正常脑组织不会遭受缺血性损伤。但一些研究表明，过度通气导致二氧化碳分压 $< 20mmHg$ 的受试者会出现异常脑电图（EEG），这种情况可以通过高压氧治疗逆转，这表明 EEG 异常实际上可能是由脑缺血引起的。因此，对于手术前二氧化碳分压水

☆ ☆ ☆ ☆

平正常的患者，应尽可能避免将二氧化碳分压迅速降低到 22 ～ 25mmHg 以下。而在受损的脑组织中，调节低碳酸血症主要侧重于预防脑疝、将颅内压维持在 20mmHg 以下、减少脑牵开器对脑组织的压力，并确保手术过程顺利进行。然而，过度通气存在潜在危险，不应滥用。过度通气可导致脑缺血，尤其是在基本脑血流量已经显著减少的情况下。在颅脑损伤患者中，脑血流量低的区域在急性过度通气时更加脆弱。

在一项研究中，受试者被分为血碳酸正常组（二氧化碳分压维持在约 35mmHg）和低碳酸血症组（二氧化碳分压约为 25mmHg）。研究发现，两组患者在术后 3 个月和 6 个月的预后没有显著差异。因此，不建议将过度通气作为每个神经外科手术麻醉的常规方法。过度通气的使用应具有特定的适应证（通常是颅内压增高或不确定的颅内压，或者需要改善手术视野条件）。过度通气存在不良反应，在没有适应证时应避免使用。尤其应注意的是，在蛛网膜下腔出血（SAH）患者的管理中更应避免低碳酸血症，因为此类患者很可能出现低脑血流量状态。此外，牵开器下的脑组织脑血流量也可能会降低。然而，在脑疝发生时，以及手术视野状况恶化时，可以考虑在尽可能短的时间内进行过度通气作为紧急处理。

四、动脉血压管理

在神经外科手术开始前应确定维持动脉血压的范围。在急性中枢神经系统损伤和大多数颅脑手术中，脑灌注压（CPP）应维持在正常水平甚至高于正常水平。当存在急性神经系统损伤时，特别是在脑损伤和 SAH 后，某些脑区域的 CBF 通常非常低。还需要考虑另外两个因素：首先，整个脑组织对血压下降的自动调节反应可能受损。图 11-3 显示，对于在脑组织自动调节功能正常时被认为是安全的血压水平，可能会对 CBF 灌注低且脑组织自动调节功能丧失患者的

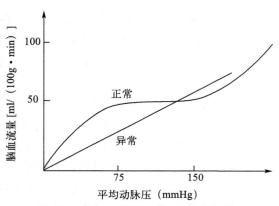

图 11-3　脑血流量 - 平均动脉压的关系

脑组织造成缺血性损伤。其次，动脉血压的维持与使用牵引器时对脑组织的压力有关。局部组织压缩会降低其有效灌注压力。

虽然没有证据支持这一观点，但我们认为在以下情况下应保持相对较高的血压：近期脊髓损伤、脊髓压迫、血管压迫或血管病变、脊髓被拉伸的手术。对此类手术患者，维持血压的标准是将血压尽可能保持在入室平均血压水平，或者波动范围在该水平的 10% 以内。

图 11-3 正常和异常脑血管自动调节功能下脑血流量（CBF）随平均动脉压变化的曲线。异常曲线表明脑血流量与脑灌注压成正比。该曲线表明在头部受伤和蛛网膜下腔出血后，即使血压正常，脑血流量值也低于正常值。即使是中度低血压也可能导致明显的脑缺血。

五、低碳酸血症导致 CBF 减少的过程

低碳酸血症对 CBF 的影响不持久。在过度通气的早期，脑脊液（CSF）和脑组织细胞外液的 pH 均升高，同时 CBF 迅速下降。然而，脑组织的碱化并不持久。由于碳酸酐酶功能的变化，在脑脊液和脑细胞外液中碳酸盐浓度降低 $8 \sim 12h$ 后，脑脊液和脑组织细胞外液的 pH 恢复到正常水平。同时，CBF 也相应地恢复到正常水平。首先，只有当患者需要减少脑容量时才应过度通气，持续的过度通气可能仍需要其他治疗措施来减少脑容量。在这种情况下，加深过度通气是无效的。如已过度通气，当二氧化碳分压已经降至 $23 \sim 25mmHg$ 时，进一步过度通气可能会对患者的肺组织造成气压伤。其次，对于已经持续过度通气一段时间的患者应将二氧化碳分压从 25mmHg 缓慢恢复到正常水平。在开颅手术中，如果需要利用低碳酸血症作为松弛脑组织的辅助手段，在移除牵引器后，应增加二氧化碳分压以尽量减少残留的颅内气体。

六、药物的使用

使用类固醇激素预防脑水肿的形成是神经外科手术的标准方法。类固醇对减少肿瘤相关脑水肿和放射性坏死的功效已得到证实，但对于其他病理改变引起脑水肿的疗效尚未得到证实。类固醇激素虽然起效快，但仍不足以应对术中紧急情况。术前 48h 使用类固醇激素可能会减少开颅手术期间脑水肿的形成并改善手术视野。虽然使用类固醇激素可以在 24h 内改善手术条件，但降低颅内压的效果可能在激素给药后 $48 \sim 72h$ 才出现。

甘露醇在神经外科手术中最常用。由于其在神经外科手术中应用已久，对减少脑容量有明确而快速的效果。甘露醇的剂量范围为 $0.25 \sim 1g/kg$，最常用的剂量是 1g/kg。然而，有研究报告表明，与 0.25g/kg 剂量相比，使用更高剂量（$1 \sim 1.5g/kg$）的甘露醇在手术时可获得更好的降低颅内压效果。甘露醇必

☆ ☆ ☆ ☆

须在 10～15min 内静脉注射，且甘露醇只有在大多数脑组织的血 - 脑屏障功能基本正常时才有效。

利尿剂在神经外科手术中广泛用于减少脑组织的细胞内、外液体积。虽然袢利尿剂的功效很明确，但渗透性利尿剂更常用。联合使用利尿剂时，甘露醇通过产生渗透压梯度来使脑实质脱水，而呋塞米通过加速血管中的水排出维持这个梯度。

一般认为，脑出血等急性神经系统疾病及任何对大脑皮质的刺激都可能导致惊厥，手术过程中切口部位和牵开器刺激都可能成为惊厥的原因。因此只要没有禁忌证，大多数接受大脑肿瘤手术的患者应常规给予镇静、抗惊厥药治疗。用药的目的是预防术后惊厥。

第二节　神经外科手术的麻醉护理

麻醉护理的参与是神经外科手术中不可或缺的一部分。本节将从患者手术体位的护理、神经外科手术常见并发症的护理、静脉输液护理及麻醉恢复护理等方面，讨论神经外科手术中麻醉护理的相关问题。

一、手术体位护理

（一）概述

在手术开始前，需要确定适合手术的体位以及所需的体位固定设备。大多数脑外科手术时间较长，因此所有与体位相关的问题都必须认真对待。识别压迫点并使用棉垫仔细保护，避免神经受压或拉伸等均是护理中至关重要的一环。由于脑外科患者血栓栓塞的风险较高，应穿着弹性长袜或使用连续气压装置进行预防。在开颅手术中，将头部保持在较高位置（例如抬高 15°～20°）可以确保最佳的静脉回流。手术后患者应摆仰卧位以防止体液积聚。此外，在脑脊液引流后，患者也应平卧以避免脑室的快速塌陷。

（二）仰卧位

仰卧位通常用于采用正中入路或偏向额叶、颞叶和顶叶区域的入路的手术。过度的头部扭曲可能会阻碍颈静脉回流，而使用肩垫可以改善这种情况。对于双侧额叶手术和经蝶垂体手术，头部通常保持中立位置。头部抬高位置最好通过将手术台调整为躺椅形状来实现（臀部弯曲，膝盖下放置枕头）。这个位置不仅可以促进脑静脉回流，还可以减轻背部的紧张感。

（三）半侧卧位

半侧卧位，也称为詹尼塔位，是以一位经常通过乙状窦后入路对第Ⅴ对脑神经进行微血管减压术的神经外科医师的名字命名的。该体位通过将手术台倾斜 10°～ 20°，并旋转肩膀来实现。应用该体位时应注意避免头部过度旋转，以免下颌压迫对侧颈内静脉。

（四）侧卧位

侧卧位适用于后顶骨、枕部和颅后窝的手术，包括小脑脑桥角的肿瘤以及脊柱和基底动脉的动脉瘤手术。在腋下放置腋垫对于预防臂丛神经损伤非常重要。

（五）俯卧位

俯卧位适用于脊髓、枕叶、颅骨接合处和颅后窝的手术。颈椎脊髓和颅后窝的手术位置通常包括颈部弯曲、下肢抬高，这样的位置使手术区域处在水平位置。当将患者置于俯卧位时，麻醉医师应有序地断开监测设备，并重新连接以防止压疮产生。对于颈椎不稳定的患者，可以使用清醒气管插管并在清醒时摆好俯卧体位，以确保在麻醉诱导和最终手术位置时患者的神经系统稳定。这种方法有时也适用于肥胖患者。当将患者置于俯卧位时，头部通常用针型固定器（定位前固定）或一次性泡沫头枕固定。应注意俯卧位可能导致的严重并发症：视网膜缺血或失明。这是由于眼球受压，阻断了中央视网膜血管的血流所致。在手术中应定期（例如每 15 分钟）检查，并且在头、颈部位置改变后及时复查，确保眼不受压。然而，并非所有术后失明都是由直接眼眶压迫引起的，缺血性视神经病变比中央视网膜血管受压更有可能导致术后失明。缺血性视神经病变的原因尚不清楚，统计数据表明，它与低血压、低血红蛋白浓度、长期手术和大量血管内液体替代有关。直接压迫可能导致额头、上颌骨和下颌不同程度的坏死，特别是在长期脊柱手术中，应使压力尽可能均匀地分布在整个面部。检查腋下、胸部、髂骨、股鞘、外生殖器、膝盖和足跟是否受压，避免拉伸臂丛神经。确保手臂外展不超过 90°，肘部弯曲不超过 90°，并且肘部位于肩部前方，以防止臂丛神经缠绕在肱骨头上。在手术中适当使用抗胆碱能药物以减少唾液等腺体的分泌，有助于防止固定气管导管的胶带松动及气管导管移位。在俯卧位手术中，特别是腰椎手术中，应避免压迫下腔静脉。下腔静脉受压会导致血液进入硬膜外血管丛，从而增加椎板切除术的出血量。在所有脊柱手术中，都应避免下腔静脉受压。俯卧位还应预防舌损伤。在颈部和颅后窝手术中，经常需要过度的颈部弯曲，这会缩短咽的前后径。在存在外部物体（如气管导管、经食管超声探头、核心温度体温探头等）的情况下，可能会导致舌根（包括软腭和后咽壁）因压迫性缺血而受损。

在移除气管导管后，缺血组织再灌注后的水肿，可能会迅速发生"舌肿胀"，导致气道阻塞。因此，应避免不必要的口腔设备。完全忽略口腔通气道是不明智的，因为在长期俯卧位手术中，随着面部水肿的进展，舌可能会突出在牙齿之间，并被上下牙弓压迫。使用纱布包裹的咬垫可以预防这个问题，而无须在

☆ ☆ ☆ ☆

咽部添加保护装置。

（六）坐位

许多综述介绍了坐位手术时的围手术期麻醉管理及护理的注意事项，一般认为坐位手术并发症的发生率和死亡率在可接受范围内。然而，对于很少使用坐位体位进行手术的医疗团队来说，坐位体位手术的风险可能相对较高。坐位可以被其他体位（如俯卧位、半侧卧位、侧卧位）替代。然而，对于中线结构（如第四脑室底部、脑桥和延髓交界处及小脑蚓部等部位）的手术，即使是神经外科医师也更可能倾向于选择坐位。目前有研究报道，行颅后窝手术时，已有替代体位取代坐位体位。

在为患者摆放坐位体位时，合适的坐位应该是斜躺姿势而不是真正的坐姿。腿部应尽可能抬高（通常在膝盖下放置软垫子）以促进静脉回流。头架应连接到手术台上患者的背部支撑上，而不是连接到手术台上患者大腿或小腿下方的支撑上。这样在必要时可以在不拆除头架的情况下降低头部并进行心肺复苏。使用坐位时，临床医师应注意测量和维持手术区域的灌注压力。压力传感器的参考点在外耳道水平。如果用手臂上的袖带测量血压，必须校正手臂和手术区域之间的静水压力差。坐位有许多危险因素，包括血流动力学的波动、舌肿胀、四肢瘫痪、静脉空气栓塞（VAE）和反常空气栓塞（PAE）、颅内积气等。这些风险也可能发生在非坐位的颈椎和颅后窝手术中，但在坐位时发生率更高。

在行坐位神经外科手术时，应避免发生低血压。预防低血压的措施包括预先扩充血容量、在下肢使用弹性绷带以对抗重力及缓慢逐渐升高手术台。一些患者可能需要使用血管升压药物。对于大多数健康患者，血流动力学的正常波动不会达到危及生命的水平。一项观察性研究发现，对于健康成年患者，麻醉后的循环变化相对较轻，平均动脉压（MAP）保持不变，而肺动脉压、每搏输出量和心排血指数下降约15%。MAP保持不变而心排血指数下降表明全身血管阻力（SVR）增加。他们的计算结果和其他学者的观察都表明SVR显著增加。因此，对于不能耐受SVR急剧增加的患者，坐位可能相对危险，应考虑替代体位。在坐位时，应在外耳道水平校正和测量MAP，以真正反映脑灌注压（CPP）。对于健康人，CPP的下限（MAP－估计的ICP）应保持在60mmHg，以确保正常的脑血流灌注。对于老年患者、患有高血压或脑血管疾病的患者、颈椎病或颈椎管狭窄等可能出现脊髓灌注不足情况的患者，以及当大脑和脊髓受到牵开器的持续压力时，CPP的下限值应适当增加。

有报道称颅后窝手术后会出现上呼吸道阻塞，并且观察到咽部结构包括软腭、后咽壁、咽部和舌根出现水肿。这是由于手术时间过长，为了在手术中更好地显露后脑结构，颈部需长期处于弯曲位置。外部物体（通常是气管导管）的压力，口腔结构受损并经历长期缺血和随后的再灌注，导致水肿。为了防止口咽前后径过度减小，下颌和胸骨/锁骨之间应至少保持两个手指的宽度。舌肿胀可能与在神经外科患者中使用经食管超声心动图（TEE）有关。在神经外科手术中常规使用 TEE 时，通常避免使用常规探头，而选用较小的儿科探头，以避免对咽部结构造成创伤。

坐位手术最严重的并发症为术后四肢瘫痪，该并发症罕见且原因不明。一些学者推测，坐位时颈部弯曲可能导致颈椎脊髓的牵引或压迫，这可能是导致术后四肢瘫痪的潜在因素。这种可能性表明，颈椎病患者，特别是脑血管疾病的患者，可能是坐位的相对禁忌证。对于高危患者，在坐位手术中监测体感诱发电位是合理的。

颅内积气经常发生在头部处于高位的颅后窝开颅手术患者中。在这些手术中，空气会进入幕上区域。脑内气肿的压力可能与外部大气压一致，也可能不一致，这由脑干和颞叶切迹之间的关系决定。这种现象与 N_2O 的使用有关，因为 N_2O 容易进入密闭的腔隙并使其扩大。在手术中颅内为完全密闭气室的罕见情况下，使用 N_2O 导致的后果与不断扩大的占位性病变相似。在进行颅后窝开颅手术时，若脑膜逐渐变紧，应考虑颅内积气的可能性。在头高位的颅后窝手术中，手术缝合完成且颅内腔完全与外界隔绝后，应停止使用 N_2O，因为它可能导致张力性气颅。需要注意的是，在关闭硬脑膜之前使用 N_2O 可能对患者有利，因为气室内的 N_2O 可使气室收缩更快。张力性气颅常被简单地认为仅由 N_2O 引起，但现在可以确定，它是颅内手术的并发症，与 N_2O 并无直接关联。张力性气颅是颅后窝和幕上手术后复苏延迟及无法复苏的重要原因之一。在头高位时，由于低碳酸血症、静脉回流良好、使用渗透性利尿药及手术视野中脑脊液（CSF）丢失等综合因素，患者的颅内体积减小，空气得以进入颅内。而在关颅后，患者体位变为接近仰卧位，CSF、静脉血和细胞外液重新聚集于颅内，颅内空气被压缩，从而导致广泛的组织损伤。气颅可导致复苏延迟或严重头痛。诊断颅内积气常用 CT 扫描。其治疗方法是在颅骨上钻孔，然后用针刺穿硬脑膜。

当神经外科术后患者需再次行手术麻醉时，都应考虑颅内气体残留的可能性。开颅术后 7d 进行 CT 检查时仍常能发现气体残留，硬脑膜缺损患者以及鼻窦与颅内空间相通的患者在术后有可能发生自发性脑积气。

二、静脉空气栓塞

静脉空气栓塞（venous air embolism，VAE）的发生率与手术操作、手术体位和监测手段有关。在坐位的颅后窝手术中，经心前区多普勒监测 VAE 发生率为 40%，而采用经食管超声心动图（TEE）监测时发生率高达 76%。在非坐位的颅后窝手术中，其发生率要低得多，每次进入的气体量也可能较少，但这尚未得到证实。在坐位进行颈椎椎板切除术时，经 TEE 监测 VAE 的发生率为

☆☆☆☆

25%，明显低于颅后窝手术的 76%。虽然 VAE 主要发生在坐位的颅后窝和上颈椎手术中，但也可能发生于幕上手术。最常见的疾病包括肿瘤，特别是矢状窦旁或大脑镰脑膜瘤侵犯矢状窦后半部分的情况，尤其是儿童颅骨连接处的手术。头钉固定点也可能是气体进入的部位，因此在患者的头高位被移除后，应立即取下头钉。在自主呼吸时，患者存在胸内负压，这会增加气体进入静脉的风险。最近的研究发现，在保留患者自主呼吸进行脑深部刺激电极植入手术中，通过超声监测发现有 6% 的患者发生了 VAE。

严重的 VAE 主要来源于脑的大静脉窦，尤其是横窦、人字缝窦和矢状窦后部，这些结构在硬脑膜被牵拉时不会塌陷。空气也可通过静脉断裂处进入，尤其是骨下肌肉组织、颅骨板和颈部硬膜外静脉处。在颈部椎板切除术中，由于手术显露需要横断枕骨下肌肉，断裂的静脉与大气相通，空气从该处进入静脉，所以 VAE 的危险性很大。有资料显示，脑室内或硬脑膜下的空气在压力作用下偶尔可通过 CSF 的正常流动进入静脉系统。

随着医疗技术的进展，越来越多的检测设备被用于静脉空气栓塞的监测。用于监测 VAE 的设备应具备以下条件：①高灵敏度；②强特异性；③快速响应；④能够定量测量 VAE；⑤能够监测 VAE 的恢复过程。联合应用心前区多普勒和呼气末二氧化碳监测即可达到这些标准，且这两项监测手段都是临床上的常规技术。当心前区多普勒探头放置在胸骨两侧的第二、三、四肋间处时，检测到气体栓塞的概率极高。在心音较强的情况下，不需要特别考虑放置位置即可获得良好的监测效果。TEE 监测 VAE 比心前区多普勒更灵敏（图 11-4），且可以确定空气是否存在右向左分流。然而，TEE 在长时间手术（尤其是颈部屈曲程度较大的手术）中的安全性尚未得到证实。呼气中 N_2 分析在理论上可行，但呼气中 N_2 仅能显示严重的 VAE，因此其灵敏度有限。发生空气栓塞时，紧急

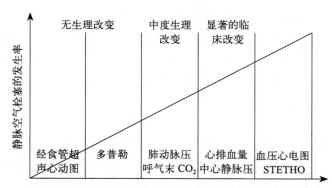

图 11-4　监测静脉空气栓塞的不同技术的相关敏感性
STETHO. 经食管听诊

应对措施包括：首先，防止空气继续进入，此时应告知外科医师覆盖手术视野，患者取头低位；然后，处理血管内空气，采取右心导管抽吸空气，改为100%纯氧吸入，停用 N_2O，采用血管活性药物维持血流动力学稳定，出现心搏骤停时紧急进行胸外按压。

三、静脉输液管理

　　神经外科麻醉中的体液管理一般原则如下：①维持正常血容量；②避免血浆渗透压降低。在大多数神经外科手术中，通常应维持正常的平均动脉压（MAP）。维持正常血容量只是维持 MAP 的一个因素。血浆渗透压降低会导致脑组织水肿，如果输注的体液中的自由水超过损失的自由水量，血浆渗透压就会降低。生理盐水（渗透压为 308mOsm/L）和乳酸林格液（渗透压为 273mOsm/L）通常用于术中液体替代。生理盐水的渗透压与血浆（295mOsm/L）相比略为高渗，但大量输注生理盐水的缺点是会导致高氯血症性代谢性酸中毒。与其他液体相比，生理盐水并不会增加急性肾损伤、死亡率、住院时间等负面事件的风险。乳酸林格液在补充血容量、第三间隙和无感蒸发损失方面并不理想，但它不引起酸碱代谢失衡，因此被广泛使用。然而，乳酸林格液是低渗性液体。研究表明，向健康动物大量输注乳酸林格液会导致血浆渗透压降低，从而引起脑水肿。因此，在需要大量输液的情况下，例如大量出血和多发外伤时，应交替以 1：1 的比例输注乳酸林格液和生理盐水。也可以考虑使用类似血浆的碱性溶液，即具有与血浆相似的物理和化学特性的缓冲晶体溶液（pH 7.4）。类似血浆的碱性溶液被认为是等渗的，其体内计算渗透压为 270 ～ 294mOsm/kg。关于晶体液和胶体液哪个更好的争论是一个经常讨论的话题，特别是在创伤性脑损伤患者手术中的使用时。有研究表明，在头部外伤的实验动物模型中，如果渗透压保持恒定，胶体渗透压的降低会加重脑水肿。因此，液体替代模式不仅要维持正常的血浆渗透压，还要防止胶体渗透压的显著降低。对于大多数接受选择性颅骨切开术的患者，液体替代量不大，可能不需要胶体溶液。然而，在需要大量输液的情况下（如多发外伤、动脉瘤破裂、脑静脉窦破裂、显著性失血等），等渗晶体液和胶体溶液的联合使用可能更合适。

　　胶体溶液的选择应考虑其有效性和安全性。一项针对严重创伤性脑损伤（格拉斯哥昏迷评分 GCS 3 ～ 8 分）患者的生理盐水与白蛋白液体评估（SAFE）临床研究的亚组分析表明，使用白蛋白会增加患者的死亡率。关于白蛋白的使用，目前的研究大多建议限制其在严重颅脑损伤患者中的使用。在神经外科手术中，淀粉基胶体溶液应谨慎使用。一方面，它们可以稀释凝血因子；另一方面，它们直接干扰血小板和因子Ⅷ复合物的功能。它们对凝血功能的影响程度与淀粉制剂的平均分子量和羟乙基取代基的比例成正比。许多病例报道发现神经外科

☆ ☆ ☆ ☆

患者的出血与使用羟乙基淀粉有关。实际上，在所有这些报告中，患者使用的淀粉基胶体的剂量超过了制造商推荐的限度，或者羟乙基淀粉连续使用数天达到推荐的最大剂量，可能导致累积效应。目前，具有小分子量和低取代度的淀粉基制剂的应用范围相对较广。在手术室中，按照说明书推荐剂量使用这些制剂通常是安全的，也可用于严重颅脑损伤患者。虽然颅脑损伤患者可以正常使用羟乙基淀粉，但临床医师应遵循制造商推荐的剂量，并限制在凝血功能障碍患者中的使用。含有右旋糖酐的制剂应避免使用，因为它们会影响血小板功能。长期以来，临床医师一直对高渗性液体在多发外伤患者，特别是颅脑损伤患者的复苏中的应用感兴趣。然而，目前还没有确凿和有说服力的证据证明高渗性液体可以改善预后。

四、血糖管理

血糖升高会加重脑缺血的观点被广泛接受。这一观点可能适用于以前脑功能正常的急性脑缺血患者，但不能推广到所有需要非常严格血糖控制的神经外科患者。明确的证据表明，对正常脑组织来说正常的血糖水平可能会在脑损伤患者中引起"低血糖"和严重的代谢异常。这可能与创伤引起的高血糖状态有关。虽然严重的高血糖应加以控制以降低感染率，但急性颅脑损伤（创伤性脑损伤或蛛网膜下腔出血）患者的血糖不应控制得过于严格。围手术期血糖管理指南的推荐标准是，重症监护室中创伤性脑损伤患者的血糖应控制在180mg/dl（10mmol/L）以下，但不低于100mg/dl（5mmol/L）。在控制血糖时，预防低血糖至关重要。要控制的血糖水平越低，就越应提高警惕。

五、麻醉恢复

大多数神经外科麻醉医师主张平稳的麻醉恢复，即在恢复期间避免呛咳、呼吸暂停和高血压。恢复期间应避免高血压，因为它可能导致颅内出血和脑水肿。在脑血管自动调节功能降低的情况下，高血压可通过血管充血增加颅内压（ICP）。同样，呛咳和呼吸暂停也可增加ICP。胸膜腔内压力的突然增加会通过动脉和静脉系统传递，导致脑动脉和静脉压力的暂时增加，进而引发脑水肿、出血和ICP增加。在某些手术中，应特别注意呛咳问题。在经蝶垂体手术中，外科医师因手术需求需要打开蛛网膜。如果患者拔管后出现呛咳，突然增加的CSF压力可能会导致缝合的蛛网膜受损，出现脑脊液泄漏。颅内腔和鼻腔之间通道的形成会增加术后脑膜炎的风险。一些手术可能会损伤颅前窝底部的筛状板，使空气通过单向阀进入颅内，导致张力性颅内积气。

目前尚缺乏针对复苏不顺利的临床资料以评估其危险程度。两项回顾性临床研究表明，术后高血压与颅骨切开术后颅内出血有关。然而，恢复期间的高血压是否会导致术后颅内出血仍不清楚。恢复期间的暂时性高血压与脑水肿形成之间的关系也未得到确认。动物研究表明，血压突然急剧升高可能会损害血 - 脑屏障并导致示踪剂渗出。但是，没有数据确认因呛咳引起的暂时性高血压或恢复期间的暂时性高血压与脑水肿形成之间有必然的关系。尽管如此，仍应采取措施防止这些事件发生，前提是这些措施本身不会增加患者的风险。管理循环系统高血压的一般措施是在颅骨切开术的最后阶段预防性地给予利多卡因和血管活性剂，如拉贝洛尔和艾司洛尔。其他药物如肼屈嗪、依那普利和地尔硫䓬也有良好的效果。在手术期间给予右美托咪定可以减少恢复期间的高血压反应并预防术后恢复室中的高血压。有很多方法可以预防呛咳和呼吸暂停。在手术结束时，应给予尽可能多的麻醉性镇痛药，同时保持患者的自主呼吸。这种方法的理论依据是可待因及其相关化合物具有止咳作用（麻醉性镇痛药可抑制气道反射）。如有必要，可以使用单次注射丙泊酚或以 12.5 ～ 25 μg/（kg·min）的速度输注作为补充镇静。

　　神经外科手术麻醉恢复的原则是，麻醉恢复期从头部包扎完成后开始，而非手术缝合的最后一针之后。因为头部包扎期间的运动可能移动气管导管，引发严重的呛咳反射。在麻醉恢复期间降低麻醉深度的过程中，给予利多卡因是一种常见且有效的措施，它能降低气道反应性并预防呛咳和呼吸暂停，通常静脉注射 1.5mg/kg 的利多卡因。基于优先预防呛咳、呼吸暂停和高血压的原则，可在深麻醉下拔除气管导管。这种早期拔管在某些情况下是可行的，前提是患者自主呼吸恢复良好，且不存在呼吸道梗阻的风险。然而，需要注意的是，脑外科手术可能导致神经功能障碍，进而延迟意识恢复或引起脑神经功能障碍。在这种情况下，最安全的方法是等待患者意识恢复、能够配合且气道反射恢复后再拔除气管导管。

第 12 章

腹部外科麻醉护理

第一节　腹腔镜手术麻醉护理

腹腔镜手术作为一种微创手术方式，凭借其创伤小、恢复快及住院时间短等优点，已在外科领域得到广泛应用。随着快速康复理念的普及，腔镜微创手术也被越来越多地应用于各外科手术领域。然而，尽管手术技术不断成熟，但患者的康复涉及治疗的方方面面，其中，麻醉护理在腹腔镜手术中的作用依然不容忽视。本章将详细阐述腹腔镜手术患者的病理生理变化、麻醉处理要点及麻醉护理的各个环节，包括术前准备、术中管理、术后护理及特殊情况处理等，以期为临床护理工作提供参考。

一、腹腔镜手术麻醉概述

腹腔镜手术的突出特点是将 CO_2 气体注入腹腔，使腹壁与内脏空间扩大，脏器与腹壁隔开，从而显露手术视野，便于手术操作。但人工气腹的速度、压力、二氧化碳气体的吸收，以及体位的改变等，均可能对机体生理功能产生负面影响。其中，CO_2 气腹对病理生理的影响主要来自两方面：腹内压（IAP）升高和 CO_2 本身的影响，尤其是对循环和呼吸功能的干扰。

（一）呼吸系统的影响

对于无心肺疾病的患者，当 IAP $\leqslant$ 14mmHg、头高或头低 10°～20°、肺生理无效腔量无明显增加时，其通气/血流比值基本不变。IAP 稳定后，即使改变体位或增加肺通气量，患者的胸廓和肺顺应性也无明显变化。

但对于一般情况较差、美国麻醉医师协会（ASA）分级为Ⅲ～Ⅳ级的患者而言，当 IAP 增加时，其胸廓和肺顺应性可降低 30%～50%；对于肥胖患者，膈肌上抬时，可能出现功能残气量降低、气道压升高、肺通气血流比例失调等情况。IAP 增加和膈肌上移均可导致肺泡萎陷和通气/血流不匹配，从而引发低氧血症和高碳酸血症。特别是在头低位患者中，会加重对膈肌的挤压，导致肺容量减少，功能残气量、肺总量和肺顺应性降低，严重时可干扰肺内气体交换，甚至引发肺不张。

（二）心血管系统的影响

IAP 升高导致胸膜腔内压升高，从而降低心脏血流量和心排血量；高 IAP 压迫下腔静脉，使静脉血管阻力增高，血液淤积于下肢，回心血量减少，心脏前负荷降低，心排血量降低；高 IAP 压迫腹腔内脏器血管，增加动脉血管阻力，后负荷升高，从而引起心排血量降低。

气腹压在 10mmHg 时，可压迫内脏小静脉，导致腹腔脏器贮血量减少，静脉回流量增多，中心静脉压升高；当气腹压上升为 15mmHg 时，回心血量减少，心排血量降低；若气腹压达到 20mmHg 以上，回心血量明显减少，心排血量则显著下降。此外，气腹压增高还可通过迷走神经反射引起心率减慢，严重者可能导致心脏停搏。

（三）CO_2 吸收的影响

CO_2 气腹时，动脉血二氧化碳分压（$PaCO_2$）容易升高，这与 CO_2 从腹腔快速吸收、通气血流比例失调、生理无效腔量增加、体位改变、机械通气不足、心排血量降低及麻醉过浅导致代谢增强等因素相关。此外，气腹持续时间、气腹速度和压力均可直接影响 IAP、CO_2 溶解度和 CO_2 吸收。CO_2 吸收导致的高碳酸血症对机体产生直接和间接的影响。

CO_2 气腹引起的高碳酸血症、交感神经兴奋及血中儿茶酚胺分泌增加，会导致血压升高和心肌耗氧增加，进而可能诱发心律失常。据统计，腹腔镜手术期间的心律失常发生率约为 14%，具体表现为心动过速、心动过缓、室性期前收缩，甚至心室颤动或心搏骤停等。对于麻醉前无心律失常病史的患者，若在腹腔镜手术中突发恶性心律失常，需考虑气栓形成的可能。对于老年、肥胖或伴有阻塞性呼吸功能障碍的患者，其影响更为显著。

（四）其他影响

高 IAP 直接压迫肾实质和肾静脉，导致肾脏血流减少、肾小球滤过率降低、肾小球阻力增高及尿量减少，因此对于长时间手术或肾功能不全的患者，必要时可以在术中使用利尿剂和小剂量多巴胺促进尿液生成。

门静脉血流量随 IAP 升高进行性降低、血流阻力进行性上升，当 IAP 维持在 14mmHg 时，高于门静脉系统的正常压力（7 ～ 10mmHg），可导致术后转氨酶及胆红素明显升高。因此，对于肝功能不全的患者，特别是在低血压或休克状态时，不宜进行腹腔镜手术。

IAP 增加也可导致误吸和反流的发生。

对于上腹部腹腔镜手术，常采用头高足低位。若患者体质较差且血容量不足，该体位可减少回心血量，从而容易引发低血压；而对于下腹部腹腔镜手术（如妇科腹腔镜手术），则采用头低足高位。腹腔内压需达 20 ～ 40mmHg，除膈

☆ ☆ ☆ ☆

肌上移使肺容量减少外，还容易引起上腔静脉回流受阻，进而导致脑静脉淤血，引起颅内压与眼压增高。

二、术前准备

（一）患者评估

在手术开始前，术前评估是麻醉护理的首要步骤，需要对患者的整体状况进行全面评估，包括患者的年龄、体重、既往史、麻醉史、过敏史、药物使用情况、正常身体活动能力及当前身体变化。这些信息有助于麻醉医师了解患者对麻醉及手术的耐受能力，并为其制订合适的麻醉及管理方案。同时，这一阶段还需对患者的心理状态进行评估，麻醉护理人员应与患者建立信任关系，并通过详尽的术前教育（包括手术流程、麻醉方式、预期效果及可能的风险）帮助患者减轻焦虑与恐惧，提高对手术过程的理解和配合度。

（二）心理疏导

由于腹腔镜手术需要在全身麻醉下进行，患者常会产生紧张、恐惧等负面情绪。麻醉护士应主动与患者沟通，了解其心理需求，给予必要的心理疏导，帮助患者缓解紧张情绪，增强信心。通过详细讲解手术流程和麻醉过程，让患者对手术有充分的了解和准备，从而减轻其心理负担。

（三）实验室检查与特殊准备

根据患者的具体健康状况，可能需要进行一系列实验室检查，如血常规、生化指标、凝血功能测试等，以评估其对手术与麻醉的适应性和潜在风险。

对于慢性病患者，如糖尿病、高血压患者，需制订个性化的术前管理方案，确保疾病状态得到良好控制，以降低手术与麻醉的风险。腹腔镜手术需要建立气腹，可能对心血管和呼吸系统产生一定影响。因此，术前需评估患者对气腹压力的耐受性及是否存在潜在的肺部疾病。若患者存在心、肺功能障碍，需提早监测心电图并检查肺功能，以评估能否耐受二氧化碳气腹对心、肺功能的影响。

麻醉方式的选择是根据患者的具体情况和手术需求而定，可选择全身麻醉或区域麻醉，并结合镇痛措施，以确保手术期间的无痛和安全。

（四）术前准备事项

1. 胃肠道准备　择期手术应常规禁饮禁食，以避免围手术期间发生胃内容物反流性误吸。成人患者一般要求术前 8～12h 禁食，4h 禁水，以确保手术效果和麻醉安全。儿童的禁食时间根据年龄调整。根据手术要求，可能需要对患者进行灌肠或者使用促排药物，以完善肠道准备，更好地显露术野，方便外科医师的手术操作。

2. 麻醉设备检查　为确保麻醉安全，防止意外发生，麻醉前必须检查手术所需的麻醉设备和用具,确保其功能正常。同时,对患者的身体进行必要的检查,如心电图、X 线片等。

3. **药物准备** 根据患者的病情和手术需要，准备必要的药物，如抗生素、止血药、抢救药品等。

4. **其他准备** 如备皮、更换手术衣等，确保手术区域的清洁，减少手术感染的风险。

三、麻醉选择及术中管理

腹腔镜手术的麻醉可选择气管内插管全麻或硬膜外阻滞，但前者更为理想，尤其适用于年老体弱、肥胖患者、手术时间较长的复杂手术，以及患有心、肺疾病者。气管内插管全身麻醉能更好地控制呼吸，更为安全。

气管内插管可防止腹腔压力增高引起的胃内容物反流与误吸，同时保障呼吸道通畅，有效维持气体交换，以对抗膈肌向胸腔移位导致的肺容量减少。此外，通过监测呼气末二氧化碳分压（$P_{ET}CO_2$），可以调节呼吸参数，确保每分通气量，并维持 $PaCO_2$ 在正常范围内。

（一）麻醉诱导与维持

在手术开始前，通过使用麻醉药物使患者意识消失，进入无痛状态。在手术室或诱导室，麻醉护士需协助麻醉医师、手术医师和手术室护士完成麻醉诱导工作及手术体位的摆放。确保麻醉药物的剂量准确、给药速度适宜，避免发生药物过量或不足，保证患者平稳进入麻醉状态。在手术过程中，要密切关注患者的生命体征变化（如心率、血压、呼吸等），及时调整麻醉药物的用量，维持麻醉深度的稳定。

（二）气道管理

在腹腔镜手术中，患者需要接受气管插管以保持呼吸道通畅。麻醉医师插管时，麻醉护士应密切观察患者的反应，避免发生喉痉挛、误吸等并发症的发生。插管后，需随时检查气管导管的位置及固定情况，防止导管移位或滑脱。同时，需密切关注患者的呼吸状况，（如呼吸频率、深度、潮气量等），及时调整呼吸机参数，定期清理呼吸道分泌物，保持呼吸道通畅，预防发生呼吸窘迫或窒息等并发症。

对于因腹腔内压过高、手术时间较长导致二氧化碳吸收入血过多引起的高碳酸血症患者，应逐渐改善通气，缓慢降低 $PaCO_2$，使呼吸与循环中枢有一定的适应过程，避免骤然进行过度通气，以防止二氧化碳排出综合征的发生。其临床表现为：血压剧降、脉搏减弱、呼吸抑制等，严重者可引起心律失常，甚至心脏停搏。

（三）生命体征监测与调控

术中监测除监测循环功能（心率、血压、心电图）外，对二氧化碳气腹患

☆☆☆☆

者监测 SpO_2 与 $P_{ET}CO_2$ 至关重要，可随时了解机体是否缺氧与二氧化碳蓄积。术中通常采用适度的过度通气，以排除体内过高的 CO_2。必要时还需进行神经肌肉传导功能的监测。一旦发现循环异常，（如血压下降，心率增快等），应立即通知麻醉医师并协助处理，确保患者的安全。通过输液、输血等措施维持患者的循环稳定，保证手术的正常进行。

（四）体液平衡管理

在手术过程中，麻醉护士需关注患者的出入量，确保体液平衡。根据患者的失血量、尿量等情况，及时补充液体或血液制品，预防发生低血容量或水肿等并发症。术中需注意患者尿量的变化，必要时给予利尿剂以维持尿量。

（五）术中保温措施

正常体温是维持机体内环境稳态的基础，低体温可增加心血管不良事件发生率，影响凝血功能，导致麻醉复苏延迟，并增加手术切口感染发生率。由于腹腔镜手术中患者暴露面积较大，且手术室温度较低，为预防低体温，术中应常规进行体温监测并采取必要的保温措施，例如：保持室温不低于21℃，减少患者身体暴露，加温静脉输液输血、将腹腔冲洗液加温至37℃，使用保温毯或者充气暖风机等，以维持患者核心体温不低于36℃。对于长时间腹腔镜手术，CO_2 气体输出时应加温。此外，还需注意防止术中体温过高。

（六）术中注意事项及并发症防治

1. 麻醉前应选择上肢静脉建立静脉通路，因腹腔内压增高可压迫下腔静脉，影响血液回流。上肢静脉通路也有利于麻醉用药，还便于观察静脉通路情况。

2. 在全身麻醉诱导面罩通气期间，辅助潮气量不宜过大，以避免氧气压力过高进入胃肠道，形成胃肠积气。气腹后腹腔压增高容易引起胃内容物反流进入气道。肥胖患者和孕妇通常腹腔内压较高，二氧化碳气腹后更容易引起恶心、呕吐与误吸，因此术前或术中可预防性应用镇吐药或抗酸药。

3. 腹腔镜手术中气腹监测和管理十分重要。建立人工气腹前，应补充血容量，以防止气腹压迫腹腔血管，导致回心血量减少，进而引发低血压和心搏骤停。建立气腹后应密切监测患者呼吸与循环功能，以保证手术的顺利进行。

术中气腹不当可能引起气胸、纵隔气肿或皮下气肿等并发症，尤其腹腔内压超过20mmHg时，气体可通过食管裂孔或受损组织进入纵隔或胸腔，导致纵隔气肿并移位，心脏受压，甚至引发张力性气胸，进一步发展至颈部或胸部皮下气肿。

气栓形成是一种罕见的严重并发症，可能原因为气腹针不慎穿入血管或气体进入破损的静脉，导致大量 CO_2 气体进入血液循环。术中患者一旦出现口唇发绀、SpO_2 突然下降、心率减慢、血压降低、$P_{ET}CO_2$ 迅速上升、瞳孔散大等症状，可能是发生了气栓。此时应立即暂停手术，解除气腹，进行纯氧通气，并将患者置于头低足高左侧卧位，必要时可通过中心静脉抽出相关气体，或进行高压氧治疗。

4. 若术中出现难以控制的出血，需改为剖腹手术者，麻醉护士应积极配合麻醉医师调整麻醉方式，遵麻醉医师医嘱及时输血、补液，甚至使用血管收缩药，以维持循环功能稳定。麻醉护士需熟悉并掌握各种麻醉并发症和紧急情况的处理方法，如心搏骤停、呼吸衰竭等。在手术过程中，应保持高度警惕，随时准备协助麻醉医师应对可能出现的紧急情况。

四、术后护理

（一）生命体征监护

手术结束后，患者进入麻醉复苏期。需采用心电监护等设备严密监测患者的生命体征，包括心率、血压、呼吸频率、血氧饱和度等。此时，麻醉护士应密切观察患者的意识状态、呼吸功能，确保患者平稳度过复苏期。对于可能出现的肩背酸痛、躁动、恶心、呕吐等症状，需采取相应的护理措施。同时，加强围手术期管理，减少并发症的发生。

手术结束后应使腹腔内气体充分排出，待患者意识恢复，呼吸、循环稳定且无异常情况后方可拔除气管内插管，观察无异常后，将患者护送至病房。若术后患者出现呼吸异常，应行血气分析并给予针对性治疗与处理。

在麻醉复苏室期间，一旦发现患者生命体征异常，如心率过快或过慢、血压波动大、呼吸困难等，应立即通知麻醉医师，并采取相应的急救措施。

（二）体位护理

1. 麻醉后体位　患者麻醉未清醒前，应采取去枕平卧位，头偏向一侧，以防止呕吐物或分泌物误入呼吸道导致窒息。定时为患者进行按摩和翻身，促进血液循环，减轻因手术时间过长导致的血液淤积，防止压疮及下肢静脉血栓等并发症的发生。

2. 清醒后体位　患者清醒后，可根据需要调整体位，如半卧位有助于减轻腹部张力，促进呼吸和循环功能的恢复。

（三）疼痛管理

腹腔镜手术后的疼痛管理是术后恢复的重要组成部分，手术后的疼痛主要包括切口疼痛、肩痛及内脏痛。切口疼痛通常与手术切口有关，内脏痛与手术对内脏器官的牵引或损伤有关；此外，手术创伤还可引起炎性疼痛，而肩痛则可能与 CO_2 气腹有关，因为 CO_2 气体可能刺激膈肌，从而引起肩部的神经牵涉性疼痛。

术后疼痛的管理通常需注意以下几个方面：首先，充足的休息有助于减轻疼痛。在医师指导下适当活动，例如慢慢走动，在床上进行腿部活动（如弯曲

☆☆☆☆

和伸直），有助于促进血液循环和疼痛缓解。使用热敷袋或冷敷袋可以帮助缓解肩部或腹部的疼痛。

　　药物治疗也是术后疼痛管理的重要组成部分。非甾体抗炎药（NSAID）可以减轻炎症反应，对内脏痛效果好；阿片类药物用于中度至重度疼痛，但需注意呼吸循环抑制、循环抑制及胃肠道抑制等不良反应；局部麻醉药可用于切口周围浸润或神经阻滞，对切口疼痛可以提供显著的镇痛效果。

（四）伤口及引流管护理

1. 伤口护理

（1）保持伤口清洁和干燥

1）避免沾水：术后24h内，应避免让患者伤口接触水，以防感染。可以用湿毛巾轻轻擦拭身体其他部位，但需避开伤口。

2）定期消毒：可以使用碘伏或过氧化氢溶液等消毒剂对伤口进行消毒，以抑制炎症反应。

（2）定期更换敷料

1）观察伤口：在更换敷料时，应注意观察伤口是否有红肿、渗血、流脓等异常情况。如有异常，应及时就医。

2）无菌操作：更换敷料时，务必保持手部和工具的清洁，建议佩戴无菌手套进行操作。

（3）避免剧烈运动

1）适度活动：术后1周内，避免剧烈运动和重体力劳动，以防对伤口造成不必要的压力和拉扯。可以进行适量的散步等轻度活动，促进血液循环和恢复。

2）避免牵拉：应避免大幅度动作牵拉伤口，以免影响伤口愈合。

2. 引流管护理

（1）对于术后留置引流管的患者，应确保引流管固定牢固且通畅无阻。定期观察引流液的颜色、性状和量，若发现异常应及时通知医师。

（2）术后导尿管留置时间应少于2d。导尿管留置时间≥2d，可显著增加尿路感染的发生率。有数据表明，行择期结肠手术的患者，术后不常规留置导尿管时，尿潴留发生率为9.0%，尿路感染发生率为1.5%。

（3）预防感染：在引流管的护理过程中，应严格遵守无菌操作原则，以防感染。

（五）饮食护理

1. 禁饮禁食　在术后初期，患者需禁食、禁水，待胃肠功能恢复后再逐渐进食。而具体时间应根据患者的具体情况和医师的建议来确定。

2. 饮食调整　在恢复进食后，应从流质饮食开始，逐渐过渡到半流质饮食和普通饮食。避免进食生冷、辛辣以及油腻等刺激性食物，以免加重胃肠负担，影响术后恢复。

（六）活动指导

1.应鼓励患者在术后早期进行床上活动，比如翻身、抬腿等，以促进血液循环和胃肠功能的恢复。随着病情的好转，可逐渐增加下床活动的时间和强度。

2.在术后一段时间内，患者应该避免剧烈运动和重体力劳动，以免影响伤口的愈合和身体的恢复。

（七）心理护理

1.**沟通交流** 术后患者可能会产生焦虑或者恐惧等负面情绪，医护人员应主动与患者沟通交流，了解其心理需求并给予安慰和支持。

2.**健康教育** 可以向患者介绍腹腔镜手术的相关知识、术后注意事项和康复方法，增强其战胜疾病的信心和勇气。

五、特殊情况处理

（一）高龄患者

鉴于高龄患者身体机能衰退及麻醉风险增加的特点，在术前需进行全面评估，有效控制基础疾病，确保患者能够耐受麻醉。术中应密切监测患者的生命体征和病情变化，及时调整麻醉方案。术后需加强护理，定期评估患者恢复情况，预防并发症的发生。

（二）合并症患者

针对合并有多种慢性疾病的患者，需综合考虑各种因素，制订个体化麻醉方案。在麻醉过程中，应密切关注患者的生命体征和病情变化，及时调整麻醉药物和剂量。术后需加强监测和护理，预防并发症的发生。

（三）紧急情况处理

在围麻醉期，如遇到紧急情况（如麻醉过敏、心律失常、呼吸心搏骤停等），需立即启动急救应急系统进行救治。麻醉护士应保持冷静，迅速通知麻醉医师和外科医师，并协助进行心肺复苏等急救操作。

第二节　常见腹部外科手术麻醉护理

一、肠道手术的麻醉护理

肠道手术的常见病因有结肠癌、直肠癌、肠梗阻及炎症等，手术方式涉及切除部分肠道、消化道重建及必要时行肠造瘘。除简单的阑尾切除术外，大多数肠道手术均需全身麻醉完成，因其可提供更深层次的镇痛、肌肉松弛及呼吸循环管理。随着舒适化医疗的发展，更多需行阑尾切除术的患者也会选择全身麻醉。

☆ ☆ ☆ ☆

（一）术前护理

1. 心理护理　为了更好地满足疾病诊疗的需求，医护人员应根据每位患者的不同特征，采取个性化的宣教方案，向患者介绍手术过程、麻醉方法及术后康复计划，有效降低患者的焦虑水平，并协助患者配合进行术前术后的治疗。良好的医患沟通，是保证医疗安全的关键步骤。

2. 禁食禁饮时间　为了保证术中患者的安全和状态的相对良好，中国加速康复外科围手术期管理的专家共识（2016）推荐，在胃肠道功能正常的患者，术前 6h 内禁食半流质食品，特别是固态食品，并在术前 2h 内禁食清流质，但术前 2h 可以喝 400ml 富含 12.5% 糖类的营养液（糖尿病患者除外）。有研究表明，持续地限制饮食和水，可导致患者出现口干、低血糖、饥饿、心慌等不适症状，进而可能会增加患者的能量消耗，从而影响术后组织的修复和伤口的愈合，并增加感染的风险。因此，缩短术前禁食禁饮的时间，是提高患者康复效果的关键措施之一。

（二）术中护理

1. 为了确保患者术中的麻醉质量，医护人员需要进行连续的生命体征监测和麻醉深度监测。

2. 在手术期间，应该遵循"目标导向性液体治疗"的原则，尽可能地避免液体的过分输注，以防止血容量的增加可能导致的心脏负荷增加及组织水肿的发生。此外，适当减少手术期内的液体补充，可以缩短手术后的排气排便时间、恢复饮食时间，以及住院时长。

3. 术中保温：为了确保患者的体温能够维持在 36℃，应该适当提高手术室内的温度，并使用保温毯和暖风机给患者保温，还可以加温输注液体及体腔冲洗液。

（三）术后护理

1. 早期活动可以帮助改善消化系统的功能，加快伤口的愈合，减少压疮和深静脉血栓的发生，增强患者的康复信心。

2. 在患者清醒后，可以让患者咀嚼口香糖，通过咀嚼反射，促进其胃、胰腺、肝、胆等内脏器官的活动，从而增加消化液的分泌，并促进肠道的蠕动。此外，在早期，应当给予患者适当的营养补充，提早进食水，这同样能促进胃肠蠕动，帮助患者早期排气及排便，从而更好地恢复健康。

3. ERAS 的疼痛管理在临床实践中起着至关重要的作用，它可以有效地减轻患者的术后疼痛，从而大大减少患者术后复原的时间，降低术后并发症出现的风险，使患者能够更好地接受有效的术后活动。VAS 评分可以作为一项重要的指标，用于衡量手术后的疼痛水平。为了更好地帮助患者缓解疼痛症状，应当根据患者的身份、经历、背景和社会环境来量身设计多模式的镇痛方案。

二、肝胆系统手术的麻醉护理

肝脏作为人体内最重要的器官之一，不仅提供了充足的血液供给，还承担着多种重要的功能，包括营养物质的代谢、胆汁的分泌和排出、血浆蛋白质及关键凝血因子的合成、解毒及维护生理系统的平衡。急性和慢性肝功能异常会对手术和麻醉产生影响，而麻醉药物和术中血流动力学的不稳定也可能导致术后肝功能的改变甚至恶化。

（一）麻醉药物对肝功能的影响

1. 肝保护作用　一些麻醉药物具有保护肝脏免受缺血再灌注损伤（IRI）的作用。新型吸入型麻醉药，如七氟烷，能够显著降低氧化应激和细胞凋亡相关蛋白的表达，从而为肝脏提供有效的保护。此外，静脉麻醉药如丙泊酚，通过调节相关信号通路，减少细胞凋亡和促炎因子的分泌，从而保护肝脏免受 IRI。

2. 药物性肝损伤　某些麻醉药物，尤其是早期的卤化麻醉药如氟烷，可能引起药物性肝损伤。损伤机制可能是免疫过敏性的，且氟烷具有相对较大的肝毒性。

3. 麻醉药物的代谢　麻醉药物主要在肝脏中代谢，肝功能不全可能会影响麻醉药物的清除速率。例如丙泊酚超过 99% 在肝脏中代谢，肝功能异常的患者可能需要调整麻醉药物的剂量。

4. 个体差异　患者的遗传多态性、药物代谢酶基因、药物受体基因等因素会影响麻醉药物的效果。例如，酒量好且肝肾功能正常的患者可能对某些麻醉药物具有较高的耐受性，这可能与肝药酶活性增加有关，从而加快药物的代谢。

5. 对肝脏手术的影响　在肝脏手术中，麻醉药物的选择对保护肝脏功能尤其重要。不同类型的麻醉药物通过不同的机制发挥肝保护作用，包括抑制炎症通路、降低免疫应答水平、抑制肝细胞自噬和凋亡等。

6. 对肝病患者的考虑　肝病患者在使用麻醉药物时需要特别注意，因为肝功能不全可能影响药物的代谢和排泄，麻醉医师可能需要调整药物剂量或选择对肝脏影响较小的药物。

（二）肝病患者及肝脏手术的术前评估和麻醉护理

1. 肝功能损害程度的评估：改良肝功能 Child-Pugh 分级（表 12-1）。

A 级：5 ～ 6 分，表示代偿良好的肝硬化；B 级：7 ～ 9 分，表示肝功能显著受损；C 级：10 ～ 15 分，表示失代偿期肝硬化。

2. 脑病：肝性脑病是慢性肝病患者可能发生的一种多因素疾病。缺氧、低血容量、碱血症、低血糖、低钾血症和低钠血症均可诱发肝性脑病，肝病患者应避免出现这些情况。镇静药（尤其是苯二氮䓬类）可加重肝性脑病，脑病患者还对镇静药和催眠药极其敏感。

☆ ☆ ☆ ☆

表 12-1 改良肝功能 Child-Pugh 分级

临床指标	异常程度计分		
	1 分	2 分	3 分
肝性脑病（级）	无	1～2	3～4
腹水	无	轻度	中、重度
总胆红素（μmol/L）	< 34	34～51	> 51
白蛋白（g/L）	> 35	28～35	< 28
凝血酶原时间延长（s）	< 4	4～6	> 6

如果是 PBC（原发性胆汁性肝硬化）或 PSC（原发性硬化性胆管炎）：
总胆红素（μmol/L）：17～68 为 1 分，68～170 为 2 分，> 170 为 3 分。

3. 门静脉高压患者可能发生门静脉性肺动脉高压（porto-pulmonary hypertension，PPHTN），因此，在肝硬化患者接受大手术前应行静息超声心动图筛查，重度 PPHTN，即平均肺动脉压 > 50mmHg 是肝移植的禁忌证，应待肺动脉高压得以治疗后再行移植。这些患者有发生右心衰竭的风险，且与其他肺动脉高压患者一样，围手术期并发症和死亡的风险增加。

4. 肺部并发症

（1）腹水患者可出现呼吸急促、通气 - 血流灌注比例失调、胸腔积液和肺容量减少。脑病患者发生肺部误吸的风险增加。

（2）有慢性肝病和门静脉高压的患者还可能会发生肝肺综合征（hepatopulmonary syndrome，HPS），其发病机制尚不明确，研究者认为其会诱发肺内的血管扩张（intrapulmonary vascular dilatations，IPVD），继而引起通气 - 血流灌注比例失调及氧弥散受限，导致低氧血症，极少数情况下还可通过分流引起低氧血症。轻至中度 HPS 患者可予以辅助供氧治疗，术中可能需要吸入高浓度氧。

5. 门静脉高压：肝硬化的许多并发症最后都是由门静脉高压所引起的，门静脉高压可引起静脉曲张、循环、功能及生化异常，以及腹水。腹部手术期间，液体管理的目标应该是降低门静脉系统压力以减少出血。

6. 肾功能不全：肝病可导致肾功能进行性减退，特征为钠和自由水潴留、肾脏灌注不足和肾小球滤过减少，引起肝肾综合征（hepatorenal syndrome，HRS）。

HRS 是排除性诊断，由于治疗方法不同，必须排除其他有可能治疗的病因。肝病相关肾功能不全或 HRS 患者可能获益于去甲肾上腺素或升压素等强效血管收缩剂。肝病相关肾功能不全的围手术期管理包括监测尿量、避免出现高钾血症和酸中毒，并限制氨基糖苷类抗生素等肾毒性物质暴露。

7. 电解质紊乱

（1）肝硬化患者的低钠血症进展缓慢，与肝病的进展同步。一般来说，除非血清钠降至 120mmol/L 以下或出现神经系统症状，否则不应纠正这些患者的低钠血症。如果需要纠正低钠血症，则应缓慢进行，以避免血钠快速升高而发生中央脑桥髓鞘溶解症。

（2）肝病患者可能会出现低钾血症和代谢性碱中毒，这些情况可能会引发或加重肝性脑病。因此，在手术之前，应该纠正低钾血症，并采取有效的通气管理措施，以确保呼气末 CO_2 浓度正常。

8. 患者的肝脏缺乏足够的糖原储备，导致难以将其转化成葡萄糖，加之患者的胰岛素水平相对较高，因此容易出现低血糖。在这种情况下，建议使用胰岛素和氯化钾来纠正低血糖，同时还能起到保护作用。

9. 由于肾上腺皮质功能处于相对衰弱的状态，因此，在严重肝脏病患者接受手术前，应预防性应用肾上腺皮质激素。但同时也要考虑到患者的免疫功能较弱，故不宜多用。

10. 控制性低中心静脉压（LCVP）是一种有效的治疗方式，它可以通过麻醉技术或其他手段来降低中心静脉压，同时保持动脉血压稳定，不影响重要器官的灌注。当前，临床治疗方法包括结合使用麻醉药物和降压药物、实施液体控制及调节患者体位等。

LCVP 麻醉的基础原则之一便是对液体进行有效监测，以确保患者能够安全地接受治疗。为此，在实现 LCVP 的过程中，必须遵循两个步骤：第一步，从麻醉诱导开始，一直持续至肝实质横断分离结束；第二步，从横断分离开始，一直持续至伤口创面止血完成。通常，为了避免血流动力学的显著变化，在麻醉诱导时可以给予适量的液体，以补充术前禁食禁饮导致的体液丢失。之后，在采用控制性 LCVP 技术的第一阶段时，应减少液体输注量，仅保证最小液体输注量，控制在 $1 \sim 3ml/(kg \cdot h)$，使 $CVP < 5cmH_2O$，且平均动脉血压 $\geq 60mmHg$。但如果在该阶段出现动脉收缩压 $< 90mmHg$，或者尿量小于 25ml/h 时，应使用 $200 \sim 300ml$ 的液体进行冲击性治疗。若发生严重出血症状，则应立刻采取相应的治疗措施，输注血液制品及补液。

在第二阶段，止血充分并确保没有出血的情况下，我们将采取容量复苏，并以人/出平衡 $+5 \sim 6ml/(kg \cdot h)$ 为目标，以最大限度地减少出血的风险。如果因合并心力衰竭、肝硬化等而必须减少输液量时，通过去氧肾上腺素和去甲肾上腺素等血管活性药物的持续输注，可以有效减少总输液量。对于有冠心病或脑血管病变的患者，血红蛋白水平应超过 100g/L，而对于其他患者，血红蛋白水平应超过 80g/L。

需要注意的是，LCVP 只能算是锦上添花，如果发生大出血，则应果断放弃。

★ ☆ ☆ ☆

11. 关于肝门阻断：肝门阻断前注射氢化可的松 100mg 以保护肝脏。肝门阻断中血压上升，解除阻断时血压下降的情况常见。此外，反复阻断肝门可降低动脉血碱剩余和 pH，如果循环稳定易于维持，则先不积极纠正动脉血气变化，一般而言阻断结束后上述变化会逐渐改善。肝门阻断过程中，血糖大多呈上升趋势，在 250mg/dl 范围内通常进行观察，如需纠正高血糖，可单次静脉注射或持续静脉泵入常规胰岛素。

（三）腹腔镜下肝切除术的麻醉护理注意事项

腹腔镜下肝切除术与开腹肝切除术的最大区别在于以头高位的体位建立并维持 CO_2 气腹，CO_2 容易经暴露于离断面肝静脉的小孔进入右心系统，随时增加肺 CO_2 栓塞风险。一旦发现 $ETCO_2$ 急剧下降、$PaCO_2$ 急剧上升、SpO_2 和 PaO_2 急剧下降或血压急剧下降，需考虑气腹 CO_2 引起的肺栓塞。此时，应及时与术者沟通，在维持呼吸、循环动态稳定的同时，去除 CO_2 流入（如关闭气腹、对拢肝断面、将体位调至头低位），或者中转开腹。另外，在腹腔镜下肝切除术中，肝断面或其他部位的出血有时未能进入术者视野，导致术中出血量无法准确计量。在估计出血量与生命体征不符的情况下，特别是心动过速和低血压不易纠正时，还应考虑未被计量的出血导致休克的可能性。

三、胰腺手术的麻醉护理

胰腺位于腹膜后，周围有丰富的血管和神经结构，是一个重要的内分泌和外分泌器官。胰腺疾病的种类多样，包括胰腺炎、胰腺癌、胰腺囊肿等，不同病理类型的手术策略和护理要求各不相同。胰腺手术是一种高度复杂的手术，例如胰十二指肠切除术（Whipple 手术）、胰体尾切除术、胰头切除术等，每种手术都有其特定的技术要求和风险。另外，胰腺疾病患者可能存在营养不良、糖尿病等合并症，手术本身又可能伴随较高的并发症风险，如出血、感染、胰瘘等，需要麻醉护理团队密切监测和及时处理。

对于晚期胰腺癌患者，有手术机会切除的仍应考虑采取手术，即使是姑息性手术，对于减轻梗阻性黄疸、十二指肠压迫等症状仍是有价值的，其中包括胆肠吻合术、胃空肠吻合术及其他技术措施。

胰腺癌的根治手术通常非常困难，特别是在处理胰头部肿瘤时，这种手术通常包括多部位的消化道切除和重建。由于这些部位的切除和重建非常复杂，很容易导致术后出现严重的并发症。胰体尾部的肿瘤，虽然无须进行消化道的切除和重建，但手术时也需要同时切除胰腺体尾部和脾脏，这可能会导致胰腺断端处的胰液漏出（或称胰瘘）。另外，在手术中必须特别注意保护关键的血管，有时也需要对血管进行切除和重建，手术难度和复杂性可见一斑。手术后，还需留置多根腹腔引流管，以便观察胰瘘和出血的情况。此外，患者还会留置胃管、导尿管，并接受镇痛药和静脉输液系统等治疗。

另外，患者术后可能会遭遇多种手术并发症，甚至会出现胰腺内外分泌功能失调等一系列问题，这些都会严重影响患者的生活质量。因此，了解术后应该注意的事项，有助于患者顺利度过手术期，更好地配合治疗，从而达到最佳的康复效果。

1. 麻醉前需要对患者进行全面评估，包括病史、体格检查和必要的实验室检查。特别要关注患者是否有心脏病、肺部疾病和糖尿病等合并症，以及肝肾功能情况。手术前患者需要禁食禁饮，以减少呕吐和误吸的风险。同时，患者应进行深呼吸练习，以减少对肺功能的损害。医护人员可与患者沟通，解释手术和麻醉的过程，以减轻患者的焦虑。

2. 在整个手术期间，医护人员需密切关注所有关键的生命体征，确保血液循环畅通，保证关键部位的正常供血，并尽量减少缺氧、低血压、缺水、酸碱平衡失调等风险。

3. 为了保证术后恢复的顺利进行，术后 6h 内，应尽量让患者保持仰卧位。6h 后，要将床头抬高一些，以降低腹肌的张力，促进患者深呼吸，缓解患者的疼痛不适，同时也利于引流管的引流。为了让患者获得最佳治疗效果，应每天定时帮助他们翻身。如果发现他们有痰，应及时拍背，以便其咳痰。此外，还应仔细监测患者的生命体征，如血压、心率、呼吸、体温，以保持较好的脏器灌注。经过胰腺手术后，患者体内可能存在许多引流管，因此，必须仔细检查每根引流管的引流量和性状，若出现任何异常情况，则必须立即向医师报告。术后，患者的伤口处仍然存在疼痛，因此，可通过服用镇痛药、使用镇痛泵来缓解疼痛。但是，若疼痛情况仍较严重，则必须考虑其他因素，例如排除腹腔内的并发症。增加镇痛药物治疗时，要注意避免影响患者的正常呼吸、咳嗽、咳痰、排便等活动。

术后第 1 天，鼓励患者在床上翻身，并可活动手脚。此外，建议咀嚼口香糖，以帮助消化道蠕动。并且，随着病程的推移，建议适当地锻炼，但也一定要注意运动过程中避免引流管意外脱落、拔出、打折、挤压等情况，从而导致术后引流失败。

术后患者可能需要通过肠外营养支持，直至能够经口摄入足够的热量。同时，补充胰酶制剂以帮助消化。患者从禁食开始，逐步过渡到流质饮食，如温开水、米汤等，待肠道功能恢复后再逐步增加高蛋白低脂肪的饮食。胰腺癌手术的恢复过程较为复杂，家属和医护人员需要与患者密切配合，提供必要的心理支持和鼓励。

术后需要定期到医院进行复查，以便早期发现并处理可能的复发或转移。

☆ ☆ ☆ ☆

四、脾切除手术的麻醉护理

（一）脾脏的生理功能

脾脏是人体中重要的淋巴器官组织，其在人体免疫系统中发挥着举足轻重的作用，是机体防御体系中不可或缺的一部分，具有多种生理功能。

1. **造血和储血功能**　脾脏含有造血干细胞，在特定情况下可以恢复造血功能。脾脏也是一种重要的储血器官，它能够在人体处于剧烈活动、失血或情绪激动的状态下，将脾窦内的血液释放进循环系统，进而输送到全身各个部位。

2. **滤血和毁血作用**　它能够有效地过滤血液中的细菌、缺损或衰老的红细胞、血小板和细胞碎片，而这些物质会被巨噬细胞吞噬。脾脏每天的过滤量大约为350L，同时还会清除约20g的红细胞。

3. **免疫功能**　脾脏含有大量的免疫活性细胞，如B淋巴细胞、T淋巴细胞、巨噬细胞等，能够产生免疫活性因子，具有重要的免疫功能。脾脏是一个重要的免疫器官，它负责监测、调节和过滤血液中的抗原，从而促进身体的健康。

（二）脾脏切除术的适应证

1. **创伤**　外伤导致脾脏破裂，可能需要紧急手术来控制出血并移除受损的脾脏。

2. **血液系统问题**，例如遗传性血红蛋白增多症和珠蛋白生成障碍性贫血，都会对人体的健康造成危害，包括脾脏的增大和红细胞寿命缩短。

3. **感染性疾病**　某些感染，如严重的脾脓肿，可能需要通过手术来清除感染源。

4. **肿瘤**　脾脏良性或恶性肿瘤可能需要通过手术来移除。

5. **其他医疗指征**　如肝炎肝硬化、脾功能亢进患者，以及某些免疫缺陷病或需要进行造血干细胞移植的患者。

（三）脾切除术后对机体的影响

1. 脾脏是一个至关重要的免疫器官，它不仅能够有效地抵御外界的病原体，而且还可以产生IgM，使得病原体更容易被脾内外的吞噬细胞所清除，从而维持机体的健康。经过试验，半脾切除会导致脾脏清洁能力显著降低25%，而在脾动脉结扎后，其清除能力下降50%。脾切除手术后，最常见的并发症是免疫力下降导致的感染。

2. 经过脾切除后，血液流变学会发生显著变化，由于细胞碎片等无法被清理，红细胞的变形能力受到削弱，从而使术后的血液黏稠程度大幅提升。此外，脾切除还会引起血小板的增多，表现为数量增多及凝固性增强。随着血液和血浆的黏稠度的提高，血小板的活性也会显著增强，从而导致血栓的产生。研究表明，术后患上血栓性静脉炎、深静脉血栓形成、缺血性心脏病及其他血栓性病症的患者的比率也会相应上升。

所有的外科手术，包括肝脏、胆囊、胰腺等，均可能导致血液流变学的变化。通常，这些变化会出现在近期，然后会逐渐恢复到正常的状态。然而，肝脏切除后，这些变化会变得更为显著，特别是当血液流变学指标和血小板聚集变得异常高时，以及血小板数量大于 $400 \times 10^9/L$ 者，必须加倍注意，并且需要采取相关的预防措施。

（四）脾切除术的注意事项

1. *术前评估和准备*　评估患者的整体健康状况，特别是血液和免疫系统的状态。术前禁食、禁水，可能需要的血液制品储备。

2. *术中护理*　持续监测心电图、血压、脉搏和血氧饱和度，以及时发现并处理任何异常，术中保温。

3. *术后护理*　密切关注患者的生命体征，采取有效措施防止和治疗可能出现的并发症。由于脾脏在免疫反应中的作用，脾切除术后的患者可能需要接种特定的疫苗，如肺炎球菌疫苗和脑膜炎球菌疫苗。术后的患者需长期监测，重点关注血液疾病和感染的风险。

4. *生活方式调整*　患者应避免高风险活动，以减少受伤风险，同时注意个人卫生以预防感染。

五、胃部手术的麻醉护理

胃是消化系统中的一个重要器官，扩张性很强，它负责储存食物、分泌消化酶和胃酸，以及帮助食物的初步消化。胃酸主要由盐酸组成，有助于杀死食物中的细菌，同时激活消化酶（如胃蛋白酶），帮助分解蛋白质。胃壁的肌肉通过收缩和舒张来搅拌食物，使其与胃酸和消化酶混合，并调节胃排空速度，控制食物进入小肠的速度。

常见的胃部疾病有胃炎、胃溃疡、胃扩张、胃食管反流、胃动力障碍、胃癌、胃破裂等，可引起诸如胃灼热、胸痛、剑突下疼痛、恶心、呕吐、腹胀、乏力、贫血等症状。其中，可能需要手术介入的有胃溃疡、胃癌、胃破裂等，常见手术有内镜下胃黏膜切除术、部分胃切除术/胃次全切除术、全胃切除术、近端胃切除术、姑息性手术、消化道重建术、胃造瘘术等。另外，随着生活水平的提高，肥胖人群的比例开始增加，为了控制饮食、减轻体重，也开始出现胃减容手术。

（一）胃切除术的麻醉护理

胃癌手术时，可以选择静脉、吸入或静吸复合全身麻醉，采用仰卧分腿位，根据病情的不同，调整头部和足部的高度，以及左右倾斜的角度，以获得最佳的手术视野和治疗效果。由于胃癌手术创伤较大，不仅需要根据病情切除相应

☆ ☆ ☆ ☆

胃部，还需进行淋巴结清扫、消化道重建等，手术时间较长，术中需做好患者的体温保护，防止术中大出血。考虑到患者年龄可能较大，麻醉药物的代谢可能较慢，需适当调整药物使用量，并注意术后复苏时间可能会延长。研究表明，与吸入麻醉相比，全凭静脉麻醉的免疫抑制效应更低，因此，它可能会给胃癌患者带来积极的治疗效果，从而改善他们的长期生存率。

术后注意观察患者生命体征，警惕术后出血等并发症，鼓励患者早期下床活动，促进康复，观察患者的排便、排气情况，评估消化道功能的恢复，并根据患者的营养状况，提供相应的营养支持治疗，如输血、输液、补充蛋白等。术后患者应逐渐从流食过渡到普通食物，注意食物的营养均衡，避免刺激性食物。

（二）胃减容手术的麻醉护理

肥胖是一种由环境、遗传和内分泌因素引起的机体生理功能紊乱。体重指数（body mass index，BMI）是目前国际上用来衡量人体肥胖程度和健康状况的通用标准，其计算方法为：体重（kg）/ 身高（m）²。根据世界卫生组织（WHO）的标准，成年人的 BMI 指数范围可分为以下几类：

低于 18.5：体重过轻

18.5 ～ 24.9：正常范围

25 ～ 29.9：超重

30 ～ 34.9：Ⅰ 度肥胖

35 ～ 39.9：Ⅱ 度肥胖

高于 40：Ⅲ 度肥胖（严重肥胖）

与 BMI 水平升高相关的健康风险包括：代谢综合征、2 型糖尿病、高血压、冠心病、卒中、睡眠呼吸暂停综合征及白天嗜睡、肺动脉高压、癌症、生殖功能障碍、骨关节炎、非酒精性脂肪肝和脂肪变性肝炎等。

肥胖的非手术治疗包括行为的调整和干预、减肥药物治疗、饮食和中草药等，而手术治疗主要归结为胃限制性手术及将胃减容和诱发营养吸收障碍相结合的手术。

肥胖患者的麻醉管理及护理是一项具有挑战性的任务，因为肥胖会增加麻醉和手术的风险。具体有以下要点需要注意：

1. 术前评估　在进行手术之前，需要对肥胖患者的呼吸、气道和心脏健康进行综合检查。特别是要识别那些患有睡眠呼吸暂停综合征（OSAHS）和高血栓风险的患者。需特别关注其心脏、呼吸功能和呼吸道状态。由于许多肥胖患者的嘴唇或鼻周围的皮肤会变厚，因此面罩通气时可能出现困难，插管和拔管过程也会存在风险。根据最新研究，大多数肥胖患者都会遇到呼吸运动障碍，其中 10% 的患者存在面罩通气困难，1% 的患者存在插管困难。为了保证安全，需对这些患者进行充分的准备，并可进行减肥手术死亡风险分层（obesity

surgery mortality risk stratification，OS-MRS），具体见表 12-2。此分层评估同样
适用于肥胖患者的非减肥手术，若评分为 4 ～ 5 分的患者，术后需要密切监测
其呼吸情况及血栓情况。

表 12-2　减肥手术死亡风险分层 OS-MRS（同样适用于肥胖患者非减肥手术）

危险因素	评分
BMI > 50kg/m^2	1
男性	1
年龄 > 45 岁	1
高血压	1
肺栓塞危险因素	1

2. 药物剂量的计算　　药物的分布、结合及消除在肥胖患者中可能发生改变。
麻醉药物计算应基于瘦体重或校正体重，而非全体重。

3. 通气管理　　肥胖会对膈肌、胸腹部的活动产生不利影响，从而导致功能
残留量大幅度降低、区域性肺不张及肺内分流增加。由于全身麻醉的作用，这
种变化会更加突出。例如，对于肥胖患者，麻醉后的功能残气量会比正常情况
下减少 50%，而对于非肥胖患者，则仅减少 20%。此外，胸壁和腹部的脂肪堆
积，以及肺动脉血容量的增加，会导致肺的顺应性降低，从而增加气道的阻力。
少数病态肥胖并伴有心功能障碍的患者，甚至会出现肥胖仰卧位死亡综合征
（obesity supine death syndrome），他们根本无法耐受仰卧位，因为仰卧位可导致
其发生致死性的心肺衰竭。因此，为了提高肥胖患者对缺氧的耐受力，建议在
进行气管插管之前进行更充分地给氧去氮，适当增加吸入氧浓度（> 50%），并
且选择一定的 PEEP（5 ～ 10cmH$_2$O），以此来改善肥胖患者的氧合水平。

4. 液体管理　　液体补充应根据瘦体重来计算，避免液体过负荷，特别是在
心脏病患者中。

5. 术后管理　　术后仍需加强监测，尤其是对于存在合并症或高危因素的患
者。建议进行肌松监测并使用肌松拮抗剂，同时做好拔管后放置口咽或鼻咽通
气道的准备，必要时紧急开放气道。当患者肌力恢复、潮气量足够且意识清醒时，
可在半卧位时拔管。另外，持续氧疗和适当的体位对改善氧合很重要，保持半
卧位或端坐位还能减少围手术期发生反流性误吸的可能性。

6. 血栓预防　　肥胖是深静脉血栓形成的高危因素，可能会引发心肌梗死、
脑血栓等严重并发症。术后高凝状态的持续时间可能会超过 2 周，预防血栓形
成的时间长短则要根据手术类型和 BMI 确定。应采取适当的预防措施，如抗凝
治疗等，情况允许时应尽早下床活动。

☆ ☆ ☆ ☆

六、妇科手术的麻醉护理

女性的生殖系统包括外阴、阴道、子宫、输卵管及卵巢。由于这些脏器位于盆腔深部，手术时要求充分的镇痛和肌松。手术通常采取仰卧位、剪刀位、截石位、头低位，这些体位会对呼吸和循环系统产生影响。另外，由于该区域血供丰富，且具有内分泌功能，因此手术往往可能出血较多，影响女性性激素水平，甚至影响女性心理。

（一）妇科腹腔镜手术的麻醉护理要点

1. 因气腹增加通气负荷，除非吹入气体在 2L 以下，否则硬膜外或脊麻下难以忍受，故以全身麻醉最为常用。

2. 气体栓塞是少见却最危险的并发症，腹腔内开始充入 CO_2 时一定要缓慢。当大量 CO_2 进入血液循环时，CO_2 气团的迅速扩散会引起严重的肺栓塞，导致血压迅速下降、急性肺动脉高压及心脏功能障碍，甚至心搏骤停。要想准确诊断这种情况，最有效的方法是通过心脏多普勒超声检查。一旦确诊，应立即采取措施，包括停止充气、紧急气腹排气，让患者采取头低左侧斜坡卧位，以避免气体经血液流向肺动脉，也可经中心静脉或肺动脉插管抽出气体栓子。如果发生心搏骤停，则必须立即进行心肺复苏，因为心外按压可以将 CO_2 栓子粉碎成小气泡，使其被血流快速吸收，从而迅速缓解肺栓塞的症状。复苏成功后，若怀疑血管内可能仍残留气体栓子，尤其是存在卒中风险时，还需接受高压氧治疗。

3. 可能出现皮下气肿、纵隔与心包积气、气胸，偶有大量皮下气肿且联合膈肌完好下气胸的情况。如果出现皮下气肿，首先要排查有无气胸及心包积气，如有气胸及时停止气腹，必要时做胸腔闭式引流；心包积气可做心包穿刺抽气；严重的纵隔气肿可取胸骨上凹穿刺抽气或切开纵隔膜引流，会有明确的气体逸出；若是单纯的皮下气肿，可采用粗针多处穿孔排气，同时可增大通气量，轻度病例可自行吸收。

4. 当患者处于头低位时，肩托的使用可能会导致臂丛神经损伤，因此，在进行截石位手术时，应特别注意保护，以免出现下肢间隔综合征。

5. 由于气腹增加腹内压并上抬膈肌，压迫胃部，增加了胃内容物反流性误吸的风险，因此在进行手术前，患者必须术前禁食 6h 以上，禁水 2h。气管插管应选用带气囊的导管，插管后常规将气囊充足。另外，气腹及体位会减少下肢静脉回流，因此对于手术时间长、有深静脉血栓和肺栓塞风险的高危人群，可考虑使用低分子量肝素和抗血栓药。腹腔镜手术可能引发严重的恶心和呕吐，因此，可预防性地使用止吐药来减轻症状。

（二）妇科宫腔镜手术的麻醉护理要点

1. TURE 综合征：手术时需要通过大量灌注液来膨宫，水分在加压膨宫的影响下，可从宫腔的创面快速吸收，并进入血液循环系统，进而造成体液的超负荷和低钠血症；另外，灌注液可经过畅通的输卵管流入腹腔并被吸收，也大大增加了水中毒的可能性，甚至产生 TURE 综合征，具体表现为高血压、心动过缓，随着容量负荷进一步增加，可出现低血压、恶心、呕吐、视力障碍、头痛、激动、精神紊乱等，甚至可诱发癫痫、昏迷，危及生命。原则上应当采取有效低压灌注的方法，尽可能控制手术时间，并严密监测生命体征，及时识别水中毒，一旦出现水中毒的情况，应马上终止手术操作，停止灌注，并予以吸氧、利尿、纠正水电解质紊乱等，必要时气管插管。

2. 迷走神经紧张综合征：当敏感的子宫颈管受到扩张的刺激时，神经冲动传导到 Franken-Shauser 神经节、腹下神经系统丛、腹腔神经丛及迷走神经，可引起迷走神经张力增高、迷走神经兴奋，其症状包括出汗、低血压、心动过缓，严重者甚至会出现心搏骤停。因此，对有宫颈明显狭窄和心动过缓的患者，应重点预防，可使用阿托品进行预防和治疗。

3. 宫腔镜手术的优势在于时间更短，因此可以使用全凭静脉全身麻醉，小剂量咪达唑仑、丙泊酚和舒芬太尼联合应用，可以使患者快速复苏，并获得更好的舒适度。

七、泌尿系统手术的麻醉护理

泌尿系统包括肾脏、输尿管、膀胱、前列腺等器官，常见的手术类型包括肿瘤切除、结石清除、尿路梗阻修复、生殖系统畸形矫正等，手术方式可以分为经尿道的介入手术、微创手术和开放手术。

1. 经尿道手术包含膀胱镜检查、经尿道前列腺切除术（TURP）、经尿道膀胱肿瘤电切术（TURBt）等，麻醉护理注意事项及要点如下。

（1）TURP 综合征：它的主要原因是大量吸收了灌洗液的非电解质物质，导致的稀释性低钠血症。在清醒的患者中，症状包括头晕、头痛、恐惧、意识模糊、呼吸困难和恶心等，如果病情继续发展，还可能导致昏迷、抽搐和虚脱。在全身麻醉手术期间，患者的症状会不易识别，可表现出血压升高或降低、顽固性心动过缓，以及 QRS 波群变宽、ST 段抬高和室性心律失常等。当血清中 Na^+ 低于 120mmol/L 时，会产生明显的症状。如果发生，应尽快停止手术操作，限制入液量并应用利尿药，以排除体内过多液体。如 $Na^+ > 120mmol/L$，则补充生理盐水；若 $Na^+ < 120mmol/L$，则补充 3% 氯化钠。

（2）TURP 手术多选择椎管内麻醉。椎管内麻醉可带来下半身较好的肌松效果，因此可以显著提高膀胱容量，减少穿孔风险，预防膀胱痉挛，同时也能够

☆ ☆ ☆ ☆

改善术后视野，有效地实施尿道扩张和清除积血，使患者保持清醒，更容易发现 TURP 综合征。如果选择全身麻醉，则应当保证足够的麻醉深度，以避免咳嗽或活动，防止膀胱或前列腺穿孔。

（3）应用大量灌洗液而导致对失血的估计较困难，也可能因血液稀释而产生凝血异常，术后需加强对患者的监护，仔细观察出入量等。

2. 根治性手术如根治性肾切除术、根治性膀胱切除术和根治性耻骨后前列腺切除术变得越来越普及，这类手术时间长，出血多，需要重视。另外还有肾上腺（部分）切除、输尿管结石取出、肾移植、肾盂成形等手术。

（1）对于这类手术，无论开放还是腹腔镜完成，全身麻醉、气管插管和控制呼吸是最安全合适的麻醉方式。在进行手术之前，应该确保患者的身体处于舒适的姿势，以防止对神经造成不必要的损害。

（2）在手术过程中，要保持腹腔充气和放气匀速缓慢，并且要随时准备好阿托品，以防止迷走神经张力增加导致的心动过缓，同时还要特别注意气栓和皮下气肿的发生。

第 13 章
产科麻醉护理

麻醉药和麻醉性镇痛药物大部分可通过胎盘屏障进入胎儿血液循环，且都具有不同程度的中枢抑制作用，因此用药时必须慎重考虑用药方式、方法、剂量、用药时间及胎儿和母体的全身状态，对于未足月分娩的产妇更应特别慎重。如果胎儿在药物抑制高峰时娩出，则可能发生新生儿窒息等严重并发症。

第一节　麻醉药对母体及胎儿的影响

一、吸入麻醉药物

目前，常用的吸入麻醉药物主要包括七氟烷、异氟烷和地氟烷等。这些药物通过肺部吸收进入血液循环，作用于中枢神经系统产生麻醉效应。

（一）七氟烷

七氟烷是产科麻醉中最常用的吸入麻醉剂之一，具有起效快、代谢迅速、易于控制等特点。七氟烷对母体血流动力学的影响相对较小，但在高剂量下可能导致血压下降和心排血量减少，从而影响子宫胎盘的血流灌注。研究表明，七氟烷可减弱子宫收缩力，可能影响分娩过程和导致产后出血。此外，七氟烷能通过胎盘屏障进入胎儿体内，但在适当的剂量下通常不会对胎儿产生明显的不良影响。

（二）异氟烷

异氟烷是一种较为传统的吸入麻醉药物，具有强效的镇静作用。与七氟烷类似，异氟烷对母体的血流动力学也有一定影响，可能导致子宫胎盘血流量的减少。异氟烷对子宫收缩力的抑制作用较强，这在需要抑制子宫活动的情况下可能有益，但在分娩过程中则可能增加产程延长的风险。异氟烷也可通过胎盘屏障进入胎儿体内，可能导致胎儿中枢神经系统受到抑制，尤其是在大剂量或长时间使用时。

（三）地氟烷

地氟烷是最新一代的吸入麻醉药物，具有起效快、复苏迅速的优点。它对母体的血流动力学影响相对较小，但与其他吸入麻醉剂一样，可能导致子宫血流量减少。地氟烷对子宫收缩力的影响与七氟烷类似，通常不会显著影响分娩过程。然而，由于其通过胎盘的转运能力较强，在使用时需要谨慎控制剂量，以避免对胎儿产生不良影响。

二、静脉麻醉药物

（一）氯胺酮

氯胺酮是一种解离性麻醉药，具有独特的镇痛和镇静作用，同时还可用于麻醉诱导，常用于血容量减少、哮喘的患者。在产科麻醉中，氯胺酮有时被用于需要快速起效的镇静和镇痛，例如紧急剖宫产或其他需要迅速麻醉的情况。氯胺酮可通过胎盘屏障，但其对胎儿的直接影响相对较小，通常不会导致显著的呼吸抑制。然而，氯胺酮可能导致母体血压升高，因此禁用于妊娠期高血压患者。此外，高剂量的氯胺酮可能会引起母体产生不愉快的幻觉或精神错乱，所以在产科麻醉中使用氯胺酮时需要特别注意剂量控制。氯胺酮还具有增加子宫张力的作用，因此不宜在产后出血风险较高的情况下使用。此外，氯胺酮还禁用于有精神病病史、中毒、有子宫破裂风险的患者。

（二）丙泊酚

丙泊酚是一种常用于全身麻醉诱导和维持的静脉麻醉药，具有起效快、清醒迅速的特点。丙泊酚对母体的循环系统有一定的抑制作用，可能导致低血压和心排血量下降，从而影响子宫胎盘的血液供应。由于丙泊酚能够快速通过胎盘进入胎儿体内，因此在剖宫产手术中，使用丙泊酚时需要精确控制剂量和给药时间，以减少对新生儿的不良影响。推荐在胎儿娩出后追加丙泊酚，以避免新生儿 Apgar 评分降低。

（三）依托咪酯

依托咪酯是一种短效的静脉麻醉药物，适用于血流动力学不稳定的患者，因其对血流动力学影响较小而广泛用于产科麻醉。然而，依托咪酯可能导致短暂的肾上腺皮质功能抑制，这在围生期可能对母体和胎儿产生不利影响。此外，依托咪酯可通过胎盘屏障进入胎儿体内，虽然其对胎儿的直接影响尚不明确，但在产科麻醉中使用时仍需谨慎。

（四）硫喷妥钠

硫喷妥钠是一种传统的静脉麻醉药，具有快速起效的特点。硫喷妥钠不影响子宫收缩，但由于其对母体心血管系统的抑制作用较强，现已较少用于产科麻醉。硫喷妥钠可快速通过胎盘进入胎儿体内，可能导致胎儿呼吸抑制和肌张

☆ ☆ ☆ ☆

力降低。因此，硫喷妥钠的使用通常限于紧急情况下，并尽量避免在胎儿未娩出时使用。

三、局部麻醉药物

（一）布比卡因

布比卡因是一种常用于硬膜外麻醉和蛛网膜下腔麻醉的局部麻醉药，具有长效且强效的特点。布比卡因主要作用于局部神经，通常不会对母体的全身血流动力学产生显著影响。然而，布比卡因具有心脏毒性，在高浓度下可能吸收入血，导致母体心血管系统的抑制，甚至发生严重的心律失常。此外，布比卡因通过胎盘屏障的能力较弱，通常不会对胎儿产生明显的不良影响，因此在产科麻醉中被广泛使用。

（二）罗哌卡因

罗哌卡因是布比卡因的改良品种，相较于布比卡因，罗哌卡因的心血管毒性显著降低，且运动阻滞更轻微，因此在产科麻醉中逐渐取代布比卡因。罗哌卡因的麻醉效力与布比卡因相近，但其对运动神经的阻滞弱于布比卡因，且对子宫血流和胎盘转运的影响较小，被认为是较为安全的选择。罗哌卡因在硬膜外麻醉中的应用广泛，可有效缓解产痛，且对母体和胎儿的影响相对较小。

（三）利多卡因

利多卡因是一种常用于局部麻醉和神经阻滞的局部麻醉药，起效快且作用时间适中。利多卡因通常用于紧急情况下的快速麻醉，或作为其他局部麻醉药的辅助药物。利多卡因可通过胎盘屏障进入胎儿体内，但在常规剂量下不会对胎儿产生明显的不良影响。然而，在高剂量或长时间使用时，利多卡因可能导致母体和胎儿的中枢神经系统毒性，因此在产科麻醉中需谨慎使用。

四、麻醉性镇痛药物

（一）哌替啶

哌替啶（又称美利定）是常用于产科麻醉的阿片类镇痛药物，具有良好的镇痛效果，但其使用越来越受到质疑。哌替啶容易通过胎盘屏障进入胎儿体内，且其代谢产物去甲哌替啶（norpethidine）具有较长的半衰期，可能在新生儿体内积累，导致呼吸抑制、嗜睡及哺乳困难。因此，尽管哌替啶在过去被广泛用于分娩镇痛，但近年来由于其不良反应较多，已逐渐被其他更安全有效的镇痛药物所取代。

（二）芬太尼

芬太尼是一种强效阿片类镇痛药，常用于产科麻醉中的镇痛和麻醉辅助。芬太尼具有起效快、作用时间短的特点，但由于其可快速通过胎盘屏障进入胎

☆ ☆ ☆ ☆

儿体内，因此可能导致新生儿的呼吸抑制和肌张力减低。在硬膜外麻醉中，小剂量的芬太尼常与局部麻醉药联合使用，以增强镇痛效果，同时减少局部麻醉药的剂量和潜在副作用。尽管如此，芬太尼的使用仍需谨慎，尤其是在分娩前的晚期阶段，以避免对新生儿的呼吸功能产生不利影响。

（三）瑞芬太尼

瑞芬太尼是一种超短效镇痛药，具有起效快和代谢清除迅速的特点，因此在产科麻醉中具有独特的应用价值。瑞芬太尼通过胎盘屏障进入胎儿体内的剂量有限，且由于其代谢迅速，通常不会在胎儿体内蓄积。然而，瑞芬太尼可能导致母体循环和呼吸功能的抑制，因此其使用时需要密切监测母体的生命体征。瑞芬太尼常用于需要快速且短暂镇痛的产妇中。

（四）舒芬太尼

舒芬太尼是芬太尼的衍生物，具有更强的镇痛效力和更长的作用时间。由于其高效能和较低的副作用，舒芬太尼常被用于硬膜外或腰麻联合硬膜外镇痛中，以在分娩时提供持续的镇痛效果。与芬太尼类似，舒芬太尼可以通过胎盘屏障进入胎儿体内，但由于其剂量较低，通常不会对新生儿的呼吸产生显著抑制作用。然而，过量使用舒芬太尼仍可能导致母体呼吸抑制和低血压，因此需要根据个体情况调整剂量。

五、曲马多

曲马多是一种弱阿片类镇痛药，具有中枢性镇痛作用，同时其代谢产物还可产生阿片受体激动效应。曲马多在产科麻醉中偶尔被用作替代性镇痛药物，尤其在存在阿片类药物过敏或其他禁忌证的情况下。曲马多通过胎盘屏障进入胎儿体内，但相较于其他强效阿片类药物，其对胎儿的呼吸抑制作用较轻微。然而，曲马多的镇痛效力较弱，可能无法提供充分的镇痛效果，尤其是在分娩疼痛剧烈的情况下。

六、镇静药物

（一）咪达唑仑

咪达唑仑是一种常用于产科麻醉的抗焦虑药物，具有良好的镇静和抗焦虑作用。它可以通过胎盘屏障进入胎儿体内，通常不会对胎儿产生严重的不良影响，但在大剂量使用时仍可能会导致胎儿的呼吸系统和中枢神经系统抑制。因此，咪达唑仑在产科麻醉中通常仅限于术前镇静或作为其他麻醉药物的辅助，避免在接近分娩时使用。

（二）地西泮

地西泮是一种广泛使用的苯二氮䓬类镇静药，具有抗焦虑、镇静、抗惊厥和肌肉松弛作用。在产科麻醉中，地西泮可以用于缓解产妇的焦虑和紧张情绪，尤其是在分娩前或剖宫产手术前。然而，地西泮容易通过胎盘进入胎儿体内，可能导致新生儿出现呼吸抑制、肌张力降低和嗜睡等症状。因此，虽然地西泮具有强效镇静作用，但在产科中应谨慎使用，并尽量选择剂量较小的短效药物，以减少对胎儿的不良影响。

（三）氟哌利多

氟哌利多是一种丁酰苯类药物，具有强效的镇静和抗焦虑作用，并可用于防治术中恶心和呕吐。在产科麻醉中，氟哌利多有时可被用于辅助镇静。与其他镇静药物相比，氟哌利多具有较少的呼吸抑制作用，但仍需谨慎使用。氟哌利多通过胎盘屏障的能力有限，但仍可能会对胎儿产生一定的镇静效果。因此，氟哌利多在产科麻醉中的应用需要严格监控，并且在使用前权衡利弊。

七、肌肉松弛药物

（一）氯琥珀胆碱

氯琥珀胆碱是一种去极化型肌肉松弛剂，可被胆碱酯酶快速分解，常用于需要快速诱导全身麻醉的情况，如紧急剖宫产。氯琥珀胆碱的主要作用是快速而短暂地实现肌肉松弛，它不会直接影响胎盘血流量或胎儿氧供。然而，氯琥珀胆碱可能引起母体高钾血症和恶性高热等罕见但严重的副作用，因此在产科麻醉中使用时需谨慎。

（二）罗库溴铵

罗库溴铵是一种非去极化型肌肉松弛剂，其起效迅速，作用时间较长，适合较长时间的手术操作。与氯琥珀胆碱不同，罗库溴铵的作用更为可控，且不易引发高钾血症，因此在产科麻醉中常被用作维持肌肉松弛的药物。然而，尽管罗库溴铵不会直接通过胎盘屏障影响胎儿，但其作用持续时间较长，因此在手术结束时需配合使用拮抗剂如新斯的明来逆转其作用。

（三）维库溴铵

维库溴铵是一种中效非去极化神经肌肉阻滞药，广泛应用于各种外科手术中，包括产科手术。它通过抑制乙酰胆碱与神经肌肉接头上的受体结合，导致肌肉松弛。维库溴铵的优势在于起效迅速且作用持续时间适中，适合剖宫产等中短时长手术的需要。维库溴铵通过肝脏代谢，部分经肾脏排泄，因此在肝肾功能正常的产妇中使用相对安全。虽然维库溴铵也会通过胎盘屏障，但常规剂量下不会对胎儿产生显著影响。然而，对于存在肝肾功能不全的患者，使用维库溴铵时需谨慎。

（四）泮库溴铵

泮库溴铵是一种长效的非去极化神经肌肉阻滞药，广泛应用于各类手术，

☆ ☆ ☆ ☆

尤其是需要长时间肌肉松弛的手术。然而，在产科麻醉中，泮库溴铵的使用相对较少，因为其长效作用可能不适合手术时间较短的剖宫产手术。此外，泮库溴铵主要通过肾脏代谢和排泄，因此在肾功能不全的患者中可能蓄积，导致肌肉松弛时间延长。另一个需要考虑的因素是，泮库溴铵可能会引起轻度的心动过速和高血压，这是由于它阻断迷走神经所致。在产科麻醉中，这种心血管效应需要特别关注，尤其是对于存在妊娠并发症的产妇。虽然泮库溴铵会通过胎盘屏障，但其对胎儿的直接影响有限，通常不会明显引起新生儿的肌肉松弛。

（五）米库溴铵

米库溴铵是一种短效的非去极化神经肌肉阻滞药，起效快，作用持续时间较短。由于其代谢主要依赖于血浆胆碱酯酶水解，因此在患者肝肾功能正常的情况下，米库溴铵的代谢速度较快，适合需要短时间肌肉松弛的手术。米库溴铵在产科麻醉中的应用相对较少，但在某些情况下，尤其是需要较短手术时间或快速恢复肌肉功能时，可以考虑使用。然而，需要注意的是，部分患者可能存在先天性或获得性血浆胆碱酯酶缺乏，这可能导致米库溴铵的代谢延缓，进而延长肌肉松弛作用的时间。因此，在选择米库溴铵用于产科麻醉时，麻醉医师需特别警惕患者的代谢状态，以避免药物代谢异常及相关并发症的发生。

第二节　产科手术麻醉护理

一、术前准备

（一）术前评估

1. 全面病史采集　在进行任何产科手术前，全面详细的病史采集是术前准备的基础。对于即将进行剖宫产或其他产科手术的孕妇，麻醉护理团队需详细了解其妊娠期间的所有病史及并发症，如妊娠期高血压、妊娠糖尿病、胎盘早剥、前置胎盘等。除一般病史资料外，还应关注孕妇的气道情况、妊娠后的心肺功能、基础血压等。对于需行椎管内麻醉的患者，还需检查其穿刺部位。这些病史的收集有助于评估孕妇麻醉和手术的风险，确保手术安全进行。此外，麻醉团队还需了解患者的既往手术史和麻醉史，特别是麻醉药物过敏史或麻醉相关并发症的经历。这些信息对于制订个体化的麻醉方案至关重要。所有孕妇无论是否禁饮禁食，均应视作饱胃患者。

2. 实验室检查与辅助检查　术前实验室检查是评估孕妇术前状态的重要方法。常规检查包括血常规、凝血功能、肝肾功能、心电图检查等。对于高血压、HELLP 综合征等患者，尤其要注意血小板计数及凝血功能的检查。此外，心电图及心脏彩超检查可帮助麻醉团队了解孕妇的心脏功能状况，特别是对于有心血管疾病病史的孕妇。对于高危妊娠患者，通过额外的辅助检查，如胎儿超声检查、胎心监测等，以及与产科医师的充分交流，可以评估胎儿的健康状态。

3. 风险评估　术前风险评估是麻醉护理的一项关键任务。通过应用 ASA（美国麻醉医师协会）分级系统，可以对患者的术前健康状况进行系统性评估，进而制订相应的麻醉管理计划。高危妊娠患者的术前风险评估尤为重要，因为这些患者病史较为复杂，且通常伴有多种并发症。

麻醉团队还需根据风险评估结果，制订手术期间的应急预案，例如呼吸机的准备、血液制品的储备、术中并发症的处理方案及新生儿急救措施等。

（二）心理准备与教育

1. 产妇心理评估　手术前产妇的心理准备同样重要。许多孕妇在即将进行剖宫产或其他产科手术前，可能会出现焦虑、紧张等情绪。麻醉护士应对产妇的心理状态进行评估，并提供适当的心理支持和干预措施。例如，可以与产妇进行沟通，了解她们的担忧和恐惧，并给予安慰和解释，以减轻她们的焦虑情绪。评估产妇的家庭支持系统也非常重要。良好的家庭支持可以帮助产妇在手术前后保持积极的心理状态，有助于手术的顺利进行和术后恢复。

2. 术前教育　术前教育是提高产妇配合度和手术满意度的重要手段。麻醉护理团队需详细解释手术的麻醉方式，包括硬膜外麻醉、腰麻和全身麻醉的原理、优缺点及可能的并发症。这有助于产妇理解手术过程中可能发生的情况，减少对未知的恐惧感。同时，麻醉护士应向产妇解释术前禁食禁饮的重要性及注意事项，确保产妇能够严格遵守术前禁食禁饮的要求，减少术中发生反流性误吸等并发症的风险。此外，还可以对术中和术后可能出现的问题，如疼痛管理、术后恢复时间等，进行详细说明，帮助产妇做好心理准备。

（三）术前护理准备

1. 术前禁食禁饮　为了减少术中反流性误吸的风险，术前禁食禁饮是必需的。通常情况下，产妇入院后，对可能进行手术的患者应尽早禁饮禁食，并予以糖盐水等营养制剂维持能量。术前可给予 H_2 受体拮抗剂（如雷尼替丁等）或质子泵抑制剂（如奥美拉唑等）中和胃酸。对于未禁食禁饮的患者，应尽量排空胃内容物，如必须实行全身麻醉，则应先采取清醒状态下的气管插管。

2. 术前药物管理　术前药物管理是确保手术顺利进行的重要步骤。抗酸药的应用有助于减少胃酸分泌或中和胃酸，以降低术中误吸的风险。对于患有慢性疾病的孕妇，如高血压、糖尿病等，术前需注意其常用药物的种类和剂量及患者的血压情况，并详细交代停药方案，以避免药物对麻醉的影响。例如，高血压药物的术前用药方案应根据药物的种类和患者的血压情况进行调整，避免术中发生低血压或高血压危象。

☆ ☆ ☆ ☆

3. 术前仪器设备准备　术前仪器设备的准备工作是确保手术安全进行的基本保障。麻醉护士需检查和校准所有监护仪器、吸氧装置和吸引设备等，如心电监护仪、脉搏氧饱和度监测仪等，确保其在手术过程中正常工作。对于高危患者，可能还需准备动脉血压、中心静脉压及心功能监测设备。此外，麻醉机和呼吸机的准备工作也至关重要，包括检查氧气供应、吸入麻醉药物是否充足等。

术前还需准备好必要的急救设备和补液装置，如抢救车、加温加压输液仪等，以应对术中可能发生的紧急情况，如过敏性休克、大出血等。

二、剖宫产手术的麻醉护理

（一）剖宫产麻醉方式的选择

剖宫产手术中，麻醉方式的选择至关重要，它直接影响手术的顺利进行及产妇和胎儿的安全。常用的麻醉方式主要包括区域麻醉（如硬膜外麻醉和腰麻）和全身麻醉。不同麻醉方式各有优缺点，具体选择需根据手术方式、产妇的身体状况、手术紧急程度、麻醉医师的综合评估，以及产妇及家属的意愿进行个性化决策。

1. 硬膜外麻醉

（1）原理与优点：硬膜外麻醉（epidural anesthesia）是剖宫产手术中最常用的麻醉方式之一。其原理是通过注射局麻药到硬膜外隙，阻断脊髓神经传导，从而达到麻醉效果。硬膜外麻醉的优点在于麻醉平面较易控制，可以提供持续、可控的麻醉深度，并能在术后提供有效的镇痛。这种麻醉方式下，产妇保持清醒，可以与医护人员交流，同时减少了全身麻醉相关的风险，如误吸和呼吸抑制，对胎儿的呼吸循环也无影响。

（2）适应证与禁忌证：硬膜外麻醉适用于大多数计划性剖宫产及部分紧急剖宫产手术。对于有心脏病史的孕妇，硬膜外麻醉可避免全身麻醉引起的心血管应激反应。此外，它还适用于需要术后镇痛的患者。然而，对于有精神疾病、严重脊柱畸形、硬膜外隙感染或严重凝血障碍的产妇，硬膜外麻醉需慎重考虑或禁忌使用。

（3）麻醉操作与管理：硬膜外麻醉的操作包括穿刺、导管置入和药物注射。麻醉护士在操作前需充分告知产妇操作流程及可能的不适感，帮助产妇放松。穿刺时需保持产妇在适当体位，并密切观察产妇的反应。麻醉药物的剂量需根据产妇的个体情况进行调整，并持续监测麻醉效果和产妇的生命体征。术中，麻醉护士需随时调整麻醉深度，以应对手术进展和产妇的疼痛反应。在剖宫产过程中，硬膜外麻醉还可以通过导管追加局麻药，以延长麻醉时间或加深麻醉效果，确保手术顺利进行。

2. 腰麻

（1）原理与优点：腰麻（spinal anesthesia），又称蛛网膜下腔麻醉，是另一种常用于剖宫产的麻醉方式。其原理是将局麻药注入蛛网膜下腔，阻断脊髓神经的传导，从而产生较为快速和广泛的麻醉效果。腰麻的优点在于起效快、麻醉效果好，适用于紧急剖宫产手术。腰麻的另一大优势是其局部麻醉药物用量小，局麻药中毒发生率低。但麻醉维持时间较短且易发生低血压。

（2）适应证与禁忌证：腰麻适用于计划性剖宫产及需要快速进行的紧急剖宫产。特别是在时间紧迫的情况下，腰麻能够迅速发挥作用，确保手术及时进行。与硬膜外麻醉类似，腰麻在有精神疾病、凝血功能异常及脊柱畸形或感染的产妇中需慎重使用。此外，对于有脑脊液漏、严重低血压或其他特定病史的产妇，腰麻可能不适宜。

（3）麻醉操作与管理：腰麻的操作包括腰椎穿刺和药物注射，通常选择 $L_3 \sim L_4$ 或 $L_4 \sim L_5$ 间隙进行穿刺。麻醉护士需保持产妇在适当的体位（如侧卧或坐位），并告知产妇操作过程中的可能不适感。在穿刺成功后，局部麻醉药会迅速起效，产妇会感觉下肢和腹部逐渐麻木。

术中，麻醉护士需密切监测产妇的生命体征，特别是血压和心率，因为腰麻可能导致明显的血压下降。此外，由于腰麻的麻醉维持时间较短，手术需在麻醉效果持续期间内完成。因此，在术前需确保手术团队已做好充分准备。

3. 全身麻醉

（1）原理与优点：全身麻醉（general anesthesia）在剖宫产中应用较少，通常用于产妇存在椎管内麻醉禁忌证或紧急情况下椎管内麻醉失败时。全身麻醉通过静脉注射或吸入麻醉药物使产妇完全失去意识，并伴随全身肌肉松弛和疼痛消失。其优点在于可以在最短时间内达到全身麻醉效果，适用于极其紧急的手术情况。但全身麻醉易发生反流性误吸，甚至导致死亡。此外，麻醉用药不当还会造成新生儿呼吸循环抑制。

（2）适应证与禁忌证：全身麻醉适用于存在椎管内麻醉禁忌的产妇，如严重的脊柱畸形、局部感染、硬膜外或腰麻失败，以及需要立即开始手术的紧急情况。对于有全身麻醉药物过敏史或有严重呼吸道疾病的产妇，全身麻醉需慎重使用。

（3）麻醉操作与管理：全身麻醉的操作包括麻醉药物的静脉注射或吸入，以及气管插管以确保呼吸道通畅。术前需充分预氧合，以减少麻醉诱导期氧饱和度下降的风险。麻醉药物通常包括诱导药物（如丙泊酚、依托咪酯）、肌肉松弛剂（如氯琥珀胆碱），以及麻醉维持药物（如七氟烷、异氟烷）。气管插管应确保迅速有效，且在插管前避免正压通气并进行环状软骨压迫。气管插管后，通过呼吸机控制产妇的呼吸。术中，麻醉护士需密切监测产妇的生命体征，特

☆☆☆☆

别是血压、心率、呼吸频率及氧饱和度。由于全身麻醉药物可能对胎儿产生抑制作用，因此需尽量缩短胎儿暴露于麻醉药物的时间，并提前准备好新生儿复苏所需物品。此外，全身麻醉患者术中需严密防范误吸的发生，术后需及早唤醒产妇并进行呼吸道管理，待患者完全清醒后再拔除气管导管。

（二）术中麻醉管理

1. 术中监测

（1）生命体征监测：在产科手术过程中，麻醉护士需对产妇的生命体征进行持续监测，包括心电图、无创血压、SpO_2、呼气末二氧化碳分压等。这些监测指标有助于及时发现产妇术中可能出现的低血压、低氧血症、心律失常等情况，确保产妇和胎儿的安全。必要时，采取有创血压监测、中心静脉压监测等高级生命监测方法。

（2）胎儿监测：胎儿的术中监测对于产科手术尤其重要。通常通过电子胎心监测（electronic fetal monitoring，EFM）来观察胎儿的心率变化，评估胎儿的宫内状况。如果术中发现胎儿出现心率减慢或其他异常情况，需及时告知产科医师，并采取相应措施，如加快手术进程或改善母体血氧供应。

2. 麻醉药物的管理

（1）麻醉深度管理：麻醉深度的管理是产科手术中麻醉护理的重点之一。无论是区域麻醉还是全身麻醉，麻醉护士都需根据手术进展和产妇的反应，适时调整麻醉药物的剂量和输注速度，以维持适当的麻醉深度。对于硬膜外麻醉和腰麻，可通过追加局部麻醉药物以延长麻醉时间或加深麻醉深度。

（2）镇痛与镇静管理：手术过程中，麻醉护士需密切关注产妇的疼痛反应，必要时给予额外的镇痛药物（如芬太尼、舒芬太尼）以缓解疼痛。在患者清醒的情况下，麻醉护士需评估产妇的镇静水平，适时给予镇静药物（如咪达唑仑）以缓解术中焦虑。镇静镇痛药物的使用需谨慎，以避免过度镇静影响产妇的呼吸和血液循环。

3. 术中并发症处理及预防

（1）麻醉相关并发症：产科手术中可能发生的麻醉相关并发症包括低血压、误吸、过敏反应等。麻醉护士需熟练掌握这些并发症的处理原则和应急预案。例如，硬膜外麻醉或腰麻可能导致低血压，可通过调整体位、补液、使用血管活性药物（如麻黄碱、去甲肾上腺素）进行纠正。预防误吸风险的措施包括严格执行术前禁食禁饮和术中采取气道保护措施。

（2）产科相关并发症：除了麻醉相关并发症外，产科相关的并发症如胎儿窘迫、大出血、羊水栓塞等也需麻醉护士密切关注并迅速处理。例如，术中若出现胎儿窘迫，需及时与产科医师协调，加快剖宫产手术进程，并与新生儿科医师协助救治。若出现大出血，需立即启动输血方案，并考虑应用宫缩剂和止血药物（如卡巴克素、氨甲环酸）以控制出血。

（三）高危妊娠产科麻醉护理

高危妊娠的产妇通常伴有合并症或其他复杂情况，这些情况使得产科麻醉护理的难度和风险大大增加。针对这些患者，麻醉护理需制订个性化的麻醉计划，严格监测术中和术后的变化，并在术前、术中、术后提供全面的管理。

1. 高危妊娠的定义与分类　高危妊娠通常指的是由于母体或胎儿存在的各种风险因素，使得妊娠过程和分娩过程比正常妊娠更复杂和危险的情况。这些风险因素可能包括母体的健康状况、妊娠并发症及胎儿的发育问题。了解高危妊娠的定义与分类，有助于麻醉护理人员在术前进行全面的风险评估和护理计划的制订。

（1）高危妊娠的母体因素

1）妊娠期高血压与子痫前期：妊娠期高血压（gestational hypertension）和子痫前期（preeclampsia）是高危妊娠中最常见的母体因素之一。子痫前期不仅影响母体的心血管系统，还可能导致胎盘功能异常，从而对胎儿造成不良影响。麻醉护理人员需在术前充分评估产妇的血压控制情况及心功能，并准备好应对术中和术后的高血压危象。

2）糖尿病：妊娠糖尿病（gestational diabetes mellitus，GDM）是另一种常见的高危妊娠因素。糖尿病的孕妇易发生羊水过多和妊娠期高血压，同时增加母体感染、创伤不愈合、胎儿巨大儿、早产等风险。麻醉护理人员需密切监测产妇的血糖及血压水平，确定患者糖尿病的类型及治疗方案，并根据情况调整麻醉药物的剂量，特别是避免使用可能导致血糖波动的药物。同时，评估患者的心功能、肝肾功能、体重指数（body mass index，BMI）及气道情况，并注意患者有无自主神经或外周神经病变。

3）肥胖与肥胖相关综合征：肥胖是影响麻醉管理的重要因素，肥胖孕产妇是高危妊娠的常见群体。这些患者通常伴有一系列合并症，如高血压、糖尿病、阻塞型睡眠呼吸暂停综合征（obstructive sleep apnea syndrome，OSAS）等。肥胖使得气道管理、麻醉诱导和复苏过程更为复杂，麻醉护理人员需在术前充分评估产妇的通气和氧合状态、气道状况、凝血功能和心肺功能，并准备好可能需要的辅助设备和药物。

4）心脏病与其他系统性疾病：患有心脏病的孕妇在分娩时面临更高的风险。麻醉护理人员需特别关注产妇的心脏功能，评估心脏负荷和血流动力学状态，并选择对心血管系统影响较小的麻醉方式和药物，同时避免疼痛刺激。此外，其他系统性疾病如肾脏病、呼吸系统疾病等也需要在麻醉管理中进行特殊考虑。

（2）高危妊娠的胎儿因素

1）胎儿生长受限：胎儿生长受限（intrauterine growth restriction，IUGR）

☆☆☆☆

是一种常见的高危妊娠情况，通常与胎盘功能不全、母体疾病等相关。麻醉护理人员需在术前了解孕妇妊娠期全过程、产程情况以及胎儿的生长情况，并与产科医师合作制订详细的手术计划及新生儿的急救措施，必要时请新生儿科医师协助治疗，以确保母婴在分娩过程中的安全。

2）多胎妊娠：多胎妊娠增加了母体和胎儿的风险，如早产、胎盘早剥、羊水过多、双胎输血综合征等。麻醉护理人员需根据多胎妊娠的具体情况及患者心肺功能制订个性化的麻醉计划，术中需特别注意母体的血流动力学变化和胎儿的状况，提前准备好抢救措施。

3）胎儿畸形：对于胎儿存在畸形的高危妊娠，麻醉护理人员需特别关注胎儿在分娩过程中的安全，如胎儿呼吸道畸形可能需要在分娩后立即进行气道管理。术前应根据产前检查充分评估胎儿的情况，麻醉护理人员需与新生儿科医师、产科医师密切合作，制订详细的围手术期管理方案和术后胎儿的治疗方案。

2. 术前准备　高危妊娠患者的术前准备比普通产妇更加复杂，需要更为全面的评估和准备。术前准备的主要目的是识别和管理母体及胎儿的风险因素，确保术中和术后的安全。

（1）风险评估

1）母体风险评估：对于高危妊娠产妇，术前的母体风险评估包括对其心血管、呼吸、代谢、肝肾功能的详细评估。麻醉护理人员需与相关专科医师合作，全面了解产妇的健康状况，预测可能的麻醉风险，并制订应对方案。

2）胎儿风险评估：胎儿风险评估涵盖对胎儿生长发育情况、胎心监护结果及胎儿畸形等方面的详细检查。麻醉护理人员需在术前充分了解胎儿的具体情况，以确保术中对胎儿的监护措施得当。

（2）个性化麻醉方案制订

1）麻醉方式的选择：根据产妇的健康状况和手术需求，麻醉护理人员需与麻醉医师共同制订最适合患者的麻醉方式。对于存在心脏病、严重高血压等高风险因素的产妇，通常优先考虑硬膜外麻醉或腰麻，以减少对心血管系统的影响。硬膜外镇痛也是肥胖孕妇分娩的优先选择，但需注意其对局部麻醉药的需求量降低。

2）药物的选择与管理：高危妊娠患者在麻醉药物的选择上需特别谨慎，避免使用对母体或胎儿有潜在不良影响的药物。麻醉护理人员需根据产妇和胎儿的具体情况，选择安全有效的麻醉药物，并在术中根据产妇情况及手术进程及时调整药物的用法和用量。

（3）围手术期支持

1）血液制品与药物准备：高危妊娠的产妇可能面临较高的出血风险，因此术前需准备充足的血液制品、血管活性药物和止血药物（如氨甲环酸、卡巴克洛等），并确认加温加压输液装置准备就绪。麻醉护理人员需在术前确认这些物资的准备情况，并在术中密切监测产妇的出血情况。

2）多学科合作：高危妊娠的麻醉护理通常需要多个学科的协作，包括产科、麻醉科、心内科、呼吸科、新生儿科等。麻醉护理人员需在术前与各相关科室密切沟通，并共同制订详细周密的治疗方案，以确保手术过程中的各项准备工作到位。

3. 术中麻醉管理　在高危妊娠孕产妇的手术中，麻醉管理的复杂性和风险显著增加。麻醉护理人员需特别关注术中的监测、药物管理和并发症处理，以确保母体和胎儿的安全。

（1）术中监测

1）高级生命体征监测：高危妊娠手术中，除了常规的生命体征监测（如心电图、血压、脉搏氧饱和度等），还可能需要采用更高级的监测手段，如有创动脉血压监测、中心静脉压监测、连续心排血量监测等。麻醉护理人员需熟练掌握这些监测技术，并根据监测结果及时调整麻醉策略及用药方案。

2）胎儿监测：术中胎儿监测对于高危妊娠尤为重要，通常通过胎心监护和超声波来监测胎儿的情况。麻醉护理人员需密切关注胎心率的变化，必要时与产科医师沟通，调整手术策略或加快分娩进程，并积极与新生儿科医师协作治疗。

（2）麻醉药物的管理

1）个性化麻醉药物管理：根据高危妊娠产妇的具体情况，麻醉护理人员需制订个性化的麻醉药物管理方案。例如，对于有心脏病的产妇，需选择对心血管系统和呼吸系统影响较小的药物；对于糖尿病产妇，则需避免使用可能引起血糖波动的药物。

2）术中镇痛与镇静管理：高危妊娠手术中，术中镇痛与镇静管理尤为重要。麻醉护理人员需根据产妇的情况，灵活调整镇痛和镇静药物的剂量，以确保产妇和胎儿的舒适与安全。

（3）并发症的预防与处理

1）低血压的预防与处理：高危妊娠产妇在麻醉过程中，低血压的发生率较高。麻醉护理人员需在术前对患者进行必要的有创监测，并准备好升压药物，如麻黄碱、去甲肾上腺素、去氧肾上腺素等，同时在术中密切监测血压及心功能的变化，及时进行干预。

2）误吸的预防与处理：高危妊娠产妇由于腹压增高、胃内容物排空延迟、胃酸分泌增加，术中误吸的风险较高。麻醉护理人员需在术前严格执行禁食禁饮的要求，使用中和胃酸的药物，并在术中加强气道保护措施，必要时考虑气管插管以保护气道。

3）出血与凝血功能障碍的处理：高危妊娠的产妇由于各种原因，术中可能

☆ ☆ ☆ ☆

出现严重出血。麻醉护理人员需在术前准备充足的血液制品及输液装置，并密切监测凝血功能。在出血发生时，需立即启动输血方案，并应用血管活性药物和止血药物。

4. 术后麻醉护理与管理　高危妊娠产妇在手术后的管理同样至关重要，麻醉护理人员需密切关注术后的生命体征、疼痛管理、并发症处理及母婴健康的恢复。

（1）术后监测

1）生命体征监测：术后生命体征的监测包括心电图、血压、脉搏、呼吸频率、脉搏氧饱和度等。麻醉护理人员需特别关注术后低血压、心律失常等并发症的发生，及时寻找原因并进行干预。

2）疼痛管理：术后疼痛管理对于高危妊娠产妇尤为重要。麻醉护理人员需根据产妇的疼痛评分，调整镇痛药物的剂量和种类，避免使用可能对母婴产生不良影响的药物。

（2）并发症的预防与处理

1）深静脉血栓的预防：高危妊娠产妇由于术后活动减少、凝血功能改变，深静脉血栓（deep vein thrombosis，DVT）发生的风险增加。麻醉护理人员需在术后及时进行 DVT 的预防措施，如术后 6h 内开始低分子量肝素（如依诺肝素 40mg/d）皮下注射，并联合使用梯度压力弹力袜。

2）感染的预防与处理：术后感染是高危妊娠产妇常见的并发症之一。麻醉护理人员需严格遵守无菌操作规程，密切监测产妇的体温、白细胞计数等感染指标，并在需要时及时应用抗生素。

（3）母婴健康的恢复护理

1）母体恢复护理：麻醉护理人员需在术后帮助产妇尽快恢复健康，如鼓励早期下床活动、促进泌乳等。对于有特殊需求的产妇，还需提供心理支持和营养指导。

2）新生儿护理：新生儿的护理同样是麻醉护理人员关注的重点。需与新生儿科医师密切合作，确保新生儿的生命体征稳定，及早发现并处理任何异常情况。

第三节　新生儿窒息与急救护理

新生儿窒息是指在新生儿出生后，由于多种原因未能建立正常的呼吸或呼吸功能受到抑制，体内氧气不足和二氧化碳蓄积的情况。这种情况如果不能及时有效地处理，可能会导致严重的后果，包括器官损伤、神经系统并发症，甚至死亡。因此，迅速、准确的急救护理对新生儿窒息的预后至关重要。本节将详细探讨新生儿窒息的病因、病理生理变化及急救护理措施。

☆ ☆ ☆ ☆

一、新生儿窒息的原因与病理生理

新生儿窒息的发生往往是多因素综合作用的结果，包括母体因素、胎儿因素和分娩过程中的突发情况。每一个因素都可能在不同程度上影响新生儿的呼吸功能，因此，理解这些因素有助于在早期阶段识别高危新生儿，并在临床实践中采取预防和应对措施。

（一）母体因素

母体因素是新生儿窒息发生的重要原因之一，这些因素包括母亲在妊娠期的健康状况、合并症及分娩时的急性病理变化。每一种母体因素都可能通过不同的机制影响胎儿的氧合状态，从而增加窒息的风险。

1. 妊娠期高血压与子痫前期　妊娠期高血压和子痫前期是导致胎盘功能障碍和胎儿宫内缺氧的主要原因之一。妊娠期高血压的发病机制主要涉及血管内皮损伤、全身小血管痉挛和血液流动阻力增加。在这种病理状态下，胎盘血流减少，胎儿无法获得足够的氧气和营养，从而导致胎儿宫内发育迟缓和慢性缺氧。此外，子痫前期会进一步加剧这些病理变化，增加胎盘早剥的风险，导致急性缺氧和胎儿窒息。面对这种情况，产前监测和及早干预是减少新生儿窒息发生的重要策略。

母体妊娠期高血压患者通常需要进行严密的胎儿监测，包括定期的超声检查以评估胎盘功能和胎儿的生长情况。对于患有子痫前期的孕妇，应考虑提早分娩，以避免胎盘功能进一步恶化。此外，在分娩时应准备好应急设备和人员，以应对可能发生的新生儿窒息。

2. 糖尿病与妊娠糖尿病　母体糖尿病，尤其是妊娠糖尿病，也被视为新生儿窒息的一个重要风险因素。糖尿病母亲的胎儿通常会出现体型过大（即巨大儿）的情况。据报道，糖尿病孕妇生出巨大儿的发生率高达 15% ～ 45%。这极大地增加了难产和分娩过程中出现窒息的风险。糖尿病不仅影响胎儿在子宫内的发育，还可能导致胎儿在出生后面临多种代谢问题，如低血糖，这可能抑制新生儿的自主呼吸能力，进一步加剧窒息风险。

在临床实践中，妊娠糖尿病患者应在整个妊娠期严格控制血糖水平，以降低巨大儿的发生率。此外，在分娩过程中，应对胎儿的大小、羊水量和胎盘功能进行评估，以确定最佳的分娩方式和时机。对于巨大儿或存在其他并发症的孕妇，剖宫产可能是避免窒息发生的更安全选择。

3. 母体感染　母体感染，特别是严重的细菌或病毒感染，如绒毛膜羊膜炎，是新生儿窒息的另一个重要风险因素。感染可能通过多种途径影响胎儿，包括通过感染胎盘或羊水直接影响胎儿，或通过引发母体系统性炎症反应，导致胎盘血流减少。感染还可能引发早产，导致胎儿出生时呼吸系统未完全发育成熟，

☆☆☆☆

从而增加窒息的风险。

针对母体感染引发的窒息风险,临床医师应密切监控妊娠期间的感染情况,并及时进行处理。如果母体出现感染迹象,如发热、白细胞增多或阴道分泌物异常,应考虑启动抗生素治疗,并监测胎儿的状态。一旦确认感染对胎儿造成威胁,可能需要提早终止妊娠,以防止新生儿窒息的发生。

（二）胎儿因素

胎儿自身的健康状况和发育异常也是新生儿窒息的重要原因。某些胎儿因素可能在妊娠期通过产前筛查发现,而另一些因素可能在分娩过程中突然表现出来。因此,全面了解胎儿可能存在的风险因素对于防治窒息至关重要。

1. 胎儿宫内生长受限（intrauterine fetal growth restriction，IUGR）　通常是由胎盘功能不全、母体营养不良或慢性疾病导致的。这类胎儿在宫内发育过程中,无法获得足够的氧气和营养,导致其生长速度显著低于正常水平。这种慢性缺氧状态使得胎儿在分娩过程中更容易发生窒息,因为 IUGR 胎儿在面对分娩时的应激反应时往往缺乏足够的储备能力。此外,这些胎儿的器官发育可能也存在一定程度的不成熟,尤其是肺部,这进一步增加了出生后呼吸衰竭的风险。

在管理 IUGR 胎儿的过程中,产前监测至关重要,包括定期超声检查、胎儿监护和胎盘功能评估。当发现胎儿有 IUGR 的迹象时,可能需要提前进行干预,如调整孕妇的营养、控制母体的基础疾病,甚至在必要时进行早产管理。分娩过程中,应特别注意胎儿的心率监测,一旦发现胎儿窘迫的迹象,应及时进行干预,如剖宫产。

2. 胎儿畸形　某些胎儿的先天畸形,如膈疝、先天性心脏病、气管狭窄等,可能导致新生儿在出生后无法建立有效的呼吸功能,直接引发窒息。这些畸形往往在产前超声检查中可以发现,但有时可能在出生后才被识别。此外,某些中枢神经系统畸形也可能影响胎儿的呼吸中枢功能,导致出生后出现呼吸衰竭。

对于有先天畸形风险的胎儿,产前应进行详细的筛查和诊断,以确定具体的病变和严重程度。产科医师和新生儿科医师应根据筛查结果制订分娩计划,确保在出生时有足够的应急措施和专科支持。例如,对于有膈疝的胎儿,可能需要在出生后立即进行手术干预;而对于某些心脏病胎儿,则可能需要在出生后立即进行生命支持。

3. 胎儿窘迫　胎儿窘迫通常表现为胎心率异常、胎动减少或羊水中发现胎粪等。这些症状往往是胎儿在宫内面临急性缺氧的表现,可能由多种原因引起,包括脐带受压、胎盘早剥或羊水过少。当发生胎儿窘迫时,可能导致胎儿在分娩过程中缺氧加重,甚至在出生时发生窒息。

在临床实践中,识别和管理胎儿窘迫是防止新生儿窒息的关键。分娩过程中应对胎儿进行持续胎心率监测,一旦发现胎心率出现异常,应立即采取措施,如改变母体体位、提供氧气补充或加速分娩过程。在某些情况下，紧急剖宫产可能是最有效的解决方案，以确保胎儿尽快脱离缺氧环境。

4. 分娩过程中的因素 分娩过程中的不确定性增加了新生儿窒息发生的可能性。在分娩的不同阶段，突发的状况可能对新生儿的健康产生重大影响。因此，分娩时的监测和应急准备对于预防新生儿窒息至关重要。

（三）分娩方式

分娩方式的选择也可对新生儿窒息的发生产生直接影响。在经阴道试产过程中，尤其是在出现难产的情况下，如胎头过大、产道狭窄或宫缩无力，可能导致胎儿在产道中停留时间过长，引发缺氧窒息。此外，使用产钳或胎头吸引器等助产工具可能增加胎儿头部受损和窒息的风险。剖宫产虽然可以在一定程度上避免难产，但紧急剖宫产中母体的血液循环波动和麻醉的影响也可能导致胎儿出生后出现窒息。

临床中，分娩方式的选择应基于母体和胎儿的综合状况。在出现难产风险或其他合并症时，医师应权衡阴道分娩和剖宫产的利弊，并提前制订详细的应急预案。无论选择哪种分娩方式，医护人员都应做好充分的准备，以应对新生儿可能发生的窒息情况。

（四）脐带异常

脐带异常是导致新生儿窒息的常见原因之一。脐带绕颈、脐带打结、脐带脱垂等情况可能在分娩过程中导致胎儿供血中断，引发急性缺氧。脐带绕颈在产前超声检查中常被发现，但在分娩时可能出现突发的脐带打结或脱垂。这些情况需要立即处理，以避免对胎儿造成严重影响。

在分娩过程中，一旦发现脐带异常，医师应迅速评估情况并采取相应措施。如果脐带绕颈较松，可以尝试在分娩过程中小心地解开脐带；如果脐带脱垂，应立即进行紧急剖宫产，以尽快娩出胎儿并避免窒息的发生。

（五）胎盘早剥

胎盘早剥是一种严重的产科紧急情况，指胎盘在胎儿出生前部分或完全从子宫壁剥离。胎盘早剥会导致胎儿供血供氧中断，可能在短时间内引发严重的胎儿窘迫和窒息。胎盘早剥的常见原因包括母体高血压、腹部创伤和吸烟等。

面对胎盘早剥的风险，临床医师需要密切监测孕妇的状况，一旦发现胎盘早剥的迹象（如突然的腹痛、阴道出血、胎心异常等），应立即进行剖宫产手术，以确保胎儿迅速脱离缺氧状态并进行复苏。

二、新生儿窒息的急救处理

在新生儿窒息的急救处理中，时间至关重要。及时有效的急救护理可以显著降低窒息对新生儿的长期影响。以下是处理新生儿窒息的主要步骤，每一个

☆☆☆☆

步骤都需要高度的协调和专业的操作。

（一）呼吸道清理与开放

新生儿出生后，立即进行呼吸道清理和开放气道是急救的第一步。由于分娩过程中羊水、胎粪或黏液可能进入新生儿的呼吸道，迅速清理这些异物至关重要。使用吸引器或吸球进行口腔、鼻腔和咽部的清理应在数秒内完成，以尽快确保呼吸道的通畅。

在清理呼吸道的过程中，医护人员应特别注意维持新生儿的体温，因为新生儿在湿冷环境中容易失温。建议在清理前迅速擦干新生儿的身体，并在暖箱中进行操作，以减少体温的骤降。此外，还应使新生儿处于鼻吸位（平卧，头正中位，肩部垫一肩垫，或使颈部轻度仰伸），吸引操作应尽量轻柔，以避免损伤新生儿娇嫩的呼吸道黏膜。

（二）呼吸支持

在确保呼吸道通畅后，可给予新生儿适当的触觉刺激。如果新生儿仍未能自行开始有效呼吸，应立即给予呼吸支持。首先，应确保新生儿获得充分的氧气供应，这可以通过面罩或鼻导管进行。在氧气供应不足的情况下，可以使用正压通气（如手动复苏器）帮助新生儿建立有效的呼吸，必要时进行气管插管。

正压通气的操作应严格按照标准流程进行，包括设定适当的压力和频率，以防止因过度通气导致的肺损伤。在进行正压通气时，医护人员应持续监测新生儿的心率和血氧饱和度，以评估呼吸支持的效果。如果新生儿的心率逐渐恢复且皮肤颜色转为粉红，说明呼吸支持有效，此时可以逐步减低通气压力和频率，直至新生儿能够自主呼吸。

（三）循环支持

如果在初步的呼吸支持后，新生儿的心率仍未恢复或非常缓慢（低于每分钟60次），应立即开始胸外心脏按压。胸外心脏按压的目的是通过人工泵送血液，维持新生儿重要器官（尤其是脑部）的供血。

胸外心脏按压应以正确的频率和深度进行，通常推荐的频率为每分钟120次。按压的位置应紧贴乳头连线下方的胸骨，按压深度至少为胸廓前后径的1/3，并保证每次按压后让胸部充分复原，尽量减少按压的中断（每次中断不超过10s）。按压与呼吸支持应以3 : 1的比例配合进行，即每3次按压后进行1次正压通气。如果在心脏按压和呼吸支持后，新生儿的心率仍未恢复，可能需要使用如肾上腺素等药物进行进一步的急救。

（四）药物干预

在某些情况下，特别是新生儿窒息严重且对常规复苏措施反应不佳时，药物干预可能是必要的。常用的药物包括肾上腺素、碳酸氢钠和扩容剂等。这些药物的使用需要根据新生儿的具体情况由专业医师决定，并应在充分的生命体征监测下进行。

肾上腺素主要用于心率低或心搏停止的新生儿。经 30s 有效正压通气和胸外按压后，若心率仍低于 60 次 / 分，可使用肾上腺素（0.01 ~ 0.03mg/kg，静脉注射）。通常通过静脉或气管内注射给药，以提高心率并恢复心脏泵血功能。碳酸氢钠用于纠正严重的酸中毒，而扩容剂则用于补充血容量，改善循环功能。在药物使用后，应继续监测新生儿的反应，并根据情况调整治疗方案。

（五）复苏后护理

在成功复苏后，新生儿需要接受密切监护，以防止二次窒息或其他并发症的发生。复苏后的新生儿可能面临一系列问题，如低血糖、低血压、体温不稳定及神经系统损伤等。因此，复苏后护理应包括持续的心电监护、血糖监测、体温调节和神经系统评估。

复苏后的新生儿可能需要转入新生儿重症监护病房（neonatal intensive care unit，NICU）进行进一步的观察和治疗。在 NICU 中，新生儿将接受更详细的诊断评估，如脑部影像检查、血液检测等，以确定是否存在长期并发症，并据此制订相应的治疗计划。

三、新生儿窒息的预防

虽然新生儿窒息在分娩过程中可能无法完全避免，但通过采取适当的预防措施，可以大大降低其发生率。预防的重点在于产前的风险筛查和分娩时的高效管理。医护人员应加强对高危孕妇的监控，制订详细的分娩计划，并在分娩过程中保持高度警觉，随时准备进行应急处理。

同时，妊娠期健康管理也至关重要，包括控制孕妇的慢性疾病（如高血压和糖尿病）、及时处理妊娠期并发症（如子痫前期和感染），以及加强营养指导。这些措施可以显著减少新生儿窒息的发生，并改善母婴的整体预后。

通过全面的预防、准确的识别和有效的急救护理，新生儿窒息的结局可以得到显著改善，更多的新生儿将能够安全、健康地迈出生命的第一步。

第 14 章

小儿麻醉护理

第一节　与麻醉有关的小儿特点

一、解剖生理特点

（一）呼吸系统特点

1. **头颈部解剖特点**　婴儿的头部和舌相对较大，颈部较短。其鼻孔大小接近环状软骨直径，气管导管通常可以顺利通过鼻孔进入气管。然而，婴儿的鼻腔相对狭窄，易因分泌物或黏膜水肿而阻塞。由于婴儿主要通过鼻腔呼吸，鼻腔阻塞可能引发严重呼吸困难。虽然鼻咽部淋巴组织丰富，腺样体增生较为常见，但通常不影响经鼻气管插管操作。大多数婴儿在 5 个月后逐渐过渡为以口腔呼吸为主。

2. **喉头与气管解剖特点**　婴儿的喉头位置较高，位于第 3 至第 4 颈椎平面（成人为第五至第六颈椎平面），且更偏向头侧和前方。喉头长轴向下倾斜，会厌软骨相对较大，易阻碍声门显露，因此气管插管时多需使用直型喉镜片。在麻醉状态下，婴儿喉头形状更接近成人，呈圆柱状，但环状软骨仍为气道最狭窄部位，其形状为横向较窄的椭圆形。使用过紧的不带套囊气管导管可能对环状软骨黏膜造成过大压力，因此应注意导管尺寸的选择。

婴儿的气管较短，长度为 4.0 ～ 4.3cm，直径也较小。新生儿气管直径为 3.5 ～ 4.0mm（成人为 10 ～ 14mm）。若黏膜发生 1mm 的水肿，气管直径将减少 50%，气流阻力可增加 16 倍。此外，婴儿气管支气管分叉位置较高，位于第二胸椎平面（成人为第五胸椎平面），且两侧支气管分叉角度接近。

3. **胸廓与呼吸肌特点**　婴儿的肋骨呈水平位，胸壁顺应性高但对肺支持不足，难以维持胸内负压，这种特点使其容易出现功能性呼吸道闭合。新生儿及婴儿的肋间肌和膈肌中Ⅰ型肌纤维含量较少（约 2 岁时接近成人水平）。Ⅰ型肌纤维为持续工作提供支持，其不足导致婴儿在呼吸负担增加时易疲劳，引发呼吸暂停、二氧化碳潴留及呼吸衰竭。婴儿以膈肌为主要呼吸肌，胸式呼吸不发达，腹腔压力增加可能限制膈肌活动，从而影响呼吸。

4. 肺与气道生理特点　尽管新生儿支气管树在出生时已发育完成，但肺泡数量较少，其肺泡面积约为成人的 1/3，而氧代谢率却是成人的两倍，导致呼吸储备有限。新生儿的潮气量较小，约 20ml（5～8.5ml/kg 体重）。由于呼吸道容量小，机械通气时需使用较小的潮气量，以避免肺泡过度扩张。新生儿通常通过提高呼吸频率来满足高代谢需求。

新生儿的功能残气量（FRC）约为肺总量的 40%，起到吸气缓冲作用，18个月内婴儿的平均 FRC 为 20～25ml/kg。尽管新生儿总呼吸顺应性较低 [1.5～2ml/（cmH$_2$O·kg）]，其特定顺应性与成人相当。与成人不同，婴幼儿的远端呼吸道阻力占总阻力的比例较大，阻力分布不均，呼吸道阻力增加时易导致呼吸工作量上升，引发小气道疾病及呼吸困难。

5. 血气与循环特点　新生儿的血气分析常显示轻度呼吸性碱中毒和代谢性酸中毒，血浆 HCO$_3^-$ 水平较低。由于出生时卵圆孔和动脉导管尚未完全闭合，20%～30% 的心排血量存在分流，导致动脉血氧分压(PaO$_2$)偏低，为 8～10.7kPa（60～80mmHg）。

（二）循环系统特点

新生儿的卵圆孔和动脉导管通常在出生后几周内逐渐闭合，胎儿型循环开始向成人型循环过渡。这个过程中，正常的血氧分压、肺扩张、血液 pH、一氧化氮（NO）等因素都有助于这一转变，而缺氧、酸中毒、肺萎陷及感染等情况则可能导致新生儿循环系统倒退回胎儿型循环。

1. 心肌特点与功能调节　新生儿的心肌发育尚未成熟，心肌细胞数量显著少于成人，与心肌收缩相关的细胞结构也未完全发育。因此，其心肌收缩和舒张能力较差，心室顺应性较低，每搏输出量较小，心功能曲线左移，心脏储备能力有限。此外，新生儿对容量负荷的变化极为敏感，对后负荷增加的耐受性较差，心排血量主要依赖心率维持，而非成人常见的 Frank-Starling 机制。

2. 自主神经系统特点　尽管小儿的基础心率较高（120～140 次/分），但副交感神经系统占主导地位，交感神经系统和压力感受器反射尚未发育成熟。这使得新生儿在面对副交感神经兴奋、麻醉药物过量或组织缺氧时，容易发生心动过缓，进而导致心排血量显著下降。此外，由于交感神经功能的不完善，新生儿对外源性儿茶酚胺（如肾上腺素）的反应相对迟钝。在低血容量情况下，新生儿的血管床也难以通过有效的血管收缩维持血流动力学稳定。

3. 血容量与血液特性　按体重计算，新生儿的血容量比例相对较大，但由于体重较轻，其血容量的绝对值仍然较小，因此在手术中稍有出血就可能导致显著的血容量下降。新生儿的血红蛋白浓度约为 170g/L，其中主要为胎儿血红蛋白（HbF）。HbF 的氧解离曲线左移，其 P$_{50}$ 值为 2.4kPa（18mmHg），相比成人血红蛋白（HbA）的 P_{50} 值（3.5kPa，26mmHg），HbF 对氧的亲和力更高。这种特点在一定程度上弥补了新生儿在低氧环境中的氧输送需求。然而，6 个月时 HbF 逐渐被 HbA 替代，血红蛋白浓度降至约 110g/L，此时婴儿的氧输送能力相对下降，需特别注意氧供与需求的平衡。

4. 血压与监测特点　新生儿的正常动脉收缩压为 8 ～ 10.7kPa（60 ～ 80mmHg），随着年龄增长，血压逐渐升高，而心率逐渐下降。在麻醉管理中，血压监测至关重要，但需选择合适尺寸的血压袖带。袖带宽度过宽会导致血压读数偏低，过窄则可能导致读数偏高。正确的袖带宽度应为上臂长度的 2/3，以确保测量结果准确。

（三）神经系统特点

1. 颅内压与颅腔特性　早产儿的颅内压通常略低，而足月儿的正常颅内压范围为 2 ～ 6mmHg，比儿童和成人的颅内压正常范围（0 ～ 15mmHg）偏低。随着颅缝逐渐闭合，儿童的颅腔容积有限，颅内顺应性较低，导致对容积变化的耐受性较差。此外，小儿脑内容物中液体比例较高，脑脊液容量较小，而脑实质占比更大。这一结构特征使小儿更容易发生脑水肿，特别是在颅内压力升高或脑损伤的情况下。

2. 脑血流与代谢特点　新生儿的脑血流量约为成人的 1/3，约为 20ml/（100g·min）。随着神经系统的发育，儿童的脑血流量、脑血流速度和脑代谢率在学龄前达到成人水平的约 2 倍，随后逐渐下降至成人水平。低龄儿童，尤其是新生儿，由于脑血管的自我调节能力较弱，血压波动容易引发脑缺血风险。在低血压状态下，脑血流调节能力的不足可能导致严重的脑缺血和神经损伤。因此，应积极管理新生儿和低龄儿童的血压以降低脑缺血风险。对于这些患者群体，应避免使用控制性降压技术。

3. 疼痛特点　新生儿的神经系统在疼痛感知方面已具备基本功能。其皮肤中感受疼痛的神经末梢密度与成人相当，而胎儿期脊髓后角的神经细胞已通过物质 P、降钙素基因相关肽（CGRP）、生长抑素等神经递质介导疼痛信号传递。中枢通路在妊娠期已完成髓鞘化，新生儿对伤害性刺激表现出显著的生理和生化反应，如血压升高、心率加快和出汗等。因此，在新生儿及低龄儿童的手术中，需采用与成人相当的麻醉镇痛措施，以确保其舒适和安全，避免因疼痛引发的生理应激反应。

（四）肝肾功能和胃肠系统特点

1. 肝功能特点　新生儿的肝功能尚未完全成熟，尽管与药物代谢相关的酶系统已经存在，但其活性仍较低。随着年龄增长，肝血流量逐渐增加，酶系统发育完善，肝脏代谢药物的能力显著提高。然而，新生儿肝脏对药物的结合代谢能力较差，可能导致药物清除半衰期延长，并增加胆红素在血液中的积累，

☆ ☆ ☆ ☆

从而引发或加重新生儿黄疸。

　　特别是早产儿，由于肝脏糖原储备有限且蛋白质代谢能力较弱，高蛋白饮食可能引发低血糖和酸中毒，影响体重增长。此外，新生儿血浆中蛋白质及药物结合蛋白的含量偏低。当白蛋白浓度不足时，血浆中游离药物浓度升高，可能加大药物毒性反应的风险。这些特点需在药物剂量调整和营养支持时予以充分考虑。

　　2. 肾功能特点　新生儿的肾脏功能同样未完全发育成熟，肾灌注压较低，肾小球滤过率（GFR）和肾小管功能显著低于成人。按体表面积计算，新生儿的肾小球滤过率约为成人的 30%。随着出生后快速发育，肾小球滤过率和肾小管功能在出生 20 周时接近成人水平，到 2 岁时基本发育完全。

　　由于肾脏钠吸收能力较差，新生儿易发生低钠血症，因此在输液治疗中需补充适量的钠盐。此外，新生儿肾脏对葡萄糖、无机磷、氨基酸及碳酸氢盐的重吸收能力有限，同时难以保留钾离子。这些特点使得新生儿对体液过量或脱水的耐受性较低，在输液和电解质管理中需精细调节，以避免酸碱平衡紊乱及水电解质失衡。

　　根据新生儿转氨酶系统活性低、白蛋白水平不足的特点，应合理调整药物剂量，监测游离药物浓度，避免药物蓄积和毒性反应。对早产儿需慎重调整蛋白质摄入量，避免因代谢负担增加引发低血糖或酸中毒，同时适当补充糖类以支持体重增长。在输液治疗中需严格控制液体总量，并精确调整钠、钾及其他电解质的摄入比例，防止水分过载或脱水导致的代谢紊乱。

　　（五）体温控制特点

　　新生儿体温调节机制尚未完全成熟，皮下脂肪较少且体表面积较大，易导致体温散失，因此易出现体温下降。成人能够承受的低温环境为 0℃，而新生儿则只能在 22℃ 的环境中保持体温。新生儿无寒战反应，主要通过褐色脂肪的化学热产生机制来维持体温。褐色脂肪在交感神经的支配下，通过释放去甲肾上腺素，刺激脂肪代谢，促使甘油三酯水解产生热量。

　　在全身麻醉过程中，体温下降可能导致麻醉深度增加，从而引发呼吸和循环系统的抑制，导致麻醉复苏延迟，术后肺部并发症增加，甚至可能出现硬肿症。因此，在新生儿麻醉时，必须采取有效的保温措施，如使用保温毯、棉垫包绕等，并确保手术室内温度维持在 27℃ 以上。

二、药理特点

　　小儿对药物的反应受多种因素影响，包括身体组成（脂肪、肌肉、水含量）、蛋白结合、体温、心排血量分布、心脏功能、血 - 脑屏障的发育程度及是否存在先天畸形。生长发育的变化对药物的临床反应有显著影响，因此确定年龄相

☆ ☆ ☆ ☆

关的药物治疗学尤为重要。

1. **身体组成与药物分布特点** 小儿的身体组成随着年龄的增长显著变化。总水含量在早产儿中显著高于足月儿，足月儿又高于成人；脂肪和肌肉含量随着年龄增长而上升。这些变化导致小儿在临床药理上出现以下主要特点。

（1）水溶性药物的分布：由于小儿的分布容积较大，按体重给药时需较大剂量以达到预期的血药浓度，如大多数抗生素和氯琥珀胆碱。

（2）依赖脂肪的药物：如硫喷妥钠，这类药物在小儿体内的作用时间较长，因小儿脂肪含量较少。

（3）依赖肌肉分布的药物：如芬太尼，这类药物在小儿体内的作用时间也较长，因肌肉含量较少，导致药物在体内的分布和清除延迟。

2. **药物代谢与排泄** 对于年长儿童，肝肾功能通常较为成熟，蛋白质、脂肪和肌肉的含量接近成人。2 岁以上的儿童中，大多数药物的半衰期较成人短或相当。总体上，早产儿或足月新生儿药物清除较慢，而 2～10 岁的小儿药物半衰期较短。随着年龄增长接近成人水平，药物半衰期也逐渐恢复到成人水平。

肝脏是药物代谢的主要器官，大多数麻醉药物在肝脏代谢。肝脏的药物代谢速率取决于肝脏的大小和肝微粒体酶系统的代谢能力。肝脏的体积与体重的比例从出生到成年逐渐缩小。新生儿血液及血浆酶的活性和血浆蛋白含量低，血浆酶活性随着年龄增长而增加，1 岁时达到成人水平。总体而言，肝脏药物生物转化的活性从胎儿期到成人呈双曲线变化：胎儿期和出生后 1 个月代谢能力较低，1 岁时接近成人水平，青春期达到高峰，随后缓慢下降至成人水平。

大多数药物及其代谢产物通过肾脏排泄。新生儿的肾小球滤过率约为成人的 30%，这会影响药物的排泄。随着年龄增长，肾小球滤过率增加，出生 20 周时肾小球滤过率和肾小管功能几乎发育完全，到 2 岁时肾功能已达到成人水平。因此，主要通过肾脏排泄的药物在新生儿期排泄延迟，作用时间延长；至 2～3 岁时，肾脏药物排泄功能接近成人水平。

3. **年龄与药物剂量的关系** 近年来，研究者们致力于探讨生长发育过程中的药代动力学和药效学变化，并制定了儿科用药指南，特别是通过成人剂量推算小儿用药剂量的方法。在临床应用中，可以根据小儿的体型和年龄，通过成人用药剂量推算小儿剂量（如 1 个月、1 岁、7 岁和 12 岁小儿的用药量分别设定为成人的 1/8、1/4、1/2 和 3/4）。但需要注意的是，这些方法主要基于药物在体内的分布调整，未充分考虑年龄相关的药效学变化。目前研究较为详尽的是吸入麻醉药，小儿吸入麻醉药的最低肺泡气有效浓度（MAC）随年龄变化：早产儿的麻醉药需求量低于足月新生儿，新生儿低于 3 个月婴儿，而婴儿则高于年长儿童和成人。由于小儿呼吸频率快、心排血指数高，大部分心排血量分布至血管丰富的器官，加上血气分配系数随年龄变化，小儿对吸入麻醉药的吸收较快，麻醉诱导迅速，但安全范围狭窄，易于过量。

第二节　小儿麻醉前准备与麻醉前用药

由于小儿身体正处于生长发育阶段，其生理结构和功能尚未成熟，心理状态也较为特殊，相较于成人麻醉而言，具有更高的复杂性和风险性。充分且完善的麻醉前准备工作，犹如为小儿手术搭建起一道坚固的安全防线，不仅关乎手术能否顺利进行，更直接影响着患儿术后的恢复情况以及远期的健康状况。这一过程涵盖了多个方面，从全面细致的术前访视，到精准合理的麻醉药品准备，再到适配的麻醉耗材筹备，以及其他不容忽视的基础准备事项，每一个环节都需要麻醉医师以高度的专业素养和责任心去落实。

一、术前访视

（一）病史询问

1. 既往史　详细询问患儿既往的健康状况是术前访视的重要基础。这包括了解患儿是否曾经患过慢性疾病，例如先天性心脏病，此类疾病可能会影响患儿在麻醉过程中的循环稳定性，需要在麻醉方案制订时特别考量心脏的耐受能力以及可能需要的特殊监护措施；又如呼吸系统疾病，如哮喘、慢性支气管炎等，这些疾病容易使患儿在麻醉诱导及维持期间出现气道痉挛、通气功能障碍等风险，麻醉医师需提前准备相应的应对策略。对于一些可能影响凝血功能、肝肾功能等重要生理功能的疾病，也需准确掌握。

2. 手术史和麻醉史　了解患儿过往的手术及麻醉经历同样关键，包括患儿是否曾经接受过手术和麻醉，以及之前的麻醉效果和反应情况。

3. 过敏史　询问患儿及其家族是否有药物过敏史，特别是麻醉药物过敏史，以避免潜在的过敏反应。

4. 家族史　了解家族中是否有遗传性疾病或麻醉后长期呼吸抑制等病史，以评估患儿是否存在相关风险。

（二）体格检查

1. 心肺功能检查　评估患儿的心肺功能状况，包括心率、呼吸频率、血压等生命体征，以及肺部听诊等。

2. 营养状况评估　通过测量患儿的体重和身高，评估其营养状况是否良好，是否存在营养不良或肥胖等问题。

3. 呼吸道检查　特别注意患儿的呼吸道情况，观察是否有上呼吸道感染、喉头水肿等征象。如有异常，应延期手术。

4. 头颈活动度检查　观察患儿的头颈活动度、张口度等，以评估是否存在

☆ ☆ ☆ ☆

困难气道的风险。

（三）心理评估与安抚

对于儿童患者，住院意味着离开家庭和父母，容易引发焦虑和恐惧。术前访视不仅是建立与患儿之间情感联系的重要步骤，也是取得他们信任的关键。相较于术前用药，术前访视和准备在儿童手术中显得尤为重要。根据国外研究数据，约65%的儿童会在术前出现焦虑情绪，其中约25%的儿童甚至需要肢体束缚才能完成麻醉诱导。不恰当的术前处理可能加剧患儿的分离焦虑，进而导致术后不配合行为增加，加大术后护理难度，并可能诱发术后行为障碍等不良后果。因此，术前的情绪管理至关重要。

在术前访视时，应向家长详细解释麻醉操作过程、手术的必要性及可能的风险，以缓解家长的焦虑情绪，因为家长的情绪会直接影响患儿的心理状态。通过播放手术室的相关视频或使用带有图片的小册子，向患儿介绍手术室的设备、麻醉机和面罩等，这些方法可以帮助患儿熟悉手术环境，减少恐惧，降低心理创伤的风险，从而避免术后产生焦虑、抑郁、噩梦等行为改变。家长和患儿在术前访视中获得的信息越全面，越有利于他们应对手术和住院带来的压力。

除了心理准备，麻醉科医师还需了解患儿的详细病史，包括过敏史、出血倾向、肾上腺皮质激素使用史及麻醉和手术史等。此外，还应了解家族中是否存在遗传性疾病或麻醉后呼吸抑制的情况（如血浆假性胆碱酯酶缺乏或神经肌肉疾病）。医师还需注意患儿的体重，并将其与预期体重（年龄×2+8kg）进行对比，以评估其营养和发育状况，判断是否存在体重过低或超重等问题。

体格检查也是麻醉前准备的重要环节。医师应特别注意患儿牙齿是否松动、扁桃体是否肿大、心肺功能是否正常，以及是否存在发热、贫血、脱水等情况。若发现脱水问题，应在麻醉前进行纠正。医师还应关注患儿是否存在低血糖、低钙血症、钾钠离子异常及凝血功能障碍等问题。对于体温超过38℃、血红蛋白低于80g/L、严重心肺功能不全或严重水电解质紊乱的患儿，除非紧急情况，否则择期手术应推迟，待病情好转后再进行。此外，还应评估拟施手术的范围、手术体位、手术创伤程度及可能的出血量等，以便做好相应准备。

（四）术前禁食

1.制订禁食禁饮时间　由于不同种类食物的胃排空时间不同，因此采用单一的禁食方案用于各种食物显然是不恰当的。适当给予清饮料可以降低脱水和低血糖的发生概率，并有助于诱导平稳而不增加反流性误吸的风险。对于母乳喂养的婴儿，禁食时间可适当放宽至麻醉诱导前4h。儿童禁食时间详见表14-1，若手术推迟，应给予静脉输液。

表 14-1 禁食参考时间

食物种类	时间（h）
清饮料	2
母乳	4
婴儿配方奶粉	6
牛奶或乳制品	6
固体食物	8

胃生理学研究表明，正常情况下，胃对液体的排空速度较快，80% 以上的液体在 1h 内被排空。这些生理研究支持缩短禁食时间的做法，但这一措施仅适用于非急诊手术，且患儿需无食管或胃肠功能紊乱等高风险因素。对于存在吞咽困难、胃食管反流、中枢神经系统损伤或尿毒症等情况的患儿，应根据其具体情况进行个体化处理，调整禁食时间和策略。

2. 强调禁食禁饮的重要性　向患儿及家长强调术前禁食禁饮的重要性，并告知他们不遵守规定可能带来的严重后果。

（五）制订麻醉计划

麻醉医师应根据患儿的病史、体格检查结果、心理评估及手术类型等因素，制订详细的麻醉计划，包括麻醉方式、麻醉药物的选择和剂量等。同时，麻醉医师应与外科医师沟通，共同确保手术过程中的生命安全。

综上所述，小儿麻醉前的术前访视是一个全面而细致的过程，需要麻醉医师具备丰富的专业知识和临床经验，以确保患儿在麻醉过程中的安全和舒适。

二、麻醉药品准备

（一）麻醉前用药

麻醉前用药的主要目的是镇静患儿、消除不安情绪，从而确保麻醉诱导的顺利进行，减轻术中和术后可能出现的情绪障碍，抑制口腔和呼吸道分泌物，预防异常反射和吸入性肺炎，以及减轻疼痛。以下将介绍几种常见的小儿麻醉前用药途径及其各自的优缺点。麻醉前用药应根据患儿的生理状况、预计的手术时间及麻醉诱导方式等因素，制订个性化的方案。对于 5 个月以下的婴儿，通常不需要进行麻醉前用药，而 10 ～ 12 个月的儿童由于离开父母会产生明显的恐惧感，因此麻醉前用药是必要的。

1. 咪达唑仑　口服咪达唑仑（0.25 ～ 0.33mg/kg，最大剂量 20mg）是最常用的麻醉前用药方案。该药在 5 ～ 10min 内产生镇静效果，通常在 10min 内即可成功将患儿与父母分离，药效高峰出现在 20 ～ 30min 内，镇静作用在

☆☆☆☆

45min 内消失。对于无法配合口服用药的儿童，可以采用肌内注射中等剂量的氯胺酮（2 ～ 4mg/kg）加阿托品（0.02mg/kg）和咪达唑仑（0.05mg/kg）的方案。如果患儿有咪达唑仑口服效果不佳的病史，可使用氯胺酮（4 ～ 6mg/kg）加阿托品和咪达唑仑口服，15min 后起效，可达到较深的镇静效果。

2. **抗胆碱能药物**　肌内注射抗胆碱能药物可能引起注射部位的疼痛，且对麻醉诱导时的咽反射抑制效果并不显著，因此不建议在儿童中常规使用。然而，对于小于 6 个月的婴儿，在强效吸入麻醉剂诱导前 45min 肌内注射或口服阿托品（0.02mg/kg）可显著降低低血压的发生率。

3. **可乐定**　可是一种 α- 肾上腺素受体激动剂，通过激活中枢神经系统内的突触后 α- 肾上腺素受体产生镇静效果，并降低交感神经张力，导致外周血管扩张、血压下降、心率减慢。作为小儿麻醉前的口服镇静药，可乐定的镇静效果与咪达唑仑相当，但其镇痛作用机制尚不明确。术前 30 ～ 40min 口服 2 ～ 4μg/kg 的可乐定可产生足够的镇静和抗焦虑作用，且作用时间超过 90min，常需辅助给氧。

4. **右美托咪定**　相比可乐定有更强的 α 受体亲和力。口服后吸收良好，镇静效果与可乐定类似。患儿在术前 30 ～ 50min 口服 1μg/kg（推荐剂量为 3 ～ 4μg/kg）右美托咪定后，可获得良好的镇静效果，即使是有神经行为障碍的患儿也能顺利接受静脉置管，无明显不良并发症，且患儿父母的满意度较高。单次静脉注射 0.5 ～ 1.0μg/kg 的右美托咪定（缓慢注射 5 ～ 10min）或持续静脉输注 0.5 ～ 1.0μg/（kg·h）可产生有效的镇静作用，同时维持自主呼吸，降低术中突发躁动的发生率。右美托咪定已被证明在处理严重不合作的儿童时作为术前用药具有显著效果。

5. **盐酸戊乙奎醚（长托宁）**　是一种能够通过血 - 脑屏障的抗胆碱药，具有中枢和外周双重抗胆碱作用，能够显著抑制腺体分泌，减少术后恶心呕吐的发生率。它选择性地阻断 M_1 和 M_3 型胆碱受体，对心脏和突触前膜的 M_2 型胆碱受体无明显作用，因此不会导致心率加快。其半衰期约为 10h。常用剂量为 0.01 ～ 0.02mg/kg，可在术前 30min 肌内注射或术前 15min 静脉注射。其不良反应较少，主要与剂量过大有关。

（二）吸入麻醉药

小儿肺泡通气量相对较大，且血管丰富，吸入麻醉药在肺泡及大脑中的浓度迅速升高，因此吸入麻醉起效快。血药浓度迅速升高，可能导致动脉血压及心排血量显著性降低。吸入麻醉药的麻醉效应与呼吸循环抑制之间的治疗范围较小，术中须密切监测，谨慎使用。

1. **异氟烷（isoflurane）**　血 / 气分配系数较低，麻醉诱导及复苏迅速，肝肾毒性小。异氟烷有刺激性气味，易导致屏气、咳嗽及喉痉挛。也可抑制新生儿的压力感受器反射，从而削弱对血压变化的代偿能力和对低血容量的反应。不增强心肌对儿茶酚胺或茶碱的敏感性。异氟烷可明显增强非去极化肌松药的作用，可减少肌松药的用量。

2. 七氟烷（sevoflurane）　具有特殊芳香味，对呼吸道无刺激性，诱导快且平稳，最容易被小儿接受，是小儿麻醉常用的吸入麻醉药。由于血/气分配系数低，不仅起效快，而且恢复也比较快。七氟烷的麻醉效能相对较低，MAC 在小儿为 2.45，因此小儿麻醉诱导时需要较高的吸入浓度，6 岁以上的儿童吸入 8% 浓度的七氟烷可进行平稳且快速的诱导。对呼吸和循环系统的其他作用与异氟烷较相似。

3. 地氟烷（desflurane）　血/气分配系数非常低，对呼吸道有较强的刺激性，据报道有 30% 的患者可发生喉痉挛，不适合用于小儿麻醉诱导，而适合于氟烷及七氟烷或静脉麻醉诱导后的麻醉维持。地氟烷沸点较低，需要特定的温度控制蒸发器，且需要吸入高浓度来维持麻醉。在婴幼儿麻醉时，由于交感神经兴奋，偶尔有血压升高与心动过速的报道。

（三）静脉麻醉药

1. 丙泊酚（propofol）　脂溶性强，迅速在血管丰富的器官中进行分布及再分布，因此起效快，恢复也快，适合于麻醉诱导。由于小儿中央室分布容积大且清除快，故小儿丙泊酚剂量比成人大，需 2.5 ～ 3mg/kg 才能达到诱导效果。丙泊酚能抑制气道反射，利于进行气管插管，并在恢复期保持良好的气道状态。丙泊酚在小儿使用时易引起注射疼痛，可选用较大的静脉给药，或在丙泊酚内加入 1% 利多卡因以有效减轻注射痛。

2. 氯胺酮（ketamine）　是一种具有镇静、镇痛和麻醉作用的静脉麻醉药。它对支气管平滑肌有松弛作用，因此可用于哮喘患儿。氯胺酮能产生强大的镇痛效果，导致意识消失、木僵状态和遗忘。静脉注射剂量为 1 ～ 2mg/kg，肌内注射剂量为 4 ～ 10mg/kg。静脉诱导给药后，可能出现呼吸抑制、屏气，严重者可出现血氧饱和度降低，此时应及时给予辅助呼吸。氯胺酮能增加呼吸道分泌物，因此应注意预防性使用抗胆碱药及清理呼吸道，以防呼吸道梗阻的发生。

成人应用氯胺酮后引起的精神异常在小儿中并不多见，术前应用镇静药物可减少此并发症的发生。氯胺酮可引起颅内压增高，因此术前有颅内高压的患儿应禁用。

3. 依托咪酯（etomidate）　起效快，不抑制呼吸循环，但可能引起注射疼痛和呛咳。由于代谢快，它常用作全凭静脉麻醉的药物。然而，由于麻醉深度不容易控制且输注容量较大，它很少用于小儿麻醉。

4. 咪达唑仑（midazolam）　为水溶性，是 FDA 批准的唯一能用于婴儿的苯二氮䓬类药物。已经用于小儿麻醉前用药、内镜检查时镇静和全身麻醉。静脉给药无灼痛感,给药后能很快吸收,且半衰期较短(约2h),对呼吸循环影响较小,适合用于小儿镇静。但和阿片类药物合用时,可能增加其呼吸抑制作用。

(四)肌肉松弛药

新生儿对非去极化肌松药敏感,对肌松药的反应性也有很大的个体差异。婴幼儿氯琥珀胆碱的分布容积较大,所需剂量较成人大,静脉注射剂量为 $1.5 \sim 2mg/kg$,30s 即可产生作用,维持时间为 $3 \sim 6min$。氯琥珀胆碱静脉注射后可引起心动过缓,因此给药前需用阿托品进行预处理。阿曲库铵 $0.3 \sim 0.5mg/kg$ 静脉注射,起效迅速,可维持肌肉松弛作用约 30min 以上,适用于大多数儿科手术。阿曲库铵应用时心血管系统稳定,但有组胺释放及过敏反应的报道,因此禁用于哮喘患儿。

顺阿曲库铵为阿曲库铵的光学异构体,其肌松作用为阿曲库铵的 4 倍。它不会引起组胺释放,且无心血管不良反应。建议的插管剂量为 $0.15 \sim 0.2mg/kg$。

维库溴铵是一种中时效的非去极化肌松药,剂量为 $0.1mg/kg$。它的起效时间及作用时间类似于阿曲库铵,且无明显心血管副作用。它尤其适用于持续 $20 \sim 30min$ 的手术,过敏反应较少见。

罗库溴铵同样是一种中时效的非去极化肌松药,其主要优点是起效迅速。它适合于小儿麻醉诱导及短小的手术,插管剂量为 $0.6mg/kg$。心血管副作用及组胺释放反应均罕见。

(五)阿片类镇痛药物

芬太尼是婴幼儿最常用的镇痛药物。它起效快,作用时间中等,效价是吗啡的 $50 \sim 100$ 倍。3 个月以上的婴儿对通气抑制的敏感性低,且药物代谢更为迅捷,因此应用芬太尼时呼吸停止的发生率比成人低。芬太尼的剂量与患儿的年龄、手术方式、健康状况及麻醉辅助药物的应用有关。芬太尼可能导致心动过缓,因此需要准备阿托品等药物。

阿芬太尼的消除时间比芬太尼更短,其药动学与剂量相关,剂量越大,清除越多,因此应用更为安全。阿芬太尼的作用恢复非常迅速且完全。小儿的清除率比成人更高。对于新生儿及肝功能损害的患儿,阿芬太尼的药动学及药效学存在很大的个体差异。用于小儿时应密切观察,注意其残余作用及呼吸抑制。阿芬太尼常引起呕吐,应预防性使用止吐药。

舒芬太尼对心血管功能影响小,对通气功能的抑制也微弱。它主要用于小儿心脏手术麻醉,其药动学与年龄有关。小儿对舒芬太尼的清除能力比成人强。在小儿心血管手术中,大剂量舒芬太尼可抑制手术引发的代谢和内分泌反应。

瑞芬太尼是新型阿片类药物的代表,属于超短效的阿片类药物,能持续输注。

静脉注射的负荷剂量为 0.5 ～ 2.0μg/kg，维持剂量为 0.05 ～ 2.0μg/（kg•min）。瑞芬太尼的代谢动力学比较特殊，其消除半衰期为 3 ～ 10min，与剂量和注射时间无关。它是通过与组织中的非特异性酯酶结合后水解而失效的。其作用强度与芬太尼相似。瑞芬太尼的副作用与其他阿片类药物相似，如心动过缓、呼吸暂停、胸壁僵直和呕吐等。

（六）其他药物

1. 心血管活性药物　如间羟胺、肾上腺素、多巴胺等，用于术中维持血压稳定。

2. 电解质和液体　如生理盐水、5% 葡萄糖、醋酸林格液等，用于术中补液和维持水电解质平衡。

3. 血制品及人工胶体液　用于术中大量失血时的补充。

三、麻醉耗材的准备

（一）面罩

选择合适的面罩和小口径螺纹管。贮气囊应与患儿的肺活量相当，在一次正常挤压皮囊时不会造成肺部过度膨胀。一般为：新生儿 500ml，1 ～ 3 岁 750ml，3 ～ 6 岁 1000ml，6 ～ 10 岁 1500ml，10 岁以上 2000ml。

（二）咽喉镜

咽喉镜是直接窥喉时协助气管插管的重要工具，通常由喉镜柄及不同类型的喉镜片组成。喉镜片是气管插管时置入口咽部显露声门的部分，当喉镜片与喉镜柄连接并呈直角时，喉镜片前方的小电珠即接通电源发光。根据喉镜片形状分为直形喉镜（Miller）和弯喉镜（Macintosh），各型号又分大、中、小号，具体见表 14-2。

表 14-2　喉镜片选择参考表

年龄	Miller	Wi-Hipple	Macintosh
早产新生儿	0	—	—
足月新生儿	0 ～ 1	—	—
1 ～ 12 个月	1	1	—
1 ～ 2 岁	1	1.5	1 ～ 2
2 ～ 6 岁	2	—	2
6 ～ 12 岁	2 或 3	—	2 或 3

（三）气管导管

对于 2 岁以上的小儿，常用的经验公式是：导管内径（mm）＝年龄（岁）/

☆ ☆ ☆ ☆

4+4 ；导管长度（cm）= 年龄（岁）/2+12。这一公式为麻醉医师提供了一个大致的参考范围。

对于新生儿和婴儿，由于他们的气管发育尚未成熟，通常需要根据具体的体重和解剖结构来选择导管型号。例如，新生儿（早产）的导管内径一般为 2 ～ 2.5mm，导管长度为 9 ～ 10cm；新生儿（足月）的导管内径为 2.5 ～ 3mm，导管长度为 9 ～ 11cm。

传统上，无套囊的气管导管在小于 10 岁的儿童中是首选。这是因为无套囊的导管允许选择更大内径的气管插管，可降低通气阻力，减少呼吸功，并更容易吸引分泌物。然而，无套囊导管也存在一些缺点，如难以保证良好的气道密封性，可能导致气体泄漏和误吸等。

随着医疗技术的进步，带套囊的气管导管在小儿麻醉中的应用也越来越广泛。带套囊的导管可以提供更好的气道密封性，防止误吸，并减少新鲜气体流量的需求。然而，使用带套囊的导管时需要注意套囊的压力控制，以避免过度充气造成气道损伤。

（四）喉罩

喉罩已经成为小儿全身麻醉中气道管理的标准模式之一。喉罩还可用于困难气道的紧急通气，并作为插管工具引导置入气管内导管。喉罩大小的选择基于患儿的体重，具体见表 14-3。临床研究认为，反转式置入技术有利于提高小儿喉罩置入的成功率。

表 14-3　儿童喉罩型号的选择

体重（kg）	大小	套囊容积（ml）	可通过的最大 ETT
小于 5	1	4	3.5
5 ～ 10	1.5	7	4
10 ～ 20	2	10	4.5
20 ～ 30	2.5	14	5
30 ～ 50	3	20	6（套囊）
50 ～ 70	4	30	6（套囊）
70 ～ 100	5	40	7（套囊）
大于 100	6	50	7（套囊）

四、合并上呼吸道感染的患儿

上呼吸道感染会增加呼吸道的敏感性和分泌物分泌，导致手术期间喉痉挛、支气管痉挛和低氧血症等并发症。因此，对于有上呼吸道感染症状的择期手术患儿，术前应进行详细的评估，包括病史采集和体格检查。肺部听诊是必需的，以排除下呼吸道受累的可能性。如有疑问，可考虑进行胸部 X 线片检查。此外，还需评估患儿是否存在发热、呼吸困难、咳嗽、咳痰、鼻塞、嗜睡或喘鸣等症状。

研究表明，上呼吸道感染后的气道高反应状态可能持续 6 周以上，在恢复期进行手术的患儿与处于急性期的患儿在气道相关并发症的发生率上没有显著差异。特别是对于择期进行鼓膜置管术、扁桃体切除术、腺样体切除术及腭裂修补术的患儿，手术本身可能改善其慢性上呼吸道症状。因此，除非患儿的呼吸道症状明显恶化或扩展至下呼吸道，否则手术不应推迟。如果患儿的上呼吸道感染症状较为轻微（如无发热、仅有清亮鼻涕，且其他方面健康）或者症状并非由感染引起，可以继续手术。但如果患儿症状较严重，如出现脓性分泌物、持续咳嗽、体温超过 38℃、嗜睡，或有肺部受累的征象，则应推迟择期手术 4 ～ 6 周。同样地，如果怀疑患儿存在细菌感染，应进行抗生素治疗，并推迟手术 4 ～ 6 周。

第三节　麻醉期间的监测与管理

小儿的生理功能监测是麻醉科医师术期的重要任务之一。由于小儿在麻醉期间情况变化较快，因此需要严密监测生命体征。具体监测项目应根据病情和术式制订。尽管现代化监测仪器为临床提供了许多便利，但仪器无法替代麻醉科医师的临床观察。

一、心电和血压监测

心电图（ECG）是术中必监测的重要项目之一。通过持续动态地监测心电活动、心率和心律，可以识别和诊断心律失常、电解质紊乱，评估药物治疗效果，并及时发现术中不良事件。特别是对于小婴儿，心电监测能较早反映缺氧的改善，因为缺氧引起的心动过缓早于 SpO_2 下降。此外，心前区听诊器可用于监测心率、心音和呼吸音的变化，及时提示生理变化，如气管导管误入单侧主支气管，因此建议麻醉科医师常规进行心前或经食管听诊。

血压是另一个必需的监测项目，其受心肌收缩力、血容量和外周血管状态等因素的影响。在间接测量时，血压袖带的大小和位置对测量结果有重要影响。袖带窄可能导致测量值偏高，而袖带宽则可能导致测量值偏低；袖带位置过高或过低也会影响测量结果。必要时，需进行有创动脉血压监测，特别是在循环不稳定、可能发生大量失血、急性血液丢失、大量体液转移的重大手术、控制性降压、心肺转流或气体交换显著异常的情况下。在无法进行无创测量时，可

☆ ☆ ☆ ☆

考虑使用有创监测。

小儿动脉穿刺时，桡动脉因其表浅且易于置管，常被选择；其他常用动脉包括尺动脉、足背动脉、胫后动脉及股动脉。股动脉穿刺可能损伤正中神经并影响肘部侧支血流，因此应尽量避免；相较于股动脉，腋动脉因侧支循环丰富可能更有优势。在新生儿中，脐动脉也可用于主动脉和下腔静脉置管。如果动脉触及困难，可以使用多普勒超声协助定位；经皮穿刺困难或失败时，可考虑外科手术切开。

二、脉搏氧饱和度监测

脉搏氧饱和度（SpO_2）监测是一项无创、连续且方便的技术，能够及时发现缺氧，为麻醉科医师提供早期低氧血症的警示。它是提高小儿麻醉安全性的重要监测工具。然而，SpO_2测量可能会滞后于实际变化，特别是在血氧快速变化时，这可能导致缺氧发现的延迟。

对于体重低于3kg的婴儿，建议将探头包绕在手部或足部，以代替手指或足趾，这样可以在确保光线通过的条件下提高测量的安全性和可靠性。SpO_2测量依赖于肢体远端的良好灌注，低温、低血容量或心源性休克等因素可能导致外周低灌注状态，进而影响脉搏氧饱和度的测量。在四肢因外伤、手术或先天畸形难以放置氧饱和度探头的情况下，可以考虑使用耳垂、鼻梁、颊黏膜或舌头等部位进行测量。随着技术的发展，现代脉搏氧饱和度监测设备能够提供更多参数，通过量化脉搏血氧饱和度波形，评估血红蛋白和灌注状态，并结合更敏感的电子滤波技术，测量运动状态或外周低灌注状态下的真实动脉搏动。需要注意的是，SpO_2的测量值应结合小儿的临床状态及其他呼吸循环参数进行综合分析，特别是在特殊或危急情况下。

三、呼气末二氧化碳

呼气末二氧化碳（$ETCO_2$）监测是全身麻醉中必不可少的监测项目，对小儿麻醉期间的呼吸管理具有重要意义。$ETCO_2$可用于确认气管导管或其他气道装置的正确位置。当气管导管误入食管或通气装置脱落时，$ETCO_2$会迅速降低，从而提供早期警示。此外，$ETCO_2$还可帮助监测术中是否存在通气不足或过度通气，避免低碳酸血症或高碳酸血症的发生，并反映肺血流情况，及时发现麻醉期间的严重并发症，如恶性高热。

在心肺功能正常且没有解剖性或生理性无效腔的情况下，$ETCO_2$与动脉CO_2分压的差值通常为 $3 \sim 5mmHg$。然而，在小儿麻醉中，这一差值往往更大。这主要呼吸环路中的无效腔通气或小儿存在发育性先天性心脏病等因素导致。尤其是对小婴儿而言，气管导管、导管连接装置、增湿器和监测设备的无效腔会显著影响 CO_2 测量值，使得 $ETCO_2$ 与动脉 CO_2 分压的差值可达 $15 \sim 20mmHg$ 或更高。

四、体温监测

体温监测已成为小儿全身麻醉中的标准项目之一。由于小儿体表面积相对较大，皮下脂肪较少，他们在较冷或较热的环境中更容易发生体温异常。因此，在麻醉期间对体温进行严格监测是十分必要的，并应根据体温的变化及时采取相应的保温或降温措施。一般来说，室温保持在 $22 \sim 25℃$ 可使小儿体温保持较为稳定。在新生儿出现大量失血导致体温急剧下降时，应立即采取积极的保温措施。

体温的测量可以通过不同的位置进行。食管、直肠和鼻咽被认为是测量核心体温的最佳位置。食管温度通常测量在中段，直肠温度需插入至少 $2 \sim 5cm$，而测量鼻咽温度时，探头的深度应等于从鼻尖到耳垂的距离。腋下温度测量操作简单，适用于短小手术的小儿，但对于腹部、胸腔或颅内手术的小儿，推荐使用核心体温测量。需要特别注意的是，对于可能涉及脑部受损的患儿，如颅内手术或心肺转流术，脑部实际温度可能会比直肠温度高出约 $2℃$。

五、尿量的监测

尿量的监测在小儿麻醉中同样至关重要。对于接受大手术的小儿，通常需要放置导尿管以监测术中尿量。正常的尿量应为 $1 \sim 2ml/$（$kg \cdot h$），小儿每小时尿量应大于 20ml，婴儿应大于 10ml，这表明肾功能正常。在手术应激情况下，抗利尿激素（ADH）的升高通常不会导致小儿出现少尿现象。如果尿量低于 $1ml/$（$kg \cdot h$），则可能提示严重的血容量不足或微循环不良，需要及时处理。此外，尿液的颜色也能提供重要信息。血尿可能与心肺转流或输血反应相关，而恶性高热或严重肌肉组织损伤可能导致茶色的肌红蛋白尿。

六、肌松监测

肌松监测在小儿麻醉中变得越来越重要，尤其是在使用去极化肌肉松弛药时。对这些药物的神经肌肉阻滞程度进行监测，可以帮助精准调整药物剂量和进行必要的追加用药。通过刺激尺神经观察拇内收肌的收缩反应，可以有效评估肌肉松弛药的作用程度。

在手术结束后，根据四次连续刺激（train of four stimulation，TOF）的比例来判断是否符合拔除气管导管的标准。如果术后自主呼吸恢复迟缓，肌松监测有助于识别导致呼吸抑制的原因，并指导相应的治疗措施。

七、容量监测

小儿由于血容量储备较少，在可能发生大量出血的手术中，应及时补充因出血和脱水引起的血容量损失，以维持循环功能的稳定。必要时，应监测中心静脉压和每搏输出量变异度（stroke volume variation，SVV），这有助于指导围手术期的液体补充。

中心静脉置管适应证包括外周静脉置管困难、需要监测中心静脉压、输注高渗液体或可能引起血管硬化的液体，以及可能导致显著静脉气栓和循环不稳的手术。中心静脉压结合动脉血压数据，能够提供丰富的循环系统信息。如果能够配合肺毛细血管楔压和心排血量测定，将对保证大手术中患儿的安全提供重要帮助。小儿中心静脉穿刺可通过颈内静脉、颈外静脉、锁骨下静脉、脐静脉或股静脉进行。颈内静脉穿刺的并发症较多，而颈外静脉穿刺相对简单，虽然穿刺针较难进入上腔静脉，但颈外静脉压与颈内静脉压差异不大，因此也可用于中心静脉压的测定。新生儿可通过脐静脉置管进行液体复苏，但需注意导管可能进入门静脉分支，从而增加输注高渗或致硬化液体导致永久性肝损伤的风险。此外，应使用超声辅助颈内静脉穿刺定位，以提高穿刺成功率。

八、脑功能监测

近红外光谱（near infrared spectroscopy，NIRS）是一种无创、便携的监测技术，广泛应用于术中和危重患者的脑及其他组织氧合测量。NIRS 通过测量氧合血红蛋白和脱氧血红蛋白的比值，评估脑组织的氧合状态，从而得到区域脑氧饱和度（regional cerebral oxygen saturation，rSO_2）。市场上常用的探头电极多位于发际线下的前额部，通过不同的传感探头和多波长光谱技术，可以区分颅内和颅外血红蛋白的吸收情况。此外，NIRS 也可用于监测骨骼肌如头肌、前臂或上肢组织的氧合情况。

经颅多普勒超声（transcranial doppler ultrasound，TCD）能够实时监测小儿术中的脑血流速度及血栓形成情况。TCD 主要用于评估大脑中动脉（middle cerebral artery，MCA）的血流速度，也可以监测低流量心肺转流过程中脑灌注的变化，及时发现心脏开放手术中可能存在的脑血栓威胁。

麻醉深度的监测对小儿麻醉尤为重要，目前常用的方法包括脑电双频谱指数（bispectral index，BIS）、听觉诱发电位（auditory evoked potentials，AEP）等。BIS 是研究最多、应用最广的监测技术，能够为个体患者提供趋势性的信息。BIS 值为 85～100 表示正常清醒状态，65～85 表示镇静状态，40～65 表示麻醉状态，低于 40 则可能出现暴发性抑制。尽管目前尚无针对小儿的统一标准，但 BIS 与麻醉药物浓度和镇静程度具有良好的相关性，已被用于小儿镇静程度的监测。需要注意的是，小儿在生长发育过程中 EEG 波形存在显著个体差异，这可能会影响 BIS 在小儿麻醉中的应用效果。

第四节　麻醉并发症与护理要点

一、麻醉并发症的影响因素

小儿对麻醉的耐受能力相对有限。通过多年的临床资料分析，发现小儿麻醉并发症的发生与以下因素密切相关。

（一）麻醉前准备不足

术前未详细询问病史、未进行必要的体格检查和生化检查，未对术前的高热、上呼吸道感染、严重的水电解质紊乱（如脱水、低钠血症、低钙血症）和低血糖等问题进行适当处理，可能导致麻醉期间并发症的明显增加。即使是急诊手术，也应尽可能进行适当的术前准备，以确保安全。

（二）麻醉器械准备不足

无论采用何种麻醉方法，小儿麻醉中必须准备好氧气、吸引器、小儿专用的面罩加压吸氧装置、麻醉机、螺纹管、喉镜和小儿气管导管等设备。避免在麻醉过程中出现病情突变时才临时寻找器械，以免耽误抢救时机。

（三）麻醉方法选择不当或药物用量过多

根据小儿的具体病情和手术部位选择合适的麻醉方法，避免过度依赖单一麻醉方式。例如，对于时间较长的手术，过度依赖氯胺酮麻醉可能导致麻醉复苏延迟，严重者可引起呼吸和循环抑制。小儿硬膜外阻滞时局部麻醉药或辅助药物用量过多，可能引发药物毒性反应或呼吸循环抑制。对于有呕吐风险的患者，应及时进行气管插管，以防呕吐物误入呼吸道。

（四）麻醉期间观察及监测不够

小儿在麻醉期间生理状态变化较快，麻醉科医师需密切观察麻醉期间的任何异常，如呼吸困难、呼吸抑制、皮肤苍白、脉搏细弱、血压下降、心率变慢、体温异常等，并及时采取措施以避免严重后果。

（五）输液输血不当

小儿体内细胞外液比例较成人显著增加，且细胞外液的转换率较大。术中如未及时补充因出血或脱水导致的液体损失，可能造成血容量不足、休克和少尿等并发症。曾有因麻醉复苏延迟未及时输液而导致严重脱水休克的教训。过量输液也可能引发心力衰竭和肺水肿，因此需要严格控制液体的输注量。

综上所述，通过充分的术前准备、配备必要的麻醉器械、使用监测仪器（如脉搏氧饱和度仪和呼气末 CO_2 监测）并严密观察患者，可以有效减少麻醉并发症的发生，将其降至最低限度。

二、呼吸系统并发症

尽管麻醉技术和监测设备的进步、新型全身麻醉药物和呼吸控制技术的应用已经显著减少了严重的呼吸系统并发症，但呼吸系统并发症仍然是小儿麻醉中最常见的问题，主要包括呼吸抑制、呼吸道阻塞和氧供应不足，这些问题可能发生于术中或术后。

（一）低氧血症

与成人相比，小儿（尤其是新生儿）的代谢率较高，肺泡通气量与功能残气量比值大，需氧量更多，这使得在呼吸暂停或上呼吸道控制失效时，更容易发生快速的缺氧。健康小儿低氧血症的常见原因包括肺不张导致的右向左分流和气道失控。术后小儿经常屏气，可能导致腹内压和胸膜腔内压升高，声门关闭，进而引起血氧迅速下降。

气道风险最容易发生在麻醉诱导时及诱导后。麻醉诱导时，狭窄的上呼吸道直径可能进一步减小。肿大的扁桃体和增殖体增加了气道阻塞的风险。若出现气道阻塞（如三凹征、膈肌过度运动）或异常吸气音（如喘鸣），应紧扣面罩，预充呼吸回路纯氧(可加七氟烷)，关闭泄气阀维持 $5 \sim 10 cmH_2O$ 的压力。必要时，可使用口咽通气道、鼻咽通气道、提下颌或持续正压通气。屏气时，吸入纯氧和持续正压通气是最佳治疗方法。

（二）喉痉挛

喉痉挛是甲状舌骨肌收缩、声带合拢及假声带上皱的软组织阻塞声门口，导致吸气和呼气受阻。常见触发因素包括喉部、胸腔、腹腔或盆腔自主神经受刺激引发的反射。喉部异物刺激（如分泌物、血液、口咽通气道、拔管过程）也是诱发因素。喉痉挛常发生在拔管后，主要因浅麻醉下拔除气管导管或异物刺激喉部所致。

（三）术后呼吸暂停

所有婴儿，尤其是早产儿，术后容易出现呼吸暂停。呼吸暂停定义为早产儿呼吸停止 > 20s，或伴氧饱和度 < 80%，心率 < 100 次 / 分。婴儿和早产儿的中枢神经系统发育不全，对 CO_2 的反应能力下降，容易发生呼吸暂停。其他因素包括肋间肌和膈肌发育不全及气道易塌陷等。呼吸暂停可分为中枢性、梗阻性和混合性 3 种类型。

对于高危婴儿，术后应住院观察 24h，监测心肺功能。某些麻醉学者建议将观察期延长至孕后 48 周或 52 周。对早产儿进行半择期手术（如腹股沟疝修补术）时，应考虑其呼吸暂停的风险。实施腰麻可有效减少术后呼吸暂停的发生率，并减少机械通气时间。对于真正的择期手术，建议延期至孕后 52 周后，但这一做法仍有争议。有研究指出，咖啡因（10 ~ 20mg/kg）能降低早产儿全身麻醉后的呼吸暂停风险，但这一结论尚需大样本研究验证。

三、循环系统并发症

小儿麻醉期间，虽然心率、心律和血流动力学改变较少见，但仍需特别关注。正常婴儿使用阿托品后，心率可能增加到 180 次 / 分，通常不会引发不良后果。然而，心率减慢可能由低氧血症、迷走神经刺激或心肌抑制引起，且在小儿麻醉中，心动过缓通常提示存在潜在风险。婴儿依赖心率维持心排血量，心率减慢会导致心排血量减少。术前阿托品剂量不足或使用氯琥珀胆碱等麻醉药物可能引起明显心动过缓。心脏手术中，心率减慢可能由房室传导阻滞引起，可通过静脉注射异丙肾上腺素或安装心脏起搏器进行治疗。小儿对缺氧和失血的代偿能力差，如未及时处理，可能导致心搏骤停。

心搏骤停是麻醉期间最严重的并发症。根据 2007 年美国小儿围手术期心搏骤停登记程序（POCA）的数据（1998—2004 年），397 例心搏骤停中有 193 例（48.6%）由麻醉因素引起。其中，心血管因素占 41%，呼吸因素占 27%，药物因素占 18%，操作与设备因素占 5%。在心血管因素中，失血相关的低血容量是最常见的原因，多见于脊柱融合术或开颅手术。喉部牵引导致的气道阻塞是主要的呼吸道原因，多发生在术后而非麻醉诱导时。药物相关的心搏骤停在 ASA Ⅰ ~ Ⅲ级小儿中较为常见，多与氟烷或七氟烷的心血管抑制作用相关，少数与氯琥珀胆碱后高钾血症有关。操作和设备相关的心搏骤停多由中心静脉穿刺并发症（如气胸、血胸）或心动过缓、低血压引起。麻醉引起的心搏骤停死亡率约为 28%，主要与 ASA 分级和急诊手术相关。

因此，在麻醉期间应加强心电图监测，以便早期发现心律异常并及时诊断心搏骤停。一旦发现心搏骤停，应立即停止麻醉，进行胸外按压，并静脉注射肾上腺素。对于非气管内插管麻醉者，应尽快进行气管插管，并用纯氧进行过度通气。由于小儿胸壁弹性较好，胸外按压效果通常较满意。

四、反流、呕吐和误吸

在小儿麻醉中，反流、呕吐和误吸是导致死亡的重要原因之一。呕吐通常发生在诱导期和复苏期，这与小儿的生理特点密切相关。小儿的胃排空时间较长，尤其是出生 6 个月内的婴儿，由于食管下端括约肌发育不全，食管腹腔段的发育不足，进食后容易发生反流。这种情况在 30% 的婴幼儿中可持续到 4 岁。麻醉过程中，面罩加压供氧常导致胃内气体积聚，增加胃内压，从而引起反流。多数麻醉药物也会降低食管下端括约肌的收缩力，进一步增加胃 - 食管反流的风险。

☆☆☆☆

呕吐的原因多种多样，包括饱胃、术前禁食时间不足、麻醉药物的影响、麻醉及手术操作的刺激、术后疼痛、缺氧和低血压等。这些因素可能会引发呕吐，而其严重后果在于胃内容物的误吸。误吸可能发生在麻醉诱导、术中以及术后的任何阶段。清醒的患儿由于具有咳嗽反射，误吸的风险较低，而婴幼儿由于神经系统发育不完善、保护性反射能力较弱、腹部膨隆、胃液较多以及呼吸管理难度大，误吸的发生率较高。

预防误吸是关键。氯胺酮麻醉后喉部反射被抑制，饱胃的患儿易发生呕吐和误吸。对于急诊饱胃的患儿，应在麻醉前进行有效的胃肠减压，并用吸引器抽吸胃内容物后再开始麻醉。在诱导过程中，应尽量减少对咽喉的刺激。一旦发生呕吐或反流，应立即将患儿头部偏向一侧，并置于头低位，充分吸引口腔和咽喉部位的反流物，以防止误吸。对于严重误吸的情况，应迅速进行气管内插管以控制呼吸道，并立即进行气管内冲洗。如有需要，应用呼气末正压通气（PEEP）纠正低氧血症，避免和（或）减轻由肺部损害引起的并发症。适当使用抗生素以预防和治疗误吸后的肺部感染。

五、体温护理要点

小儿基础代谢率较高、体表面积相对较大、产热能力较弱，因此容易受到环境变化的影响，导致体温异常。虽然清醒的婴儿能够在有限的环境温度范围内维持体温，但他们的体温调节能力较弱，体表面积较大导致热量流失较快。小儿的核心体温指的是富含血管的器官（如大脑、心脏、肺、肝脏和肾脏）的温度。由于新生儿主要依靠棕色脂肪产热，而非寒战，这使得他们在麻醉和交感神经阻滞下容易发生低体温。此外，输注冷的库血也可能引起低体温。如果未采取适当的保温措施，所有患儿在围手术期都可能出现体温过低。低体温会引发一系列并发症，如复苏延迟、肌松恢复延迟、凝血功能障碍、复苏期氧耗增加和感染率增高等。

为了有效监测体温变化，需采用适当的监测方法和监测点。目前，大多数国家的麻醉协会都制定了相关指导方针，要求在麻醉期间使用体温测量方法。常用的体温计包括热电偶和热敏电阻。对于不需要气管插管的短小外科手术，直肠或腋窝温度监测是安全的；而对于使用气管插管的患儿，可选择远端食管温度探头。红外线体温计也可在麻醉复苏室中使用。

围手术期维持体温可以采取多种措施：①增加手术室温度。提高室温可以减少手术开始时的热量流失，每升高1℃，患儿热量损失减少约7%。②减少暴露时间。尽量减少患儿裸露的时间，避免不必要地脱掉衣物。③覆盖身体暴露部位。用毯子覆盖暴露部位，可减少热量损失约30%。特别是婴儿的头部是主要的热量丢失部位，应特别注意包裹。④加温静脉液体。对需要大量输入液体的患儿，可以预防低体温的发生。⑤使用加热灯和红外加热器。这些设备可能具有一定的保温效果。加热水毯的效果有限，仅能减少背部热量丢失。⑥使用空气加温毯。这种方法用于预防术中低温，使用时要避免弄湿，因为潮湿的加温毯会导致体温下降。⑦加湿加热气体。为了最大限度地减少来自呼吸道的热损失和对气管上皮的损害，应加热和加湿吸入气体。

需要注意的是，过度使用保温设备时可能会导致体温过高。特别是在头面部手术中，体腔未打开的情况下，热量流失有限。术前使用阿托品可能减少出汗，降低散热；此外，夏季高温、长时间禁食和脱水等因素也可能导致体温升高。

第五节　术后护理与术后镇痛护理

一、术后护理

术后管理是确保小儿麻醉安全和恢复的关键环节。在手术接近结束时，应逐渐减轻全身麻醉，减少麻醉药物的浓度或降低静脉麻醉药物的输注速度。拔管前，必须彻底清除气道及口咽部分泌物，并准备好适当的气道维持装置，如大小合适的面罩、纯氧和吸引装置。确保肌松药完全逆转后再拔除气管导管，待呼吸道通畅、通气良好、病情稳定后，再将患儿转运至麻醉复苏室或 ICU。

在转运过程中，应将患儿头部转向一侧或采取侧卧位，途中吸氧并进行脉搏氧饱和度监测，同时观察口唇颜色和呼吸情况。术后尤其要注意呼吸系统的护理，因为复苏期脉搏氧饱和度下降常由于上呼吸道梗阻造成。可在患儿肩下垫一颈枕使颈部后仰，并给予氧气，以防低氧血症。若转运至 ICU，需提前告知 ICU 医师有关患儿的情况，包括术中麻醉药物使用情况、是否需要机械通气、当前心肺功能状态等，以便 ICU 医师做好准备。在转运过程中，根据需要做好必要的监护、准备应急药物和维持呼吸循环稳定的装置。

术后体温监测至关重要，特别是新生儿，需置于暖箱内观察和护理。全身麻醉复苏期可能会发生寒战，与血管扩张和散热增加有关。寒战会导致氧耗量增加，因此需对寒战患儿进行面罩给氧。

尽管新型强效全身麻醉药已用于临床，但术后恶心呕吐仍可能发生，需进行严密观察。对于椎管内麻醉的患儿，要注意麻醉平面的恢复情况及有无神经系统并发症、尿潴留、头痛、恶心呕吐等症状，同时关注呼吸循环情况。

小儿麻醉后复苏的评分可以简化，考虑到小儿病理生理变化较成人快且病房监护措施相对薄弱，离开复苏室前应确保小儿完全清醒或容易被唤醒，呼吸道通畅且保护性反射存在，吸室内空气时脉搏氧饱和度达到 95% 或以上，体温正常，疼痛、恶心和呕吐已得到控制，且无活动性出血，生命体征稳定。

☆ ☆ ☆ ☆

二、术后镇痛护理

过去的传统观念认为小儿不会感受像成人一样的疼痛，这一观点已被证明是完全错误的。实际上，术后疼痛不仅在生理上产生短暂影响，还会在长期内对行为产生影响。有效的术后镇痛不仅需要先进的技术，还需要准确的疼痛评估、严密的观察和及时有效的处理。对于疼痛评估，大龄儿童和成人通常使用视觉模拟评分（VAS）或数字量表评分。对于年幼至 3 岁的小儿，可以使用图片或语言描述的方法，如"六张脸评分量表"，但自我评价的方法在认知功能障碍及麻醉状态下的小儿中存在一定局限性。

（一）小儿术后镇痛的原则包括

1. 采用小儿易接受的简单方式进行镇痛。

2. 从安全剂量开始，定时限量给药，并在医护人员或父母指导下用药。

3. 确保镇痛效果，小剂量复合给药。

4. 适当监测疼痛治疗期间的呼吸、循环指标和不良反应。

5. 根据手术部位和大小个体化镇痛。

6. 选择不同药物和方法的平衡镇痛方式。

（二）常用的镇痛方法

1. **表面局部麻醉** 如丙胺卡因与利多卡因组成的复方皮肤表面麻醉药膏（EMLA），适用于包皮环切等术后疼痛治疗。也可进行局部浸润麻醉，在皮下注射长效局部麻醉药，适用于各种小型和中型手术，还可以在局部切口皮下埋管后持续泵注局部麻醉药。

2. **持续静脉注射阿片类镇痛药** 如吗啡，是小儿术后镇痛的主要方法。对于大于 1 个月的婴儿，$10 \sim 30 \mu g/$（kg·h）的剂量可以提供充分镇痛，副作用较小。新生儿的消除半衰期延长，因此输注速度应降低至 $5 \mu g/$（kg·h）。芬太尼用于短时疼痛的镇痛，呼吸抑制发生率较成人低。舒芬太尼用于先天性心脏病患儿的术后镇痛，负荷剂量为 $0.2 \mu g/kg$，维持剂量为 $0.5 \mu g/$（kg·h）。阿片类药物导致的呼吸抑制可用纳洛酮（$0.5 \sim 2 \mu g/kg$）拮抗。

3. **患儿自控镇痛（PCA）和护士或家长控制镇痛（NCA）** PCA 适用于大于 7 岁儿童的术后镇痛，能够根据个体需求提供镇痛，同时降低呼吸抑制等副作用。使用 PCA 前需充分宣教和鼓励患儿，并设定锁定时间以保证安全。NCA 适用于年龄小于 7 岁或无法合作的小儿，但仍存在药物使用过量和呼吸抑制的风险。

4. **区域阻滞镇痛** 包括外周神经阻滞、硬膜外镇痛等。连续神经阻滞用于四肢手术后，效果较好。骶管阻滞适用于下肢和下腹部手术。硬膜外镇痛适用于腹部大手术，使用低浓度局部麻醉药可减少局部麻醉药中毒风险和运动阻滞。

☆　☆　☆　★

儿童硬膜外阻滞具有良好的血流动力学稳定性，穿刺点通常为 $L_3 \sim L_4$。常用的局部麻醉药包括布比卡因或罗哌卡因，浓度一般为 0.0625% ~ 0.125%。新生儿硬膜外镇痛时间应限制在 236h 以内，小于 4 个月的婴儿布比卡因推荐剂量不超过 $0.2 \sim 0.25mg/$（kg·h），较大的婴儿和儿童不超过 $0.4 \sim 0.5mg/$（kg·h）。PCEA 常用的推荐剂量及其他镇痛药物如可乐定或氯胺酮可延长镇痛时间。

第 15 章
手术室外麻醉护理

第一节 无痛胃镜麻醉护理

一、概述

1805 年，德国的 Bozzini 首次提出利用管状镜子观察体内空腔的设想。1881 年，硬管式胃镜诞生，为医师提供了清晰的视野。1957 年，纤维胃、十二指肠镜的出现，使内镜技术更加灵活。至 1983 年，电子内镜的诞生标志着内镜技术的又一次飞跃，通过电荷耦合器件与先进的视频处理技术，实现了胃内图像的高清晰度实时显示。我国自 20 世纪 60 年代起开始应用胃镜检查，而自 70 年代纤维内镜技术引进后，胃镜检查迅速普及，成为临床重要的诊疗手段。其应用范围主要包括：①针对疑似上消化道病变的患者，如吞咽困难、上腹痛等症状且临床尚未明确诊断的患者；②上消化道出血的诊疗；③消化性溃疡、萎缩性胃炎等疾病的检查与随访；④肿瘤性病变的术前评估与术后复查；⑤内镜下各类治疗操作。

胃镜的检查路径具体描述为：胃镜首先通过牙垫引导，缓缓穿越口腔，沿舌面进入，随后抵达舌根部并继续下行至咽喉部。在此过程中，胃镜需依次通过食管的三个狭窄区域，即食管入口、主动脉弓与左支气管交叉处及食管穿越膈肌的裂孔，最终到达贲门。穿越贲门后，胃镜进入胃的贲门区，继续深入至胃体，并最终穿越幽门，进入十二指肠壶腹部。在这一完整的检查路径中，所有途经的上消化道黏膜均可通过内镜进行详尽的检查或必要的治疗干预。

胃镜诊疗虽然是微创操作，但进镜时对患者咽喉、食管和胃的刺激会给患者带来强烈的不适感，同时造成血流动力学的剧烈波动。即使有局部麻醉药的使用，部分患者仍然不能耐受检查。另一方面，随着内镜下治疗的增多，如早癌的内镜下黏膜剥离术（ESD）、内镜下黏膜切除术（EMR），内镜医师的操作时间变长，且需要在操作时维持患者无体动，这也对麻醉提出了新的要求。随着舒适化医疗概念的提出，越来越多的患者对诊疗过程的舒适度要求也越来越高，无痛胃镜检查因此得到了更为广泛的推广。

无痛胃镜是指在胃镜操作前，通过静脉给予一种或多种麻醉药物，使患者进入麻醉状态，再进行诊疗操作。它能确保患者在整个诊疗过程中全身放松、无痛苦，并在检查结束后短时间内复苏，且对检查过程无记忆。无痛胃镜的主要优势包括：患者在检查过程中体验舒适，更愿意接受检查，有利于疾病的早期发现与治疗；能减轻患者的生理应激反应，减少血流动力学的波动，确保患者安全；内镜医师在操作时患者无体动干扰，能够更从容、细致地完成检查，保障诊疗的顺利进行及效果；使部分因无法配合而难以进行传统胃镜检查的患者得以接受检查。

二、适应证和禁忌证

（一）适应证

1. 不能耐受检查的患者。

2. 不能配合检查的患者，如小儿、老年人或精神失常无法配合等。

3. 要求诊疗过程无痛苦、无感觉的患者。

4. 治疗需要在麻醉状态下进行的患者。

（二）禁忌证

1. ASA Ⅳ 级以上的患者。

2. 重要器官功能障碍或失代偿　例如：近期发生过心肌梗死或脑梗死，恶性心律失常、严重的传导阻滞，血流动力学不稳定，哮喘持续状态，严重肺部或上呼吸道感染等。

3. 对于预计在接受麻醉后可能出现重度上呼吸道梗阻且有困难气道史的患者，应谨慎评估其麻醉风险。

4. 贲门失弛缓症患者在进行胃镜检查时呕吐发生率较高，麻醉后存在较高的反流性误吸风险。

5. 鼻咽癌化疗后出现吞咽呛咳症状的患者，其反流现象极易导致误吸，因此需特别关注其麻醉与检查过程中的安全性。

6. 严重的胃潴留患者会增加反流性误吸的风险，尤其在麻醉状态下，患者吞咽及咳嗽反射减弱，一旦发生误吸，可能导致吸入性肺炎甚至窒息。

（三）相对禁忌证

若患者存在以下情况，其麻醉风险较大，需要麻醉医师格外关注，并配备更齐全的监护和抢救措施，这些情况通常被视为相对禁忌证：

1. 预计麻醉后可能出现上呼吸道梗阻的患者　例如：肥胖症、呼吸睡眠暂停综合征。

2. 中重度贫血的患者　其体内药物与血浆蛋白的结合可能减少，导致药效

☆ ☆ ☆ ☆

增强，从而增加药物过量的风险。

3. 肝肾功能存在中重度损害的患者　其药物代谢可能受到影响，导致复苏时间延长。

4. 对于疑似食管气管瘘的患者　胃液及胃内容物可能反流至肺部。在全身麻醉状态下，呛咳反射受到抑制，难以察觉反流情况，从而增加患者缺氧的风险。

5. 对于高度怀疑肝硬化合并食管静脉曲张的患者　胃镜检查过程中易损伤曲张的食管静脉，引发大出血。在全身麻醉状态下，血块可能流入肺部并堵塞呼吸道，造成严重后果。

6. 既往有哮喘但近期未发作的患者　麻醉药物及胃镜检查可能会诱发哮喘发作，需谨慎评估。应在密切监测下考虑行无痛胃镜检查，但需注意风险较高。

7. 其他　无人陪护的门诊患者或妊娠、哺乳期妇女。

三、麻醉前评估与准备

（一）麻醉前评估

1. 患者完成相关检查后前往麻醉门诊评估。麻醉医师按照麻醉前评估要求，对患者进行全身状况、合并症、器官功能等评估，重点关注有无困难气道或反流性误吸的风险。依据评估结果选择麻醉方式。麻醉前评估的内容主要包括病史回顾、体格检查和辅助检查三方面。

（1）病史回顾：现有及既往并存疾病、过敏史、手术及麻醉史、麻醉相关不良事件。确认疾病近期有无加重、治疗方案及控制程度。既往及现在服用药物的类型和剂量。

（2）体格检查：主要包括生命体征、体重指数（BMI）、肢体水肿、皮肤黏膜、精神状态等；气道评估包括：Mallampati 评级、牙齿情况、颈部活动度、甲颏距、颈周径和相关畸形。

（3）辅助检查：血常规、心电图、胸部 X 线片或 CT、肝肾功能、凝血功能等；必要时进行能量当量（MET）计算、肺功能检测、超声心动图等。

由于胃肠镜麻醉评估的重点在于气道管理和反流性误吸风险，因此，对于存在困难气道高风险的患者，麻醉医师需要考虑两方面的内容：①麻醉方式的选择，即患者是否能进行全身麻醉或者在局麻下进行检查。如下咽癌放疗后的患者、肿瘤导致双侧声带固定的患者，气道管理风险相当高，一般采取局麻下进行检查。②需要提前准备的设备、物品及药品。考虑到麻醉评估的医师和具体实施麻醉的医师通常不是同一人，特殊情况应在麻醉评估单等医疗文书上注明。对于存在反流性误吸高风险的患者，应向患者及其家属充分交代风险发生的可能和危害，并适当延长禁饮禁食时间。检查时，适当抬高床头、备好吸引装置及吸痰管，在病情允许和患者耐受的情况下，也可以先局部麻醉后进行胃镜抽吸，再静脉推注麻醉药物继续检查。

2. 患方知情告知：应告知患者和家属麻醉的操作方案，解释麻醉的目的和风险，取得患者和家属的同意，并签署麻醉知情同意书。指导患者检查前用药，并建议咨询相关专科医师（如心血管药物、抗凝药物、糖尿病药物的使用等），解答患者及其家属的相关问题。

（二）麻醉前准备

1. 一般患者应在检查前禁食至少 6h，禁饮至少 2h；可按需服用小于 50ml 的黏膜清洁剂。

2. 如患者存在胃排空功能障碍或胃潴留，应适当延长禁食和禁饮时间，必要时行气管插管以保护气道。

3. 口咽部表面麻醉：口咽部表面麻醉可以增强轻度与中度镇静下患者的耐受性，抑制咽反射，利于内镜操作；接受深度镇静及全身麻醉状态的患者可不使用口咽部表面麻醉。

4. 检查当日麻醉医师应当对麻醉前评估与准备，包括麻醉相关的仪器设备与药物准备进行确认，并应在进行操作前执行核查制度（即：与内镜医师及护士再次核实患者身份和将要进行的操作）。

四、无痛胃镜麻醉护理配合

（一）检查前麻醉护理配合

1. 患者评估

（1）协助麻醉医师详细询问患者的病史，包括心血管疾病、呼吸系统疾病、肝肾功能不全，以及既往手术史、麻醉史、药物过敏史和家族病史。特别是对局部麻醉药物和抗生素等药物的过敏情况要重点关注。

（2）协助麻醉医师进行全身检查：包括心肺功能、血压、血糖等，确保患者适合进行无痛胃镜检查。同时检查患者的口腔、鼻腔等部位,确保呼吸道通畅，为可能的气管插管等急救措施做好准备。

（3）心理评估:评估患者的心理状态,了解其对胃镜检查的焦虑和恐惧程度，并提供适当的心理支持。

2. 检查前教育

（1）解释检查过程：向患者及其家属详细介绍无痛胃镜检查的目的、方法、过程和注意事项，以缓解患者的紧张和恐惧情绪。同时解答患者的疑问，让患者了解麻醉的安全性和有效性，增强患者的信心。

（2）麻醉知识普及：解释麻醉的种类和效果，让患者明白在无痛胃镜检查中不会感到疼痛，从而缓解其恐惧和紧张情绪。

☆ ☆ ☆ ☆

（3）注意事项：告知患者检查前需注意的事项，如禁食、禁水，以及停止和调整某些药物的使用等。

3. 检查前准备

（1）环境准备：确保检查室环境整洁、安静，备齐所需的仪器设备和药品，包括麻醉药物、监测设备（如麻醉机、监护仪等）和急救药品。

（2）静脉通道建立：检查前为患者建立静脉通道，以确保麻醉药物的顺利注入。

（3）患者准备：再次核对患者信息，查看麻醉知情同意书（特别注意麻醉访视时标注的患者特殊情况），询问患者禁饮禁食情况，确认是否有家属陪同；协助患者取左侧卧位，连接心电监护，监测患者生命体征（心率、血压、血氧饱和度），进行护眼、吸氧等操作。

（二）检查中麻醉护理配合

1. 麻醉操作　根据检查类型和患者情况，协助麻醉医师选择适当的麻醉方式。根据麻醉医师的指示，给予适当剂量的麻醉药物，并密切监测患者的生命体征。

2. 生命体征监测　在麻醉过程中，持续监测患者的心率、血压、呼吸、脉搏血氧饱和度等生命体征，确保患者的安全。同时，在检查过程中密切观察患者的面色、呼吸、皮肤温度等，以便及时发现和处理异常情况。

3. 呼吸道管理

（1）呼吸道通畅：在全身麻醉时，保持患者呼吸道通畅是关键，持续给予面罩吸氧，以防止低氧血症的发生。

（2）气道管理

1）对于检查前评估可能为困难气道的患者，提前准备好困难气道插管用物，主要包括以下设备与物品：可视喉镜、喉罩、各种型号的气管插管包、环甲膜穿刺包、气管切开包、牙垫、口咽通气道、鼻咽通气道等；备好常用麻醉药物（如丙泊酚、咪达唑仑、镇痛药物、肌肉松弛药物等）以及常用心血管药物（如阿托品、麻黄碱、间羟胺、去甲肾上腺素等）。

2）对于检查前评估可能发生反流、误吸的患者，提前准备好吸引装置、吸痰管，以及常规气道管理设备（可视喉镜、气管插管包）。

4. 麻醉深度管理

（1）观察患者反应：麻醉护士应密切观察患者的意识状态、眼球运动、呼吸节律等，以评估麻醉深度是否适中。避免麻醉过深导致患者呼吸抑制或复苏延迟，同时也要防止麻醉过浅导致患者疼痛或躁动。

（2）调整麻醉药物：根据患者的反应和麻醉医师的指示，麻醉护士应及时调整麻醉药物的剂量和输注速度，以维持适当的麻醉深度。

5. 体位与舒适护理

（1）保持体位稳定：在检查过程中，患者应保持左侧卧位。麻醉护士应协助患者保持体位稳定，避免因体位不当而影响检查效果或造成患者不适。

（2）保暖：检查室内应保持适宜的温度，为患者提供保暖措施，如使用棉被、加温毯等。

6. 预防并发症发生及处理　术中密切观察患者的反应，防止麻醉深度过深或过敏反应的发生。及时发现并报告，协助麻醉医师处理检查中出现的低血压、心律失常、呼吸抑制等麻醉相关并发症，确保患者的安全。

（三）检查后麻醉护理配合

1. 复苏护理

（1）复苏监测：护送患者至复苏室，给予吸氧，持续监测其生命体征，关注患者复苏状况。

（2）密切观察患者的生命体征，如心率、血压、呼吸、血氧饱和度等。

（3）观察患者的意识状态、瞳孔大小、对光反射等，判断患者的复苏程度。

（4）离室与离院标准：门诊接受无痛胃镜检查的患者可以通过评分量表来评价是否可以离室或离院，具体见表 15-1、表 15-2。

表 15-1　Aldrete 评分

评估项目		得分
活动度	可以自由或根据指令活动所有肢体，能抬头	2
	可以活动两个肢体，能抬头	1
	不能活动肢体或抬头	0
呼吸	深呼吸并自主咳嗽，呼吸频率、幅度正常	2
	呼吸困难或浅呼吸，可能用口咽通气道	1
	窒息，需要呼吸器治疗或辅助呼吸	0
循环	麻醉前 ±20mmHg 以内	2
	麻醉前 ±20 ～ 50mmHg 以内	1
	血压波动大于麻醉前 50mmHg 以上	0
意识	完全清醒	2
	呼唤可叫醒	1
	没有反应	0
氧饱和度	吸空气 $SpO_2 \geqslant 92\%$	2
	需要吸氧 $SpO_2 \geqslant 92\%$	1
	即使吸氧 $SpO_2 < 92\%$	0

☆ ☆ ☆ ☆

Aldrete 评分≥9 分，患者可在家属的陪同下离室。

表 15-2　麻醉后离院评分量表

生命体征（血压和心率）	疼痛
2= 术前数值变化 20% 范围内	2= 轻微
1= 术前数值变化 21% ～ 40%	1= 中等
0= 变化超出术前值的 41% 以上	0= 严重
运动功能	手术出血
2= 步态稳定 / 没有头晕	2= 轻微
1= 需要帮助	1= 中等
0= 不能行走 / 头晕	0= 严重
恶心呕吐	
2= 轻微	
1= 中等	
0= 严重	

一般情况下，如果评分超过 9 分，患者可由家属陪同离院。

2. 饮食护理

（1）患者复苏后，根据医嘱给予患者饮食指导，如禁食、流质饮食、半流质饮食等。

（2）告知患者饮食的注意事项，如避免辛辣、刺激性食物，避免过热、过冷食物等。

3. 健康教育

（1）向患者及其家属介绍无痛胃镜检查后的注意事项，如休息、避免精密操作或剧烈运动、观察有无腹痛、出血等症状。

（2）告知患者如有不适及时就医，定期复查。

五、常见并发症的预防及处理

（一）呼吸抑制

呼吸抑制是无痛胃镜检查中较常见的并发症。其主要原因是麻醉药物如舒芬太尼、丙泊酚均可产生呼吸抑制作用。因此在推注药物时，要注意用量和速度，应分次、缓慢用药，避免严重呼吸抑制的发生。同时，检查时要密切观察患者的呼吸和脉搏氧饱和度，发现有呼吸抑制时，应暂停检查，面罩手控辅助呼吸，待氧饱和度回升至 95% 以上，再继续检查。

（二）舌后坠

麻醉后部分患者舌根后坠易致呼吸道梗阻，此时可托举下颌保持呼吸道通畅，必要时插入鼻咽通气装置改善通气。

（三）喉痉挛

麻醉较浅时，喉头易因刺激而应激性增高，诱发喉痉挛，若处理不及时将危及患者生命。为预防喉痉挛，需确保足够的麻醉深度并轻柔地操作胃镜。检查中需密切观察患者，一旦发现喉痉挛，应立即停止检查，加深麻醉，吸氧并使用面罩加压辅助呼吸，待患者恢复自主呼吸后继续检查。若喉痉挛持续，必要时可静脉注射短效肌肉松弛药如氯琥珀胆碱，并行气管插管辅助呼吸，同时给予地塞米松 10mg 或甲泼尼龙 40mg 以缓解喉头水肿，控制呼吸。检查完毕后，待患者符合拔管标准方可拔除气管导管。

（四）恶心和呕吐

检查后恶心呕吐（PONV）可使患者恢复延迟，甚至必须在门诊留观。PONV 的发生受多种因素影响，包括患者的体型特征、健康状况、性别、月经周期、所使用的麻醉及镇痛药物、低血压状况及年龄等多个方面。具体而言，PONV 的主要高危因素有年轻患者、女性、运动病病史、既往术后恶心呕吐史、月经期、糖尿病、存在焦虑情绪、胃内容量增大、肥胖状态及严重焦虑等。针对 PONV，可采取的治疗措施包括静脉注射止吐药物，如盐酸昂丹司琼或盐酸格雷司琼等。

（五）反流与误吸

虽然胃镜检查前患者常规禁饮禁食，但麻醉作用可削弱胃肠道蠕动，加之检查中可能实施的充气注水操作，进一步降低胃肠道张力，因此仍无法完全规避反流与误吸的风险。特别是当患者存在胃食管交界处的结构异常、口咽或胃内大出血、幽门梗阻等情况时，反流与误吸的风险显著增加。无论是固体还是液体误吸入呼吸道，均可能导致呼吸道梗阻、气道痉挛、吸入性肺不张及吸入性肺炎等严重后果。因此，应采取措施来减少胃内容物、提高胃液 pH、降低胃内压使其低于食管下段括约肌阻力及保护气道等。

一旦发生误吸，则应立即退出内镜并沿途吸引，尤其是口咽部；同时立即将患者置于头低足高位，并改为右侧卧位，因受累的多为右侧肺叶，如此可保持左侧肺有效的通气和引流；如果血氧饱和度下降，常规处理后不能回升，应立即行气管内插管，在纤维支气管镜明视下吸尽气管内误吸液体及异物，可用生理盐水少量多次灌洗，直至灌洗液清亮，后可行机械通气，纠正低氧血症并避免进展至吸入性化学性肺炎。

（六）血压下降

麻醉药物对患者心血管系统多起抑制作用。常会引起外周血管阻力下降、

☆ ☆ ☆ ☆

心肌抑制、心排血量减少及抑制压力感受器对低血压的反应，从而导致血压下降。因此，当患者血压下降，低于基础值 30% 时，应给予适当的药物，如间羟胺、麻黄碱等升压药，避免长时间处于低血压状态。

（七）心律失常

胃镜操作本身对自主神经的刺激及麻醉药物的作用均可能引起心律失常。如果患者原有心肺疾病，也可能因紧张、焦虑、检查刺激等诱发心血管事件的发生。因此，在发生心律失常时，应暂停胃镜检查，根据相应的心律失常类型，给予适当的药物，如阿托品、利多卡因等，同时纠正出现的低血压。

（八）坠床

坠床是消化内镜镇静 / 麻醉的严重并发症之一，轻者可能导致患者四肢及躯体的损伤，重者可能威胁到患者的生命安全。因此，实施严密的监护措施，并确保在整个过程中对患者进行妥善的固定与保护，是预防坠床事件发生的关键所在。

（九）其他并发症

在诊疗流程中，若检查者操作手法过于粗鲁，或麻醉效果未能达到预期，导致患者出现躁动及挣扎行为，均存在较大风险。轻微时，可能引发消化道黏膜的擦伤或撕裂；严重时，则可能导致消化道穿孔，甚至危及患者生命。因此，在内镜诊疗的实施过程中，内镜医师与麻醉医护人员之间的紧密协作与高效沟通显得尤为重要，双方需共同努力，确保诊疗操作的顺利完成。

第二节　无痛结肠镜的麻醉及护理

一、概述

结肠镜的发展历史可追溯至两个世纪前，当时德国的 Bozzini 首次利用烛光作为光源，通过简易内镜装置，初步窥探了直肠的内部结构。历经漫长的岁月，结肠镜技术不断取得突破。1963 年，Oerhonet 率先研发出纤维肠镜，并将其成功应用于临床诊疗之中。随后，在 1983 年，美国的 Welch Allyn 公司推出了具有划时代意义的电子内镜，标志着结肠镜技术正式迈入电子化的崭新阶段。结肠镜的临床应用主要涵盖以下几个方面：①原因不明的便血或持续隐血阳性；②慢性腹泻原因未明者；③大肠肿瘤筛查；④低位肠梗阻或腹部包块，不能排除肠道疾病者；⑤肠道息肉切除、止血、乙状结肠扭转或肠套叠复位；⑥结肠癌术后或肠道息肉切除术后定期随访。

结肠镜的检查路径依次为：肛门、直肠、乙状结肠、降结肠、结肠左曲、横结肠、结肠右曲、升结肠，直至回肠末端，以盲肠开口处作为检查的终点。此路径上的消化道黏膜均可接受详尽的检查，必要时，还可进行结肠镜下的肠息肉切除术。

在进行结肠镜检查时，需向肠道内注入气体以扩张肠腔，同时结肠镜需在肠道内游走、翻转，这些机械性的牵拉操作往往会给患者带来腹痛等不适感。因此，无痛结肠镜技术应运而生。相较于传统结肠镜检查，无痛结肠镜具有以下优势：①患者在麻醉状态下接受检查，全程无痛，体验更为舒适，从而提高了患者的检查接受度，有利于疾病的早期发现与治疗；②减少了患者的生理应激反应，减轻了血流动力学的波动，确保了患者的安全；③在内镜医师操作时，患者无体动干扰，使得医师能够更为从容、细致地完成检查，保证了诊疗过程的顺利进行及诊疗效果的提升；④使得一些因各种原因无法配合的患者也能顺利完成结肠镜检查。

二、适应证和禁忌证

（一）适应证
1. 要求诊疗过程无痛苦、无感觉的患者。
2. 能耐受检查的患者。
3. 不能配合检查的患者，如小儿、老年人或者精神失常无法配合等。
4. 治疗要求麻醉状态下进行的患者。

（二）禁忌证
1. ASA Ⅳ级以上的患者。
2. 重要器官功能障碍或失代偿，例如：近期发生过心肌梗死或脑梗死，恶性心律失常，严重的传导阻滞，血流动力学不稳定，哮喘持续状态，严重肺部或上呼吸道感染等。
3. 预计麻醉后会出现严重呼吸道梗阻的患者，例如：鼻咽癌、喉癌、口腔肿瘤合并放疗史；胸部肿瘤压迫气道的患者等。
4. 腹主动脉瘤、急性腹膜炎、肠穿孔患者。

（三）相对禁忌证
若患者存在以下情况，其麻醉风险较大，需要麻醉医师格外关注，并配备更齐全的监护和抢救措施，这些情况通常被列为相对禁忌证：
1. 预计麻醉后可能出现上呼吸道梗阻的患者，例如肥胖症、呼吸睡眠暂停综合征等。
2. 中重度贫血的患者。
3. 肝肾功能中、重度损害的患者。
4. 无人陪护的门诊患者或妊娠期、哺乳期妇女。

☆ ☆ ☆ ☆

三、麻醉前评估与准备

（一）麻醉前评估

麻醉前评估参照无痛胃镜相应部分，通过了解病史、体格检查、辅助检查，对患者麻醉风险做出评估。

（二）麻醉前准备

1. 结肠镜检查前 1 ～ 2d 开始进食细软、少渣的饮食，检查当天禁食。由于患者做肠道准备需饮用较大量的液体，因此需特别注意最后一次饮水的时间，控制禁饮时间至少 4h。

2. 如患者存在胃排空功能障碍，应适当延长禁食和禁饮时间，必要时行气管内插管以保护气道。

3. 检查当日麻醉医师应当对麻醉前评估与准备包括麻醉相关的仪器设备与药物准备进行确认，并应在进行操作前执行核查制度（即：与内镜医师及护士再次核实患者身份和将要进行的操作）。

四、无痛结肠镜的麻醉护理配合

（一）检查前麻醉护理配合

1. 患者评估

（1）协助麻醉医师详细询问患者的病史，包括心血管疾病、呼吸系统疾病、肝肾功能不全及既往手术史、麻醉史、药物过敏史和家族病史。特别是对局部麻醉药物和抗生素等药物的过敏情况。

（2）协助麻醉医师进行全身检查：包括心肺功能、血压、血糖等，确保患者适合进行无痛结肠镜检查。检查患者的口腔、鼻腔等部位，确保呼吸道通畅，为可能的气管插管等急救措施做好准备。

（3）心理评估：评估患者的心理状态，了解其对结肠镜检查的焦虑和恐惧程度，提供适当的心理支持。

2. 检查前教育

（1）解释检查过程：向患者及其家属详细介绍无痛结肠镜检查的目的、方法、过程和注意事项，以缓解患者的紧张和恐惧情绪。解答患者的疑问，让患者了解麻醉的安全性和有效性，从而增强患者的信心。

（2）麻醉知识普及：解释麻醉的种类和效果，让患者了解无痛结肠镜检查中不会感到疼痛，从而缓解其恐惧和紧张情绪。

（3）注意事项：告知患者检查前需注意的事项，如检查前禁食、禁水，停止和调整某些药物的使用等，服用肠道清洁药物的时间与检查时间间隔 4h 及以上。

3. 检查前准备

（1）环境准备：确保检查室环境整洁、安静，备齐所需的仪器设备和药品，包括麻醉药物、监测设备（麻醉机、监护仪等）和急救药品。

（2）静脉通道建立：检查前为患者建立静脉通道，确保麻醉药物的顺利注入。

（3）患者准备：再次核对患者信息，查看门诊麻醉知情同意书（特别注意麻醉同意书上标注的患者特殊情况及警示章），询问患者禁饮禁食情况、服用肠道清洁药物的时间、是否有家属陪同；协助患者取左侧卧位，连接心电监护，监测患者生命体征（心率、血压、血氧饱和度），护眼、吸氧。

（二）检查中麻醉护理配合

1. 麻醉操作　根据检查类型和患者情况，协助麻醉医生选择适当的麻醉方式。根据麻醉医师的指示，给予适当剂量的麻醉药物，并密切监测患者的生命体征。

2. 生命体征监测　在麻醉过程中，持续监测患者的心率、血压、呼吸、脉搏血氧饱和度等生命体征，确保患者的安全。在检查过程中，密切观察患者的面色、呼吸、皮肤温度等，及时发现和处理异常情况。

3. 呼吸道管理

（1）呼吸道通畅：在全身麻醉或深静脉麻醉时，保持患者的呼吸道通畅是关键，持续给予面罩吸氧，防止低氧血症的发生。

（2）气道管理

1）对于检查前评估为肥胖、有打鼾史的患者，可提前准备好口咽通气道、鼻咽通气道等。

2）对于检查前评估可能发生反流、误吸的患者，应提前准备好吸引装置、吸痰管及常规气道管理设备（如可视喉镜、气管插管包）。

4. 麻醉深度管理

（1）观察患者反应：麻醉护士应密切观察患者的意识状态、眼球运动、呼吸节律等，以评估麻醉深度是否适中。避免麻醉过深导致患者呼吸抑制或复苏延迟，同时也要防止麻醉过浅导致患者疼痛或躁动。

（2）调整麻醉药物：根据患者的反应和麻醉医师的指示，麻醉护士应及时调整麻醉药物的剂量和输注速度，以维持适当的麻醉深度。

5. 体位与舒适护理

（1）保持体位稳定：在检查过程中，患者应保持左侧卧位。麻醉护士应协助患者保持体位稳定，避免因体位不当而影响检查效果或造成患者不适。

（2）保暖：检查室内应保持适宜的温度，为患者提供保暖措施，如使用棉被及加温毯等。

6. 预防并发症发生及处理　术中密切观察患者的反应，防止麻醉深度过深或过敏反应的发生。及时发现并报告，协助麻醉医师处理检查中出现的低血压、

☆ ☆ ☆ ☆

心律失常、呼吸抑制等麻醉相关并发症，确保患者的安全。

（三）检查后麻醉护理配合

1. 复苏护理

（1）复苏监测：护送患者至复苏室，给予吸氧，持续监测其生命体征，关注患者复苏状况。

（2）密切观察患者的生命体征，如心率、血压、呼吸、血氧饱和度等。

（3）观察患者的意识状态、瞳孔大小及对光反射等，以判断患者的复苏程度。

（4）离室与离院标准：门诊接受无痛结肠镜检查的患者可以用评分量表来评价患者是否可以离室或离院（参照本章第一节无痛胃镜麻醉护理相关内容）。

2. 饮食护理

（1）患者复苏后，根据医嘱给予患者饮食指导，如禁食、流质饮食、半流质饮食等。

（2）告知患者饮食的注意事项，如避免辛辣、刺激性食物，避免过热、过冷食物等。

3. 健康教育

（1）向患者及其家属介绍无痛结肠镜检查后的注意事项，如休息、避免剧烈运动、观察有无腹痛、腹胀、出血等症状。

（2）告知患者如有不适及时就医，定期复查。

五、常见并发症的预防及处理

结肠镜的并发症相对少见，常见的并发症如下：

（一）舌后坠

部分患者在麻醉诱导后会出现舌后坠，呼吸不畅，引起氧饱和度下降。由于结肠镜检查不同于胃镜检查，无须与检查镜共用气道，因此只需要轻轻托起下颌，保持患者呼吸道通畅即可。部分患者会因为呼吸道不畅导致腹部呼吸幅度过大影响内镜医师的操作，可以安置鼻咽通气道、口咽通气道或喉罩，以帮助维持更通畅的气道。值得注意的是，如果安放喉罩，需在一定的麻醉深度下进行，麻醉过浅，患者反而容易因喉罩刺激产生喉痉挛。

（二）心血管系统并发症

麻醉药物会引起外周血管阻力下降、心肌抑制、心排血量减少及抑制压力感受器对低血压的反应，从而导致血压下降。因此，在推注药物时应当注意用药的量和速度。当血压低于基础值30%时，可以给予间羟胺、麻黄碱等升压药物，避免患者长时间处于低血压状态。

结肠镜牵拉肠系膜会因迷走神经兴奋引起心率减慢。此时，可以给予阿托品0.3～0.5mg处理；如果同时伴有血压降低，也可以使用麻黄碱5～10mg。如果发生较严重的心律失常，应先暂停检查，再根据心律失常的类型进行对症处理。

（三）反流性误吸

在进行结肠镜检查时，需向肠腔内注气以膨开肠道，此时腹内压升高，更容易引发反流性误吸。因此，当患者合并一些反流性误吸高风险疾病时，如胃、十二指肠术后、胃潴留等，应高度警惕这一并发症的发生。如果患者需同时行胃肠镜检查，应当先做胃镜再做肠镜，这样胃镜不仅可以帮助了解上消化道情况，还可以清理残存的胃内容物。

若患者发生呛咳与反流，应立即将患者体位调整为右侧头低足高位或半俯卧位，并使用吸引器迅速吸出误吸的液体及异物。一旦观察到患者血氧饱和度下降，且经初步处理后未见改善，需立即采取气管插管措施，控制呼吸，并在纤维支气管镜明视下吸尽气管内的误吸液体及异物。可用生理盐水少量多次灌洗，直至灌洗液清亮，然后可进行机械通气，以纠正低氧血症并避免进展为吸入性化学性肺炎。

（四）水、电解质紊乱

结肠镜检前的肠道准备会引起明显的腹泻，腹泻可能会导致水、电解质紊乱，特别是年老体弱、合并症多的患者，麻醉医护人员应做好相关的监测，及时发现问题，对症处理。

（五）穿孔和出血

在进行结肠镜检查时，肠穿孔可能源于肠镜对肠道壁的机械性损害、气压伤害或治疗过程中的息肉钳夹等因素。其初期临床表现主要包括持续性的腹部疼痛与腹胀感，而疾病进展至后期，则可能出现腹膜炎的典型体征。胸部及腹部 X 线片检查有助于诊断，具体表现为膈肌下方存在游离气体影。因此，当患者在检查结束并复苏后主诉有腹痛、腹胀症状，且这些症状在肛门排气后依然未得到缓解时，医务人员应高度怀疑肠道穿孔的可能性，并视情况考虑采用 CT 扫描以进一步确认。

结肠镜检查后出血归类于下消化道出血的范畴，出血点的精准定位可借助内镜检测或红细胞核素扫描技术来实现。如果发生大出血，应迅速评估出血量，并采取补液、输血等急救措施，做好液体管理，确保患者的血压与心率维持在相对稳定的水平，同时做好全面的应急抢救准备。

第三节　无痛支气管镜麻醉护理

一、概述

无痛支气管镜是指麻醉科医护人员在密切监控患者呼吸、循环功能状态下，

☆ ☆ ☆ ☆

通过应用合适的镇静药和（或）麻醉性镇痛药等药物，维持患者呼吸、循环功能稳定，使患者达到一定镇静或麻醉状态的一项麻醉技术。

支气管镜检查是临床上重要的检查、治疗手段，其临床应用日益普及。在呼吸道疾病的诊断和治疗上，具有不可替代的作用。临床常用的是光导纤维支气管镜（纤支镜），其管身细、可弯曲，图像清晰，可导入各肺段支气管内。纤维支气管镜可以通过安装在内镜顶端的电荷耦合固体件把光能转化成电能，再经视频处理把支气管内的影像显示在电视监视屏上，使医师能更直观、更方便地观察和判断病变情况，称为电子支气管镜。

支气管镜主要用于气管及支气管黏膜检查和组织活检；清除分泌物；气管、支气管异物取出；支气管肺泡灌洗；气管、支气管治疗，如气管狭窄处放置支架、治疗气管食管瘘、治疗咯血等。

支气管镜诊疗刺激强度大、低氧血症发生率较高、患者不适感强。镇静/麻醉技术可提高患者的舒适度和耐受性，并为操作者提供更好的条件；但镇静/麻醉可影响患者的呼吸与循环，且与支气管镜操作者共用气道，如何保证患者安全，对麻醉科医护人员是一个重大挑战。无痛支气管镜的目的是消除或减轻患者的焦虑和不适，从而增强患者对于该内镜操作的耐受性、满意度与依从性，并最大限度地降低其支气管镜操作过程中发生损伤和意外的风险，为支气管镜操作提供最佳的诊疗条件。

二、无痛支气管镜的适应证和禁忌证

（一）适应证

1. 所有因诊疗需要并愿意接受支气管镜诊疗镇静/麻醉的患者。
2. 对支气管镜检查感到恐惧，高度敏感而且不能耐受局部麻醉下操作的患者。
3. 一般情况良好，ASA Ⅰ级或Ⅱ级患者。
4. 处于稳定状态 ASA Ⅲ级或Ⅳ级患者，应在麻醉医师密切监测下实施。

（二）禁忌证

1. 有常规支气管镜操作禁忌者，严重凝血功能障碍及饱胃或胃内容物潴留者。
2. 极度衰竭，肺功能极度低下，哮喘急性发作，呼吸衰竭不能平卧者，呼吸道有急性炎症，严重的肺动脉高压的患者。
3. 有气促、声嘶、呛咳症状伴脉搏血氧饱和度低下，未排除喉头肿物或气管肿物的患者。
4. 支气管扩张症、咯血量较大且症状持续者。
5. 预计麻醉后可能有重度上呼吸道梗阻并有困难气道史的患者。
6. 心功能或血流动力学不稳定，如严重的低血压、未控制的严重高血压，严重心律失常、严重心力衰竭、新近发生的急性心肌梗死及严重的上腔静脉阻塞综合征等。

7. 严重肝肾功能损害者。

8. ASA Ⅴ级的患者。

9. 无陪同或监护人者。

10. 有镇静 / 麻醉药物过敏者。

（三）相对禁忌证

以下情况须在麻醉科医护人员管理下实施镇静 / 麻醉：

1. 明确存在困难气道的患者，如气管部分狭窄、张口受限、颈部活动受限、颞下颌关节炎、强直性脊柱炎等。

2. 肺功能较差，低氧血症及高碳酸血症的患者。

3. 多发性肺大疱、活动性大咯血、食管气管瘘等。

4. 严重的神经系统疾病者，如卒中、偏瘫、癫痫等。

5. 有药物滥用史、年龄过高或过小、病态肥胖以及确诊的阻塞型睡眠呼吸暂停等患者。

三、麻醉前评估与准备

应结合患者临床症状、体征以及支气管镜诊疗方案，重点关注与支气管镜诊疗相关的风险评估。除常规麻醉前评估外，重点判断患者是否存在困难气道；是否有严重气道狭窄、急性呼吸系统感染、哮喘等可能导致围手术期严重呼吸系统事件的情况，是否存在急性冠脉综合征、未控制的高血压、严重心律失常、严重心力衰竭、新近发生的急性心肌梗死及严重的上腔静脉阻塞综合征等可能导致围手术期严重心血管事件的情况，是否有未禁食、胃肠道潴留、反流或梗阻等可能导致反流性误吸的情况。

患者应常规行胸部 CT 检查，以确定病变部位、范围和严重程度等，帮助麻醉医师评估气道和肺部情况。并详细了解患者在自然睡眠状态下呼吸困难程度、体位改变对呼吸困难的影响。

对拟行活检的患者，应全面评估其术前用药史，推荐提前 5 ～ 7d 停用氯吡格雷，提前 3 ～ 5d 停用替格瑞洛，是否继续使用或停用阿司匹林应权衡该药物使用利弊。对需要提前停用华法林的患者，应评估停药期间血栓形成风险及是否需要桥接治疗。

麻醉机准备：在支气管镜诊疗过程中，内镜医师与麻醉医师共用气道，难以避免漏气现象。因此，选择由内部金属气缸内活塞运动驱动的电动电控麻醉机（图 15-1）为患者供气，相较于由驱动风箱供气的气动电控麻醉机，电动电控麻醉机无论呼气回路是否漏气，都能恒定地输送设定的潮气量，从而在支气

☆ ☆ ☆ ☆

管镜诊疗中更具优势。

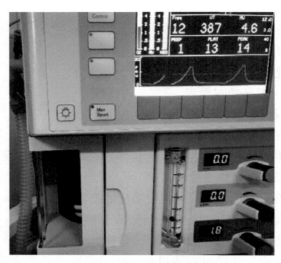

图 15-1　电动电控麻醉机

　　制备支气管镜"鞘卡"：选择硅胶材质的呼吸机连接管，用剪刀"十"字开口，制备支气管镜进出气管导管的鞘卡（图 15-2），检查呼吸回路无明显漏气，以确保术中麻醉机控制呼吸顺利。

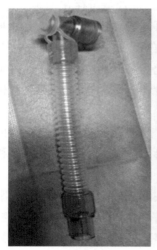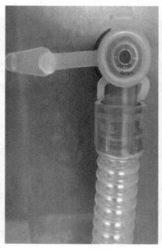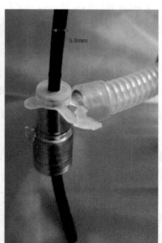

图 15-2　制备支气管镜"鞘卡"

四、麻醉实施与护理配合

　　首先建立静脉通路，连接监护设备，记录患者生命体征并持续吸氧。

（一）生命体征监测

麻醉中患者生命体征的监测是支气管镜诊疗镇静 / 麻醉的重要环节。监测内容包括：脉搏血氧饱和度、心电图、血压、呼吸频率与呼吸幅度、呼气末二氧化碳分压。

1. **脉搏血氧饱和度监测**　在实施镇静 / 麻醉前即应开始监测患者的血氧饱和度，并持续至患者完全清醒后。

2. **心电图监测**　密切监测心率与心律的变化和异常，必要时及时处理。

3. **血压监测**　一般患者每 3 ～ 5 分钟监测一次无创动脉血压即可。但对于特殊患者，如合并心血管疾病或预计诊疗时间较长者，宜进行有创动脉压监测。若患者血压水平变化超过其基础水平的 ±30%（高危患者为 ±20%），应及时给予血管活性药物处理，并调整镇静 / 麻醉深度。

4. **呼吸监测**　应密切监测患者的呼吸频率与呼吸幅度，特别注意有无喉痉挛或呼吸道梗阻的情况。托下颌可解除因麻醉恢复期舌后坠引起的呼吸道梗阻，必要时可放置口咽或鼻咽通气管。在特殊手术及高频通气时，应监测动脉血气。

5. **呼气末二氧化碳分压监测**　有条件时推荐持续监测呼气末二氧化碳分压。由于支气管镜诊疗操作及通气方式等因素的影响，呼气末二氧化碳描记图可能呈现不规则形态。研究表明，通过二氧化碳描记图更容易发现患者肺泡低通气的情况，对于深度镇静或全身麻醉的患者，宜考虑采用该方法进行监测。

（二）镇静 / 麻醉方案

根据支气管镜诊疗方案及诊疗目的，选择合适的镇静 / 麻醉方案。

1. **轻、中度镇静**　在表面麻醉的基础上给予镇静及适量镇痛药物，使患者处于轻、中度镇静水平，并保留自主呼吸。目前，临床最常选择咪达唑仑或瑞马唑仑联合芬太尼或舒芬太尼，适用于操作简单且患者耐受能力较好的支气管镜诊疗。

咪达唑仑是一种水溶性、短效苯二氮䓬类镇静药，具有良好的镇静和顺行性遗忘作用，可采用滴定法给予。60 岁以下成年患者的初始剂量为 0.03 ～ 0.05mg/kg（不宜超过 3mg），于操作开始前 5min 给药，静脉注射后 2min 起效，可逐渐达到中度镇静的程度，咪达唑仑应缓慢静脉给药，若操作时间延长，必要时可追加 1mg。对于年龄超过 60 岁、衰弱及合并多种慢性疾病的患者，咪达唑仑用量应酌减。成人患者分次给予芬太尼 1 ～ 2μg/kg 或舒芬太尼 0.1 ～ 0.2μg/kg，可明显提高患者耐受程度。新型静脉麻醉药瑞马唑仑，起效和失效迅速，对呼吸及心血管系统抑制作用较轻，也可尝试用于支气管镜检查的镇静。成人可先缓慢静脉注射芬太尼 50 ～ 75μg 或舒芬太尼 5 ～ 7.5μg，再静脉注射瑞马唑仑 0.1 ～ 0.3mg/kg，当达到中度镇静时即可开始操作，必要时可追加瑞马唑仑 2.5mg。

☆☆☆☆

2. **深度镇静或静脉麻醉**　在表面麻醉基础上的深度镇静或静脉麻醉，适用于常规的支气管镜诊疗操作，尤其是耐受较差的患者。

咪达唑仑或丙泊酚也可用于支气管镜诊疗的深度镇静或静脉麻醉，联合应用麻醉性镇痛药物（如芬太尼、舒芬太尼、瑞芬太尼或羟考酮），可改善患者耐受程度。成人患者芬太尼静脉注射常用剂量为 $1 \sim 2 \mu g/kg$，维持约 30min；舒芬太尼静脉注射常用剂量为 $0.1 \sim 0.2 \mu g/kg$，其起效较快，作用时间较长；瑞芬太尼成人静脉注射 $0.5 \sim 1.0 \mu g/kg$，单次注射后持续输注 $0.05 \sim 0.1 \mu g/$（$kg \cdot min$），随后逐渐调整剂量至 $0.025 \mu g/$（$kg \cdot min$）。盐酸羟考酮可以单次给药 $0.05 \sim 0.1mg/kg$，维持时间较长，一般无须再次追加。给予阿片类药物时应缓慢给药，以避免呼吸抑制及胸壁强直。

依托咪酯对呼吸和循环系统的影响较小，经静脉注射后作用迅速而短暂，也适用于支气管镜诊疗的镇静/麻醉。宜在应用咪达唑仑和（或）芬太尼或舒芬太尼等 2min 后给予依托咪酯 $0.2 \sim 0.3mg/kg$，以预防肌肉震颤。

新型静脉麻醉药环泊酚属于 $GABA_A$ 激动剂，其疗效与丙泊酚相当，但注射痛发生率、呼吸及循环系统不良事件发生率降低，也适用于支气管镜诊疗的镇静/麻醉。宜在应用芬太尼或舒芬太尼等 3min 后，给予环泊酚首次剂量 $0.3 \sim 0.4mg/kg$。诊疗操作过程中，根据临床观察可给予追加环泊酚，小于 65 岁患者每次可追加 $0.15mg/kg$，大于 65 岁患者每次可追加 $0.12mg/kg$，必要时可追加适量芬太尼或舒芬太尼。

3. **全身麻醉**　喉罩或气管内插管下的全身麻醉适用于支气管镜诊疗操作复杂或操作时间长的患者，如硬质气管镜下支气管内异物取出、超声支气管镜引导下经细针活检穿刺术（EBUS-TBNA）、电磁导航支气管镜检查等。

实施全身麻醉时，可考虑使用适量肌松药，以协助硬质气管镜、声门上气道管理工具（喉罩）或气管导管置入，尤其是需要精细定位的操作（如 EBUS-TBNA、电磁导航支气管镜检查、激光治疗等）时，要求保持患者无体动，以避免气道穿孔等并发症的发生。由于通气时可能存在严重漏气，因此麻醉方式优先选择全凭静脉麻醉，气道管理工具的选择应结合患者病情、支气管镜操作方式及内镜医师、麻醉医师经验等，气管插管麻醉适用于气管远端及支气管内的长时间诊疗操作，喉罩麻醉适用于声门下包括气管与主支气管的诊疗操作。

五、麻醉后复苏

1. 麻醉复苏室是镇静/麻醉结束后继续观察病情、防治镇静/麻醉后近期并发症、保障患者安全的重要场所。

2. 观察指标包括患者脉搏血氧饱和度、血压、心率、呼吸和神志状态，以

☆ ☆ ☆ ★

及有无恶心呕吐等并发症。如有呼吸道少量持续出血，应延长观察时间，直至出血停止，待（支）气管镜操作医师与麻醉科医师共同评估后方可离院。

3. 严密监护，确保不发生坠床等意外。

4. 离室标准：支气管镜诊疗镇静 / 麻醉患者可以用评分系统来评价患者是否可以离院。一般情况下，如果评分 ≥ 9 分，患者可由亲友陪同离院。如为住院患者，则按麻醉复苏常规管理。

5. 告知患者饮食、活动、用药和随访时间等注意事项，局部麻醉结束 2h 后或全身麻醉结束 6h 后方可饮水、进食。嘱咐患者当日不可从事驾驶、操作机械设备或签署法律文件等活动。

第四节　介入手术麻醉护理

随着介入放射技术和设备的长足发展，介入手术的复杂程度及难度日益提升，麻醉管理在介入手术中起着越来越重要的作用。麻醉管理是一个复杂而关键的过程，涉及麻醉前准备、麻醉方法选择、术中监测与管理及术后恢复与疼痛管理等多个方面，直接关系到手术的顺利进行和患者的预后。其中，血管介入手术和肝脏介入手术较为常见。肝脏介入手术则是通过 CT 或超声等影像学手段的引导，将导丝和导管从下肢股动脉穿刺进入血管，沿血管走行直接到达肿瘤部位，中断其供血，以达到局部治疗的目的。

一、麻醉前准备与评估

（一）病史复习

详细了解患者的现病史、既往史、手术史、过敏史等。对于口服降压药的患者，由于药物的特殊性，不可随意停药，需定时服药，并告知医护人员是否还在长期服用其他药物。糖尿病患者需注意，不进食时则不需使用降血糖药物，但要随身携带糖果、巧克力等，以防出现心悸、大汗淋漓、头晕等低血糖症状。部分患者会局部注射无水酒精进行治疗，需注意有无酒精过敏史。对于接受化疗药物灌注栓塞治疗的患者，需特别注意化疗药物过敏的风险。

（二）实验室检查

评估患者的心肺功能、肝肾功能、神经系统功能等，查看心脏彩超、肺功能、血常规、生化指标、尿常规、凝血功能等相关指标。

（三）麻醉风险评估

根据患者病情、手术类型、年龄等因素，评估麻醉风险等级，并制订相应的预防和处理措施。注意保暖，防止感冒。特别注意血管瘤的位置、大小、出血史、治疗史，以及是否影响呼吸、气管插管，是否影响心脏功能，是否导致

☆☆☆☆

贫血等。插管前需再次确认有无困难气道风险,并确定插管方式(经鼻或经口),若经鼻插管,则需明确鼻腔、咽部是否有手术史及出血风险等。

(四)术前用药

给予患者适当的镇静、镇痛、抗胆碱等药物,确保其保证充足的睡眠,保持良好的状态。并告知患者术前 8h 禁食,4h 禁饮,以避免麻醉过程中发生呕吐、反流性误吸等风险。

(五)设备与药品及患者准备

检查麻醉机的工作状况,确保其处于良好状态;准备好心电监护仪,监测患者的生命体征;根据手术需要,准备相应的麻醉药品、急救药品等。做好皮肤准备:肝脏介入手术通常选择股动脉作为穿刺点,重点需要做好腹股沟及会阴处皮肤的清洁,备皮后清洁皮肤更换清洁的衣物,减少感染的发生。由于介入手术多样性,不同手术对麻醉程度要求不同,甚至在同一手术中,不同操作阶段对麻醉要求也不尽相同。同时,由于介入手术操作时间相对短、接台速度相对快,对手术衔接要求更紧。介入手术要求"快通道"麻醉,除了选择合适的麻醉方式外,也需要选择合适的麻醉药物。清醒镇静药物选择需考虑患者疼痛、焦虑不适程度和心肺功能,同时需考虑药物药代动力学特点。丙泊酚具有起效快、半衰期短、复苏迅速的特点,常作为清醒镇静麻醉所选择的药物之一。但丙泊酚有严重呼吸抑制,甚至窒息的风险。右美托咪定是一种高选择性 α_2 受体激动剂,具有镇静镇痛、降低交感张力、减轻应激反应的作用,且呼吸抑制轻,睡眠剂量可唤醒,是目前较为理想的清醒镇静麻醉药物。全身麻醉用于较长时间手术,还可选择短效的麻醉性镇痛药瑞芬太尼联合吸入七氟烷麻醉,其麻醉起效和复苏快。对于精细操作手术,要保证患者完全不动,则需使用肌肉松弛药。肌肉松弛药可间断静脉注射或持续输注,持续输注能维持平稳的肌松效应,但可能造成深度肌肉阻滞和拔管延迟。新型肌松拮抗剂舒更葡糖钠(sugammadex)可拮抗罗库溴铵和维库溴铵的残余肌松作用。

二、麻醉方法选择与实施

随着介入手术器械和技术不断更新发展,介入手术已非单纯微创手术,涉及范围越来越广,从颅内到下肢,从大血管到末梢分支,从动脉到静脉,从血管到非血管,从单一手术到复合手术。随之而来的是手术复杂程度越来越大,手术风险越来越高。关于重视麻醉在介入手术管理中应用的观点,国外研究认为,在放射科配备麻醉团队可减少手术并发症发生率;并建议经验丰富的麻醉医师参与介入放射科工作。相对于国外先进的手术室管理规范和人文关怀理念,国内医师对患者术中舒适度的关注并未放在第一位,而且因客观因素限制,介入手术室中引入麻醉医师常驻,全面参与各类介入手术方案制订的模式,并未在各大医院广为实行。

　　手术麻醉相关风险与患者病情、年龄、手术种类、麻醉方式、手术者及麻醉医师技术水平有关，麻醉医师应实施个体化麻醉。可选择清醒镇静、全身麻醉。目前无明确结论显示何种麻醉方式最佳，麻醉选择主要根据手术复杂程度、手术时间、制动要求、患者身体状况、介入医师习惯和麻醉医师熟练程度等决定。清醒镇静是在局部麻醉基础上给予麻醉性镇静镇痛药物，保留患者自主呼吸，使患者能够听从指令并取得配合，同时保证患者舒适无痛且血流动力学稳定。全身麻醉的优点是可控制呼吸，维持良好的通气和氧合，患者意识完全消失，无体动反应，可进行精细的介入操作，显影质量高，但需使用刺激较为强烈的气管内插管或喉罩进行人工通气，术中患者无法交流和配合，不能进行术中神经功能评估（术中唤醒除外）。对于部分介入手术，比如肺穿刺活检术、肺动脉栓塞等，可采用局部麻醉技术，包括表面麻醉、局部浸润麻醉或神经阻滞麻醉。

全身麻醉

　　对于需要患者完全制动、机械控制通气或手术操作复杂的介入手术，需要使用全身麻醉。全身麻醉包括麻醉诱导和麻醉维持两个阶段，通过吸入或静脉注射麻醉药物，使患者迅速进入麻醉状态，并维持手术所需的适宜麻醉深度。但存在术中不能进行神经功能检查，以及气管插管和拔出气管插管刺激导致血压和颅内压增高等缺点。有学者将喉罩作为通气装置，发现麻醉诱导期、复苏期的血流动力学更加平稳，而且可降低动脉瘤破裂的风险，取得了很好的效果。但也有学者仍推荐应用气管插管以完全控制气道、防止反流性误吸，并为应对突发事件做好准备。

　　1. 血管内栓塞术：用于治疗未破裂的和已破裂的动脉瘤、阻断动静脉瘘和畸形、血管肿瘤和出血血管的血供，例如宫颈癌出血患者等。

　　（1）栓塞操作需接近血管束，通常通过股动脉向动脉瘤或病变的供血血管置入细导管。一旦动脉造影确定导管位置，通过该导管置入血管阻塞物。

　　（2）麻醉的目的是在放置微导管和阻塞物期间提供安静的术野和稳定的血流动力学，并在术后促进患者快速复苏。需要全身麻醉使患者顺行性遗忘及肌肉松弛。全身麻醉可应用静脉麻醉药（如丙泊酚、肌松药和麻醉性镇痛药）和（或）吸入麻醉药，以及镇痛药物维持及术后镇痛。

　　（3）高渗造影剂有利尿作用，需留置导尿管并静脉补液。

　　（4）常需经桡动脉行有创血压监测以调控血流动力学，亦可由操作时放置的股动脉鞘传递血压。

　　（5）应避免高血压以减少出血或动脉瘤破裂的风险。对无保护的脑动脉瘤，血管活性药如去氧肾上腺素应慎用。β 受体阻滞剂、钙离子拮抗药、肼屈嗪、

☆☆☆☆

硝普钠和硝酸甘油可有效地治疗高血压。

（6）操作时间可能很长，患者有意外栓塞的风险。患者常需抗凝 [肝素或阿加曲班（argatroban）]，以最大限度减低栓子从栓塞金属圈或微导管扩展的风险。抗凝效果通过活化凝血时间进行监测。静脉推注或持续输注血小板抑制剂依替巴肽以最大限度抑制血小板聚集。某些患者操作前需应用阿司匹林和（或）氯吡格雷。术中如需要，可以给予阿司匹林栓剂。

（7）操作中可能出现的并发症包括动脉瘤、动静脉瘘或畸形破裂、血管分离或破裂及血管意外堵塞。如怀疑颅内出血，应迅速行脑室造口引流术，排出脑脊液以降低颅内压（ICP）。由于颅腔呈闭合状态，因此不像开放性手术中动脉瘤破裂那样造成明显出血。颅内压持续升高时需采取过度通气、利尿或给予巴比妥酸盐等措施。须立即行 CT 扫描以确定出血范围，评估是否需急诊开颅以解除脑压迫。气管插管和拔除气管插管时血压突然升高可能造成动脉瘤破裂或脑水肿，死亡率较高，应极力避免。

2. 栓塞术控制鼻出血和颅外血管病变时，存在下列潜在问题：出血、血流动力学不稳定、大量血液进入气道和误吸。术前应做好血型鉴定和交叉配血试验。如存在急性出血风险，应开放粗大静脉通路。应行气管内插管以控制气道，当病变侵及气道和（或）面部时，插管可能会有困难。填塞鼻腔或鼻咽部以防继续出血。

3. 颈动脉球囊堵塞试验用于判断永久性血管栓塞是否会造成神经功能缺陷。通过血管内膨胀球囊造成堵塞，暂时阻断血流。如果神经功能检查未发现明显神经功能缺陷，则诱导低血压并持续 20 ～ 30min 以观察缺血征象。通常在低血压期间静脉注射正电子发射断层扫描（PET）核素以评估脑血流。操作结束血管开放血压恢复后再行 PET 扫描。如神经功能受损，应立即将球囊放气以恢复血压。在最初血管造影和置放球囊时应保持患者适当镇静，而堵塞期间需保持患者完全清醒，因此应选用短效药物。控制性低血压宜选用短效药（如硝普钠或硝酸甘油）。此类药物导致的心动过速可用 β 受体阻滞剂纠正。如果在堵塞期间出现抽搐或气道受累，可能需要采取气管插管等紧急气道管理措施。

4. 脑和脊髓血管造影术通常是一种无痛的诊断性操作。尽管为了长时间操作的舒适，可以使用全身麻醉，但只有小儿或不合作的成人需要全身麻醉。颅内压增高、脑病、近期卒中或颅内出血可能导致精神低落，行颅内血管造影术需全麻的成年患者可能需要进行有创血压监测，以便进行精细的血流动力学监测。脊髓血管造影术需要为脊髓区供血的每条血管定位，并拍摄照片，因此可能需要历时数小时。应限制操作时间以防止造影剂过量。患者麻醉是为了舒适，所以除非因并存疾病而有指征，否则不必进行有创血流动力学监测。

5. 椎体成形术和后凸矫正术用于治疗椎体骨折所致疼痛。椎体骨折多源于骨质疏松，手术在俯卧位下进行。在椎体成形术中，经皮及椎弓根将探针置入骨折的椎体后，注入骨水泥。可连续进行多节段操作，每个节段需双侧置入探针。在后凸矫正术中，用造影剂在椎体部位膨胀球囊以重塑因骨折损失的高度，然后注入骨水泥。MAC 或全身麻醉均可选用。应用苯海拉明（25 ~ 50mg 静脉注射）、异丙嗪（5 ~ 25mg 静脉注射）、苯二氮䓬类（咪达唑仑 1 ~ 2mg 静脉注射）或其他药物达到镇静效果。须使用镇痛药，因注射骨水泥可能导致疼痛。注入骨水泥后患者需仰卧数小时以使其彻底变硬。

6. 对于急性缺血性卒中患者，溶栓术是恢复栓塞区脑血流的紧急处理措施。对于症状出现后 6h 以内的患者，目前主张静脉注射组织纤溶酶原激活剂（tPA）进行溶栓治疗。对于出现症状 8h 以内的患者，可在血管造影术后于血栓部位直接经动脉注入 tPA；也可直接破碎或取出血管内血栓。随着更多患者应用此疗法，相关指南也逐渐更新。长期缺血后的再灌注和抗凝治疗，使梗死部位更易发生再出血。粥样硬化斑块的血管内成形或动脉内植入支架是血栓治疗的辅助疗法，旨在重新开放阻塞的血管。血管造影和有创治疗需在气管插管全身麻醉下进行。由于时间有限，常难以全面掌握病史和体格检查，此时需咨询神经科或介入放射科医师。为加快治疗进程，有创血压监测可能延迟到开始操作后进行。在获取动脉通路前，可通过股动脉鞘侧孔进行有创动脉压监测。血流再通后采用抗凝治疗，可静脉注射依替巴肽以阻止血小板聚集。

7. 脑血管痉挛是蛛网膜下腔出血常见的晚期严重并发症。患者需行血管造影，局部动脉内输注血管扩张药（如罂粟碱、尼卡地平或米力农），或在发生严重脑血管收缩时行脑血管成形术，以增加血管直径。内科治疗包括维持高血容量、血液稀释和高血压状态，以增加狭窄段血管的血流。患者常用大量血管加压药（如去氧肾上腺素、去甲肾上腺素和血管升压素）以维持高血压。最初的脑损伤和进展性缺血性卒中可继发脑水肿，进而导致 ICP 升高。

（1）因常有颅内高压，且治疗过程中也可能出现 ICP 升高，因此，术中应监测 ICP。最好应用脑室内导管引出脑脊液以降低 ICP。

（2）麻醉的目的是维持体循环高血压和正常颅内压，维持心血管高排状态，使脑灌注处于最佳状态，并确保全身麻醉复苏迅速，以便术后尽早进行神经功能检测。患者术后可能需机械通气以控制颅内压。此时需用肌松药和机械通气以控制二氧化碳分压。如果颅内压不高，低浓度吸入麻醉药辅以镇痛药和肌松药即可完成手术。在某些情况下，也可能需输注丙泊酚以控制颅内压。

（3）动脉内静脉注射罂粟碱、尼卡地平或米力农可能导致颅内压增高和血压急剧下降，此时可能需要大量血管加压药（如去氧肾上腺素和去甲肾上腺素）。为维持血压，亦可加用正性肌力药。

（4）高血糖可加重脑缺血的后果，患者需输注含胰岛素的 5% 葡萄糖盐水

☆ ☆ ☆ ☆

以严格控制血糖。

（5）患者常有发热，可通过体表降温以维持体温正常。高热会加重脑缺血的后果。

8.三叉神经痛：经皮消蚀三叉神经和（或）其分支，可有效治疗慢性疼痛。患者常患多发性硬化症。对清醒患者安置破坏性消蚀电极以准确定位消蚀位置。神经学检查和评估需患者完全清醒合作，且疼痛是评估指标之一。因阿片类镇痛药可干扰感觉神经检查，无法鉴别疼痛与非疼痛刺激，因此不宜应用。经卵圆孔将消融电极置入三叉神经节并行消融可引发剧痛，因此需行短暂全身麻醉。采用标准监测，静脉注射美索比妥（0.5～1.0mg/kg）或丙泊酚（1～2mg/kg）可使患者意识消失。通过荧光镜或短暂电刺激再现疼痛区域的感觉分布，以确定合适的进针位置。神经消融可采用乙醇注射，更常用的方法是射频消融。损伤性操作可致高血压，某些患者需行有创血压监测，应用艾司洛尔、拉贝洛尔、硝酸甘油或硝普钠治疗。眼心反射可致心动过缓和心跳停搏，显著血流动力学反应可用阿托品、格隆溴铵、多巴胺、异丙肾上腺素、经食管或经皮起搏及胸外按压治疗。置入电极后，面罩通气可能发生困难。

三、围手术期监测与管理

（一）生命体征监测

持续监测患者的心率（律）、血压、中心静脉压、呼气末二氧化碳、血氧饱和度、脑氧饱和度、体温等生命体征，确保患者生命体征平稳。需要行动脉穿刺置管、有创动脉压监测及血管瘤处注射乙醇时，血流动力学波动特别明显，注意维持一定的麻醉深度，必要时予以血管活性药物干预。注意氧饱和度和呼气末二氧化碳监测数值的变化，有时会发生肺栓塞，要及时发现，及时治疗。注意出血情况，必要时输注胶体液、血制品。

（二）麻醉深度监测

通过脑电图、诱发电位、脑电双频指数（BIS）等监测手段评估麻醉深度，确保手术安全。根据手术进程合理调整麻醉深度，既要保证患者无痛舒适，又要避免麻醉过深带来的不良影响。

（三）内环境管理

了解患者的内环境状态，如电解质、酸碱度等，及时调整治疗方案。

（四）并发症预防与处理

预防和处理呼吸道梗阻、通气不足、低氧血症、低血压、高血压、心律失常等术中并发症。胃肠道反应：系化疗药物、术中牵拉、栓塞剂等引起迷走神经反射性兴奋所致。轻微恶心时可做适当的吞咽动作；呕吐时，应将头偏向一侧，及时擦去呕吐物，呕吐后给予温水漱口。

四、围手术期疼痛管理

肝脏恶性肿瘤的介入治疗在临床上已得到广泛应用，如经动脉化疗栓塞（transarterial chemoembolization，TACE）、射频消融（radiofrequency ablation，RFA）、^{125}I 粒子植入等。介入治疗具有微创、安全、可重复等优点，是肝脏恶性肿瘤治疗过程中不可或缺的组成部分。疼痛是肝脏恶性肿瘤介入治疗围手术期较常见的不良反应，其作为一种应激源，不但影响患者的身心健康，还可能影响术后恢复。另外，由于介入治疗常需反复多次进行，围手术期疼痛容易使患者产生负性心理，严重者甚至会影响后续治疗。因此，加强肝脏恶性肿瘤介入治疗围手术期疼痛管理具有重要意义。

（一）围手术期监测

密切观察患者的症状与体征，预防再出血、脑血管痉挛等并发症。

（二）疼痛管理

给予患者适当的镇痛药物，缓解术后疼痛。在遵循药物镇痛六大原则的基础上，低剂量强阿片类药物对中度癌痛的镇痛疗效明显优于弱阿片类药物，且后者存在天花板效应。因此，推荐中度疼痛患者可直接使用低剂量强阿片类药物。对于口服阿片类药物的患者，初始治疗宜选用短效制剂，当剂量调整至理想镇痛效果及安全水平时，应替换为长效制剂。采用静脉阿片类药物自控镇痛技术（patient controlled analgesia，PCA）较非 PCA 的患者术后镇痛效果更优，因此，对于不宜口服给药及预期术中出现中、重度疼痛的患者，推荐 PCA 用于围手术期全程镇痛。对于因重度疼痛预期不能耐受手术的患者，推荐术前行神经阻滞 / 毁损等介入镇痛治疗。

镇痛评估：及时评价镇痛效果；观察并记录药物相关不良反应；协助患者生活护理，预防并发症的发生等。

另外，还需注意以下事项：意识不清或昏迷的患者禁忌口服给药，透皮贴禁止剪切使用，需标注敷贴时间，如卷边超过 1/2 应给予更换；某些镇痛药静脉给药时会产生局部疼痛，可采用冷 / 热敷法缓解疼痛；使用 PCA 泵时，需了解 PCA 泵的正确使用方法，并能判断处理一般的故障；监测并记录患者镇痛期间的各项生命体征；记录 PCA 泵使用的起止时间。

（三）康复指导

向患者提供相关的康复指导和教育，包括饮食建议、适当的活动和运动指导、药物和治疗计划的解释等，以促进患者尽快康复。

五、质量安全控制与持续改进

（一）麻醉记录

详细记录麻醉过程中的各项操作、用药及患者生命体征变化等信息。

（二）质量评估

定期对麻醉质量进行评估，发现问题及时整改。

（三）培训与教育

加强麻醉医师的培训与教育，提高其专业技能和应急处理能力。

总之，介入手术麻醉管理是一个复杂而精细的过程。麻醉医师需要理解动脉瘤介入手术的特殊性、潜在的并发症及其处理方法，并能够熟练调整患者的麻醉状态和生理参数，这对于保证患者安全、保障手术顺利进行尤为重要。同时，介入手术也要求麻醉医师具备丰富的专业知识和严谨的工作态度。针对患者不同病情和手术需要，选择个体化麻醉方案是手术安全、顺利、无干扰完成的重要保障，也是减少患者手术痛苦的良好途径。

第 16 章

麻醉后复苏室护理

第一节 术后监测

术后对患者进行严密的生命体征监测是至关重要的。这一措施不仅有助于及时了解患者的恢复情况，更能有效预防和处理可能出现的各种并发症，从而提高手术治疗的成功率。通常，在患者麻醉逐渐消退，生命体征趋向稳定后，我们会将其转入 ICU 病房，进行为期约 48h 的重点监护治疗。这一期间，医护人员会密切关注患者的各项生命体征，包括心率、血压、呼吸频率等，以及时发现任何异常变化。通过术后监测，我们能够迅速应对诸如感染、出血、呼吸功能不全等潜在并发症，采取相应的治疗措施，防止病情恶化。这不仅有助于减少严重并发症的发生，还能缩短患者的康复时间，提高整体治疗效果。

一、一般生命体征监测

床旁监护仪作为现代医疗技术的重要组成部分，其核心功能涵盖了心电监护、呼吸监护、无创血压测量、血氧饱和度监测及体温检测。这些功能的设计旨在满足对患者术后的基本生命体征监测需求。通过即时捕捉并显示监测数据，我们可以直观地了解患者的生命功能状态。进一步地，对监测到的异常数据进行综合分析和解读，有助于我们及时发现并妥善处理术后的各类并发症。

（一）心电监测

床边心电图监测在术后患者的护理中扮演着关键角色。通过持续监测，我们可以实时了解患者的心率变化，从而及时发现失常心律。此外，这种监测方式还能提示我们心肌缺血、起搏器故障及电解质异常等潜在问题。因此，对于术后患者来说，进行心电图监护是至关重要的。在具体应用时，通常会选择 II 导联和 V₅ 导联进行监测。这两个导联分别能够良好地显示心律和 ST 段的变化，为我们提供准确的心电图信息。心律失常是指心脏电活动的起源、频率、节律或传导等任一方面或多个方面的异常，其及时识别和处理对于保障患者安全具有重要意义。术后常见的异常心电图包括多种类型，它们可能反映了患者心脏

☆ ☆ ☆ ☆

功能的不同问题。因此，我们需要对心电图数据进行综合分析和解读，以便及时发现并处理潜在的并发症。术后常见的异常心电图如下。

1. **心动过速**　心动过速是术后常见的心律失常之一，其中窦性心动过速和室上性心动过速尤为常见。引发心动过速的可能因素有多种，例如患者可能因手术疼痛或缺氧而导致心动过速。此外，手术过程中迷走神经的损伤也可能是一个重要因素，特别是在食管癌切除或纵隔淋巴结清扫等手术中，迷走神经的损伤风险较高。心功能不全、心力衰竭、血容量不足以及感染、发热等情况也可能引发心动过速。

2. **心房颤动和扑动**　心房颤动（房颤）发生时，心房收缩节律的紊乱导致其功能丧失，心室率快慢不一，进而造成心室充盈下降。尤其在心室率较快的情况下，对血流动力学的影响更为显著，可能导致心排血量减少 20% ～ 40%。此状况有时可诱发急性肺水肿。多表现为快速心房颤动，术后发生的心房颤动多源于心外因素，如神经、体液因素、代谢紊乱或机械性原因。心房扑动（房扑）的传导比例对血流动力学影响不同。若以 3∶1 的比例下传，心室率约为 100 次 / 分，对血流动力学影响较小；但 2∶1 下传时，心室率较快，可能导致心排血量减少；若以 1∶1 的比例下传，则可能引发心室颤动，危及生命。

3. **室性期前收缩**　室性期前收缩也较为常见，对于多源性频发性室性期前收缩，应立即采取药物处理。其主要诱因包括低氧血症、心肌缺血、酸中毒、低钾血症和低镁血症等。治疗时，可在心电监护下静脉注射利多卡因，剂量为 1 ～ 1.5mg/kg，并在 2min 内完成注射，随后以 1 ～ 4mg/min 的速度静脉滴注，确保有效的血药浓度。

4. **心动过缓**　心动过缓包括窦性、结性心动过缓及传导阻滞，其成因可能涉及迷走神经张力过高、窦房结功能低下、严重缺氧和二氧化碳蓄积、洋地黄中毒及麻醉药物（如 γ- 羟基丁酸钠、芬太尼、地西泮）的影响。阿托品是治疗心动过缓的常用药物，并需对因治疗。对于严重的窦性心动过缓，若阿托品治疗无效，可考虑使用肾上腺素、异丙肾上腺素等进行治疗。

5. **心肌缺血**　在心电图监测中，V_5 导联通常能够有效捕捉到 ST 段的多数变化。这些变化通常表现为 ST 段的下降及 T 波的倒置。特别值得注意的是，当 ST 段抬高达到 1mm 时，这往往意味着心肌缺血的程度较为严重。在必要的情况下，为了进一步了解心肌缺血或坏死（如心肌梗死）的状况，应实施床边的全导联心电图检查。同时，我们还需要深入查找导致心肌氧供和氧需失衡的常见原因，这些原因可能包括低氧血症、贫血、心动过速、低血压及高血压等。一旦识别出这些原因，应及时采取相应的纠正措施。如果患者可耐受，可以考虑静脉滴注硝酸甘油进行治疗。对于病情严重的患者，建议请心脏科医师进行会诊，以便更准确地确定进一步的治疗方案。

☆ ☆ ☆ ☆

6. **不稳定室性心动过速和心室颤动**　在处理不稳定室性心动过速和心室颤动时，可考虑使用利多卡因进行药物治疗，同时备有电除颤设备以应对紧急情况。此外，为确保患者的生命安全，应预先做好心、肺、脑复苏的准备工作。

7. **窦性停搏或心房停搏**　当出现窦性停搏、窦房传导阻滞或心房停搏时，若逸搏心率频率显著偏低且位置较低，其对血流动力学的影响将变得尤为显著。在某些情况下，窦性停搏后，低位逸搏点可能无法及时起搏，导致排血中断，进而引发阿 - 斯综合征，甚至可能导致猝死。因此，对于这类情况，我们应高度警惕，并采取及时有效的治疗措施。

（二）呼吸监测

手术和麻醉过程均会对患者的呼吸功能产生影响，因此，床旁监护仪的实时监测显得尤为重要。通过这些设备，我们可以准确获取患者的呼吸次数和血氧饱和度数据，这些数据能够为我们提供术后呼吸功能是否存在异常的线索。当然，为了更全面地评估患者的呼吸状况，我们还需要结合其他检查手段，如体征观察、动脉血气分析及胸部 X 线片检查等，以便及时发现术后早期的呼吸系统并发症。

1. **呼吸频率的监测**　术后患者若出现呼吸浅快的情况，这通常是由于术后疼痛所引起的。还需要警惕其他可能导致呼吸浅快的因素，如早期呼吸衰竭、血气胸、心功能不全或心力衰竭等。另一方面，偶尔也会遇到呼吸缓慢的患者，这种情况在年老体弱者中更为常见，其主要原因可能是麻醉复苏效果不佳或镇痛镇静药物使用过量。因此，在监测呼吸次数时，我们需要综合考虑多种因素，以准确判断患者的呼吸状况。

2. **经皮血氧饱和度监测**　血氧饱和度作为反映机体氧合状态的关键指标，其准确性和可靠性至关重要。在正常情况下，成人吸空气时的脉搏氧饱和度（SpO_2）应维持在 95%～98%，而新生儿的 SpO_2 则通常在 91%～94%。临床上，当 SpO_2 持续低于 92% 超过 20s 时，即可诊断为低氧血症。根据低氧血症的程度，我们可以进一步细分为轻度（SpO_2 90%～92%）、中度（SpO_2 85%～89%）和重度（SpO_2 < 85%）。在单肺通气期间，由于肺部功能受限，持续监测脉搏血氧饱和度尤为重要。开胸手术后，低氧血症的发生率并不低，这可能与胸、肺、循环等多种因素密切相关。因此，一旦出现低氧血症的症状或体征，我们应结合辅助检查迅速查明原因，并采取相应的治疗措施，以确保患者的氧合状态稳定，促进术后康复。

（三）无创血压

无创血压监测是一种简便而高效的方法，用于实时反映患者器官血流灌注情况，进而评估其循环功能状态。监测无创动脉血压能够直观地展示患者的动脉收缩压、舒张压、均压及脉率等重要指标。具体来说，当心室收缩时，主动脉压力迅速上升，并在收缩中期达到峰值，此时测得的血压即为收缩压（SBP）。相反，心室舒张时，主动脉压力逐渐下降，至心舒末期所测得的最低血压值则称为舒张压（DBP）。收缩压与舒张压之间的差值，我们通常称之为脉压差，也即脉压。一个完整心动周期内，动脉血压的平均值则被称为平均动脉压（MAP）。动脉血压不仅是反映心脏后负荷、心肌氧耗与做功情况的重要指标，同时也是评估周围循环状态的关键参数。通过无创血压监测，我们能够更全面、更准确地了解患者的循环功能状况，为临床诊断和治疗提供有力支持。患者血压以不超过术前值 ±20% 为正常。血压下降应考虑术后出血、血容量不足、酸中毒等因素；血压升高则考虑疼痛、镇静镇痛不足、应激反应等因素。

（四）有创血压监测

有创血压监测作为一种连续测量动脉内血压的手段，具有高度的时效性和准确性，为临床提供血压变化的即时反馈。对于术前患有心脑血管疾病且血流动力学不稳定、手术复杂耗时、术中失血较多、需进行控制性降压或无法测量无创血压及需反复监测血气分析的患者，有创血压监测尤为必要。在进行创伤性动脉压监测时，桡动脉通常是首选的穿刺部位，其他如足背动脉、股动脉和腋动脉也是常用的选择。

（五）体温监测

人体核心体温的正常范围是 36.5 ～ 37.5℃。开胸手术过程中，由于手术室温度偏低、手术时间长、体腔长时间暴露、大量失血及快速输血输液等因素，患者体温下降是常见的现象。因此，术后持续进行体温监测至关重要。中心温度的监测点通常包括鼓膜、肺动脉、食管远端和鼻咽部等。一旦核心体温低于 36℃，即视为低体温，这可能导致血管收缩、低灌注状态和代谢性酸中毒，影响血小板功能和心脏复极，并降低药物的代谢效率。因此，除了治疗性低体温的情况外，我们应维持手术患者的核心体温在 36℃ 以上。预防低体温的措施包括使用保温毯、提高环境温度（至少 20 ～ 24℃）、对输液或输血进行加温，以及在手术前使用抗胆碱药、镇静药和镇痛药等。

（六）呼气末二氧化碳监测

呼气末二氧化碳（$ETCO_2$）是评估患者通气状态及麻醉呼吸机效能的关键指标，对确保患者安全至关重要。持续监测呼气末二氧化碳有助于维持充足的通气，并能及时发现双腔管或支气管封堵器的错位等问题。通过监测 $ETCO_2$，我们可以间接了解 $PaCO_2$ 的变化，这种方法具有无创、简便、反应迅速的优点。此外，呼气末二氧化碳的监测还能减少血气分析的次数，对于呼吸、代谢和循环功能的综合评估具有重要的临床价值。

（七）床旁监护仪应用注意事项

床旁监护仪在患者持续监测中起着至关重要的作用，其数据直接反映了患者的生命功能状况。为确保数据的准确性，临床使用时需注意以下几点：

1. 应确保心脏电极板牢固且导联线连接良好，避免肌电干扰，以防 EKG 监测波形紊乱伪像和心率数据不准确。电极板的放置位置既要确保 P 波清晰、明显（如为窦性节律），又要使 QRS 波振幅足够清晰以触发心率计数和报警，同时不应妨碍抢救操作，如电除颤等。

2. 经皮血氧饱和度的读数也需格外注意。在脉搏波正常、稳定的情况下，读数才具有真实性。血压低、周围循环差、低体温等因素都可能影响其准确性。

3. 无创血压袖带的选择与松紧度需适宜，上肢活动时测得的血压值可能不准确。一旦发现血压变化较大，应及时重复测量以确保准确性。

4. 呼吸次数的准确性应以监测呼吸波正常稳定为基础。

5. 有创血压监测时，压力传感器的位置应以平腋中线第四肋间为宜，相当于心脏水平，过高或过低都可能导致压力误差。

二、特殊项目监测

（一）动脉血气分析

动脉血气分析是评估患者氧合与酸碱平衡状态的关键手段，尤其在麻醉复苏室中，其应用至关重要。然而，动脉血气分析结果常受到多种因素的影响，导致结果异常，常见原因有以下几种。

1. 麻醉药物的残余作用　包括各种麻醉药、镇痛药、镇静药与肌松药等，这些药物在术后可能导致患者呼吸抑制，表现为呼吸功能减弱，甚至可能导致呼吸道不畅，如舌下坠等现象。这种呼吸抑制会导致氧分压（PaO_2）的下降和二氧化碳分压（$PaCO_2$）的上升，从而影响动脉血气分析结果的准确性。

2. 麻醉过程中呼吸道分泌物的增加　在拔管之前，如果气道清除不够彻底，或者由于阿托品等药物及术前禁食、脱水等因素的影响，呼吸道分泌物可能变得黏稠并难以排出。此外，长期吸入干燥气体也可能导致小气道阻塞和肺萎陷，进而降低功能残气量，最终导致 PaO_2 下降，$A\text{-}aDO_2$ 增大。特别值得注意的是误吸，特别是吸入胃液，可能导致 ARDS 的发生。

3. 术中过度通气的影响　在手术过程中，如果患者接受过度通气，那么在恢复自主呼吸后的 1～2h 内，可能会出现低氧血症。其原因是虽然自主呼吸已经恢复，但由于体内 CO_2 量减少，$PaCO_2$ 仍可能低于正常水平，短时间内通气不足的状态可能会持续。虽然这种通气不足通常是轻度的，PaO_2 的下降也相对轻微，但如果患者同时存在肺弥散功能障碍，PaO_2 的下降可能会非常显著。如果术中过度通气持续时间超过 3h，中枢化学感受器会适应这种低水平的 $PaCO_2$，当自主呼吸恢复后，中枢化学感受器需要重新建立其反应性。

☆ ☆ ☆ ☆

4.手术的影响 术后低氧血症的发生与手术部位密切相关。非剖腹手术麻醉后，虽然可能出现 PaO_2 降低，但通常在数小时后开始恢复，24h 后即可恢复到术前水平。然而，对于剖腹手术，术后 3d 左右 PaO_2 可能一直处于较低水平，部分病例完全恢复到术前值可能需要 2 周左右的时间。硬膜外麻醉的情况与全身麻醉相似，只是 PaO_2 降低在术后发生较全麻略晚（2 ~ 3h）。除了 PaO_2 降低外，$A\text{-}aDO_2$ 也会增大，这主要与肺通气血流比值异常及肺内分流增加有关。FRC 的减少和 CV 的增加，特别是当 CV 大于 FRC 时，是导致肺内分流的主要原因。虽然 FRC 减少的具体原因尚未完全明确，但与术后腹胀、创口疼痛等因素有着明显的关联。在正常生理状态下，随着年龄的增长，PaO_2 水平会呈现下降趋势，而术后的患者这一趋势尤为显著。因此，老年患者在术后更易发生低氧血症，且病情往往相对较重。此外，术前患者的身体状况，特别是否存在肺部疾病，对术后的恢复至关重要。

5.酸碱平衡 术中过度通气常常导致 $PaCO_2$ 降低，进而引发呼吸性碱中毒和碱血症。在这一过程中，钾离子会向细胞内转移并排出增多。此外，输入库存血及胃管抽吸等操作也可能进一步导致代谢性碱中毒的发生。代谢性碱中毒不仅会加重呼吸抑制，还会延缓呼吸功能的恢复，因此，对术后代谢性碱中毒的纠正也是不容忽视的重要环节。

（二）中心静脉压

中心静脉压，即上腔或下腔静脉接近右心房入口处的压力值，其正常范围通常为 5 ~ 12cmH₂O。这一指标能有效反映右心室的前负荷及回心血量的排出效能。中心静脉压的水平受到多种因素的影响，包括心脏功能、血液总体容量、静脉血管张力、胸膜腔内压、静脉血回流量及肺循环的阻力等。其中，静脉回流与右心室排血量之间的平衡关系尤为关键。在临床上，医师常通过观察中心静脉压的变化来评估患者的血流动力学状况。特别在胸科等手术中，由于手术过程复杂且耗时较长，患者术中可能出现大量失血及血流动力学显著变化，因此进行中心静脉压监测显得尤为重要。

（三）肾功能

监测尿量可一定程度上反映肾脏灌注状态，开胸等大手术术后应观察尿液的颜色与性状，准确记录尿量。在 PACU 中可能遇到的主要情况为少尿，它指的是患者的尿量少于 0.5ml/（kg·h）。少尿现象中，低血容量是最常见的诱因。一旦观察到患者持续出现少尿，我们应高度重视，并考虑进行更深入的诊断检查，例如对血浆和尿液中的电解质进行测定和进行有创监测，以便更准确地评估患者的状况并制订相应的治疗方案。

（四）胸腔闭式引流

开胸手术后，通常会留置下胸引流管或上下胸引流管。为确保引流效果，我们应定期检查引流管，避免其受压或脱落。在必要时，可通过转动或挤压引流管来保持其通畅，同时观察引流管水柱是否随呼吸波动良好。对于引流液量和颜色的观察也至关重要，特别是当引流量过多（如每小时超过 100ml）且色泽鲜红时，这可能提示胸内存在活动性出血。在积极的内科治疗未能取得明显改善的情况下，应考虑开胸探查以止血。此外，术后引流瓶中可能会引出少量气体，这通常无须特殊处理。然而，如果气体量过多，特别是在患者平静呼吸时仍有大量气体排出，这可能表明胸腔存在明显的漏气。尽管非手术治疗通常有效，但有时仍需结合支气管镜检查来排除支气管胸膜瘘的可能性。

（五）放疗、化疗患者术后监测

对于术前接受过放疗或化疗的患者，术后发生心肺并发症的风险增加，如心律失常、心功能不全及呼吸道感染等。因此，术后应重视心肌营养治疗，强化呼吸道管理，以预防严重并发症的发生。通过这一系列综合措施，可以更有效地管理全肺切除术后患者的病情，促进康复。

第二节　气管拔管

气管拔管是全身麻醉过程中的一个高危阶段。拔管过程可并发缺氧、呼吸困难、喉痉挛等并发症。尽管拔管时各种并发症发生的概率很低，但是确实有不少致伤或致死的情况发生。因此，要求所有的拔管操作均应在麻醉科主治医师或主治医师以上人员的指导下进行。拔除气管导管前应具备下列条件：拔管前必须先吸尽残留于口、鼻、咽喉和气管内的分泌物，拔管后应鼓励患者排出口咽腔内的分泌物。对于带双腔支气管导管者，在手术结束时，将患者恢复为仰卧位，清理气道，必要时利用纤维支气管镜检查，彻底清除支气管内可能的残余血液及分泌物，排除可疑的阻塞，然后等待复苏和拔管；确保肌肉松弛药的残余作用已经被满意地逆转；确认麻醉性镇痛药的呼吸抑制作用已消失；患者咳嗽、吞咽反射活跃，自主呼吸气体交换量恢复正常。气管拔管主要分为如下几个步骤：拔管计划、拔管准备、拔管操作、拔管后监护。

一、拔管计划

在麻醉诱导前制订拔管计划，并在拔管前时刻保持关注。该计划包括对气道和整体危险因素的评估。气管拔管大体上分为"低危"和"高危"两大类，又可分为清醒拔管或深麻醉下拔管两种方法。

（一）"低危"拔管

"低危"拔管指常规拔管操作。患者气道在诱导期间无特殊，术中气道也未发生变化，也不存在某些危险因素。

☆ ☆ ☆ ☆

（二）"高危"拔管

"高危"患者的拔管应该在手术室内或 ICU 执行。拔管时常存在一些潜在的并发症风险。这些危险因素包括如下。

1. 困难气道 在麻醉诱导期间可预料的或者不可预料的，以及术中可能会加剧的困难气道。包括肥胖、阻塞性睡眠呼吸暂停综合征及饱胃的患者。

2. 围手术期气道恶化 麻醉诱导期间气道正常，但是在围手术期发生变化，例如，解剖结构的改变、出血、血肿、手术或创伤导致的水肿及其他非手术因素。需要注意对颌、面、鼻腔手术涉及呼吸道者，尤其是呼吸交换量尚不足，或存在张口障碍者，拔管后出现吸气困难再次气管插管往往比首次插管更加困难，并且合并面罩通气困难。

3. 气道操作受限 诱导时呼吸道通畅，术后因为各种固定装置导致气道操作困难或无法进行，例如，与外科共用气道、头部或颈部活动受限（下颌骨金属丝固定、植入物固定、颈椎固定）。

4. 肌松残余 术中使用肌肉松弛药物的患者，术后肌松残余发生率为 2% ～ 64%。

5. 其他危险因素 特殊手术要求或因人为因素，如用物准备不充分、经验不足、与患者沟通障碍等，患者的整体情况也需要引起关注，它们可能使拔管过程变得复杂，甚至延迟拔管。

二、拔管准备

手术结束后的拔管术应持慎重态度，严格掌握拔管的适应证与禁忌证，需要评估气道和患者的全身情况，为成功拔管提供有利条件。

（一）评价并优化气道情况

手术后拔管前需要再次评估并优化气道情况，制订拔管失败情况下的补救措施及重新插管计划。

1. 上呼吸道 拔管后存在上呼吸道梗阻的风险，故拔管前需要做好面罩通气模式的相应准备。水肿、出血、凝血块、外伤或气道扭曲都可以通过直接或间接喉镜发现。但是，必须意识到，气管内插管情况下直接喉镜的检查结果可能过于乐观，而且气道水肿的发展可能极为迅速，造成严重的上呼吸道梗阻。

2. 喉 套囊放气试验可以用来评估气道有无水肿。以套囊放气后可听到明显的漏气声为标准，如果合适的导管型号下听不到漏气的声音，常需要推迟拔管。如果有临床症状提示存在气道水肿，那么即使套囊放气后能听到声音，也需要警惕。

3. 下呼吸道 下呼吸道外伤、水肿、感染及分泌物等可限制拔管实施。如果术中氧合不满意，胸部 X 线片、超声和可视插管软镜有助于评估喉部、气管和支气管的解剖及肺部病理改变。

4. 胃胀气　胃胀气可能会压迫膈肌而影响呼吸。在实施面罩正压通气或者声门上正压通气时，建议进行经鼻或经口胃管减压。

（二）评估并优化患者的一般情况

应在患者气道保护性反射完全恢复后拔管，并且肌肉松弛药的作用完全被拮抗。维持血流动力学稳定及适当的有效循环血量，调节患者的体温、电解质、酸碱平衡及凝血功能至正常范围，为患者提供良好的术后镇痛，防止气道不良反射的发生。

（三）评估并优化拔管的物资准备

拔管操作与气管内插管具有同样的风险，所以在拔管时应配置与插管时相同级别的设备及人员。与手术团队的充分沟通也是拔管安全的重要保障。

三、拔管操作

（一）拔管需要注意的问题

所有的拔管操作都应该尽量避免干扰肺通气，保证氧供。

1. 建立氧储备　拔管前需要建立充分的氧储备，吸入纯氧以维持拔管后呼吸暂停时机体的氧摄取，同时可以为进一步气道处理争取时间。

2. 体位　尚无证据表明某一种体位适合所有拔管的患者。目前，主要倾向于头高足低位（半卧位）或半侧卧位。头低足高位尤其适用于肥胖或者有睡眠性呼吸暂停的患者，左侧卧头低位常用于未禁食和禁饮的患者。

3. 吸引　拔管前必须保证充分吸引分泌物和血液，喉镜直视下吸引造成的损伤更轻。

4. 肺复张手法　患者在麻醉后会出现肺不张。在吸气高峰同时放松气管导管套囊，并随着发生的正压呼气拔出气管导管可产生一个正压的呼气，有利于分泌物的排出，并减少喉痉挛和屏气的发生率。

5. 牙垫　能防止麻醉中患者咬合气管导管导致呼吸道梗阻。

6. 拔管时机　为避免气道刺激，一般来说，气管拔管可以分为清醒拔管和深麻醉下拔管。

（二）"低危"患者拔管

尽管所有的拔管都存在风险，但是对于那些二次插管非常困难的患者，可以常规进行拔管。"低危"患者可选择清醒或深麻醉下拔管。

1. "低危"患者的清醒拔管的步骤

（1）吸入纯氧。

（2）吸引口咽部分泌物，最好在直视下操作。

（3）插入牙垫，防止气管导管梗阻。

☆ ☆ ☆ ☆

（4）摆放合适的体位。

（5）拮抗肌松残余。

（6）保证规律自主呼吸并达到足够的每分通气量。

（7）意识清醒，能睁眼并遵循指令。

（8）减少头部和颈部的运动。

（9）在正压通气下，松套囊，拔管。

（10）提供纯氧呼吸回路，确保呼吸通畅且充分。

（11）持续面罩给氧，直到完全恢复。

2."低危"患者的深麻醉拔管步骤

（1）确保不再存在其他手术刺激。

（2）保证能耐受机械通气的镇痛强度。

（3）吸入纯氧。

（4）使用挥发性吸入药或者全凭静脉麻醉来保证足够麻醉深度。

（5）摆放合适的体位。

（6）使用吸引装置清除口咽部分泌物，最好在直视下操作。

（7）松套囊，任何的咳嗽或呼吸形式改变均应加深麻醉。

（8）在正压通气下，拔除导管。

（9）再次确认呼吸道通畅且通气量满足要求。

（10）使用简单的气道设备，如口咽或鼻咽通气管，保持呼吸道通畅，直至患者清醒。

（11）持续面罩给氧，直到完全恢复。

（12）继续监测，直至患者清醒且自主呼吸恢复。

（三）"高危"患者拔管

"高危"患者拔管主要用于已证实存在气道或全身危险因素，以致无法保证拔管后维持充分自主通气的患者。其关键问题是拔管后患者是否安全？是否应该保持气管内插管状态？如果考虑能安全拔管，那么清醒拔管或其他高阶技术可以克服绝大多数"高危"拔管的困难。任何技术都可能存在风险，熟练程度和经验至关重要；如果考虑无法安全拔管，应该延迟拔管或者实施气管切开。

1.清醒拔管 "高危"患者的清醒拔管在技术上与"低危"患者相同，而且适用于绝大多数的高危患者，例如存在误吸风险、肥胖及绝大多数困难气道的患者。但是，在某些情况下，以下一种或多种技术可能对患者更有利。对拔管后的"高危"患者进行经鼻高流量氧疗和无创机械通气会减少再插管的发生率。

（1）喉罩替换技术：该技术既可用于清醒拔管也可用于深麻醉拔管，主要适用于气管导管引起的心血管系统刺激可能影响手术修复效果的患者，同时对于吸烟、哮喘等其他气道高敏患者可能更有好处，但对饱胃风险的患者不适用。

插管型喉罩也可应用于气管拔管，纤维支气管镜定位和引导再插管更容易。足够的麻醉深度是避免喉痉挛的关键。

喉罩替换拔管技术的具体步骤如下。

1）纯氧吸入。

2）避免气道刺激，深麻醉状态或使用肌肉松弛剂。

3）喉镜下直视吸引。

4）气管导管后部置入未充气喉罩。

5）可视下确保喉罩置于正确的位置。

6）喉罩套囊充气。

7）松气管导管套囊，正压通气下拔除导管。

8）使用喉罩通气。

9）置入牙垫。

10）摆置合适的体位。

11）持续监护至完全清醒。

（2）瑞芬太尼输注技术：对于颅脑手术、颌面手术、整形手术及严重心脑血管疾病的患者，为避免拔管引发的呛咳、躁动及血流动力学的波动，可采用瑞芬太尼输注技术，使患者在耐管的情况下，意识完全清醒且能遵循指令。瑞芬太尼的输注主要有两种方式：延续术中继续使用或拔管时即刻使用。成功的关键在于拔管前其他镇静药物（吸入药及丙泊酚）的呼吸抑制作用已经充分代谢，以便于更好地滴定瑞芬太尼的用量。文献中报道的瑞芬太尼的使用剂量范围很大，关键在于找到一个合适的输注剂量，既能避免呛咳（剂量过低）又能避免复苏延迟及呼吸暂停（剂量过大）。

瑞芬太尼输注拔管技术的具体步骤包括如下。

1）保证有效的术后镇痛，可静脉注射吗啡。

2）手术结束前，将瑞芬太尼调至合适的输注速度。

3）在手术适当阶段给予肌松拮抗药。

4）停止使用其他麻醉药物（吸入麻醉药或丙泊酚）。

5）若使用了吸入麻醉，用高流量的新鲜气体洗出，并监测呼气末浓度。

6）持续正压通气。

7）尽量直视下吸引。

8）摆置合适体位。

9）不催促、不刺激，等待患者按指令睁眼。

10）停止正压通气。

11）确认患者自主通气良好后，拔除气管导管并停止输注瑞芬太尼。

12）如果自主通气欠佳，鼓励患者深吸气并减低瑞芬太尼输注速率；待呼

☆ ☆ ☆ ☆

吸改善后，拔除气管导管并停止输注瑞芬太尼，冲洗掉管路中残留的药物。

13）拔管之后，患者依然存在呼吸抑制的危险，应严密监护直至完全复苏。

14）注意瑞芬太尼没有长效镇痛作用。

15）注意瑞芬太尼的作用可以被纳洛酮拮抗。

（3）气道交换导管辅助技术：对于再插管可能困难的患者，保持气道的可控性十分重要，而气道交换导管（AEC）能解决这一难题。它可在拔管前经气管导管置入气管内。临床上常见的是 Cook 公司生产的气道交换导管。AEC 是由半硬质热稳定聚氨酯材料制成的中空细导管，终端圆钝，附侧孔，射线下可视并且外标刻度。可配套 15mm 接头与呼吸回路连接，或连接 Luer 锁头实施高压射频通气。它具有多种型号，其中最适合拔管使用的型号是 83cm 长的 11F 或 14F 的导管。相应的内径分别为 2.3mm 及 3mm，外径分别为 3.7mm 及 4.7mm，适用于内径分别为 4mm 及 5mm 以上的气管导管。当需要再插管时，AEC 可以引导气管内插管，而且还能供氧，辅助再插管的成功率非常高。其并发症的发生与氧合通气及尖端的位置有关。使用时务必小心，确保导管尖端均位于气管的中部。然而，当氧合不够，使用高压射频通气时必须非常谨慎，因为它可能导致气压伤，并已有死亡的报道。

"高危"患者的气道交换导管辅助拔管步骤包括如下：

1）决定插入 AEC 的深度，其尖端应位于隆突之上。必要时使用纤维支气管镜确认尖端位置，在任何情况下正常成人 AEC 插入深度不应超过 25cm。

2）准备拔管时，通过气管导管插入润滑的 AEC 至预定深度。遇阻力时不要盲目用力。

3）拔掉气管导管前提前吸尽气管内及口咽部分泌物。

4）移除气管导管并确认 AEC 深度。

5）用胶条固定 AEC 于脸颊或前额上。

6）记录 AEC 在患者门齿 / 嘴唇 / 鼻部的深度。

7）使用麻醉回路确定 AEC 周围有气体泄漏。

8）标记固定 AEC。

9）通过面罩，鼻氧管或持续正压通气面罩给予氧气吸入。

10）如果 AEC 导致呛咳，确认其末端在隆突之上并可通过 AEC 注入利多卡因。

11）大多数患者依然能够咳嗽和发声。

12）当气道风险消除后，移除 AEC。AEC 最长可以留置 72h。

使用 AEC 再插管具有很高的一次成功率。但较高的成功率依赖于良好的监护设施，训练有素的操作者及充足的器械准备等。并降低并发症（包括低氧、心动过缓、低血压及误入食管等）的发生。

使用气道交换导管再插管包括下列步骤：

1）使患者保持适当体位。

2）使用 CPAP 面罩吸入 100% 氧气。

3）选择较细的具有柔软、圆钝头端的气管导管。

4）给予麻醉药物或表面麻醉剂。

5）使用直接或间接喉镜挑起舌体，气管导管头端斜面向前以 AEC 做导引置入气管导管。

6）使用呼气末二氧化碳监测确认导管位置。

2. 延迟拔管　当气道危险十分严重时，延迟拔管可以作为一种选择。某些情况下推迟数小时，甚至数日，以待气道水肿消失后再拔管是最合适的选择，可增加拔管成功概率及患者安全性。

3. 气管切开　当患者由于预先存在的气道问题、手术（如游离皮瓣重建）、肿瘤、水肿及出血可能在较长的一段时间内无法保持呼吸道通畅时，应考虑行气管切开。

四、拔管后监护

（一）人员配置与交流

患者气道反射恢复、生理情况稳定前，需要专人持续监测与护理，保证随时能联系到经验丰富的麻醉医师。对于困难气道患者，麻醉医师应在手术结束前与手术医师进行充分沟通麻醉恢复问题。将患者转运至恢复室或相关 ICU 时，必须进行口头及书面交接。

（二）监测与危险信号

拔管后监测意识、呼吸频率、心率、血压、血氧饱和度、体温和疼痛程度。使用特制的 CO_2 监测面罩能早期发现呼吸道梗阻。喘鸣、阻塞性通气症状和躁动常提示气道问题，而引流量、游离皮瓣血供、气道出血和血肿形成常提示手术方面的问题。

（三）设备

拔管后早期患者停留区域应配备困难气道抢救车、急救车、监护仪和 CO_2 监测等设备。

（四）转运

所有的拔管均应在麻醉医师监测下进行，"高危"拔管应该在手术室内、PACU 或 ICU 内进行。存在气道风险的患者运送至 PACU 或 ICU 时，应有麻醉医师陪同。

（五）危险气道患者的呼吸道管理

存在气道危险的患者应吸入湿化的氧气，监测呼气末 CO_2。鼓励患者深吸

☆ ☆ ☆ ☆

气或者咳出分泌物，术后第 1 天，应高度警惕创面的出血和呼吸道的梗阻，术后第 2 天拔管是较安全的选择。拔管后，应用鼻咽通气管，采取头高位或半坐位，以及使用皮质激素等，有助于改善上呼吸道梗阻、减轻气道损伤所致的炎症性水肿。

（六）镇痛

术后镇痛是提高围手术期患者生活质量的重要环节，良好的镇痛可促进术后呼吸功能的恢复，但要注意部分镇痛药物存在的呼吸抑制作用，使用镇痛药物和镇静药物联合使用时应严密监测患者呼吸。

（七）再插管

高龄、术前合并症较多、手术时间长、胸部手术患者和颈椎手术患者术后早期使用抗凝治疗，术后再次插管的风险增加。

第三节　麻醉恢复期并发症与处理

麻醉恢复期始于中止麻醉药物的给予和气管拔管之时。在患者手术结束后的几个小时中，麻醉剂作用其实并未终止，术中所使用的麻醉药、肌松药、神经阻滞药物的作用并未消失，患者保护性的反射并未完全恢复，因此容易发生气道阻塞、呕吐误吸、通气不足或循环功能不稳定、清醒延迟等并发症，需要医护人员进行严格的观察和监测，防止患者出现意外。

一、复苏延迟的原因及处理

通常全麻患者手术结束后，患者逐步复苏，自主呼吸恢复，对外界刺激能做出准确的反应，这些均标志着患者脱离麻醉状态，恢复良好。全身麻醉结束后应该在 60 ～ 90min 内对刺激产生反应，如若大于 2h 意识仍不能恢复者，即为麻醉复苏延迟。若发生复苏延迟，则需要评估生命体征：全身动脉血压、动脉氧合、心电图和体温，并进行神经学检查（患者在术后早期可能呈现神经反射亢进）。

（一）持续的麻醉作用

1. 术前用药　例如地西泮、咪达唑仑、氟哌啶等药物半衰期较长，镇静作用常延长至术后。遇到老年患者、肝肾功能不全的患者，或使用多种镇静药导致药物间的相互增效作用等情况，清醒延迟多长时间常难估计。因此术前用镇静药，应根据所用药物的药理学特点、手术时间的长短、患者的年龄、肝肾功能等情况，适当调整用药与剂量。

2. 吸入全身麻醉药　长时间高浓度吸入全身麻醉药，若脂肪肌肉储备量大，那么在恢复期它们返回肺内的血液就会提供更多的麻醉药物，故停药后药物排泄的时间就会延长。所以在麻醉恢复期，应加强通气和供应氧气，促进吸入麻醉药的排出，避免吸入麻醉药的再吸入。目前使用的大部分吸入麻醉药都能在 $6 \sim 10$min 内降至复苏水平。

3. **麻醉性镇痛药**　在一些高龄、低体温、肝肾功能不全的患者，全身麻醉药物排出时间延长，另外还有一些硬脊膜外腔用吗啡镇痛的患者，也可出现嗜睡现象，对残余麻醉性镇痛药的作用，可酌情使用纳洛酮进行治疗。

4. **肌松药**　术后肌松药的残留作用，各部分肌肉张力恢复不均衡，表现为不同程度的呼吸抑制，临床上有时难以和嗜睡或昏迷相鉴别，故只有借助肌松监测予以区别，若属于非去极化肌松药的作用可借助抗胆碱酯酶药（新斯的明等）拮抗。

（二）呼吸功能不全

程度不等的通气不足，无论是轻度呼吸抑制或明显呼吸衰竭，均延缓患者清醒。术后呼吸功能不全常见的原因通常有以下几种情况。

1. **低氧及二氧化碳蓄积**　临床上能引起患者出现术后低氧血症的原因众多，包括患者因素、麻醉因素和手术因素等。肺不张和肺泡通气不足是相对健康患者术后低氧血症的最常见原因。

低氧血症的临床分度：临床上常根据 PaO_2 和动脉血氧饱和度（SaO_2）将低氧血症分为轻度、中度和重度。

（1）轻度：$PaO_2 > 50$mmHg，$SaO_2 > 80$mmHg，多不出现发绀。

（2）中度：PaO_2 $30 \sim 50$mmHg，SaO_2 $60 \sim 80$mmHg，当游离血红蛋白大于 50g/L 时可出现发绀。

（3）重度：$PaO_2 < 30$mmHg，$SaO_2 < 60$mmHg，出现明显的发绀。这是正常人能耐受的最低 PaO_2，如不及时处理，短时间内即可造成患者死亡。

术中长期控制呼吸，可能存在过度通气，导致 $PaCO_2$ 过低，术后缺乏一定的 CO_2 兴奋呼吸中枢的作用，出现通气不足、低氧，以致清醒延迟，遇此情况应适当降低通气频率，手控辅助通气，让呼吸逐步恢复。体内有二氧化碳蓄积时，$PaCO_2$ 升高，也可减弱中枢对 CO_2 的通气反应，且高碳酸血症可致 CO_2 昏迷，使患者清醒延迟，此时应加强通气，让 CO_2 及时排出并定时抽查血气。不宜让 CO_2 排出过快，防止二氧化碳排出综合征。

2. **麻醉药的不良反应**　所有麻醉药均抑制呼吸，麻醉性镇痛药尤甚，故患者术后仍需继续通气，必要时可用拮抗药进行拮抗。

3. **输液过量**　术中输液过量或者过快易发生急性左心衰竭、肺水肿，尤以高龄（> 70 岁）或已有心功能不全的患者为甚。临床表现为呼吸困难、低氧血症、咯粉红色泡沫样痰、肺部布满湿啰音、SpO_2 下降、发绀，CVP 升高有助诊断。严重者循环衰竭。治疗为强心、利尿、限制液体入量、正压通气。

4. **手术部位的影响**　胸部手术，尤其是全肺、肺叶切除的患者；胸壁手术

☆ ☆ ☆ ☆

患者；术后伤口痛等情况易引起通气不足，发生低氧和昏睡。凡遇此情况，应保留气管导管，辅助或控制呼吸，并加强术后镇痛，严密观察病情。

5. 手术并发症　如气胸、血胸、肺萎陷等均影响通气功能，应及时行患侧胸腔负压引流，定期吸痰膨肺。

6. 误吸　最易发生误吸的时间是在患者转入恢复室不久。若患者术前已插胃管，拔气管导管之前应吸引胃管，患者出现呕吐应去枕，头侧向一边，及时吸引，防止误吸。

（三）术中出现严重意外

如大出血、心肌缺血或心肌梗死、脑血管意外，癌栓引起的心脑栓塞、肺栓塞等，可以导致患者术后长时间不清醒。血流动力学监测、心电（$CM_1 \sim CM_5$）监测或术后紧急颅脑 CT 检查有助于麻醉医师的鉴别诊断。原有糖尿病的患者术中处理不当会出现高渗性昏迷或酮症酸中毒，长时间意识不恢复，应注意这种情况的可能性。

（四）体温异常

体温过低（$< 36℃$）时所有麻醉药物的抑制作用加强，延缓清醒，增加术后并发症；术中恶性高热或术后伤口痛诱发恶性高热，患者均可能长期昏迷。术中及术后均应注意监测患者的体温，尤其是老年人和小儿。

（五）水、电解质、酸碱平衡的紊乱

术前禁饮食、术中输血输液和手术创伤等均可影响机体水、电解质和酸碱平衡，而水、电解质、酸碱平衡的紊乱不仅可直接影响患者的意识状态，而且可间接地影响肌松药的药代动力学而致复苏延迟。血钠 $> 160mmol/L$ 或 $< 100mmol/L$，可引起意识不清。血钾 $< 2mmol/L$ 可并发心律失常，呼吸肌麻痹，患者呈嗜睡状态、木僵状态，甚至昏迷。血镁 $< 2mmol/L$ 也可致意识障碍。呼吸性酸中毒（$PaCO_2 > 50mmHg$）和代谢性酸中毒，可增强非去极化肌松药的作用，且即使使用拮抗药亦难逆转。代谢性碱中毒亦可增强非去极化肌松药的作用。低钾血症、高钠血症、低钙血症和高镁血症均可增强非去极化肌松药的作用。故而对全身麻醉后复苏延迟的患者应进行动脉血气分析的检查，以排除水、电解质、酸碱平衡紊乱方面的影响。若有异常，则应采用相应处理措施，减少其影响，促使患者尽早复苏。

二、呼吸道并发症

术后早期，呼吸道并发症包括以下几个方面：上呼吸道梗阻、低氧血症、高碳酸低肺泡通气、胃内容物误吸、肺水肿等。

（一）上呼吸道梗阻

为麻醉后即刻出现的并发症，尤其是半清醒状态的患者多见。部分呼吸道

梗阻者，可见呼吸费力并有声，若不及时处理，可导致缺氧和高碳酸血症，完全呼吸道梗阻则可危及患者生命。常见原因有以下几种。

1. **舌根后坠**　舌根后坠是临床上最常见的引起急性上呼吸道梗阻的原因。

（1）当患者因各种原因（如中枢神经系统病变、麻醉和深睡眠等）出现意识消失时，头颈部肌肉张力下降，在仰卧位下，患者的咽腔出现塌陷和狭窄的趋势，加上松弛的下颌骨和舌肌由于重力的作用而坠向咽后壁，从而造成气道的部分或完全性梗阻。

（2）在自主呼吸状态下，当咽腔已被后坠的舌体阻塞时，患者吸气产生的气道内负压与口、鼻腔内的大气压之间形成压力梯度，则进一步加剧咽腔的塌陷和舌体的后坠，造成上呼吸道梗阻的加重。上呼吸道肌肉松弛，临床表现为吸气性呼吸困难，处理办法是将患者的头后仰（改变头颈位或者体位），或托起下颌（单手抬下颏法及双手托下颌法），或置入口咽或鼻咽通气管。上呼吸道梗阻时使用的口咽通气管可能会诱发患者发生呕吐，导致患者的牙齿损伤或者喉痉挛，所以在患者清醒前应将口咽通气管取出。而鼻咽通气管对患者的刺激较少，患者易接受，可停留较长的时间。

2. **喉痉挛**　喉痉挛是在喉全部或局部的刺激下，使支配喉部的迷走神经张力增高，从而引起喉内肌群强烈收缩，导致真声带或真、假声带反射性关闭，进而引发急性上呼吸道梗阻。有时在复苏期进行呼吸道操作，如吸痰、放置口咽通气管时，也可诱发喉痉挛，尤其是在缺氧状态下更易发生。喉痉挛表现为吸气性呼吸困难的典型症状，以高调的吸气性哮鸣音（喉鸣）为特征。轻症患者在声门未完全关闭时，可伴有刺激性呛咳。临床上依据声门关闭的严重程度不同，可将喉痉挛分为轻、中、重三级：①轻症患者仅声带痉挛，使患者声门发生变窄，从而出现程度不同的吸气性喉鸣音；②在患者出现中度喉痉挛时，真假声带都可能出现痉挛性收缩，但声门并未完全关闭，患者吸气相和呼气相都可能出现喉鸣音；③重度患者声门紧闭致完全性上呼吸道梗阻，呼吸气流中断，呼吸音消失，无喉鸣音，很快出现窒息和缺氧的症状。

喉痉挛与其他急性上呼吸道梗阻鉴别诊断的要点在于：出现特征性的喉鸣音，双肺听诊无明显干湿啰音和哮鸣音。应吸氧并解除原因，适当镇静并以预防为主，应避免在麻醉过渡期（即相对浅麻醉状态），尤其是在既有低氧又有二氧化碳蓄积等各种情况下刺激咽喉部或进行腹腔、盆腔手术探查等操作；及时去除诱因，停止刺激性操作；积极进行氧疗和通气支持治疗，力争避免缺氧或缩短缺氧时间；必要时果断加深麻醉和建立人工气道，以解除呼吸道梗阻、维持适当的通气和氧合。轻度喉痉挛患者在解除刺激后多可自行缓解。若发生完全性喉痉挛致上呼吸道梗阻，应快速静脉注射氯琥珀胆碱（0.15 ～ 0.3mg/kg），行气管插管，实现人工通气。

☆ ☆ ☆ ☆

3. **喉头水肿** 由于气管插管、手术牵拉或者刺激喉头、过敏反应等引起。较轻者可静脉注射皮质激素或者雾化吸入肾上腺素，严重者可行气管切开术。

（二）下呼吸道梗阻

1. **气管异物** 血性或脓性分泌物未充分吸引而形成痂块，致气管完全或不完全梗阻；或是脱落的肿瘤，在体位变动时跌落到支气管内，形成梗阻。此时患者表现为吸气性呼吸困难，或气道阻力增加，听诊一侧肺呼吸音消失或减弱，脉搏氧饱和度迅速下降。处理要及时，定期吸引呼吸道内的分泌物，脱落的肿瘤可在纤维支气管镜的协助下取出，以解除梗阻。

2. **支气管痉挛** 多在浅麻醉下吸痰、误吸物刺激时发生，或有原有支气管痉挛史。表现为呼气性呼吸困难，机械通气时气道压升高，双肺听诊有广泛性哮鸣音，尤以呼气时最为明显。处理关键在于消除病因，加深麻醉，避免在浅麻醉状态下吸痰、拔管等操作。治疗在于解痉平喘，如使用肾上腺皮质激素、静脉注射氨茶碱、吸氧、施行辅助或控制呼吸。

（三）误吸与吸入性肺炎

1. **原因** 清醒期误吸的原因有下列几种情况。

（1）恢复期喉保护肌群未完全恢复张力。

（2）麻醉或手术会导致胃肠道的蠕动功能降低，从而使患者的胃肠道存积非常多的空气或者胃液，导致胃肠道的张力降低。

（3）清醒期麻醉深度逐渐变浅，患者出现咳嗽或用力挣扎时。

（4）患者因为患原有的胃或食管交界处的疾病而影响其正常生理功能，例如胃癌的患者，或者术后安置有胃管的患者，非常容易发生呕吐或者反流；同时药物也会对食管的括约肌功能有一定的影响，比如抗胆碱能药物阿托品等对括约肌也有一定的松弛作用，麻醉性的镇痛药物或安定类药物也可能降低括约肌的压力，氯琥珀胆碱则通过肌颤动，使胃内的压力增高从而导致反流性误吸。

2. **误吸胃内容物的性质** 麻醉后发生反流或者呕吐的后果非常严重，因为误吸的胃内容物会导致急性的呼吸道梗阻和肺部感染等严重并发症。吸入气道的胃内容物的性质和量不同，所引起的肺组织损害和临床效果有很大差异。

（1）高酸性（pH < 2.5）的胃内容物：胃液误吸以后，$3 \sim 5min$ 后随即出现斑点状甚至发生广泛性的肺不张，肺泡-毛细血管出现破裂，肺泡壁出现明显的充血，甚至可见肺间质出现水肿和肺泡内积水，但肺组织结构仍然比较完整，未见坏死。患者早期会迅速出现低氧血症的情况，可能与继发性的反射机制、肺泡的表面活性物质失去活力有关，与肺泡水肿及肺不张也有一定关系。由于缺氧性血管收缩而出现肺动脉高压症。

（2）低酸性（pH > 2.5）胃内容物：对肺的损伤相对较轻，偶尔会出现广泛性的斑状炎症病灶，通常为中性粒细胞和巨噬细胞所浸润。在生理方面有可

能出现 $PaCO_2$ 迅速下降和 Qs/Qr 的迅速增加，除非吸入的量比较大，一般这种改变在 24h 内即可恢复，并且对 $PaCO_2$ 和 pH 的影响相对较小。所发生的低氧血症，与反射性的支气管痉挛、肺泡表面活性物质减少、肺泡水肿、肺不张等有关。

（3）食物碎块：以酸性食物碎块的损害最严重，呈非常广泛的出血性水肿和肺泡隔膜坏死，肺组织结构完全破坏。非酸性食物碎块主要引起细支气管和肺泡管周围的炎性反应，两者均引起肺动脉高压。患者出现严重的低氧血症、高碳酸血症、酸中毒、低血压和肺动脉高压症。

3. 临床表现

（1）急性呼吸道梗阻：引起气道发生机械性的梗阻，造成患者的缺氧和高碳酸血症的发生，患者的呼吸开始比较费劲，接着会快速地出现窒息的情况发生；同时患者的血压突然升高，脉搏增快；到晚期时，会因为缺氧导致心搏的减弱，心室发生扩大，从而引起血压的下降。有的患者由于吸入物对喉或气管的刺激而出现反射性的心脏停搏。

（2）Mendelson 综合征：是指在患者误吸发生后不久或 2～4h 便会出现"哮喘样综合征"。患者会出现发绀、心动过速、支气管痉挛和呼吸困难等临床症状。肺组织损伤的程度与胃内容物的 pH 有直接的关系。肺部 X 线片的特点是受累的肺叶呈不规则或者边缘模糊的斑状阴影，一般发生在误吸后的 24h 后才开始出现。

（3）吸入性肺不张：支气管被吸入物堵塞及支气管黏膜的分泌物增多，而导致气道发生不完全性梗阻或发展成为完全性梗阻，远侧的肺泡气被吸收后就会出现肺不张。

（4）吸入性肺炎：是指由肺不张和呼吸道梗阻导致的肺内感染。全身麻醉导致咳嗽反射的抑制和纤毛运动的障碍，使呼吸道梗阻不能尽快解除，随之引起病菌感染，最终导致肺炎。

4. 预防　主要是针对发生误吸和肺损伤的因素采取相应的防护措施。

（1）减少胃内容物的量和提高胃液的 pH，如术前禁食和禁饮，用药物抑制胃酸分泌，如组胺 H_2 受体拮抗剂、西咪替丁等。

（2）降低胃内压力，使其低于食管下端括约肌的阻力。

（3）保护气道，尤其当气道的保护性反射消失或者减弱时，更具有重要意义，使用低压高容量套囊的气管导管，可将误吸率降低，拔气管内导管最好在患者咳嗽反射恢复后进行。

5. 处理

（1）重建气道，使患者处于头低足高位，并转为右侧卧位。充分吸引口腔、咽部和气管内的反流物。

（2）纠正低氧血症，需使用呼气末正压通气（PEEP）5～10cmH$_2$O 或 CPAP 以恢复 FRC，以及使肺内分流接近生理水平值，避免或减轻肺损伤的严重性和并发症。

（3）支气管冲洗：对于气管内插管的患者，可注入 5～10ml 生理盐水至气道内，边注入边抽吸，反复冲洗气道，或使用双腔管分别冲洗两侧支气管。

（4）激素的早期应用：首先可减轻肺部炎症的发生，改善毛细血管的通透性和减轻支气管的痉挛，但应尽早停止使用激素，以免药物干扰患者的免疫功能。

（5）心脏功能：依据病情进展，以血流动力学的监测结果指导用药。必要时可给予强心药和利尿药。

（6）清洗支气管内异物：可用纤维支气管镜帮助清除支气管内的异物，以减少和预防肺不张和感染的发生。

（7）抗生素的应用：尽早使用抗生素，以治疗继发性感染。

（8）支持疗法：加强支持疗法，保持水和电解质平衡，纠正酸中毒。

（四）急性肺水肿

急性肺水肿可分为心源性肺水肿和非心源性肺水肿，主要由左心室衰竭引起肺毛细血管静水压增高和多种因素导致的肺泡 - 血管壁屏障损伤所引起。

1. 原因　开胸术中或术后肺水肿临床上并不多见，但以下因素是急性肺水肿发生的基础。

（1）肺切除后，淋巴泵的容量大幅减少，减少程度与肺切除量成正比，甚至可减少达 50%。

（2）肺切除后，保留的肺组织需接受全部心排血量，导致肺血流增加，一旦输液不当，势必增加肺动脉压力，进而导致毛细血管压与滤过压同时升高。

（3）物理因素使血管内皮间隙增宽，有利于蛋白质逸出。

恢复期的肺水肿，多发生在麻醉停止后的 30min 以内，可能与下列因素有关：停止正压通气；心排血量增多；PaCO$_2$ 升高；PaO$_2$ 下降；呼吸道梗阻；术后高血压。再加上手术的应激反应，使抗利尿激素分泌增多，而醛固酮正常，导致水、钠潴留，尿量减少，肺动脉压升高；以及术中输液过量，或左心室功能不全所致的心源性肺水肿。

其他较少见的因素有肺复张引起的肺水肿，主要表现为单侧肺水肿。

2. 临床表现

（1）先驱症状包括恐惧、苍白、心动过速、血压升高、出冷汗。

（2）间质性肺水肿患者表现为呼吸困难与急促，端坐呼吸，颈静脉怒张，喘鸣。听诊可闻及双肺有干、湿啰音，X 线片检查主要特点是上肺的肺纹理增多、增粗和边缘模糊不清。因间质积液，肺野密度普遍增高。

（3）肺泡性肺水肿表现为严重的呼吸困难、咳嗽，涌出大量的粉红色泡沫样痰。两肺可闻及广泛的湿啰音和哮鸣音，心尖区可闻及奔马律，晚期可能出现休克、神志不清、心律失常等症状。X 线片表现为密度均匀的致密阴影，形状大小不一，可为片状、结节状或粟粒状，病灶边缘模糊，与肺野界限不清，并可见心脏增大。

3. 治疗　应以预防为主，防止术中输液过量或单位时间内输液过快。具体治疗措施如下。

（1）降低肺毛细血管静水压

1）增强心肌收缩力：使左心室能够在较低的充盈压下维持或增加心排血量，可应用快速洋地黄制剂、拟肾上腺素药、给氧以及应用氨茶碱等。强心药物可增强心肌收缩力，同时减慢心房颤动的心室率，延长舒张期充盈的间期，使肺毛细血管平均压下降。氨茶碱除了增强心肌收缩力、降低心脏负荷外，还可舒张支气管平滑肌。

2）降低心脏后负荷：降低外周血管阻力和主动脉阻抗，提高左心室排血的效应，降低左心室充盈压。可应用血管扩张药如酚妥拉明、硝普钠和硝酸甘油。

3）减少循环血容量和减轻心脏前负荷：可降低左心室充盈量和充盈压，如使用下肢止血带、注射吗啡、使用利尿药等。

（2）提高血浆胶体渗透压。根据患者肺水肿的性质，通过测定水肿液的蛋白质含量与渗透压，选择适当的输液。对血管通透性增加引起的肺水肿，应慎用清蛋白胶体液。

（3）降低肺毛细血管的通透性。皮质醇类可以有效预防毛细血管通透性增加，它可抑制炎症反应，促进水肿的消退。临床上常用的药物有氢化可的松、地塞米松等，多在 24h 内用，最多不超过 72h，用药剂量可稍大。

（4）充分供氧和呼吸支持

1）充分供氧：当鼻导管或面罩吸氧无法纠正严重的低氧血症时，应进行气管插管或气管造瘘口插管加压吸氧，并确保呼吸道通畅，充分吸引分泌物。

2）消除呼吸道的泡沫样痰：可使用去泡沫剂，如 50% 乙醇置于湿化器内，通过吹氧而吸入。但需避免长时间使用。

3）应用间歇性正压通气（IPPV）：IPPV 具有以下优点：通过增加肺泡压与肺组织间隙的压力，阻止肺毛细血管内液渗出；减低右心房充盈压与胸内血容量；增加肺泡通气量；提高氧吸入浓度；减少呼吸肌疲劳，降低组织氧耗量；且加压气流可使气道内的泡沫破碎，以利于通气。应用指征：①面罩吸氧（输出的 $FiO_2=1.0$），仍不能使 $PaO_2 > 50mmHg$；②肺活量 < 15ml/kg 或最大吸气力 < − $20cmH_2O$；③ $PaCO_2$ 进行性增高。一般采用 IPPV 时，选择大潮气量 12 ～ 15ml/kg 输出，每分钟通气次数为 12 ～ 14 次，吸气峰压不高于 30mmHg。

☆ ☆ ☆ ☆

4）应用持续正压通气（CPAP）或呼气终末正压通气（PEEP），若患者经 IPPV（$FiO_2 > 0.6$）后仍不能提高 PaO_2，症状又无明显改善，且存在严重的肺内分流，则可应用 PEEP。尽管 IPPV 仍是治疗肺水肿的重要方法，但它不能减少血管内液的滤出和血管外的液量。PEEP 通过开放小气道，扩张肺泡，以及使肺内过量的液体重新分布到影响气体交换较小的部位，从而提高 PaO_2 和肺的顺应性。常用的 PEEP 为 5 ～ 15cmH_2O。

三、术后恶心与呕吐

术后的恶心与呕吐（PONV）通常是指术后 24h 内发生的恶心呕吐，是全麻后常见的问题。虽然不是特别严重的并发症，但仍会造成患者不安和不适，从而影响患者休息；甚至会延迟出院时间，尤其是非住院患者的手术。PONV 总体发生率为 20% ～ 30%。

（一）易于发生 PONV 的危险因素

1. 倾向性因素包括年轻患者、妇女、早期妊娠、月经周期的天数（与排卵和血内孕酮的水平有关），以及糖尿病和焦虑的患者。

2. 胃容量增加，如肥胖、过度焦虑等。

3. 麻醉用药与方法　全身麻醉远比区域性麻醉或局部麻醉多见；用药以氧化亚氮、乙醚酯和氯胺酮，以及新斯的明为多见。

4. 手术部位与方式如手术时间、牵拉卵巢和宫颈扩张术，以及腹腔镜手术，斜视纠正术，中耳的手术等为多见。

5. 术后的因素，如疼痛、阿片类药、运动、低血压或大量饮水等。胃肠减压导管刺激也常引起呕吐。

6. 对术前有明显发生 PONV 倾向的患者，才考虑采用药物预防，一般不需要预防性用药。

（二）治疗

用来预防和治疗恶心、呕吐的药物主要有如下几类。

1. 丁酰苯类　常用的药物为氟哌利多是强效神经安定药。通过对中枢多巴胺受体的拮抗而发挥镇吐效应，又不影响非住院患者的出院时间。当 > 20μg/kg 时将呈明显的镇静作用可延长出院时间。有报道指出，小剂量氟哌利多与甲氧氯普胺并用时，对腹腔镜胆囊切除术的镇吐作用要比恩丹西酮效果好。如剂量过大时则可出现负效应，包括运动障碍、好动和烦躁不安的反应。

2. 吩噻嗪类　此类药物抗呕吐的作用，可能是通过阻断中枢化学触发多巴胺受体所致。如多年来应用氯丙嗪和异丙嗪来拮抗阿片类药物引起的恶心、呕吐。但有可能发生低血压、重度镇静而影响出院时间，特别是可能发生锥体外系的症状如烦躁不安和眼球旋动等。

3. **胃动力性药**　甲氧氯普胺和多潘立酮为胃动力性药。以促进胃和小肠运动，提高食管下括约肌的张力。甲氧氯普胺（20mg 静脉注射或 0.2mg/kg 静脉注射）可预防 PONV，由于其半衰期短应在即将结束手术前给药，以保证术后早期的药效。

4. **抗胆碱能药**　传统的抗胆碱能药物有阿托品、格隆溴铵和东莨菪碱，它们具有止涎和解迷走神经效应。但由于这些药物负效应较为突出，如口干、谵妄、瞳孔扩大和眩晕等而限制了应用。

5. **抗组胺药**　茶苯海明和羟嗪主要作用于呕吐中枢和前庭通路可用于预防 PONV 的发生，尤宜用于治疗运动病和中耳手术后的患者。

6. **5- 羟色胺拮抗剂**　由于发现 5- 羟色胺（5-HT）在细胞毒性药物引起呕吐中的病理生理作用，因此启发人们用 5-HT 拮抗剂，如恩丹西酮、格拉司琼、多拉司琼等对 5-HT 受体有高度选择性，能有效预防和治疗 PONV，且无多巴胺受体拮抗剂、毒蕈碱或组胺拮抗剂的负效应。但偶可出现镇静、焦虑、肌张力失常、视物模糊和尿潴留等负效应，对呼吸和血流动力学无明显的影响。静脉输注时，可发生无症状性 QRS、P-R 间期的延长。预防性用量为 0.05 ～ 0.20mg/kg，静脉注射或口服。由于目前此类药物的耗费高昂，而影响其广泛常规的应用。

7. **非药物性疗法**　非药物性疗法首推针刺疗法，在防止恶心和治疗 PONV 时取得良好疗效，并为国际权威杂志和书籍所引用。

四、血流动力学并发症

血流动力学并发症在 PACU 的发生率约为 12%，低血压、心律失常、心肌缺血和肺水肿比较常见。

（一）低血压

首先要查对血压测量的准确性，并了解患者的病史和术中的处理情况。低血容量是恢复期最常见的低血压原因，最初评估时一般给予快速扩容通常是安全的。下列是有关术后低血压的原因及处理方法。

1. **绝对血容量不足**　围手术期间进行性出血、输液不足、多尿、第三间隙的形成易引起大量功能性细胞外液减少，是常见的低血容量的原因。其表现为：低血压、心动过速、呼吸增快、少尿和口渴。应予补充电解质平衡液、输血或血浆制品、血浆代用品。血容量补足后，若仍有低血压，应寻找原因，并根据情况增加有创监测，做进一步的评估。

2. **相对低血容量**　某些机械的原因，使血液滞留于外周血管，造成静脉回流减少，血压下降，而实际体内的血容量并未减少。常见的原因包括：正压通气、肺动力性过度膨胀、静脉回流受阻。上腔静脉回流受阻的症状与真正血容量减

☆ ☆ ☆ ☆

少相同，同时伴有颈静脉怒张、中心静脉压增高、呼吸音和心音减弱。治疗主要是对症治疗，消除病因。

3. 血管张力减少 全身麻醉、开胸后硬膜外阻滞镇痛、过敏反应、抗心律失常药、肾上腺功能低下、抗高血压药、肝肾衰竭、镇痛药、镇静药均可引起血管扩张、血压下降。低血容量可加剧血管扩张引起的低血压，单独补液不能完全恢复血压，需应用 α 受体激动药，如肾上腺素、去甲肾上腺素等，但应在严密监测血流动力学的情况下使用，并对症治疗。

4. 心肌收缩力减弱 围手术期发生心功能不全的原因有：心肌梗死和心肌缺血、充血性心力衰竭、心律失常、应用麻醉药、肾上腺素受体拮抗药、钙通道阻滞药、抗心律失常药等。其症状包括：呼吸困难、多汗、发绀、颈静脉怒张、少尿、心律失常、喘鸣、肺底部干湿啰音和奔马律。X 线胸片、12 导联心电图、实验室检查有助于诊断。通常需要有创监测指导治疗。常用方法包括：①增强心肌收缩力，可使用多巴胺、多巴酚丁胺、肾上腺素、去甲肾上腺素、氨力农等正性肌力药物；②应用硝酸酯类、钙通道阻滞药、血管紧张素转化酶抑制药等药物降低心脏后负荷；③选用利尿剂，如呋塞米等。

（二）高血压

术前有高血压的患者，复苏期易发生血压升高，特别是术前未经系统性治疗的患者。其他术后引起高血压的原因有：尿潴留、疼痛、低氧血症、液体过量、颅内压增加、血管收缩药使用不当等。高血压的表现有：头痛、视物模糊、呼吸困难、烦躁不安、胸痛，但通常无症状。应核对血压测定的正确性，复习病史和手术过程，祛除病因。治疗应致力于维持血压接近正常范围。如应急需要，可追加快速、短效的药物，通过静脉滴注或舌下含服给药。常用药物如下。

1. β 受体阻滞剂 拉贝洛尔 5～10mg 静脉滴注；普萘洛尔 0.5～1.0mg 分次静脉滴注；艾司洛尔 10～100mg 静脉滴注，还可持续静脉滴注。

2. 钙通道阻滞药 维拉帕米 2.5～5mg 静脉滴注；地尔硫䓬 20mg，分次静脉滴注，也可用于持续静脉滴注；硝苯地平 5～10mg 舌下含服。

3. 硝酸酯类 硝酸甘油开始用 5～10μg/min 静脉滴注，每 5～10 分钟增加 5～10pg/min，以 20～50pg/min 为限。主要作用是静脉扩张。

4. 硝普钠 一种强效的动脉扩张剂，开始以每分钟 0.5μg/kg 静脉滴注，调整滴速以达到最佳降压效果，但剂量不能超过 3μg/kg。

5. α 受体拮抗剂 在高血压的治疗中有应用增加的趋势。酚妥拉明 2.5～5mg 稀释后静脉滴注，是较常用的药物。

（三）心律失常

围手术期发生心律失常的可能原因有低氧血症、交感神经兴奋、高碳酸血症、电解质和酸碱平衡紊乱、心肌缺血、颅内高压、药物中毒和恶性高热。房性期前收缩和偶发室性期前收缩通常不需要治疗。当有严重心律失常时应给予吸氧，在寻找原因的同时开始适当治疗。

　　1. 常见的室上性心律失常

　　（1）窦性心动过速：可能是由低血容量、发热、低氧血症、疼痛、躁动、充血性心力衰竭或肺栓塞所致。应明确诊断，对因治疗。

　　（2）阵发性室上性心动过速：包括阵发性房性心动过速、多源房性心动过速、结性心动过速、心房颤动和心房扑动。治疗如下：①抗心律失常药物，包括 β 受体阻滞剂、钙通道阻滞药、普罗帕酮、普鲁卡因胺等；②快速洋地黄制剂，如毛花苷 C $0.2 \sim 0.4mg$ 静脉缓慢推注，可减慢心率；③同步电复律，如果血流动力学不稳定，开始用 50J 复律，心房颤动者可用 100J 以上。

　　（3）窦性心动过缓：可能是由心交感神经阻滞、阿片类药物、迷走神经兴奋、β 受体阻滞剂、严重缺氧和二氧化碳蓄积的后期引起。一般用阿托品治疗可见效，并应对因治疗。严重的窦性心动过缓，阿托品治疗无效时，可用肾上腺素、异丙肾上腺素等治疗。

　　2. 稳定性室性心律失常　　如果室性心律失常是多源的、短阵发作，则需要治疗。

　　（1）病因治疗：包括低氧血症、心肌缺血、酸中毒、低钾血症、低镁血症等。

　　（2）心电监护下用利多卡因：$1 \sim 1.5mg/kg$ 静脉注射，2min 内注完，然后以 $1 \sim 4mg/min$ 速度静脉滴注，以维持有效的血浓度。

　　（3）普鲁卡因胺：$20 \sim 30mg/min$ 静脉注射，直到转为窦性心律（最大剂量 17mg/kg），维持用 $1 \sim 2mg/min$ 静脉滴注，是有效的二线药物。

　　3. 不稳定室性心动过速和心室颤动　　可用利多卡因和电除颤，并准备心、肺、脑复苏。

　　（四）心肌缺血和梗死

　　在心电图上的表现为 ST 段弓背向上抬高或水平压低。处理时应供氧，描记 12 导联心电图，同时查找心肌氧供和氧需失衡的常见原因：低氧血症、贫血、心动过速、低血压、高血压等，并给予纠正。如果患者可耐受，应静脉滴注硝酸甘油。严重者应请心脏科医师会诊，以便确定进一步的治疗。

五、肾脏并发症

（一）少尿

　　少尿指尿量少于 $0.5ml/(kg \cdot h)$，但是要排除控制输液量的因素。术后少尿最常见的原因是血容量不足，在快速补充血容量后可改善，可采用液体快速输注（晶体液或合成胶体液 $200 \sim 250ml$）的方法，同时放置尿管。当持续少尿时，应考虑行进一步的诊断检查（如血浆和尿液电解质）和有创监测。利尿药只应

☆ ☆ ☆ ☆

当用于有适应证时，如充血性心力衰竭和慢性肾功能不全。利尿药的不合理使用可加重已存在的肾脏灌注不足，使肾功能进一步恶化。强效利尿药暂时维持尿量，并不能改善急性肾衰竭的预后。按传统规则分析肾前性、肾性、肾后性肾衰竭的原因有助于术后少尿患者的诊治。

（二）多尿

多尿即尿量不成比例地多于输液量，较为少见，应排除急性肾小管坏死和高血糖等因素。对症治疗包括补充血容量以维持血流动力学稳定和液体平衡。

第 17 章
术后麻醉护理与访视

第一节　术后镇痛与护理

手术后疼痛是麻醉药物作用消退后最常见的躯体应激反应，常导致患者术后早期下床活动受限、排痰不佳、睡眠障碍及住院时间延长。完善的术后镇痛可减轻因疼痛引发的心血管应激反应，降低心肌缺血、心律失常的发生率，改善患者呼吸幅度，促进咳嗽、排痰，减少肺部感染和肺不张等并发症的发生率，还能让患者早期下床活动，促进静脉血回流，降低术后深静脉血栓的发生率。

一、术后疼痛定义

手术后的疼痛是在手术结束后立即产生的急性疼痛，也被称为术后疼痛或术后痛，一般会持续 3 ~ 7d。这种疼痛最常见于经历较大损伤的心脏、肺部、关节、腹部及盆腔手术的患者。它是一种由身体受到损害而引发的疼痛感，若无法及时缓解，可能会演变成慢性术后疼痛（chronic post-surgical pain，CPSP）。这类疼痛往往呈现出神经病变特征或混合型疼痛，主要由于感觉神经受损，外周与中枢神经敏化，从而引发疼痛。此类疼痛通常表现为高度敏感或感觉异常，并可能伴有焦虑等情绪反应及忧郁等精神状态的变化，对患者的远期生活、学习、精神和心理带来长期影响，可长达 6 个月或数十年。

二、术后疼痛对机体的影响

术后疼痛是人体在经历手术（即组织损伤）之后所产生的一种生理反应，它涉及一系列生理、心理及行为上的变化。尽管术后疼痛在提醒患者注意、限制活动及促进伤口愈合方面具有一定的积极作用，但其潜在的负面影响更应引起重视。实施有效的术后镇痛措施，不仅能够缓解患者的疼痛体验，促进疾病的恢复进程，而且对于社会和经济层面均具有显著的积极效应。

（一）短期不利影响

1. 增加氧耗量　交感神经系统的激活将导致全身耗氧量增加，对缺血性器

☆ ☆ ☆ ☆

官产生不利影响。

2. 心血管功能　心率加快、血管收缩及心脏负荷的加重，均会导致心肌的耗氧量上升，进而增加冠心病患者发生心肌缺血和心肌梗死的风险。

3. 呼吸功能　手术所致的组织损伤可激活伤害性感受器，进而触发一系列有害的脊髓反射弧。这会导致膈神经的兴奋性脊髓反射受到抑制，进而降低术后肺功能，特别是在上腹部和胸部手术后更为显著。此外，疼痛还会引起呼吸浅快和呼吸辅助肌的僵硬，减少通气量，使得患者难以有效地咳嗽，无法清除呼吸道分泌物，从而可能引发肺不张和其他肺部并发症。

4. 胃肠运动功能　术后疼痛可能引发胃肠蠕动减缓，进而导致胃肠功能恢复延迟。

5. 泌尿系统功能　尿道和膀胱肌肉的运动能力减弱可能导致尿潴留。

6. 骨骼、肌肉和周围血管　肌肉张力的升高会导致肌肉痉挛，从而限制身体的活动能力，并可能诱发深静脉血栓形成乃至肺栓塞。

7. 神经内分泌及免疫　神经内分泌系统的应激反应加剧，导致术后出现高凝状态和免疫炎症反应；交感神经的兴奋性增强，引起儿茶酚胺和分解代谢激素的分泌上升，而合成代谢激素的分泌则相应减少；同时，体液和细胞免疫功能受到抑制。

8. 心理情绪　术后疼痛可能引发患者产生焦虑、恐惧、无助、抑郁、不满、过度敏感、挫败感及沮丧等情绪反应，同时亦可能导致家属出现恐慌和无措之感。

9. 睡眠障碍　术后疼痛还会产生心理和行为上的不良影响，导致睡眠障碍。

（二）长期不利影响

1. 术后疼痛控制不佳　此为慢性疼痛发展的潜在风险因素。

2. 术后长期疼痛（持续1年以上）　心理、精神改变的风险因素。

三、疼痛评估方法

（一）视觉模拟评分法（visual analogue scale，VAS）

在评估患者的疼痛程度时，医生会使用一条带有 1～100mm 刻度的标尺，一端标注为"无痛"，另一端标注为"极度疼痛"。患者需根据自身感受到的疼痛强度，在标尺上指出相应的点位，随后由医师记录下该点位对应的数值作为疼痛评分。

（二）数字等级评定量表（numerical rating scale，NRS）

采用 0～10 的数字刻度来表示疼痛强度的不同等级，由患者自行指出，其中"0"代表无疼痛，"10"代表极度疼痛。疼痛等级在 4 以下的被视为轻度疼痛（即疼痛不足以影响患者的睡眠），4～7 的疼痛为中度疼痛，而超过 7 的疼痛等级则被定义为重度疼痛（疼痛足以导致患者无法入睡或从睡眠中因疼痛而惊醒）。

（三）语言等级评定量表（verbal rating scale，VRS）

将描述疼痛程度的术语通过口头表述为无痛、轻微疼痛、中等疼痛、严重疼痛。

（四）Wong-Baker 面部表情量表（wong-baker face pain rating scale）

由 6 张描绘从微笑到幸福直至流泪等不同情绪的面部象形图构成。该方法适用于儿童、老年人以及其他交流存在障碍、意识模糊或无法通过言语准确传达感受的患者。然而，其应用易受到情绪波动、文化背景、教育水平、环境条件等多种因素的影响，因此在实际运用中需结合具体情况进行适当调整。

第二节　术后镇痛方式

术后镇痛应采用最合理的药物组合或镇痛技术联合，以达到最大程度地缓解疼痛，同时减少镇痛的相关副作用。当前，手术后可采取的镇痛方式繁多，主要涵盖全身性、局部性及多种模式的镇痛。

一、多模式镇痛

将多种镇痛技术或具有不同作用机制的镇痛药物联合应用，作用于疼痛传导通路的不同靶点，以实现镇痛效果的相加或协同作用，从而使得每种药物的用量得以减少，相应地减轻副作用，此方法被称为多模式镇痛。对于日间手术以及创伤程度较轻的手术，通常仅需采用单一药物或方法进行镇痛；多模式镇痛构成了术后镇痛的基础，是对于中度及以上疼痛的术后镇痛的重要手段。通常采用的方法包括在超声引导下进行的外周神经阻滞与伤口局部麻醉药浸润相结合；外周神经阻滞和（或）伤口局部麻醉药浸润配合使用对乙酰氨基酚；外周神经阻滞和（或）伤口局部麻醉药浸润配合使用非甾体抗炎药（NSAID）或阿片类药物或其他药物；全身性应用（包括静脉注射或口服）对乙酰氨基酚和（或）非甾体抗炎药（NSAID）以及阿片类药物和其他类药物的组合。应综合运用作用机制各异的药物，包括阿片类药物、曲马多、非甾体抗炎药（NSAID）等。术前采用普瑞巴林或加巴喷丁、特异性环氧合酶 -2（COX-2）抑制剂、α_2- 肾上腺素受体激动剂及氯胺酮等药物，亦可能有助于减轻术后疼痛，并具有节约阿片类药物用量及抑制中枢或外周疼痛敏化的效果。非甾体抗炎药（NSAID）术前应用是否能有效阻止中枢敏化，目前尚需进一步的科学证据来证实。在手术前采用硫酸镁、在局部麻醉药中添加肾上腺素，以及碱化局部麻醉药等策略，可能有助于增强术后镇痛效果或减少术后对阿片类药物的需求，然而，这些方法的作用效果及其适宜的剂量组合尚未得到明确的界定。

☆ ☆ ☆ ☆

二、局部给予局部麻醉药

局部麻醉药物的施加方式有三类：切口局部浸润、外周神经阻滞及椎管内给药。

在手术后初期，对于未接受抗凝治疗和抗血小板治疗且无出血倾向的患者，若在手术过程中应用了硬膜外麻醉，术后可继续采用硬膜外镇痛方法。

硬膜外镇痛具有确切的疗效，能够有效抑制术后过度的应激反应，并有助于预防心脏缺血（胸段脊神经阻滞）或下肢深静脉血栓的形成。通常，硬膜外镇痛采用局麻药与高脂溶性阿片类药物（例如芬太尼或舒芬太尼）相结合的方法，其镇痛效果与脊神经镇痛平面相关，而引起枕骨大孔以上脑神经的不良反应则相对较少。椎管内镇痛不适用于术后早期接受抗凝血药物治疗的患者。术后对切口进行局部浸润，能够显著降低对镇痛药物的需求，但这需要外科医师的协作。在超声引导下进行的外周神经阻滞，无论是单独使用还是与全身性非甾体抗炎药（NSAID）或阿片类药物联合使用，已成为四肢及躯干手术后镇痛的主要策略之一，详细信息可见《成人日间手术后镇痛专家共识》。

三、全身给药

（一）口服给药

口服药物治疗适用于意识清晰、未接受胃肠手术且术后胃肠功能正常的患者，以控制术后轻度至中度的疼痛。此外，该方法亦可作为其他镇痛措施（例如静脉镇痛）的后续治疗手段，构成多模式镇痛策略的一部分。口服药物治疗具有非侵入性、使用便捷及患者可自行管理的优势。然而，由于肝-肠的"首关效应"及某些药物与胃肠道受体的结合，药物的生物利用度存在差异性。药物的生效速度相对较慢，因此在调整剂量时，必须综合考量药物的血药浓度峰值时间、血浆蛋白结合率及组织分布容积等因素。对于患有吞咽功能障碍（例如，经历颈部手术后）以及肠梗阻的病患，口服药物治疗是不适宜的。此外，对于那些在手术后出现严重恶心、呕吐和便秘症状的患者，亦应谨慎考虑口服药物的使用。

（二）皮下注射给药、肌内注射给药及胸膜腔或腹膜腔给药

肌内注射相较于口服给药，其药效发挥更为迅速；然而，该方法伴随着注射时的疼痛感，以及每次注射剂量较大等不良反应。此外，重复注射可能导致镇痛效果的不连续性，因此，该方法并不适宜作为术后镇痛的常规选择。尽管皮下注射同样可能引起注射疼痛，但通过植入导管，可以实现较长时间的药物输送。然而，胸膜腔和腹膜腔给药的镇痛效果并不稳定，且存在局部麻醉药物中毒的风险，因此，不建议作为常规治疗手段。

（三）静脉注射给药

1. 单次或间断静脉注射给药　单次或间断静脉注射给药方式适用于门诊手术及短时手术。然而，该给药方法会导致药物血浆浓度波动增大，进而引起镇痛效果的不稳定性。对于术后需持续镇痛的患者，建议定时给药。若采用对静脉有刺激性的药物，可能诱发静脉炎等不良反应。常见的药物包括对乙酰氨基酚、非甾体抗炎药（NSAID）、曲马多及阿片类药物（包含激动剂和激动 - 拮抗剂）的注射剂。

2. 持续静脉注射给药　持续静脉输注药物治疗是将药物与等渗盐水或葡萄糖溶液混合后进行连续给药。通常情况下，首先会施以一个初始剂量，特别是对于阿片类药物，建议采用小剂量多次注射的方式，通过逐步调整以达到适宜的剂量，从而实现预期的镇痛效果。一旦镇痛效果确立，接下来可以采用维持剂量或根据药物作用持续时间进行定时或间歇性给药。鉴于术后患者的疼痛阈值可能会发生变化，导致药物恒量输注的效果难以准确预测，因此，更倾向于采用患者自我控制的给药方式。

（四）患者自控镇痛（patient controlled analgesia，PCA）

PCA 具备快速起效、无镇痛盲区、血药浓度稳定等显著特点，并可借助冲击剂量有效控制突发性疼痛，实现用药方案的个性化，进而增进患者的满意度。当前，该方法在术后镇痛领域应用最为广泛且效果理想，特别适宜于手术后经历中至重度疼痛的患者。

1. PCA 常用参数

（1）负荷剂量（loading dose）：术后应立即使用药物，以确保迅速发挥效果。阿片类药物宜采用小剂量、分次给药的方式，以实现剂量滴定的目标。术后镇痛的剂量应精确控制，以防止出现镇痛间隙，同时确保不影响术后患者恢复意识及气管导管的移除。另外，术前使用长效镇痛药物，有助于减轻术后疼痛，并可减少对阿片类药物的需求。

（2）持续剂量（continuous dose）或背景剂量（background dose）：旨在保持持续而稳定的镇痛效果。对于静脉泵注镇痛，不推荐使用芬太尼等脂溶性高、具有显著蓄积效应的药物，并且建议避免使用基础剂量，以便实现理想的镇痛效果，并减轻潜在的副作用风险。

（3）单次注射剂量（bolus dose）：又称冲击剂量，可使用速效药物。一般冲击剂量相当于日剂量的 $1/15 \sim 1/10$。

（4）锁定时间（lockout time）：确保在给予第一次冲击剂量达到最大效用后，才能给予第二次剂量，以避免药物中毒。部分镇痛泵会设定 1h 限量（如吗啡 $10 \sim 12mg$）、4h 限量等。

PCA 镇痛效果的好坏，以是否安全并达到最小副作用和最大镇痛作用来评定。评价指标包括：平静时 VAS 01，镇静评分 01，无明显运动阻滞。副作用轻微或无，PCA 泵有效按压／总按压比值接近 1，无睡眠障碍，患者评价满意度高。

2. PCA 常用给药途径　根据不同的给药途径，PCA 可分为静脉 PCA（PCIA）、硬膜外 PCA（PCEA）、皮下 PCA（PCSA）和外周神经阻滞 PCA（PCNA）。

3. PCIA　PCIA 主要使用的镇痛药有阿片类药（吗啡、羟考酮、舒芬太尼、氢可酮、芬太尼、布托啡诺、地佐辛等）、曲马多或氟比洛芬酯、酮咯酸等。阿片类药物镇痛强度的相对效价比如下：哌替啶 100mg ≈曲马多 100mg ≈吗啡 10mg ≈阿芬太尼 1mg ≈芬太尼 0.1mg ≈舒芬太尼 0.01mg ≈羟考酮 10mg ≈布托啡诺 2mg ≈地佐辛 10mg。常用 PCIA 药物的推荐方案见表 17-1。

表 17-1　常用 PCIA 药物的推荐方案

药物	负荷（滴定）剂量／次	单次注射剂量	锁定时间（min）	持续输注
吗啡	1 ～ 3mg	1 ～ 2mg	10 ～ 15	0 ～ 1mg/h
芬太尼	10 ～ 30μg	10 ～ 30μg	5 ～ 10	0 ～ 10μg/h
舒芬太尼	1 ～ 3μg	2 ～ 4μg	5 ～ 10	1 ～ 2μg/h
羟考酮	1 ～ 3mg	1 ～ 2mg	10 ～ 15	0 ～ 1mg/h
曲马多	1.5 ～ 3mg/kg，术毕前 30min 给予	20 ～ 30mg	6 ～ 10	10 ～ 15mg/h
布托啡诺	0.25 ～ 1mg	0.2 ～ 0.5mg	10 ～ 15	0.1 ～ 0.2mg/h
地佐辛	2 ～ 5mg	1 ～ 3mg	10 ～ 15	30 ～ 50mg/48h
氟比洛芬酯	25 ～ 75mg	50mg	/	200 ～ 250mg/24h

NSAID 药物在给予负荷量后，可酌情持续静脉注射或分次给药。药物的镇痛作用存在封顶效应，不应超剂量给药。而阿片类药物应个体化给药，分次给予负荷剂量（如非阿片成瘾者，吗啡负荷量为 1 ～ 4mg/ 次）。给药后需观察 5 ～ 20min 至最大作用出现，并酌情重复此量至 NRS 评分＜ 4 分。

4. PCEA　PCEA 适用于术后中、重度疼痛。常采用低浓度罗哌卡因或布比卡因等局麻药复合芬太尼、吗啡、布托啡诺等药物。舒芬太尼 0.3 ～ 0.6μg/ml 与 0.062 5% ～ 0.125% 罗哌卡因或 0.05% ～ 0.1% 布比卡因外周神经阻滞能达到镇痛效果，且其对运动功能的影响微乎其微，因此特别适合用于分娩时的镇痛及需要进行功能锻炼的下肢手术。

5. PCSA　PCSA 适用于静脉穿刺困难的患者。药物在皮下可能会有存留，例如阿片类药物的生物利用度约为静脉给药的 80%。PCSA 的生效速率相较于静脉注射略显缓慢，然而其镇痛效果与 PCIA 相当。在使用留置导管的情况下，需警惕可能出现的导管阻塞或感染风险。临床常用药物包括吗啡、曲马多、羟考酮、氯胺酮及丁丙诺啡。鉴于哌替啶具有一定的组织刺激性，故不推荐用于 PCSA。

6. PCNA　PCNA 是通过神经丛或神经干植入导管，以持续性患者控制镇痛的方式进行给药。常用药物配方及 PCEA 方案如下。

（1）常用药物配方：罗哌卡因 0.15% ～ 0.25%，布比卡因 0.1% ～ 0.2%，左布比卡因 0.1% ～ 0.2%，或氯普鲁卡因 0.8% ～ 1.4%（上述药内可加舒芬太尼 0.4 ～ 0.8 μg/ml，芬太尼 2 ～ 4 μg/ml 或吗啡 20 ～ 40 μg/ml）。

（2）PCEA 方案：首次剂量 6 ～ 10ml，维持剂量 4 ～ 6ml/h，冲击剂量 2 ～ 4ml，锁定时间 20 ～ 30min，最大剂量 12ml/h。

四、常用药物组合

迄今为止，尚未有任何药物能够独立有效地遏制重度疼痛且无任何副作用。多模式镇痛目前是术后镇痛中最普遍采用的方法。

（一）镇痛方法的联合

局部麻醉药物通过切口浸润、在超声引导下的区域阻滞或外周神经阻滞，可独立用于术后镇痛，然而其镇痛效果并非完全充分。这些方法可与全身性镇痛药物（如非甾体抗炎药、曲马多或阿片类药物）联合使用。基于局部用药的同时进行全身用药，患者的镇痛药物需求量将显著减少，同时药物不良反应的发生率亦会降低。

（二）镇痛药物的联合

主要包括以下几种情况：

1. 阿片类药物或曲马多与对乙酰氨基酚的联合使用。对乙酰氨基酚的日剂量应控制在 1.5 ～ 2.0g，在进行大型手术时，该联合用药方案可有效减少阿片类药物的使用量，幅度可达 20% ～ 40%。

2. 将乙酰氨基酚与非甾体抗炎药（NSAID）联合使用时，各自采用标准剂量的 1/2，可实现镇痛效果的相加或协同效应。

3. 阿片类或曲马多与 NSAID 联合。在大型手术后，采用标准剂量的非甾体抗炎药（NSAID）能够有效减少阿片类药物的使用量，幅度可达 20% ～ 50%，特别是在帮助患者达到清醒状态下的良好镇痛效果方面尤为显著。术前应用能在脑脊液中达到较高浓度的 COX-2 抑制剂（例如口服塞来昔布或静脉注射帕瑞昔布），能够发挥抗炎作用，抑制中枢和外周敏化效应，且可能减少术后疼痛演变为慢性疼痛的风险。有研究指出，术前、术中及术后持续给予氟比洛芬酯输注，能够透过血 - 脑屏障，发挥抗炎作用并抑制中枢敏化。至于其

☆☆☆☆

他非选择性非甾体抗炎药（NSAID）在术前使用的效用，目前尚未有明确的定论。

4. 阿片类药物，特别是高脂溶性的芬太尼或舒芬太尼，与局部麻醉（局麻）药联合用于 PCEA。氯胺酮（特别是其右旋异构体）、曲马多、加巴喷丁、普瑞巴林及 α_2- 肾上腺素受体激动剂可乐定，若通过硬膜外途径给药或以小剂量使用右美托咪定，术前应用这些药物可有效减轻术后疼痛并减少对阿片类药物的需求。在特定情形下，亦可采用 3 种具有不同作用机制的药物进行多靶点镇痛治疗。

（三）多模式镇痛方案

根据手术类型及其术后预期疼痛程度的不同，可拟定相应的综合镇痛策略（表 17-2）。

表 17-2　不同类型手术后预期疼痛强度及术后多模式镇痛方案

疼痛强度	手术类型	多模式镇痛方案
重度疼痛	开腹、开胸术大血管（主动脉）手术全膝、髋关节置换术	单独超声引导下外周神经阻滞（如胸部：胸椎旁神经阻滞，腹部：腹横肌平面阻滞），或配合 NSAID 或阿片类药物 PCEA
		对乙酰氨基酚 +NSAID 药物和局麻药切口浸润（或超声引导下外周神经阻滞）
		NSAID（除外禁忌证）与阿片类药物（或曲马多）的联合
		硬膜外局麻药复合高脂溶性阿片类药物 PCEA
中度疼痛	膝关节及膝以下下肢手术肩背部手术子宫全切术颌面外科手术	超声引导下外周神经阻滞（如上肢臂丛阻滞或下肢全膝关节股神经阻滞或收肌管阻滞）或与局麻药局部阻滞配伍
		超声引导下外周神经阻滞 + 对乙酰氨基酚或 NSAID 药物
		硬膜外局麻药复合高脂溶性阿片类药物 PCEA
		NSAID 药物与阿片类药物联合行 PCIA
轻度疼痛	腹股沟疝修补术静脉曲张腹腔镜手术	局麻药切口浸润和（或）外周神经阻滞，或全身应用对乙酰氨基酚或 NSAID 药物或曲马多
		局麻药切口浸润和（或）外周神经阻滞 + 小剂量阿片类药物
		对乙酰氨基酚 +NSAID 药物

五、常用镇痛药物

（一）阿片类

阿片类镇痛药物，亦称作麻醉性镇痛药，是当前用于缓解中度至重度急性和慢性疼痛的常规药物。此类药物的作用机制在于激活外周和中枢神经系统（包括脊髓和大脑）中的阿片受体，从而产生镇痛作用。目前，科学研究已确认的阿片类受体主要有 4 种类型：μ、κ、δ 及孤啡肽受体，其中 μ、κ 和 δ 受体与术后镇痛的关联尤为显著。

阿片类药物具有多种类型，依据其镇痛效力的差异，可划分为强效阿片药物与弱效阿片药物。

世界卫生组织（WHO）在癌痛治疗的三阶梯原则中，将阿片类药物划分为二阶梯用药（弱阿片药）和三阶梯用药（强阿片药）。二阶梯药物如可待因、双氢可待因等，主要用于轻至中度急性疼痛的镇痛；而强阿片药物，包括吗啡、芬太尼、哌替啶、舒芬太尼、羟考酮和氢吗啡酮等，则主要用于术后中重度疼痛的治疗。此外，相关中枢神经系统激动 - 拮抗药和部分激动药，如布托啡诺、地佐辛、喷他佐辛、纳布啡、丁丙诺啡等，主要用于术后中度疼痛的治疗，也可以作为多模式镇痛方案的一部分，用于重度疼痛的管理。虽然，强效阿片类受体激动剂具备显著的镇痛效果，并且无器官毒性，亦无剂量上限效应，但由于对呼吸系统的抑制及潜在的依赖性等不良反应，故在应用此类药物时，应遵循实现最佳镇痛效果而不引发难以承受的不良反应的原则。鉴于阿片类药物的镇痛作用及其不良反应均与剂量及受体相关联，故推荐采取多模式镇痛方案，旨在减少阿片类药物的用量并降低其副作用。

（二）对乙酰氨基酚和 NSAID 类药物

1. *对乙酰氨基酚*　单独使用对乙酰氨基酚对于轻度至中度的疼痛具有一定的治疗效果。在与阿片类、曲马多或非甾体抗炎药（NSAID）联合使用时，可能会出现镇痛效果的叠加或协同效应。该药物的常规剂量为每 6 小时口服 6 ~ 10mg/kg，且日剂量上限不得超过 3000mg。在进行联合用药或使用复方制剂时，日剂量应控制在 1500mg 以内，以避免可能引发的严重肝脏损伤和急性肾小管坏死的风险。

2. *非选择性 NSAID 和选择性 COX-2 抑制剂*　此类药物具备退热、缓解疼痛、抗炎及抗风湿的功效，其核心作用机制在于抑制环氧合酶（COX）及前列腺素（PG）的合成。药物对 COX-1 和 COX-2 的选择性作用是其发挥不同药理效应及可能引发不良反应的关键所在。研究显示，具备双重作用机制的非选择性非甾体抗炎药（NSAID）可能具有互补的药理作用。

此类药物的口服制剂通常适用于术后轻度至中度疼痛的缓解，或作为术前及术后多模式镇痛方案的组成部分。在我国的临床实践中，术后镇痛常用的口服药物主要包括布洛芬、双氯芬酸、美洛昔康、塞来昔布和氯诺昔康；而注射用药物则包括氟比洛芬酯、帕瑞昔布、酮咯酸、氯诺昔康、双氯芬酸等。常用口服及注射 NSAID 药物的剂量和作用详见表 17-3、表 17-4。

☆☆☆☆

表 17-3　常用口服 NSAID 类药物

药物	每次剂量（mg）	次 / 天	每日最大剂量（mg）
布洛芬	400～600	2～3	2400～3 600
双氯芬酸	25～50	2～3	75～150
美洛昔康	7.5～15	1	7.5～15
塞来昔布	100～200	1～2	200～400
氯诺昔康	8	3	24

表 17-4　常用注射 NSAID 类药物

药物	剂量范围（mg）	静脉注射起效时间（min）	维持时间（h）	用法和用量
氟比洛芬酯	50～200	15	8	静脉推注：50mg 每次，3～4 次 / 天，日剂量不超过 200mg
帕瑞昔布	40～80	7～13	12	肌内注射或静脉注射：首次剂量 40mg，以后 40mg/12h，连续用药不超过 3d
酮咯酸	30～120	50	4～6	肌内注射或静脉注射：首次剂量 30mg，以后 15～30mg/6h，最大量 120mg，连续用药不超过 2d
氯诺昔康	8～24	20	3～6	静脉推注：8mg/ 次，2～3 次 / 天，日剂量不超过 24mg

非选择性非甾体抗炎药（NSAID）能够抑制体内所有前列腺素类物质的合成。在发挥退热、缓解疼痛和抗炎作用的同时，亦会抑制对生理功能至关重要的前列腺素，这可能导致诸如血液（血小板）、消化道、肾脏和心血管等系统的不良反应。此外，过敏反应及肝脏损伤等其他副作用亦可能发生。相比之下，选择性 COX-2 抑制剂在上述不良反应方面有所减轻，但可能会加剧心肌缺血。因此，对于心脏手术患者及存在卒中风险的患者，这类药物应被视为相对或绝对禁忌。

（1）对血小板功能的影响：血小板仅含有 COX-1 受体。阿司匹林，作为一种高度选择性的 COX-1 受体抑制剂，会引发血小板功能的改变，从而可能增加手术期间出血的风险。相较之下，其他非甾体抗炎药（NSAID）对血小板的作用是可逆的，通常在手术前 1～2d 停止用药后即可恢复。

（2）对消化道的影响：非选择性 NSAID 相较于选择性 COX-2 抑制剂，其消化道损伤的发生率较高。尽管如此，术后 3～5d 内短期应用此类药物所引发的消化道并发症风险尚未得到充分阐明。研究显示，长期服用非选择性 NSAID 可能会干扰肠道的愈合过程，并有可能增加肠瘘的发病率。

（3）对肾脏的影响：所有非选择性 NSAID 及选择性 COX-2 抑制剂均有可能对肾脏功能造成影响。对于那些存在脱水、低血容量等肾前性或肾实质损害的患者，即使仅短期使用此类药物，亦可能引发肾衰竭。

（4）对心血管的影响：非选择性 NSAID 与选择性 COX-2 抑制剂均可能通过作用于 COX-2 途径，导致心血管风险的提升。基于此，此类药物不宜用于冠状动脉旁路移植术后的疼痛缓解。

综合来看，长期且大量地使用此类药物所引发的不良反应，不仅与药物固有的属性相关，还与用药剂量、用药时长以及患者是否具有使用 NSAID 的潜在风险因素紧密相连。在原则上，对于那些存在潜在风险因素的患者，应当审慎地选择此类药物。

3. 使用 COX 抑制剂的危险因素

（1）年龄＞ 65 岁（男性易发）。

（2）原有易损脏器的基础疾病：上消化道溃疡、出血史；缺血性心脏病或脑血管病史（冠状动脉旁路移植术围手术期禁用，卒中或脑缺血发作史慎用）；肾功能障碍；出血、凝血机制障碍和使用抗凝药（使用选择性 COX-2 抑制剂不禁忌）。

（3）同时服用皮质激素或血管紧张素转化酶抑制药及利尿剂。

（4）长时间、大剂量服用。

（5）高血压、高血糖症、高脂血症、吸烟、酗酒等。

NSAID 存在剂量上限效应，故不宜超量使用。缓慢的静脉滴注难以实现有效的血药浓度，建议先行施以负荷剂量，随后维持所需剂量。氟比洛芬酯、酮咯酸等药物可与阿片类药物共同泵注，以保持药物浓度在有效范围内。除对乙酰氨基酚等少数药物外，大多数 NSAID 药物与血浆蛋白的结合率较高，因此不推荐同时使用两种药物。然而，在同一类别药物中，若一种药物效果不理想，另一种药物可能仍能发挥良好作用。

NSAID 类药物用于术后镇痛的主要适应证包括：①对于中小手术后的镇痛需求，或是作为局部镇痛措施不足时的辅助手段；②与阿片类药物或曲马多并用，或是作为多模式镇痛方案的组成部分，用于大手术后的镇痛，能够显著减少阿片类药物的使用；③在患者停止使用自控镇痛（PCA）后，用于缓解大手术后遗留的疼痛；④术前口服选择性 COX-2 抑制剂塞来昔布能够增强术后镇痛效果并减少吗啡的用量，国内研究也证实了静脉注射帕瑞昔布具有相似效果。此外，国内研究还指出，术前、术中、术后持续给予氟比洛芬酯能够迅速穿透血 - 脑屏障，但其他非甾体抗炎药（NSAID）的作用尚未得到充分验证。

（三）曲马多（tramadol）

曲马多属于中枢神经系统镇痛药物，由两种异构体组成，即（+）- 曲马多和（－）-曲马多。在这些异构体中，（＋）-曲马多及其代谢产物（＋）-O-去甲曲马多（M_1）作为 μ 阿片受体的激动剂发挥作用。这两种异构体亦能分别阻断中枢神经系统中 5-羟色胺和去甲肾上腺素的再摄取过程，进而加强脊髓对疼痛信号转导的抑制作用，实现协同的镇痛效果。

曲马多具备多种制剂形式，涵盖口服剂型如片剂、胶囊及缓释剂型，亦包括可供肌内注射、静脉注射或皮下注射的剂型。在术后疼痛管理方面，曲马多与哌替啶在等剂量条件下，其镇痛效果几乎等同。此外，曲马多与对乙酰氨基酚、非甾体抗炎药（NSAID）类药物联合使用时，可展现出协同的镇痛效果。

用于术后的镇痛，建议曲马多的初始给药时间为手术开始前的 30min 内，以 1.5～3mg/kg 的剂量通过静脉途径注入。而针对术后的患者自我控制止痛治疗，每天应保持 300～400mg 的使用量，并且至少需要达到 20～30mg 的冲击剂量，持续的时间应设定在 5～6min。主要目的在于确保血液中的药物浓度能在手术结束后有所降低，以此来减少如恶心、呕吐等可能出现的并发症状。此种药物最常见的不良反应包括恶心、呕吐、头晕、昏睡、流汗及口渴，但与阿片类药物相比，便秘发生率较低且身体对该药物产生依赖的可能性也较小。此外，镇痛剂量的曲马多亦有防治术后寒战的作用。

（四）局部麻醉药

对于术后的疼痛管理，局部麻醉药的应用主要有三种方式：椎管内的注射、周围神经的阻断及局部的浸润。尽管有大量的研究表明局部麻醉药可以与其他药品联合使用来缓解疼痛，但除糖皮质激素以外，因为它的作业效果和止痛时长尚无定论，因此未能被临床采纳或推荐（参考《日间手术后镇痛专家共识》）。

在术后镇痛领域，局部麻醉药物的应用包括布比卡因、左布比卡因、罗哌卡因以及氯普鲁卡因。布比卡因以其持久的药效和经济实惠的特点，在术后疼痛管理中得到了广泛运用。然而，该药物若超量使用，可能会引起中枢神经系统及心脏方面的毒性反应。左布比卡因的药理特性与布比卡因相似，但其心脏毒性相对较低。罗哌卡因的独特之处在于其"运动感觉分离"的特性，即使在低浓度下也能提供有效的镇痛效果，同时对运动神经的影响较小，且毒性较低。氯普鲁卡因具有快速起效的特点，在低浓度下亦展现出一定程度的"运动感觉分离"效应。在蛛网膜下腔麻醉中使用时，应避免含有保存剂（亚硝酸氢盐），并且剂量需控制在 60mg 以内。

（五）其他

氯胺酮作为一种 NMDA 受体拮抗剂与 α_2、δ 受体拮抗剂如加巴喷丁和普瑞巴林共同使用时具有显著效果。手术前使用低剂量的氯胺酮（0.2～0.5mg/kg）或者服用普瑞巴林（150mg）及加巴喷丁（900～1200mg）可以有效地减轻术后的疼痛并防止中枢神经系统的外围敏感化的产生，并且能降低所需的阿片类药物的使用量。相较于消旋或左旋氯胺酮而言，右旋氯胺酮的镇痛效应增强了 2 倍，而且其引发的嗜睡、做梦、幻觉、恶心等症状也相对更少。

六、其他镇痛方式

（一）单次神经阻滞（single-shot nerve block）

1. 定义　单次神经阻滞是通过一次性注射局部麻醉药物来阻断特定神经，从而缓解术后疼痛的一种方式，适用于术后疼痛管理的初期阶段。

2. 常用的神经阻滞部位　包括肩部、膝关节、髋关节及腹部手术区域等。常见的神经阻滞类型有肱骨神经阻滞、股神经阻滞等。

3. 常用的神经阻滞药物配方　常用药物包括布比卡因、利多卡因等，通常配合使用肾上腺素以延长局部麻醉药物的作用时间。例如，布比卡因加肾上腺素的配方可以延长镇痛时间，同时减少药物的总用量。

（二）连续周围神经阻滞（continuousperipheral nerve block）

1. 定义　连续周围神经阻滞是在神经附近放置导管，通过导管持续输注局部麻醉药物，以提供持久的镇痛效果。

2. 常用的神经阻滞部位　常见的部位包括肩部、膝关节、胫腓部等。常用的阻滞类型包括坐骨神经阻滞、臂丛神经阻滞等。

3. 常用的神经阻滞药物配方　通常使用布比卡因、利多卡因等局麻药物，药物的配方根据镇痛需求和患者的具体情况调整。例如，布比卡因的浓度通常为 0.1% ～ 0.2%，利多卡因为 0.1% ～ 0.2%。

（三）皮下自控镇痛（subcutaneous PCA）

1. 定义　皮下自控镇痛通过在皮下组织中植入镇痛泵，实现药物的持续释放，适用于需要较长时间镇痛的患者。

2. 常用药物配方　常用的药物包括布洛芬、曲马多等。这些药物通常与生理盐水混合，以确保药物的缓释效果。

3. 常用于皮下连续输药的部位选择　通常选择腹部、大腿内侧或上臂等部位，这些部位组织松弛，药物吸收相对均匀。

第三节　术后镇痛护理要点

一、常见的镇痛药物副作用及相应的处理方式

（一）恶心呕吐

术后恶心呕吐是患者接受阿片类药物治疗后极为常见的不良反应，对此应予以积极的预防措施。

☆ ☆ ☆ ☆

（二）呼吸抑制

当阿片类药物被大量应用于手术后的患者，尤其是年老者、患有慢性阻塞性肺疾病或同时接受了镇静药的患者，可能会引发严重的呼吸减缓现象。如果未能对这些情况做出适当调节，就会产生呼吸衰竭的风险。一旦发现患者的呼吸频率 ≤ 8 次 / 分、呼吸空气时 SpO_2 < 90% 或是出现了轻微的呼吸状况，应该立即治疗。如暂停阿片类药物的使用并提供充足的氧气供给；通过强烈的痛感刺激以唤醒患者；有必要的话，可以考虑设置人工气道或实施机械通气；静脉注射纳洛酮（具体用药方案取决于病情严重程度，一般情况下为每次 0.1 ~ 0.2mg，直到恢复到正常的呼吸速率 > 8 次 / 分或呼吸空气时 SpO_2 > 90%）。

（三）耐受、身体依赖和精神依赖

耐受性是指在持续使用相同剂量的药物时，其缓解疼痛的效果逐渐减弱，这通常首先表现为药物作用持续时间的缩短。除了便秘和瞳孔缩小可能作为较长时间（6 个月以上）内出现的副作用外，阿片类药物的其他不良反应，例如恶心、呕吐、瘙痒等，通常在较短的时间内（3 ~ 14d）能够被患者适应。

成瘾性是指那些规律性接受药物治疗的患者，在中断用药或突然减少剂量后，会出现一系列戒断反应。这些反应包括焦虑、易怒、震颤、皮肤发红、全身关节疼痛、出汗、流涕、发热、恶心呕吐以及腹痛腹泻等症状。通常，镇静剂以及作用于 α_2- 肾上腺素受体的药物，如可乐定或右美托咪定，是用于缓解这些症状的主要对症治疗药物。精神依赖性是最为棘手的治疗难题，它表现为患者对药物产生强烈的寻求欲望和行为，将药物使用视为首要需求，这种依赖可能伴随或不伴随身体上的症状。

（四）瘙痒

氯雷他定作为第二代抗组胺药物，因其持久的作用时效及轻微的镇静效果，常被用于治疗瘙痒症。此外，丙泊酚（剂量为 40 ~ 50mg）、纳洛酮的小剂量使用，以及 μ 受体激动拮抗剂如布托啡诺、地佐辛、纳布啡和昂丹司琼等，亦常被采用以缓解瘙痒症状。

（五）肌僵、肌阵挛和惊厥

肌僵常见于迅速静脉给予阿片类药物及长期使用吗啡治疗，尤其是大剂量长期治疗时，主要表现是胸壁和腹壁肌肉僵直。可以采用中枢神经系统的放松剂如巴氯芬或是阿片受体的拮抗剂来缓解症状。此外，肌阵挛一般表现为轻微且自我限制的形式，尤其容易出现在疲劳和轻度睡眠阶段，偶尔也会发生全身体征的持续性抽搐并呈现出类似惊厥的状态。由阿片受体拮抗剂引发的惊厥反应，其对抗效果相对明显；但是，对于由哌替啶产生的代谢产物去甲哌替啶具有诱发痉挛的作用，因此，对由哌替啶导致的惊厥反应的疗效并不显著。

（六）镇静和认知功能障碍

轻度镇静现象较为普遍。若出现无法唤醒或昏迷情况，应视为过度镇静，并需警惕可能发生的呼吸道梗阻或呼吸抑制。长期且大剂量使用阿片类药物可能导致认知功能下降，偶尔亦可能出现谵妄症状，此时可考虑使用氟哌利多 $1 \sim 1.25mg$ 进行治疗。

（七）缩瞳

μ 受体和 κ 受体激动剂可兴奋眼神经副交感核，导致瞳孔缩小。长期使用阿片类药物的患者可能会对这一效应产生耐受，但如果增加剂量，仍可表现为瞳孔缩小。需要注意的是，应将此现象与高碳酸血症和低氧血症引起的瞳孔大小改变进行鉴别。

（八）体温下降

阿片类药物能够通过诱导血管扩张以及改变下丘脑的体温调节机制，进而发挥降低体温的效果。诸如哌替啶、曲马多、布托啡诺、地佐辛、纳布啡、右美托咪定等药物，均具有抑制或减轻全身麻醉后出现的寒战反应的功效。

（九）免疫功能抑制

强阿片类药物可能会导致免疫功能受到抑制，而严重疼痛本身也会引起免疫抑制。相比之下，曲马多、阿片部分激动药和激动拮抗药对免疫功能的影响相对较小。

（十）便秘、耐受和精神依赖

长期服用阿片类药物可能导致便秘、耐药性及精神依赖等不良反应，然而，在术后疼痛管理的患者群体中，这些副作用通常不易显现。

（十一）对血小板功能的影响

血小板仅含有 COX-1 受体。阿司匹林，作为一种高度选择性的 COX-1 受体抑制剂，能够引起血小板功能的改变，从而可能提升手术期间出血的风险。其他非甾体抗炎药（NSAID）同样可引起血小板的可逆性变化，然而，若在手术前停止使用这些药物 $1 \sim 2d$，血小板功能可望恢复至正常状态。

（十二）对消化道的影响

非选择性 NSAID 对胃肠道的损害发生率相较于选择性 COX-2 抑制剂较高。然而，在术后 $3 \sim 5d$ 的短期内使用这些药物时，其对胃肠道并发症风险的影响尚未得到明确的结论。研究指出，长期应用非选择性 NSAID 可能会影响肠道的愈合过程，并且有可能提升肠瘘发生的概率。

（十三）对肾脏的影响

无论是非选择性的 NSAID 还是选择性的环 COX-2 抑制剂，均有可能对肾脏功能造成不良影响。对于那些存在脱水、低血容量等肾前性或肾实质损害的患者，短期内使用这些药物可能会引发肾衰竭。

☆ ☆ ☆ ☆

（十四）对心血管的影响

非选择性 NSAID 与选择性 COX-2 抑制剂均可能通过影响 COX-2 酶活性，从而提升心血管风险。基于此，此类药物不宜用于冠状动脉旁路移植术后的患者以缓解疼痛。

二、术后镇痛的麻醉护理要点

（一）术后镇痛效果评价

术后镇痛效果的综合评估是保障患者舒适和安全的关键环节，主要包括以下几个方面：

1. 疼痛评分　使用视觉模拟量表（VAS）或数字评分量表（NRS）对患者的疼痛强度进行量化评估，以便客观地了解患者的疼痛程度。

2. 镇痛药物的使用量　详细记录镇痛药物的实际使用量以及患者通过自控镇痛泵（PCA）自行使用的剂量，以便及时调整药物剂量，确保镇痛效果。

3. 患者的舒适度　全面评估患者的总体舒适度，包括术后恢复情况、睡眠质量、活动能力等，以综合判断镇痛措施的有效性。

（二）术后镇痛泵的种类

术后镇痛泵是实现有效镇痛的重要工具，常见的种类包括：

1. 静脉自控镇痛泵（PCA 泵）　适用于静脉药物的自控镇痛，通过精准的药物输注，能够快速缓解疼痛，适用于多种手术后的镇痛管理。

2. 硬膜外自控镇痛泵　用于硬膜外隙药物的自控镇痛，特别适用于腹部、胸部及下肢手术后的镇痛，能够提供持续且稳定的镇痛效果。

3. 皮下自控镇痛泵　适用于皮下组织的药物持续释放，适用于需要长期镇痛的患者，操作简便且副作用较少。

（三）术后镇痛泵的维护

镇痛泵的维护是确保其正常工作的关键，主要包括以下内容：

1. 泵的检查和校准　定期检查镇痛泵的工作状态，确保药物输注的准确性。校准泵的剂量设置，避免因设备误差导致的镇痛不足或药物过量。

2. 药物的补充　根据患者的镇痛需求，及时补充药物，避免因药物用尽导致疼痛加重。同时，严格遵守无菌操作原则，确保药物的安全性。

3. 导管的检查　定期检查导管的通畅性，确保无堵塞或移位。对于硬膜外导管，特别要注意防止感染，定期更换敷料，保持注射部位的清洁。

（四）术后镇痛常见的并发症及处理方式

术后镇痛过程中可能出现一些并发症，需要及时识别和处理：

1. 药物过量　可能导致呼吸抑制或意识障碍。处理措施包括立即调整镇痛泵的剂量设置，必要时使用拮抗药物（如纳洛酮）进行紧急处理，确保患者的生命安全。

2. 局部感染　特别是在硬膜外或周围神经阻滞点。应定期检查注射部位，观察是否有红肿、渗液等感染迹象，一旦发现应及时进行局部处理或使用抗生素，防止感染的扩散。

3. 导管堵塞或脱落　可能导致镇痛效果不佳。需及时检查导管的通畅性，必要时更换导管或调整药物输注方式，确保镇痛药物能够顺利输注，维持良好的镇痛效果。

总结：通过合理选择术后镇痛方式，并结合精确的剂量调整和有效的麻醉护理，可以显著提高患者的术后舒适度和恢复速度。这既要求麻醉团队具备深厚的专业知识与丰富的临床经验，又需要护理人员具备高度的责任心与细致的护理技能，以确保每一位患者在术后得到最优质的疼痛管理。

第四节　术后访视

一、总则

麻醉后随访是麻醉医疗服务的重要环节，对于保障患者术后安全、提高麻醉质量、促进患者康复及为临床科研提供数据支持等方面具有重要意义。本制度旨在规范麻醉后随访工作的流程、内容、人员职责及质量控制，确保随访工作的全面性、准确性、及时性和有效性。

二、随访人员资质与职责

（一）资质要求

麻醉后随访工作应由具有执业医师资格且经过麻醉专业培训的麻醉科医师担任。

随访医师应熟悉各类麻醉方法、药物的作用特点及术后常见并发症的诊断和处理原则，具备良好的临床沟通能力和应急处置能力。

（二）职责分工

1. 主麻医师　负责对自己实施麻醉的患者进行术后首次随访，重点了解患者术后早期的恢复情况，尤其是与麻醉直接相关的生命体征、意识状态、呼吸道管理等方面的问题，并及时处理可能出现的紧急情况。

2. 值班医师　在非工作日或主麻医师无法进行随访时，承担麻醉后随访任务。负责对当日所有术后患者进行巡查，及时发现并处理术后麻醉并发症，确保患者术后安全度过围麻醉期。

3. 随访小组组长　由麻醉科高年资医师担任，负责组织、协调和监督整个

☆☆☆☆

随访工作。定期对随访数据进行汇总分析，针对发现的问题提出改进措施，并组织科室内部的业务学习和培训，提高随访质量和麻醉医师的业务水平。

三、随访时间安排

（一）术后早期随访（0～6h）

患者术后返回麻醉恢复室（PACU）后，麻醉医师应立即进行评估，包括但不限于生命体征（血压、心率、呼吸频率、血氧饱和度）、意识状态（清醒、嗜睡、昏睡、昏迷）、呼吸道通畅程度（有无舌后坠、分泌物阻塞等）、疼痛程度（采用视觉模拟评分法或数字评分法进行评估）、恶心呕吐情况等，并记录相关数据。

在 PACU 停留期间，应每 15～30 分钟进行一次上述指标的监测和评估，直至患者符合转出 PACU 的标准（如生命体征平稳、意识清醒、疼痛得到有效控制、恶心呕吐等不良反应缓解等）。

患者返回病房后 2h 内，主麻医师或值班医师应进行首次病房随访，再次评估患者的生命体征、意识状态、伤口疼痛情况，检查麻醉穿刺部位有无出血、血肿等异常，询问患者有无不适症状（如头痛、头晕、呼吸困难等），并给予相应的处理和指导。

（二）中期随访（6～24h）

术后 6～8h 进行第二次病房随访，重点观察患者的生命体征是否稳定，尤其是血压波动情况（低血压可能与麻醉药物残留、血容量不足等有关，高血压可能与疼痛、应激等因素有关）。

评估患者的意识恢复程度，有无复苏延迟、躁动不安等异常表现。检查患者的排尿情况（尤其是椎管内麻醉后患者，注意有无尿潴留发生），鼓励患者早期下床活动（在病情允许的情况下），预防肺部并发症和深静脉血栓形成，并指导患者进行正确的术后康复锻炼。

术后 16～24h 进行第三次随访，主要了解患者的睡眠质量、饮食情况、伤口疼痛的控制效果（是否需要调整镇痛方案）以及有无新出现的麻醉相关并发症（如术后认知功能障碍的早期表现等）。

（三）晚期随访（24～72h 及出院前）

术后 24～48h 随访时，详细询问患者的胃肠道功能恢复情况（有无腹胀、腹痛、排气排便等），对椎管内麻醉患者进行神经系统检查（包括下肢感觉、运动功能的恢复情况，有无神经损伤的症状和体征），评估患者的整体精神状态和心理状况（部分患者可能因术后不适、对疾病的担忧等出现焦虑、抑郁情绪）。

术后 48～72h，对于病情较为复杂或出现过麻醉并发症的患者，应进行重点随访，观察并发症的转归情况（如肺部感染的治疗效果、尿潴留的缓解情况等），

☆　☆　☆　☆

必要时请相关专科会诊协助治疗。

在患者出院前 1 ～ 2d，进行出院前随访。全面评估患者的身体状况，确认患者已从麻醉和手术的影响中恢复良好，无明显的麻醉相关后遗症。向患者及家属详细交代出院后的注意事项，包括饮食、休息、活动、伤口护理、药物使用（尤其是术后镇痛药物的使用方法和疗程）等方面的内容，并提供必要的康复建议和随访指导（如告知患者出院后如出现发热、伤口红肿疼痛加剧、呼吸困难等异常情况应及时返院就诊）。

四、随访内容

（一）生命体征监测与评估

准确测量并记录患者的体温、血压、心率、呼吸频率和血氧饱和度等生命体征，绘制生命体征变化曲线，与术前基础值和术中变化情况进行对比分析，判断患者的循环、呼吸功能是否稳定。对于生命体征异常波动的患者，应及时查找原因（如麻醉药物的残留作用、手术创伤、水电解质紊乱、心肺功能异常等），并采取相应的治疗措施（如调整输液速度、使用血管活性药物、纠正电解质紊乱、吸氧或辅助呼吸等）。

（二）意识状态与认知功能评价

通过观察患者的神志、精神状态、定向力、注意力、记忆力等方面，评估患者的意识恢复程度和认知功能状况。注意有无复苏延迟（一般全身麻醉术后患者应在术后 2h 内复苏，如超过此时间仍未复苏应视为复苏延迟）、躁动（可能与麻醉药物残留、疼痛、尿管刺激、低氧血症等因素有关）、谵妄（多见于老年患者，常与多种因素综合作用有关，如麻醉药物、手术应激、感染、电解质紊乱等）等异常情况，并针对不同原因进行相应的处理（如药物拮抗、镇痛镇静、吸氧、纠正电解质紊乱、抗感染等）。对于术后出现认知功能障碍的患者，应进行详细的评估和记录，并制订个性化的康复治疗计划，包括认知训练、心理支持等，必要时请神经内科会诊协助治疗。

（三）呼吸道管理与呼吸功能评估

检查患者的呼吸道是否通畅，呼吸节律和深度是否正常，肺部听诊有无干湿啰音、哮鸣音等异常呼吸音。评估患者的呼吸功能，包括肺活量、潮气量、最大通气量等指标（对于病情较重或呼吸功能异常的患者），观察患者的咳嗽反射和咳痰能力，指导患者进行有效的深呼吸和咳嗽咳痰练习，预防肺部感染和肺不张等并发症的发生。对于全身麻醉术后患者，尤其是气管插管或喉罩通气的患者，应关注其气道黏膜的损伤情况（有无咽痛、声音嘶哑、咯血等症状），必要时给予雾化吸入、糖皮质激素等药物治疗，减轻气道炎症反应，促进气道黏膜修复。

☆ ☆ ☆ ☆

（四）疼痛评估与镇痛管理

采用合适的疼痛评估工具（如视觉模拟评分法、数字评分法、面部表情疼痛量表等）定时评估患者的术后疼痛程度，了解疼痛的部位、性质（如刺痛、钝痛、胀痛、绞痛等）、发作频率和持续时间等信息。根据疼痛评估结果，结合患者的病情和手术类型，按照既定的术后镇痛方案调整镇痛药物的剂量和给药方式（如静脉自控镇痛泵的参数设置、口服镇痛药的种类和剂量等），确保患者的疼痛得到有效控制，同时密切观察镇痛药物的不良反应（如恶心、呕吐、呼吸抑制、皮肤瘙痒、尿潴留等），及时采取相应的预防和治疗措施（如使用止吐药物、纳洛酮拮抗呼吸抑制、更换镇痛药物等）。

（五）恶心、呕吐等消化系统症状的观察与处理

询问患者有无恶心、呕吐、腹胀、腹痛、腹泻等消化系统症状，观察呕吐物的性质和量，分析其可能的原因（如麻醉药物的刺激作用、手术操作对胃肠道的影响、水电解质紊乱、患者的个体差异等）。对于恶心、呕吐症状较轻的患者，可采取调整饮食（如少食多餐、避免进食油腻和刺激性食物）、适当活动等措施缓解症状；对于症状较重的患者，应给予止吐药物治疗（如甲氧氯普胺、昂丹司琼、托烷司琼等），同时积极纠正水电解质紊乱，维持内环境稳定。对于出现腹胀、腹痛、腹泻等症状的患者，应进一步检查明确病因（如肠梗阻、胃肠道感染、吻合口瘘等），并请普外科等相关科室会诊协助治疗。

（六）泌尿系统功能评估

观察患者的排尿情况，包括排尿时间、尿量、尿色等，尤其是椎管内麻醉后的患者，应注意有无尿潴留发生。对于术后 6 ~ 8h 未排尿或膀胱充盈明显的患者，可采取诱导排尿措施（如听流水声、热敷下腹部、按摩膀胱区等），如诱导排尿无效，则应考虑导尿处理。同时，应关注患者的肾功能指标（如血肌酐、尿素氮等）变化情况，对于肾功能异常的患者，应分析其原因（如术中低血压、麻醉药物肾毒性、脱水等），并采取相应的治疗措施（如补液、利尿、改善肾灌注等），保护肾功能。

（七）神经系统功能检查

对于椎管内麻醉、神经阻滞麻醉及长时间全身麻醉的患者，应进行详细的神经系统功能检查，包括肢体的感觉（触觉、痛觉、温度觉）、运动功能（肌肉力量、关节活动度、肢体协调性）、反射（膝反射、跟腱反射等）等方面的评估，观察有无神经损伤的症状和体征（如肢体麻木、无力、感觉异常、运动障碍等）。如发现神经损伤迹象，应及时进行神经电生理检查，明确损伤的程度和部位，并采取积极的治疗措施（如营养神经药物治疗、物理治疗、康复训练等），促进神经功能的恢复。同时，应详细记录神经损伤的发生情况和处理过程，为后续的医疗纠纷处理和临床研究提供依据。

（八）穿刺部位及伤口情况观察

检查麻醉穿刺部位（如硬膜外穿刺点、蛛网膜下腔穿刺点、神经阻滞穿刺点等）有无出血、血肿、红肿、压痛、渗液等异常情况，保持穿刺部位的清洁干燥，以预防感染发生。对于出现穿刺部位并发症的患者，应根据具体情况采取相应的处理措施（如局部压迫止血、冷敷或热敷、抗感染治疗等）。同时，查看手术伤口的愈合情况，观察有无红肿、渗血、渗液、裂开等异常表现，并与手术科室医师保持密切沟通，以便及时发现并处理伤口相关的问题。

（九）患者满意度调查与心理状态评估

在随访过程中，通过与患者及家属的沟通交流，了解他们对麻醉过程、术后镇痛效果、随访服务等方面的满意度，收集患者及家属的意见和建议，以便麻醉科及时发现工作中存在的问题和不足之处，不断改进服务质量，提高患者的就医体验。同时，关注患者的心理状态，评估患者是否存在焦虑、抑郁、恐惧等不良情绪，针对患者的心理问题给予心理支持和疏导（如安慰、鼓励、解释病情等），必要时请心理科医师会诊协助治疗，促进患者的心理健康和术后康复。

五、随访记录与档案管理

（一）记录要求

每次随访均应详细、准确、及时地记录患者的各项信息，包括患者的基本信息（姓名、性别、年龄、住院号、联系方式等）、手术信息（手术名称、手术时间、手术科室、主刀医师等）、麻醉信息（麻醉方式、麻醉药物使用情况、麻醉时间、气管插管情况等）、随访时间、随访内容（生命体征、意识状态、疼痛评分、并发症情况、处理措施及效果等）、患者及家属的意见和建议等。

记录应采用统一的麻醉后随访记录表，按照规定的格式和项目进行填写，字迹应清晰、工整、易于辨认，避免涂改和潦草书写。对于重要的病情变化和处理措施，应详细记录其发生的时间、过程和结果，确保记录的完整性和可追溯性。

（二）档案管理

麻醉后随访记录应作为患者病历的重要组成部分，由医院病案管理部门进行统一归档管理。随访记录应按照患者的住院号进行编号和排序，便于查询和调阅。

麻醉科应建立独立的随访数据库，对随访数据进行电子化管理，以便于数据的统计分析和质量控制。数据库应定期进行备份，防止数据丢失，并确保数据的安全性和保密性。

对于随访过程中发现的特殊病例或具有教学、科研价值的病例，应及时进

☆ ☆ ☆ ☆

行整理和总结，撰写病例报道或学术论文，并将相关资料纳入科室的教学和科研档案，为临床教学和科研工作提供丰富的素材和数据支持。

六、并发症的处理与报告

（一）并发症处理流程

随访医师在随访过程中如发现患者出现麻醉相关并发症，应立即进行评估和诊断，判断并发症的严重程度和可能的原因，并采取相应的紧急处理措施（如吸氧、开放气道、心肺复苏、药物治疗等），以稳定患者的生命体征和病情。

对于轻度并发症（如轻微的恶心、呕吐、头痛、尿潴留等），随访医师可在病房内进行处理，并密切观察患者的病情变化，记录处理措施和效果。对于中度并发症（如呼吸抑制、较严重的心律失常、伤口疼痛难以控制、神经损伤等），应及时通知麻醉科上级医师，并请相关专科医师会诊（如呼吸内科、心内科、疼痛科、神经内科等），共同制订治疗方案，必要时将患者转入重症监护病房（ICU）进行进一步的监测和治疗。对于重度并发症（如麻醉意外导致的心搏骤停、严重的麻醉药物过敏反应、恶性高热等），应立即启动医院的紧急救援系统，组织多学科专家进行联合抢救，并及时向上级主管部门报告事件的发生情况和抢救进展。

（二）并发症报告制度

1. 麻醉科应建立麻醉并发症报告制度，要求随访医师在发现麻醉并发症后24h内填写《麻醉并发症报告表》，详细报告并发症的发生情况（包括患者的基本信息、手术和麻醉信息、并发症的类型、发生时间、临床表现、诊断依据等）、处理过程（采取的治疗措施、药物使用情况、会诊情况等）和转归情况（患者的病情变化、治疗效果、是否康复出院等）。

2. 《麻醉并发症报告表》应提交给麻醉科质量控制小组进行审核和分析，质量控制小组应定期对麻醉并发症的发生情况进行汇总统计，分析并发症的发生原因、危险因素和分布特点，提出针对性的预防措施和改进建议，并将分析结果上报医院医务管理部门，为医院的医疗质量改进和安全管理提供决策依据。同时，对于一些严重的、罕见的麻醉并发症，麻醉科应及时向医院相关部门报告，并按照国家有关规定进行不良事件上报，以便于上级卫生行政部门了解和掌握情况，采取相应的措施加强医疗安全管理。

七、质量控制与持续改进

（一）质量控制

麻醉科应建立麻醉后随访质量控制小组，定期对麻醉后随访工作进行质量检查和评估，包括随访率、随访及时性、随访内容完整性、并发症发现与处理情况、记录准确性等方面的指标，每月或每季度进行质量分析和总结，及时发现存在的问题和不足之处。

（二）持续改进

根据质量控制结果，针对存在的问题制定切实可行的持续改进措施，如完善随访流程、加强人员培训、优化并发症处理方案等，并监督改进措施的落实情况，定期对改进效果进行评价，形成质量控制的闭环管理，不断提高麻醉后随访工作的质量和麻醉科的医疗服务水平。

第 18 章
麻醉监护重症病房

　　麻醉重症监护病房（anesthesia intensive care unit，AICU）是由麻醉医师负责对术前有严重合并症或术中出现严重并发症、大手术后需要继续进行重要脏器系统功能支持和管理的患者进行统一治疗管理的单元，为患者术后安全提供了重要保障，为麻醉复苏室（post anesthesia care unit，PACU）与重症监护室（intensive care unit，ICU）收治范围之间的患者提供了一个适当的监护治疗场所。在此背景下，麻醉医师的工作也由传统的临床麻醉开始转向围手术期患者管理，不仅要关注患者术中的麻醉情况，更要注重患者整个围手术期及术后的转归。通过对手术患者术后实施生命体征监测、辅助通气、镇痛镇静、疼痛管理、营养支持等治疗措施，满足患者对手术安全及舒适度的更高要求，充分践行加速外科康复的理念。目前，在我国大多数麻醉医师的工作重心仍局限于手术室麻醉，多数医疗机构麻醉科仍存在无病房、无医嘱制度、无护理单元等状况。麻醉专业作为临床二级学科，其临床科室特征仍有待进一步建立和完善。2018 年，国家卫生健康委员会等七部委联合下发的《关于加强和完善麻醉医疗服务意见的通知》（国卫医发〔2018〕21 号）中提出，有条件的医疗机构可设置麻醉后重症患者的监护室，首次提出 AICU 的概念。随后，国家卫生健康委员会办公厅发布的《关于印发麻醉科医疗服务能力建设指南（试行）的通知》（国卫办医函〔2019〕884 号）文件中又进一步提出了建立 AICU 的规范。2021 年，中华医学会麻醉学分会发布了《麻醉后加强监护治疗病房建设与管理专家共识》，从 AICU 病房建设、工作流程、收治范围、质量管理和评价体系等多个方面给出了指导性意见。以上种种，为贯彻 AICU 发展理念、构建 AICU 发展格局奠定了坚实的基础。

第一节　AICU 建设的必要性

一、建设 AICU 是手术患者的"刚性需求"

（一）人口老龄化，疾病谱的改变

2021 年国务院第 7 次人口普查显示，我国老龄化进程明显加快。近年来，

老年患者手术越来越多，且多数术前已经合并糖尿病、冠心病、高血压等基础疾病，围手术期风险大大增加。尤其是手术后早期，心血管系统并发症、呼吸系统并发症、卒中等较多，老年患者往往也可能出现复苏延迟。这一系列复杂情况的出现对麻醉医师提出了新的挑战。

（二）外科手术的绝对禁忌证不断缩减

随着麻醉技术的进步以及围手术期辅助检查、支持设备的完善和医疗水平的不断提升，大型综合医院三、四级手术比例逐年增高，外科手术的绝对禁忌证逐渐减少，急、危重症、高龄等患者接受手术治疗的机会相对增多，这类患者的术后管理策略也需要相应地进行优化。

（三）患者术后加速康复的需要

术后管理对加速康复外科的实施至关重要。高危手术患者术后在 AICU 进行严密监测，麻醉医师联合手术科室医师共同管理患者，可有效帮助患者安全渡过术后 24 ～ 72h 这一康复关键期，大大降低麻醉手术风险，同时也减少了术后谵妄等并发症的发生。此外，由于麻醉医师直接管理术后患者，在临床工作压力的驱使下，他们必须深入了解患者围手术期相关并发症及其高危因素，以便早期预防并提供及时有效的治疗，促进患者术后康复。同时，这种管理方式也正反馈地不断优化术中麻醉方案，避免类似并发症的再次发生，真正实现了患者围手术期治疗的连续性闭环管理，使患者最大获益，为外科手术重症患者提供了安全保障，加速了患者术后康复进程，提高了危重患者围手术期医疗质量。

（四）综合 ICU 的感染和医疗费用问题

综合 ICU 往往床位紧张、费用较高且感染风险较大。在 AICU 收治的患者中，65 岁以上患者往往占到 60% 以上，且多数合并有多器官功能不全。此类患者手术后在 PACU 麻醉恢复时间较长，多数患者存在呼吸、循环等不稳定情况。如从 PACU 直接转入普通病房，存在安全隐患；而转入综合 ICU，则会加剧综合 ICU 床位紧张的状况，增加患者感染的风险及经济负担。麻醉医师通过管理 AICU，可以减轻 ICU 的工作负荷，加快医院病患周转，有利于外科各类手术的开展。同时，麻醉医师也通过对外科手术患者术后进行适当的监护治疗，培养了围手术期连续性临床思维，并及时对麻醉方案等做出正反馈调整，更好地调整患者术前、术中状态，为手术医师提供最佳手术条件，最小化患者疼痛，保障围麻醉期患者生命安全，确保患者的合并疾病得到最佳处理，为患者围手术期快速康复提供坚强保障，进而减少医疗相关费用。

二、AICU 是麻醉学科发展的重要物质基础之一

熊利泽教授等提出在国内建立麻醉与围手术期医学科，旨在促进麻醉科医师向围手术期医师转变，并提升麻醉医师在围手术期患者管理方面的能力。手

☆ ☆ ☆ ☆

术后患者的管理是围手术期医学的重要组成部分，特别是危重患者手术后往往需要重症监测治疗，以确保患者安全度过围手术期。由于近十年来麻醉科医师逐渐脱离了危重症医学科，其工作重心主要放在手术中患者管理上，缺乏术后患者管理的经验，因此很难成为一名合格的围手术期医学医师。麻醉科医师在急危重症救治方面具有专业优势，若能通过建立 AICU 来提升术后患者的管理能力，无疑将大幅提高麻醉医师在围手术期一体化管理危重患者的水平，从而增强危重患者围手术期的安全性。国内率先建立 AICU 的麻醉科，已经形成了麻醉医师手术后患者的管理模式，麻醉医师在手术后患者康复、感染控制、营养支持治疗、静脉血栓预防、围手术期并发症管理等方面的能力得到了显著提升，也实现了从麻醉医师向麻醉与围手术期医师的转变。

第二节　AICU 建设现状

一、AICU 独立区域模式

目前，多数 AICU 采用的模式是设置独立区域，配备固定病床，并按照重症医学病区模式配备呼吸机、监护仪等硬件设备。患者入住 AICU 需要办理转科手续，入住时间则根据患者的具体病情转归来决定，并不严格限制具体的转出时间。此种建设管理模式应成为今后国内 AICU 建设的主流，它以患者疾病转归为中心，不受时间限制，减少了患者的频繁转科，同时也体现了麻醉医师在围手术期患者管理方面的优势。

二、AICU 和 PACU 共用区域模式

自 2018 年颁布 21 号文件后，国内部分医院由于空间受限制，只能在原有 PACU 的基础上增加 AICU 的功能，即 PACU 在晚间可以留置复苏延迟、血流动力学不稳定、呼吸功能不全等患者。这种建设模式下，患者 AICU 的平均驻留时间较短，有报道显示仅为（6.57±1.48）h。这种建设模式主要是因为在手术室建设之初没有规划 AICU 的独立空间，但它仍然可以改善麻醉后患者的安全监护，有效降低围手术期麻醉并发症的发生率和病死率。

三、国内麻醉科 AICU 医护设置

目前国内 AICU 工作的医师主要为麻醉医师，他们多数既从事 AICU 工作，也兼顾临床麻醉工作，即我们通常所说的"两栖"医师。麻醉医师在术后镇痛、促进患者早期下床活动、围手术期液体管理、血流动力监测与调控等方面具有明显优势，而这些也是保证患者围手术期安全和快速康复的重要条件。麻醉医

师管理 AICU 的患者时，仍然主要坚持快速康复的理念，针对患者的术后镇痛，多采用以超声引导下神经阻滞为主的多模式镇痛，大大降低了围手术期阿片类药物的应用，加速了患者术后康复，多数患者在 AICU 内能够实现早期拔除气管导管。国内有医院报道，2021 年其 AICU 收治了 3966 例患者，其中转入 AICU 后 3h 内拔除气管导管的占 43.3%，5h 内拔除气管导管的占 73.4%，平均带管时间为 4.6h，这远远低于综合 ICU 报道的平均带管时间。护理人员的主要工作包括接收和转运术后患者，监测患者在 AICU 期间的生命体征和病情变化，并及时报告给手术医师及值班麻醉医师，正确执行医嘱，协助医师进行诊疗操作，准确详细地填写各种护理记录单，给予患者心理护理及生活护理，掌握各种急救物品及药品的使用，熟练配合医师进行抢救，以保证患者生命安全。

四、AICU 患者主要收治范围

国内建立 AICU 的主要功能定位是对危重症患者麻醉手术后的监护治疗，这既是对 PACU 功能的补充，也是围手术期医学的体现。AICU 内患者停留时间一般不超过 48 ～ 72h，但也不能绝对限制入住时间，应以患者疾病转归为核心。

（一）AICU 主要收治如下患者

1. 高龄、合并多器官功能不全、ASA 分级Ⅲ级以上、困难气道、大手术患者。

2. 术后复苏延迟、引流异常、低氧血症、延迟拔管、需严密管理气道安全的患者。

3. 围手术期血流动力学不稳定、发生哮喘且不能缓解、长时间手术等特殊患者。

4. 手术麻醉相关并发症患者，如吸入性肺炎、肺栓塞、肺水肿、急性心力衰竭、心肺复苏后、过敏反应、术中大出血等。

（二）收治科室

AICU 内收治患者较多的科室主要分布在大手术、高龄患者居多的科室，如骨科、肝胆外科、胃肠外科、神经外科、胸外科、泌尿外科等。尤其是在三级综合医院，这些科室通常三、四级手术占多数，且高龄患者往往合并复杂的内科疾病，部分患者术前已经处于衰弱状态，加上手术时间偏长，术后易出现肺部并发症。

五、AICU 优势及特色

AICU 内患者的监护一方面是麻醉手术的延续，另一方面应着重关注患者术后的转归。除患者一般生命体征的监测外，床旁即时超声评估还可以对患者

☆☆☆☆

各系统进行初步评估。AICU 内医师应熟练掌握超声对各器官的评估方法，比如超声可以对患者心功能、循环容量、肺部并发症、血栓、手术部位出血等做出初步判断。无创、有创血流动力学监测在 AICU 内也较为常用，可以结合超声评估进行综合判断，往往能够提供准确的信息。在治疗方面，除一般治疗由麻醉医师制订具体治疗方案外，涉及专科治疗应和相关专科医师联合制订治疗方案。常规的治疗方案包括：重症监护及呼吸机支持治疗、镇静镇痛、感染控制、营养支持治疗、容量治疗、抗凝治疗等；特殊治疗则根据患者具体情况制订方案。AICU 多数患者需要多学科联合治疗，以发挥各专科医师优势，促进患者早期康复。AICU 如何体现出专业特殊性，应围绕手术后患者开展一系列特色技术，以提高患者术后管理的质量。结合麻醉医师专业特色及术后患者康复过程需要，国内 AICU 开展的特色技术主要包括如下。

（一）镇静镇痛技术

麻醉医师熟悉各类镇静药物的应用，针对不同患者提供个体化镇静。由于 AICU 内患者周转快、拔管早，因此镇静不同于综合 ICU，一般采用最小剂量以达到目的。多模式镇痛技术是麻醉医师的专业特长，AICU 内应采用此技术。超声引导下连续神经阻滞技术的应用可以为危重患者提供良好的镇痛，且对全身影响较小，适合于 AICU 内常规开展。

（二）血流动力学监测技术

麻醉医师对血流动力学监测较为熟悉，可根据患者具体情况采用有创血流动力学监测（如 Swan-Ganz 导管）、微创血流动力学监测（如 PiCCO、Vigileo 等）及无创血流动力学监测（如床旁即时超声等）。

（三）气道管理技术

麻醉医师是气道管理的专家，在 AICU 患者术后早期拔管、特殊通气模式的应用、支气管镜检查及肺泡灌洗、困难气道插管与拔管等方面均展现出专业特长。

（四）危重患者加速康复外科（enhanced recovery after surgery，ERAS）技术

ERAS 是麻醉医师综合素质的体现。为实现危重患者的早期康复，麻醉医师会从多模式镇痛、目标导向液体治疗、体温管理、并发症预防等方面采取一系列措施。

第三节　AICU 质量控制

一、AICU 工作质量控制

AICU 在国内发展时间较短，尚未建立完备的医疗质量管理体系，涉及

AICU 的麻醉质量控制指标也较少。鉴于 AICU 的独特性，其质量控制应与综合 ICU、其他专科 ICU 及麻醉质量控制指标相区别。AICU 应在麻醉科框架下设立单独的质量控制小组，对感染控制、医疗质量、病历质量等进行监管，并开展持续质量改进项目，以保障医疗安全，提升医疗服务质量。具体质控指标可参考国内部分医院采用的以下几个方面：AICU 患者转入病房 48h 内重返或转入其他 ICU 率；AICU 气管插管拔管后 24h 内再插管率；AICU 患者收治率，即 AICU 收治患者总数占同期医院手术室内麻醉患者总数的比例；AICU 患者 3h 内气管拔管率；AICU 患者转入病房 48h 内肺部并发症发生率。

AICU 患者转入病房 48h 内肺部并发症发生率。

二、AICU 管理

（一）麻醉医师轮岗负责制

AICU 由麻醉科主任领导，其医疗工作由各级麻醉医师负责，护理工作在科主任指导、护士长带领下进行。相关专家认为，负责 AICU 医疗工作的各级麻醉医师不建议固定人员，可由每位麻醉医师主管一个周期后轮转，既保证患者治疗的延续性，又不至于让负责 AICU 的麻醉医师脱离临床麻醉太长时间而对临床麻醉相关知识和技能的产生生疏，同时可让麻醉医师及时将在 AICU 获得的患者术后并发症处理及预防措施应用于调整后期同类患者术前术中的状态，这是一个真正的围手术期闭环管理，后期接受同类手术的患者将获得更佳的治疗方案，这是一个正反馈的过程。且经过这样不断地循环锻炼，让麻醉医师能够明白当前最佳的诊疗方案的由来，做到知其所以然，从而在整个诊疗过程中做到心中有数，从容面对任何变化，无形中麻醉医师处理同类疾病的临床思维能力也可以不断提高。

（二）将 AICU 设置在手术室范围区域

根据国家卫生健康委员会发布的《麻醉科医疗服务能力建设指南（试行）》第 884 号文件要求，AICU 应紧邻手术室，这种设置为麻醉医师提供了便利的观察条件和在必要时尽快接触患者的通道。如果 AICU 设置在手术室以外的区域，承担繁重临床麻醉工作的麻醉医师，将难以有更多的时间去 AICU 管理、随访手术后的患者，不利于麻醉医师及时发现问题，对患者的处理不及时，不利于患者的术后康复。

（三）将 AICU 分设成麻醉亚专业

由于大部分管理 AICU 的麻醉医师不是固定的人员，每位麻醉医师都要担负起管理 AICU 患者的任务，相当于把 AICU 当作是麻醉的一个亚专业，类似小儿外科麻醉、心脏手术麻醉等这样的亚专业，且每位麻醉医师通过训练，都能胜任管理 AICU 的工作，并在此过程中不断培养自己的临床思维能力。

☆ ☆ ☆ ☆

（四）对 AICU 每天查房医师的要求

对 AICU 查房的管理，除了要满足国家标准要求的查房人员资质及频次外，AICU 查房应提出更高要求，如参与查房人员要求。AICU 执行快速康复理念，患者术后在 AICU 治疗时间短暂，48h 后基本转出，所以每天都应有副主任医师级别以上麻醉医师进行查房，且当天负责管理 AICU 的麻醉医师及患者术中的主麻医师都必须参加查房，年轻麻醉医师旁听，真正做到全方位有效的信息传递，保障治疗的连续性。同时，也让患者手术主麻医师得到经验丰富上级医师的指导并及时获得患者病情反馈，让患者获得最佳治疗方案。

三、AICU 建设成效及面临问题

AICU 的建立促进危重患者围手术期转归，降低术后并发症，保障患者围手术期安全。同时 AICU 将手术后重症患者集中管理，大大减轻外科病房压力，节约医疗资源。AICU 的运行对术后手术麻醉恢复期的患者进行分类管理，一般患者进入 PACU 进行麻醉恢复，恢复后直接转入外科病房，PACU 一般患者停留时间低于 4h。重症患者直接转入 AICU，降低了 PACU 的工作压力，提高了麻醉科的工作效率。

AICU 是近些年新兴的一个医疗单元，随着国内多家医院相继开展 AICU 业务，并取得了成功，逐渐会有更多的医疗机构根据自身条件建立 AICU。但 AICU 建设运行也将面临这些问题：由于多数已有的手术室设计之初并未规划 AICU，存在空间不足的问题；AICU 缺乏强有力的文件支持，现有文件虽支持 AICU 建设，但多数只是建议，而未作为麻醉科的基本学科构架做强制要求；AICU 在功能定位上相对模糊，应明确如何和综合 ICU 进行区分，形成自己的专业特点，而非简单以时间来限制患者入住时间，对患者疾病转归不利；AICU 尚未作为麻醉学的三级学科进行建设，有待进一步努力推动 AICU 建设。

AICU 在顺应学科发展过程中已经在各级医院逐渐得到重视，并且在国内近几年多家医院运行 AICU 的经验来看，AICU 为外科手术患者提供了安全保障，加速了患者术后康复进程，提高了危重患者围手术期医疗质量。今后几年 AICU 在国内将会得到快速发展，从政策方面尚需要进一步文件支持，从专业方面需要国内专家形成共识、建立指南。

第 19 章
麻醉护理管理

第一节　麻醉专业护士的分级与专科护士准入

人力资源的合理配置与护理质量和医院效率息息相关，也是提高患者满意度的关键，而加强分层级管理则能够优化护理人力资源。美国、澳大利亚、英国、加拿大、新加坡等对护士实行严格的分层级管理及准入制度，根据其教育及培训背景、执业资质，赋予各层级相应的工作职责、工作范围、工作内容和能力，将能力培养和护士分层级管理有机地结合，以提高人力资源效能，减少临床护理人员的流失。

原卫生部在《中国护理事业发展规划纲要（2021—2025 年）》中提出，要建立护理岗位管理制度，明确各级护士的上岗条件和岗位职责，使得护士的收入分配、职称晋升及奖励评优结合护理临床实践，充分调动护士积极性。护士分级管理使用，能激发护士工作的自主性和积极性，推动护士向高级别晋升，还能提高患者对护理服务满意度，提高护理质量，也能促进护理专业的长远发展。因此，麻醉护理管理者需制订麻醉护理人员岗位能级分层管理规范，以明确各层级麻醉护士的工作内容、任职条件，确定明确的职业发展路径，设置各层级岗位人员比例，以优化麻醉护理人力分配和护理质量。

一、麻醉专业护士的分级

麻醉护理人员按岗位进行分层级的科学管理，让各层级麻醉护理人员明确各自具体的工作标准和范围，使不同级别和能力的麻醉专业护士在临床工作项目上有了比较明显的区分，能够从事技术难度、风险责任与自身综合能力相匹配的工作。麻醉专业护士的分级有助于提高麻醉护士工作积极性和工作满意度，降低其职业倦怠感和离职率。同时，有助于提高麻醉护理质量及患者满意度。此外，也有助于推动麻醉护理专业发展。将麻醉护理人员岗位胜任力考核纳入临床实践能级的设置与管理，避免出现高职低能问题及低职低能人员勉强从事高难度高风险岗位，实现麻醉护理人员的临床护理能力与层级相匹配，达到真正人岗统一，各尽其能。

☆☆☆☆

麻醉专业护士按照其岗位胜任力分为五级，分别为 N0～N4 级。其中，N0～N1 级为麻醉专业初级护士，N2～N3 为麻醉中级护士，N4 级为麻醉高级护士。在各层级麻醉专业护士的配置中，初级麻醉专科护士比例最高，远远高于其他几级，其次为中级麻醉专科护士，高级麻醉专科护士所占比例最少，其中资深的 N3 级护士及 N4 级护士可承担麻醉专科护士。

二、麻醉专科护士的准入标准

国外往往有专门的专科护士管理机构，并制定明确的专科护士培养对象准入条件、培训、考核、认证及再认证办法，以及明确的专科护士工作职责与范畴，因此，能够保证专科护士队伍的良性发展及专科护士的合理使用。麻醉护士最早起源于美国，其教育是由 AANA 下属的麻醉护士教育理事会负责制定教育标准和指导方针。美国的麻醉专科护士培养方式为本科毕业后的研究生教育，即在普通护理学专业毕业后再经过 2～3 年麻醉学专科培训后方可向麻醉护士注册机构（Certified Registered Nurse Anesthetists，CRNA）申请注册。麻醉护理教育项目目前有硕士生项目和博士生项目两种形式，美国最高层次的麻醉护士教育为博士生教育。目前，美国现已形成了"硕士 - 博士 - 博士后"多层次的麻醉护理人才梯队。可见，麻醉专科护士需要经过麻醉专业护士不同层级的培训和考核才能准入。以下为麻醉专业护士五个层级的要求，麻醉专科护士的准入可以对应 N4 级准入标准。

（一）麻醉专业护士 N0 级标准

1. 分级　N0 级麻醉专业护士为初级护士。

2. 准入标准

（1）执业资格：具有护士资格证书，且在有效注册期内。

（2）学历：护理全日制大专及以上学历。

（3）职称：具备护士职称。

（4）工作经验：完成医院 2 年规范化轮转培训，或有 2 年以上临床护理工作经验。

（二）麻醉专业护士 N1 级准入标准

1. 分级　N2 级麻醉专业护士为高级责任护士。

2. 准入标准

（1）执业资格：具有护士资格证书，且在有效注册期内。

（2）学历：护理全日制大专及以上学历。

（3）职称：具备护士职称。

（4）工作经验：具有 1 年以上麻醉护理工作经验，并完成 N0 级培训任务且考核合格。

3. 继续教育情况

（1）每年继续教育学分达标。

（2）完成麻醉专科护士一级所需理论知识培训

1）麻醉药理学知识。

2）液体治疗知识。

3）护理理论知识。

4）麻醉护理知识。

5）气道管理知识。

6）围手术期监测知识。

7）疼痛管理知识。

（3）完成麻醉专科护士一级临床专业技能培训

1）辅助操作技能。

2）自主操作技能。

3）评估监测技能。

4）护理支持技能。

4. 考核情况

（1）通过麻醉专科护士一级理论知识考核

1）手术安全核查知识：能掌握手术安全核查的相关内容。

2）麻醉药理学知识：能识记围麻醉期常用药物的药理特性、常用剂量、配制方法及不良反应；能识记围手术期常用药物与麻醉药物的相互影响及使用注意事项。

3）液体治疗知识：能理解围手术期患者的容量变化特点、过程及原因；能识记常用液体及血制品的特性、适应证、使用方法及注意事项。

4）护理理论知识：能理解围麻醉期常用的护理理论内容及适用对象。

5）麻醉护理知识：能理解各种麻醉方式的机制、特点、适应证、并发症及护理要点；能识记特殊人群麻醉的特点及护理要点；能识记麻醉机等常用设备的组成、功能、常见问题及处理方法；能识记麻醉复苏期间出现的并发症及护理要点。

6）气道管理知识：能识记人体呼吸系统的解剖结构及可能存在的异常情况；能识记各种人工气道建立方式的器材、适应证、并发症及护理要点；能识记各种呼吸机的组成、功能、常见问题及处理方式；能识记困难气道的评估方法及困难插管的护理要点。

7）围手术期监测知识：能理解患者术前身体及心理变化的特点及原因；能识记围麻醉期常用生理功能指标的意义及范围；能识记各种有创监测的并发症及护理要点；能识记各种监护仪的组成、功能、常见问题及处理方式；能识记

☆ ☆ ☆ ☆

患者病情评价指标的意义及范围。

8）疼痛管理知识：能理解疼痛产生原因、特点及对机体功能的影响；能识记自控镇痛技术的类型、原理、配置方式、使用方法及常见并发症。

9）术后患者转运：能识记术后患者转运过程中的注意事项、不良事件及处理方式。

10）术前访视及术后访视：能识记术前访视及术后访视的要点及注意事项。

（2）通过麻醉专科护士一级临床专业技能考核

1）辅助操作技能：能配合麻醉医师完成各项麻醉诱导及维持工作、有创监测操作及人工气道操作；能协助麻醉医师完成麻醉前后患者的生理评估及不良事件的处理；能协助麻醉医师处理麻醉期间或麻醉复苏期间出现的各种并发症或危急事件。

2）自主操作技能：能完成静脉输液；能在患者麻醉期间放置胃管；能常规检查及维护麻醉机、呼吸机、监护仪、喉镜、吸引器等常用仪器设备并能将其准备至备用状态；能进行雾化治疗、湿化治疗以及加温治疗；能为有人工气道的患者进行吸痰、清洁、消毒操作；能完成无创通气。

3）评估监测技能：能评估患者麻醉前的心理状态；能根据患者的血流动力学、组织灌注、出入量等指标，综合评估患者的体液情况；能通过对患者临床表现的观察与分析发现患者可能发生的各种不良事件。

4）护理支持技能：能使用各种监护仪器对患者的生理指标进行监测；能使用临床常用的疼痛评估工具评估患者的疼痛情况；能在围麻醉期向患者提供心理及社会的支持；能教会患者麻醉前的注意事项、麻醉期间的配合方式及麻醉后可能出现的问题；能正确进行术后访视工作；能正确指导患者使用自控镇痛泵。

（3）前一年的所有岗位考核成绩均合格者。

（三）麻醉专业护士 N2 级准入标准

1. 分级 N2 级麻醉专业护士为高级责任护士。

2. 准入标准

（1）执业资格：具有护士资格证书，且在有效注册期内。

（2）学历：护理本科及以上学历。

（3）职称：具备护师职称。

（4）工作经验：至少 3 年麻醉护理工作经验，任 N1 级护士满 1 年，并完成麻醉专业 N0、N1 级培训任务，且考核合格。

（5）工作时间：麻醉专业护士 N1 级期间休假所占比例不超过全年应工作时间的 10%。

3. 继续教育情况

（1）每年继续教育学分达标。

（2）完成麻醉专业护士 N2 级所需理论知识培训

1）麻醉药理学知识。

2）液体治疗知识。

3）护理理论知识。

4）麻醉护理知识。

5）气道管理知识。

6）围手术期监测知识。

7）疼痛管理知识。

（3）完成麻醉专业护士 N2 级临床专业技能培训

1）辅助操作技能。

2）自主操作技能。

3）评估监测技能。

4）护理支持技能。

4. 考核情况

（1）通过麻醉专业护士 N2 级理论知识考核，达到以下能力。

1）麻醉药理学知识：能理解围麻醉期常用药物的代谢和作用机制。

2）液体治疗知识：能识记正常人体体液平衡的特点以及围手术期患者体液的变化及需求。

3）麻醉护理知识：能识记各专科手术及其麻醉的特点和护理要点。

4）疼痛管理知识：能了解疼痛管理专家意见；能识记疼痛基础知识、镇痛技术及要点；能识记镇痛药物相关知识及护理要点；能掌握疼痛评估工具及使用、疼痛健康教育。

（2）通过麻醉专业护士 N2 级临床专业技能考核，在麻醉专科护士一级的基础上还需掌握自主操作技能：

1）能常规检查及维护各类专科仪器设备并能将其准备至备用状态。

2）能完成基础生命支持技术。

（3）前一年的所有岗位考核成绩均合格者。

（四）麻醉专业护士 N3 准入标准

1. 分级 N3 级麻醉专业护士为责任组长。

2. 准入标准

（1）执业资格：具有护士资格证书，且在有效注册期内。

（2）学历：护理本科及以上学历。

（3）职称：具备护师职称。

☆ ☆ ☆ ☆

（4）工作经验：至少 4 年麻醉护理工作经验，任 N2 级护士满 2 年，并完成麻醉专业 N0、N1、N2 级培训任务，且考核合格。

（5）工作时间：麻醉专业护士 N2 级期间休假所占比例不超过全年应工作时间的 20%。

3. 继续教育情况

（1）每年继续教育学分达标。

（2）完成麻醉专业护士 N3 级所需理论知识培训

1）护理管理知识。

2）护理质量知识。

3）循证护理知识。

4）人际关系与沟通知识。

5）护理论文书写知识。

6）麻精药品管理知识。

（3）完成麻醉专业护士 N3 级临床专业技能培训

1）调控护理人力技能。

2）应对突发事件技能。

3）协调抢救技能。

4）协助护士长管理科室技能。

4. 考核情况

（1）通过麻醉专业护士 N3 级理论知识考核，达到以下能力。

1）护理管理知识：能了解护理管理的概念、分类和方法；能认识护理管理的重要性及注意事项。

2）护理质量知识：能了解护理质量的概念和主要内容；能熟悉护理质量持续改进的常用方法及注意事项。

3）循证护理知识：能了解循证护理的概念和基本步骤；能熟悉循证护理的应用。

4）人际关系与沟通知识：能了解沟通的重要性及其原则；能熟悉各种沟通技巧。

（2）通过麻醉专业护士 N3 级临床专业技能考核，达到以下能力。

1）自主操作技能：能完成高级生命支持技术。

2）调控护理人力技能：能根据临床作业情况合理安排各班护理人力。

3）应对突发事件技能：能熟悉各类突发事件的应急预案。

4）协调抢救技能：能参与并协调抢救工作的有序进行。

5）能协助护士长参与科室管理工作：能协助护士长负责科室管理，包括环境管理、护理质量管理、风险管理。

6）危重患者护理技能：每年按要求完成 ASA Ⅲ 级及以上患者护理。

7）教学与科研技能：担任科室带教老师，按不同类型的护生完成相应类型的教学课程；有一定科研基础，至少以第一作者发表一篇文章。

（3）达到麻醉专业护士 N3 级所需能力

1）热爱本专业。

2）能始终坚持慎独原则。

3）具有批判性思维与创新能力。

4）能自我识别压力源并有效应对。

5）人际沟通能力。

（4）前两年的所有岗位考核成绩均合格者。

（五）麻醉专业护士 N4 级准入标准

1. 分级 N4 级麻醉专业护士为专科护士。

2. 准入标准

（1）执业资格：具有护士资格证书，且在有效注册期内。

（2）学历：护理本科及以上学历。

（3）职称：具备护师职称。

（4）工作经验：至少 5 年麻醉护理工作经验，任 N3 级护士满 3 年，并完成麻醉专业 N0、N1、N2、N3 级培训任务，且考核合格。

（5）工作时间：麻醉专业护士 N3 级期间休假所占比例不超过全年应工作时间的 20%。

3. 继续教育情况

（1）每年继续教育学分达标。

（2）完成麻醉专科护士所需理论知识培训

1）护理教育知识。

2）培训管理相关知识。

3）授课技巧知识。

4）教案撰写知识。

5）护理科研设计知识。

（3）完成麻醉专科护士临床专业技能培训

1）调控护理人力技能。

2）应对突发事件技能。

3）协调抢救技能。

4）协助护士长管理科室技能。

4. 考核情况

（1）通过麻醉专科护士理论知识考核，达到以下能力。

☆☆☆☆

1）护理教育知识：能了解护理教育的目标、课程设置；能熟悉护理教学方法与实践、教育评估与教育评价。

2）培训管理相关知识：能了解培训；能熟悉护理质量持续改进的常用方法及注意事项。

3）授课技巧知识：能掌握授课理论知识与授课技巧。

4）教案撰写知识：能熟悉教案撰写的原则；能掌握教案撰写的方法。

5）护理科研设计知识：能熟悉护理科研的基本步骤；能掌握护理科研的方法。

（2）通过麻醉专科护士四级临床专业技能考核

1）同麻醉专科护士三级1）～6）。

2）教学与科研技能：担任科室带教老师，按不同类型的护生完成相应类型的教学课程；有一定科研基础，以第一作者发表至少一篇核心期刊的文章。

（3）达到麻醉专科护士所需能力

1）调控护理人力技能。

2）应对突发事件技能。

3）协调抢救技能。

4）协助护士长管理科室技能。

5）临床护理总带教。

6）教学咨询与科研能力。

（4）前三年的所有岗位考核成绩均合格者。

第二节　麻醉科药品管理

一、麻醉药品和第一类精神药品使用管理

麻醉药品是指使用后产生依赖性易成瘾的药品，它主要对中枢神经系统产生麻醉。精神药品（psychotropic substances）是指使中枢神经系统产生兴奋或抑制，易产生依赖性的药品。依据精神药品对人体产生的依赖性和危害人体健康的程度。将其分为第一类和第二类。麻醉药品和精神药品（以下简称麻精药品）在临床应用中具有不可替代的治疗价值，但由于其具有特殊的生理、药理作用，容易产生身体和（或）精神依赖，形成瘾癖，可能流入非法渠道成为毒品，一旦管制或使用不当将会给公共卫生、社会治安等方面带来一系列问题。国际组织和发达国家非常重视麻精药品管制工作，经历近百年的探索和发展，形成了较为完善的管制模式；国际组织和美、英、中三国所指麻精药品均为纳入相关目录管制的品种，但美英还将兴奋剂、易制毒化学品等其他药品纳入管制目

录；国际组织将麻精药品分为Ⅰ～Ⅳ4类，美国分为Ⅰ～Ⅴ5类，英国分为A、B、C 3 类和临时类，中国分为麻醉药品和第一、二类精神药品；美、英、中三国的管制依据分别为《管制物质法案》《药品滥用法案》和《麻醉药品和精神药品管理条例》，主要管制机构分别为司法部下属的管制物质强制管理局、内政部下属的药品滥用咨询委员会、国家食品药品监督管理局下设的特殊药品监管处，各国管制机构职能与协作单位也有所区别。

　　我国进行麻精药品立法管制至今已逾 40 年，麻醉药品和精神药品是构成毒品的两大来源，储存和使用应认真管理，严禁滥用。手术室是全院麻醉药品和精神药品用量最大的科室。加强手术室麻醉药品的管理是落实医院特殊药品管理制度的关键。国际组织通过各缔约国签订多边公约对麻精药品进行管制，至今已有百余年历史，现已形成了成熟稳定的管制体系。麻醉科应严格按照要求制定并执行麻、精一药品的管理制度，并定期、常规对医务人员进行规章制度，麻精药物管理法律、法规及合理用药知识教育培训。

（一）麻醉药品和第一类精神药品储存及基数管理制度

　　1. 麻醉科、药剂科与医教科应根据麻醉科每月手术台次所需麻醉药物量为依据，将麻醉科常用麻醉药品在麻醉科备药，基数列为清单备案。

　　2. 严格遵照《麻醉药品精神药品管理条例》中对药品基数的要求，基数的管理应有专人负责，实施"五专"即专人负责、专柜加锁、专用账册、专用处方及专册登记的原则。每天盘点对账，做好记录。基数＝实物数量＋处方数量。

　　3. 麻醉药品及第一类精神药品领取入库，麻醉科医师根据当日麻醉、精神药物的使用量，开具好专用处方、空安瓿至中心药房领用，每次领用必须在毒麻药品专册使用登记本登记，并与交接人员核对、双签名。同时对空安瓿核对，在空安瓿回收登记本登记、双签名。

　　4. 储存麻醉药品及第一类精神药品采用双锁保险柜或麻精药品智能调配柜储存，储存区域设有防盗设施和安全监控系统。相关监控视频保存期限原则上不少于 180d。

　　5. 对进出专柜的麻醉药品及第一类精神药品建立专用账册，进出逐笔记录，内容包括：日期、凭证号、领用部门、品名、剂型、规格、数量、批号、有效期、生产单位、发药人、复核人和领用人签字，做到账、物、批号相符。

　　6. 建立交接班制度，两人管理人员同时在场的情况下打开保险柜，对麻醉药品及第一类精神药品进行班班交接，逐一统计麻醉科存放的各种麻精药品的品种、基数、批号及有效期，保证所有交接内容都是双人核对和双人签字确认。

　　7. 储存麻精药品每月进行一次有效期检查，对有效期在 6 个月内的药品应记录库存和用量，应及时与各部门和临床医师联系，尽早使用。

　　8. 定期检查储存麻精药品质量并记录易霉变、易潮解的药品，视情况应缩

☆ ☆ ☆ ☆

短检查周期，对质量有疑问及储存日久的药品应及时反馈或与医药公司联系。

9. 科室主任应对麻醉药品和第一类精神药品基数管理情况进行监督检查，发现问题及时整改和处理。

10. 麻醉科在执行过程中若基数需要调整时，应书面申请经药学部和院药事委主任同意后再做相应调整，并报医务部备案。

（二）麻醉药品和第一类精神药品领发制度

1. 麻醉科应固定专人领取麻醉药品和第一类精神药品，发药和领药人实行复核双签名，字迹清晰。

2. 加强计划性，随时清点药品，根据本部门药品周转使用情况，麻醉护士领药时填写领药单，合理编制领药计划，定期领药。

3. 主管护士发现缺药或新到药品，应及时告知科室所有工作人员，及时与药库联系。若药库无药，做好对患者或医师护士的解释工作；若药库有药，应及时请领。

4. 麻醉护士领药时，认真核对所领药品与领药单上的药品名称、规格、数量是否一致，发现有误，应及时处理，核对无误后签名。

5. 领取的药品归类存放，标记明确。

6. 发现周转缓慢的药品和有效期在 6 个月内的药品应进行效期药品登记（一式两份），根据实际情况，采取相应措施（近期先出、部门间调剂或联系药库），及时处理，防止造成损失。

（三）麻醉药品和第一类精神药品使用管理制度

1. 医疗机构需要使用麻醉药品和第一类精神药品的，应当经所在地设区的市级人民政府卫生主管部门批准，取得麻醉药品、第一类精神药品购用印鉴卡（以下称印鉴卡）。

2. 医疗机构应当按照国务院卫生主管部门的规定，对本单位执业医师进行有关麻醉药品和精神药品使用知识的培训、考核，经考核合格的，授予麻醉药品和第一类精神药品处方资格。

3. 执业医师取得麻醉药品和第一类精神药品的处方资格后，方可在本医疗机构开具麻醉药品和第一类精神药品处方，但不得为自己开具该种处方。麻醉药品处方至少保存 3 年，精神药品处方至少保存 2 年。

4. 医务人员应当根据卫生主管部门制定的临床应用指导原则，使用麻醉药品和精神药品。对麻醉药品和第一类精神药品处方，处方的调配人、核对人应当仔细核对，签署姓名，并予以登记；对不符合本条例规定的，处方的调配人、核对人应当拒绝发药。

5. 医疗机构应当对麻醉药品和精神药品处方进行专册登记，加强管理。专用账册的保存期限应当自药品有效期期满之日起不少于 5 年。

6. 麻精药品的使用及回收管理要做到日清日结、账物相符。

7. 剩余药品有医师和护士的双签名，注明剩余药品的处理方式，做好销毁记录。使用中的余液要求在监控下进行销毁，监控视频应存档 180d，实现可追溯。

（四）麻醉药品和第一类精神药品报损、销毁及安瓿、废贴回收登记制度

1. 对麻醉药品和第一类精神药品的购入、储存、发放、调配、使用，实行批号管理和追踪，必要时可以及时查找或追回。

2. 在入库验收中发现缺少、损坏的麻醉药品和第一类精神药品需双人清点登记，上报科主任和医院领导批准并加盖公章后向供货单位查询、处理。

3. 发出的麻醉药品和第一类精神药品原则上不予退回，若患者不再使用麻醉药品和第一类精神药品而需退回时，应将剩余的药品无偿交回医院，由医院按照相关规定做销毁处理。

4. 手术室等调配使用麻醉药品和第一类精神药品注射剂时应收回空安瓿，核对批号和数量，并做记录。剩余的麻醉药品和第一类精神药品应办理退库手续。

5. 对过期、破损的麻醉药品和第一类精神药品进行报损时，报损部门填写申请单，由质量管理小组核查后，报药学部主任审核同意，经分管院长批准后，进行账务处理。

6. 经批准报损后的麻醉药品和第一类精神药品需进行销毁时，应填写销毁申请清单，分别经医务部、保卫处和分管院长签署意见后，再向辖区卫生行政部门提出申请，在卫生局派人监督下进行销毁，并对销毁情况进行登记备查。

7. 各部门建立麻醉药品和第一类精神药品注射剂空安瓿回收登记本，患者使用麻醉药品和第一类精神药品注射剂的，若再次调配时，需将原批号的空安瓿交回，并记录收回的空安瓿数量。

8. 手术室使用麻醉药品和第一类精神药品注射剂时应收回空安瓿，尽量装盒，便于点数，并核对批号和数量，做好记录。

9. 由主管护士凭处方和相应的空安瓿在每天上午集中到住院药房取药，药师清点空安瓿并双方签字确认，方可划价取药，否则，不能划价取药。

10. 麻醉药品和第一类精神药品注射剂时一律凭病历、红处方和相应的空安瓿取药，不经患者之手。

11. 麻醉药品和第一类精神药品注射剂空安瓿各部门进行登记，记录日期、品种、批号和数量等并双签名，集中加锁存放，领药时凭处方和空安瓿到药库领取，并签名。回收的空安瓿定期监督销毁。销毁程序：部门申请（注明品名数量等），经药学部、医务部、保卫处签字同意后，在指定地点在保卫处人员监督下进行销毁，做好记录。

☆ ☆ ☆ ☆

（五）麻醉药品和第一类精神药品处方管理制度

1. 执业医师经培训、考核合格后，取得麻醉药品、第一类精神药品处方资格。同时要求每位麻醉医师做到从术前访视评估、知情同意书签署、麻醉实施到术后镇痛用药、术后随访等必须认真执行，遵循正确用药原则第一位，防止误用、滥用。

2. 具有麻醉药品、第一类精神药品处方资格的执业医师，开具麻醉药品、第一类精神药品使用专用处方。麻醉药品和第一类精神药品处方的印刷用纸为淡红色，处方右上角标注"麻、精一"。

3. 具有处方权的医师在为患者首次开具麻醉药品、第一类精神药品处方时，应当亲自诊查患者，为其建立相应的病历，留存患者身份证明复印件，要求其签署《知情同意书》。病历由门诊综合病区统一保管。

4. 医师开具麻醉药品、第一类精神药品处方时，应当在病历中记录。医师不得为他人开具不符合规定的处方或者为自己开具麻醉药品、第一类精神药品处方。

5. 住院患者开具的麻醉药品和第一类精神药品处方应当逐日开具，每张处方为1日常用量。

6. 麻醉药品和第一类精神药品处方每天登记，按时根据使用情况将处方交回药库领药，药库则定期将处方交至专人在专门地方保管，交接时进行签字。

7. 麻醉科应对麻醉药品和第一类精神药品处方，按年月日逐日编制顺序号。

8. 麻醉药品处方至少保存3年，精神药品处方至少保存2年。

（六）麻醉药品和第一类精神药品印鉴卡管理制度

1. 购用印鉴卡由药品采购员负责保管，严格按规定使用，不得外借。

2. 每次使用印鉴卡采购麻醉药品和第一类精神药品时，应及时在印鉴卡上做好记录和签名。

3. 《印鉴卡》中医医院法人代表、医务部负责人、药剂部门负责人、采购人员等项目发生变更时，应及时到辖区卫生行政部门办理变更手续。

4. 申请《印鉴卡》应符合下列条件。

（1）有专职的麻醉药品和第一类精神药品管理人员。

（2）有获得麻醉药品和第一类精神药品处方资格的执业医师。

（3）有保证麻醉药品和第一类精神药品安全储存的设施和管理制度。

5. 医院向当地卫生局提出办理《印鉴卡》申请，并提交下列材料。

（1）《印鉴卡》申请表。

（2）《医疗机构执业许可证》副本复印件。

（3）麻醉药品和第一类精神药品安全储存设施情况及相关管理制度。

（4）规定的其他材料。

（七）麻醉药品和第一类精神药品处方笺管理制度

1. 麻醉科对麻醉药品第一类精神药品专用处方由医院实行统一格式、统一印制、统一编号、统一计数管理。

2. 麻醉药品第一类精神药品处方笺由医院总务部统一管理，实行专人专柜管理，麻醉护士统一领取回科室使用。对进出的麻醉药品第一类精神药品专用处方笺建立账册，对处方笺发出进行逐笔记录，记录内容包括：领取日期、处方编号、领用部门、数量、保管人及领用人签字，做到账物相符。

3. 专用处方笺使用科室实行专人领取、专人保管。有处方权的麻醉医师领用时，应做好记录，包括领用时间、处方类别、数量、处方编号、领用人及保管人签字。

4. 麻醉药品第一类精神药品专用处方笺发生失窃时，应迅速向保卫部报告，并向药学部报告失窃处方的起止号码，由药学部监控处方的流向。失窃处方自失窃之日起作废，在院内通告。

（八）麻醉科麻醉药品和第一类精神药品信息化管理制度

1. 手术麻醉系统将手术间麻醉记录数据与 HIS 联网，录入患者住院信息后，麻醉医师将麻醉过程中使用的药品录入手术麻醉系统，术毕审核记录后提交生成处方直接记入 HIS 收费系统。

2. 药库与手术间的每个计算机系统联网，药品使用后由麻醉医师在手术间信息系统里登记确认，药库系统自动生成当日每个手术间的麻醉药品和第一类精神药品使用总量，监控麻醉药品和第一类精神药品的使用情况防止药物私用和滥用。

3. 药品管理人员仔细核对手术间麻醉药品及第一类精神药品的使用量，归还时核对使用量与电子处方是否一致，然后打印审核后的电子处方。根据打印的红色处方对应的空安瓿到医院药剂科领取药品。

4. 管理人员在核对药品时只需从计算机内相关系统提取信息，汇总药品名称，并进行打印。

（九）夜班和节假日期间麻醉药品的管理

值班的医师和护士双人开箱查验、使用，待第 2 日值班医师与接班医生共同清点药品数量、空安瓿、开具的专用处方量，进行麻醉药品交接班本登记交班。护士定期对科室麻醉药品的使用情况进行检查和核对。及时到住院药房更换麻醉药品补充科室内的麻醉药品基数，有效保障麻醉医师用药方便和麻醉药品安全使用。

二、第二类精神药品管理

第二类精神药品在临床中使用较为普遍的有苯巴比妥、地西泮、氯硝西泮、艾司唑仑、阿普唑仑片剂等。该类药品具有镇静、抗焦虑、催眠等作用，随着城市化进程和社会发展加快，人们压力不断上升，因此该类药品的需求不断增加。

☆ ☆ ☆ ☆

但由于该药在临床应用中具有普遍性、耐受性、后遗效应、依赖性及不安全性，因此了解第二类精神药品的临床应用情况及特点，并加强第二类精神药品的管理、防止滥用误用，对保障人体健康具有重要的意义。为进一步提高该类药物的临床使用合理性及安全性，在管理中需要注意以下几点。

1. 使用前置性规范措施　根据《中华人民共和国药品管理法》《麻醉药品和精神药品管理条例》的相关规定并结合医院具体情况，制订颁布医院第二精神药品的使用规定，并定期培训和考核。

2. 认真审核处方，促进合理用药　严格按照规定的药品适应证、用法、用量使用药品，做好用药指导。第二类精神药处方用量一般不得超过 7d 用量，对于特殊情况用量需要适当延长的，麻醉医师必须注明理由或诊断，并在超出剂量旁重新签字方可调配，对于用药不合理的处方应拒绝调配，要防止重复取药，避免套购药品的现象发生。

3. 第二类精神药品单独开方　特别注意禁止向未成年人出售第二类精神药品，确保用药安全。

4. 对第二类精神药品妥善保管　存放在带锁专柜，专人保管，并建立每日消耗卡，取药时逐一登记。

三、毒性药品管理

医疗用毒性药品（以下简称毒性药品），是指毒性剧烈，治疗剂量与中毒剂量相近，使用不当会致人中毒或死亡的药品。《中华人民共和国药品管理法》第三十五条中明确要求对麻醉药品、精神药品、医疗用毒性药品等特殊药品实行特殊管理。同时，《易制毒化学品管理条例》已经 2005 年 8 月 17 日国务院第102 次常务会议通过，现予公布，自 2005 年 11 月 1 日起施行。同时指出毒性药品包括：去乙酰毛花苷 C、阿托品、洋地黄、氢溴酸后马托品、三氧化二砷、毛果芸香碱、升汞、水杨酸毒扁豆碱、亚砷酸钾、氢溴酸东莨菪碱、士的宁、亚砷酸注射液。毒性药品的使用管理严格实行麻醉药品"专人负责，专柜加锁，专用账册，专用处方，专册登记"的管理。对医疗用毒性药品应专门存放，标志明显，毒性中药材要防霉变，防虫蛀，固定药位，标签牢靠。每日的处方要单独存放，及时清点，消耗后及时补给。

四、药品类易制毒化学品管理

药品类易制毒化学品是指易制毒化学品中的麦角酸、麦角胺、麦角新碱和麻黄碱、伪麻黄碱等麻黄碱类物质的原料药和单方制剂，是一类需要进行特殊管理的药品。药品类易制毒化学品具有药品和易制毒品的双重属性，充分认识和加强该类药品的风险管理非常必要。

对于麻醉科，长期使用的药品类易制毒化学品为麻黄碱。麻黄碱制剂在收缩血管、缓解平滑肌痉挛、兴奋中枢神经等方面具有广泛的药理作用：口服给药可缓解支气管哮喘，复合麻醉用于蛛网膜下腔或硬膜外麻醉引起的低血压症，局部用药治疗急、慢性鼻炎、鼻窦炎，鼻黏膜充血、水肿及鼻出血等。由于麻黄碱口服治疗哮喘时，对心脏的副作用较大，已被选择性 β 受体激动剂取代。目前，麻黄碱制剂主要用于复合麻醉和鼻黏膜局部用药，小包装的盐酸麻黄碱仍是医院配制一些滴鼻剂的常用原料药。

药品类易制毒化学品的相关风险管理规定：严格规范经营行为药品生产、批发企业应核实含麻黄碱类复方制剂购买方资质及采购人员身份证明材料，无误后方可销售，并要跟踪核实药品到货情况，如实记录保存至药品有效期后 1 年备查；药品类易制毒化学品单方制剂由麻醉药品定点经营企业经销，且不得零售；供医疗配方用小包装麻黄碱纳入麻醉药品供应渠道。限定处方药品使用严禁社会各类医药商店及私人诊所经销麻黄碱单方制剂；使用单位要建立购买、使用、销毁的登记制度，严防麻黄碱及其单方制剂流入非法渠道。医疗单位须凭医师处方销售，处方每次不得超过 7d 常用量，留存 2 年备查；药品零售企业零售含麻黄碱类复方制剂，1 次不得超过 5 个最小包装。实行许可管理制度国家对麻黄碱及其盐类、麻黄碱衍生物及以麻黄碱为原料生产的单方制剂和供医疗配方用小包装麻黄碱的生产、经营、使用和出口实行特殊管理。

五、高危药品管理

高危药品（high-alert medications，亦有译为"高警示药品或高风险药品"），由美国安全用药研究所（Institute for Safe Medication Practices, ISMP）首次提出，即"使用不当会对患者造成严重伤害或死亡的药物"。国内称高危药品是指：药理作用显著且迅速、易危害人体的药物。虽然错误使用这些药品不会比误用其他药品常见，但其后果却严重得多。

（一）高危药品的安全管理的实践与对策

1. 针对高危药品建立医、药、护三位一体的管理组织　由药学部门牵头、联合护理部及医务处或科共同发起，由医院药事管理委员会组织制定高危药品管理制度、高危药品目录和干预措施，实行规范化管理，并负责相关资料宣传和整理及高危药物管理制度的落实和监督，做好药物不良事件收集和处置等工作，并及时做好信息反馈，完善管理制度建设以确保工作的有效开展。

2. 建立高危药品目录并明确具体品种及注意事项　根据本医院具体用药的情况，确立高危药品的种类和目录。其目的就是使药师、护士及医师了解该类药品潜在药害风险和使用、保存注意事项，重视风险控制。

3. 建立高危药物管理制度　结合本医院实际制定高危药品目录和管理制度，

☆ ☆ ☆ ☆

其主要内容包括：

（1）参考 ISMP 的分类，由药剂科、护理部及医务部等相关部门共同制定适合各自医院的高危药品目录。

（2）建立高危药品的清单、摆放及储存原则、管理原则、使用原则及标准化操作规程，同时做好倡导教育工作。高危药品按药理作用分类放置，与普通药品分开放置，按药品说明要求储存。高危药品存放处应标识醒目，并设置全院统一的专用警示标识。

（3）医师在开具高危药物时，要重视风险评估，电脑系统应有明显警示，如以斜体放大字号显示。

（4）凡属高危药品，调配发放和使用要实行双人复核，在给药时，严格执行给药的"5R"原则，即患者对（right patient）、药品对（right drug）、剂量对（right dose）、给药时间对（right time）、给药途径对（right route），以确保正确给药。

（5）病区原则上不储存氯化钾等高浓度电解质注射剂。

（6）药剂科应根据院内药品变动及医疗需求及时更新高危药物目录和注意事项。

（7）新引进高危药品要经过充分论证，引进后药剂科要及时将药品的风险、使用注意事项，用法用量等信息以书面形式告知全体医务人员，使之人人知晓，防患于未然。

（8）使用高危药品时，严格执行查对制度，核对患者姓名、住院号、药品名称、药品浓度、药品剂量、给药时间、给药途径及药品效期。

（9）加强高危药品的效期管理，执行"左进右出，先进先出"的规定，并建立盘点和交接班制度，做到班班交接及交接记录规范完整。

（10）定期检查使用中与高危药品看似、形似、听似的药品，应采取预防措施，避免因药品外观相似或读音相似导致混淆错误的发生。

4. 组织医务人员进行高危药品知识及技能培训　应及时组织高危药品知识培训，特别针对直接操作或接触高危药品的医师、药师和护士进行高危药品概念及其可能产生的不良后果、临床用药安全、风险意识、注意事项等内容的宣教和培训。如开展抗凝剂和胰岛素的临床使用要点、化疗药物外渗的预防及处理等相关技能培训，使医务人员牢记该类药品潜在风险和注意事项，同时制订高危药品风险告知流程，在使用此类药物时向患者告知潜在风险，减少因沟通不佳而带来的医疗纠纷。

（二）建立药品安全管理考核机制

目前，关于医院综合效益及医护质量评价的研究和关注比较多，但对医院药品治疗质量评价和考核尚不多见，把高危药品安全管理纳入质量考核体系中，把高危药品的管理提高到安全用药风险管理药品的地位来看待，对于引导医院

☆ ☆ ☆ ☆

全体药学管理者与实践者加强医院药学工作质量管理、促进药物合理应用、确保患者安全用药都会有积极的意义。对检查中发现的问题及时改正对改进效果进行不定期的再抽查，并在临床护理实践中不断改进和完善，制订出比较完善的高危药品管理制度和给药操作程序，以确保患者用药安全。

（三）麻醉科常用高警示药品

根据高警示药品临床使用中可能造成的不良后果严重程度，高警示药品分为 A、B、C 三级，并实行管理模式，其中：A 级风险最高，一旦发生用药错误可导致患者死亡，应重点监护和管理；B 级风险中等，一旦发生用药错误，会给患者造成严重伤害，但较 A 级低；C 级风险最低，一旦发生用药错误会对患者造成伤害，但较 B 级低，具体见表 19-1。

表 19-1　麻醉科常用警示药品

风险等级	高警示药品种类	常用高警示药品
A 级	高浓度电解质	10% 氯化钠注射液、10% 或 15% 氯化钾注射液、25% 硫酸镁注射液
	高渗葡萄糖注射液（浓度≥ 20%）	50% 葡萄糖注射液
	胰岛素（皮下或静脉用）	甘精胰岛素注射液、重组人胰岛素注射液等
	吸入或静脉麻醉药	丙泊酚、七氟烷、依托咪酯等
	抗心律失常药，静脉用	胺碘酮、利多卡因等
	≥ 100ml 灭菌注射用水	灭菌注射用水
	肾上腺素受体激动药，静脉用	肾上腺素、去甲肾上腺素等
	肾上腺素受体拮抗药，静脉用	普萘洛尔、美托洛尔、艾司洛尔等
	强心药，静脉用	去乙酰毛花苷、米力农等
	抗栓药，非肠道用	低分子量肝素、替罗非班、阿加曲班、比伐卢定、阿替普酶等
	硬膜外或鞘内注射药	利多卡因（硬膜外注射）、地塞米松（鞘内注射）等
	阿片类镇痛药，静脉用	吗啡、舒芬太尼等
	其他	硝普钠注射液、注射用三氧化二砷、阿托品注射液（规格≥ 5mg/ 支）、肾上腺素（皮下注射）
B 级	神经肌肉阻断剂，静脉用	维库溴铵、罗库溴铵等
	茶碱类药物，静脉用	多索茶碱、氨茶碱等

☆☆☆☆

续表

风险等级	高警示药品种类	常用高警示药品
	中度镇静药，静脉用	咪达唑仑等
	中度镇静药，小儿口服	水合氯醛
	胺碘酮、美西律、普罗帕酮等	胺碘酮、美西律、普罗帕酮等
	阿片类镇痛药，经皮及口服	吗啡、羟考酮、芬太尼等

六、急救药品管理

对急救药品进行科学而规范的管理，不仅为危重患者急救提供重要保障，也为护理人员安全用药提供了方便。为了高效率、高质量地完成各种危重患者的急救工作，达到"急救药品固定品种和基数，用后及时补充，注意药品有效期，避免使用过期药品"的要求。

（一）急救药品放置要求

规范急救药品的摆放位置和使用原则，急救药品摆放的顺序是按照急救药品失效期的先后从右向左依次摆放。急救药品的使用应遵循先进先出的原则，也就是先使用效期更近的药品，使用时，从右向左依次取用，使用后及时补充，补充的药物根据失效期按上述规定摆放。

（二）急救药品质量控制

急救药品定位放置、专人管理，存放处有明显的标识。设立"急救药品检查记录本"，同时指定护师或以上职称的护理人员主管急救车的急救药品，严格交接制度，责任护士每日检查，主管人员每周检查，并由护士长每月进行检查和督导，确保急救药品种类、数量、有效期与账目相符。

（三）相关学习培训

人员培训，由护理部组织科护士长学习规范化的急救药品管理、使用方法和急救制度，再由护士长对科室护士进行培训，做到人人皆知，人人参与，并不定期对护士进行培训，熟知各种急救药品的作用、临床用途、不良反应、使用注意事项等。

七、冷藏药品管理

药品质量事关人民群众的生命安全，发展健康的医药冷链管理势在必行。低温冷藏药品是指对储存运送有温度要求的药品，在生产、加工、储藏、运输、配送、销售等过程，一直到消费者手里的各个环节中都必须全程保证温度控制在规定的范围内。

2010 年版《中华人民共和国药典》对药品的存储温度规定了不同要求，主要分冷处（2～10℃）、凉暗处（避光并不超过20℃）、阴凉处（不超过20℃）、常温（10～30℃）4种类型，因此冷藏药品应存储于2～10℃环境中，对生物制品，除另有规定外，成品应在2～8℃避光贮藏，不得冷冻。

目前麻醉用药及麻醉辅助用药需要低温冷藏的麻醉类用药包括注射用苯磺顺阿曲库铵、罗库溴铵注射液、盐酸丙美卡因滴眼液等。通过对冷藏药品领取、存储、使用的各个环节加强管理，可以提高用药的安全性和有效性。冷藏药品的管理如下：严格按药品的说明书来放置需要冷藏的药品；放置冷藏药品的冰箱必须配有温度计，显示冰箱内的温度；冷藏药品进行专人管理，建立登记本，班班交接，每日登记冰箱内的温度，如有异常，立即检查原因，及时维修，同时保存好冰箱内的药品；冰箱内的药品分类放置，标识醒目，对于有高危药品的，必须有醒目的警示标记；每周进行检查冷藏药品的质量，有效期，如有问题及时更换；麻醉科冰箱建议加锁管理；定期对麻醉护士进行培训，必须掌握冷藏药品相关的管理规定。

第三节　医学装备的管理

一、麻醉科仪器与设备的管理

医院应遵从中华人民共和国国务院令（第650号）《医疗器械监督管理条例》和2019年国家卫生健康委国家中医药局《医疗机构医用耗材管理办法（试行）》，应在此框架下制订科室仪器设备耗材的管理制度。

（一）计划与采购流程

1. 科室根据临床、科研、教学工作需要按年度编报设备计划并进行可行性论证。

2. 大型医疗设备的购置，必须先编写可行性报告及购置申请表，报省卫生健康委员会批准后执行。

3. 紧急情况或急需的医疗设备，科室提出申请交院领导批准后，可依相关制度优先办理。

4. 除医院规定的采购管理部门外，任何其他科室不得从事医用设备的采购活动（包括签订合同或向厂家承诺购置意向等），不得使用非医院采购管理部门采购供应的医用设备。

5. 对各类设备所需的耗材、配件，科室做好计划报设备管理部门审核，由相关领导批准后执行。

6. 对于科研合作、临床试用或验证的医疗设备，必须按程序办理相关手续，经相关部门审核，报单位领导批准后执行。所得装备按《医疗卫生机构医学装

☆ ☆ ☆ ☆

备管理办法》统一管理。

（二）出入库管理

1. 到设备部门领用或直接送至科室安装的设备，科室负责人应和采购管理人员、设备管理部门办理验收／入库手续，填写收货记录，双方签字，发现问题停止交接，交由相关部门领导处理。

2. 依据本院相关医学装备管理办法，建立设备台账。

3. 因退库、不能使用或暂不使用可以办理退货手续，以领货时的出库单和退货说明及分管领导审批为凭证，填写领用退库单，退货单中的商品编码、产品名称、规格型号等与出库单一致。

（三）操作管理制度

1. 使用部门应当有与在用设备品种、数量相适应的储存场所和条件。当加强对工作人员的技术培训，按照产品说明书、技术操作规范等要求使用设备。

2. 制订操作流程，使用时必须严格按照操作流程进行，不得随意开关机。

3. 仪器设备必须有使用登记本，记录每天设备的运行状况。

4. 操作人员要接受培训与考核，合格后方可上机操作。大型医疗设备，操作人员必须取得上岗证后方可操作。

5. 有专人负责设备管理，包括科室台账、各设备的配置状况、设备的日常维护与检查。

6. 运行过程中发生故障，应立即停止使用，及时通知技术工程师进行检修，操作人员不得擅自拆机，排除故障后方可正常使用。

7. 下班前应做好仪器设备的清洁工作，按规定关机，切断电源、水源，以免发生意外。

8. 爱护仪器设备，所用仪器设备须处于良好的功能状态。不得违反设备操作手册操作，如因违规操作造成设备损坏，及时上报设备管理部门，并按规定对操作人员进行相应处理。

（四）维修管理制度

1. 仪器设备出现故障，应及时报告设备维修组。

2. 仪器设备维修必须经科室设备管理员进行登记，并填写设备维修单。

3. 设备维修人员根据不同设备操作手册，每季度至少一次到科室进行巡查检修。

4. 科室仪器设备应依规建立维修档案。

5. 如因临床工作需要对仪器设备进行技术改造，必须书面报告设备管理部门批准执行。

（五）报废管理制度

符合下列条件的固定资产可以按规定办理报废手续：

1. 使用年限过长，功能丧失，失去使用价值，或损坏影响使用又无修复价值的固定资产。

2. 产品技术落后，质量差、能耗高、效率低已属淘汰且不适于继续使用，或技术指标已达不到使用要求的固定资产。

3. 严重损坏，无法修复的，或虽能修复但累计修理费已接近或超过市场价值的固定资产。

（1）向设备管理部门提出申请，逐一填写"报废医学装备申请表"，由相关技术部门进行鉴定，设备主管部门提出报废意见，财务部门办理相关手续。

（2）待报废医疗设备未批复前妥善保管。

（3）经批准报废的医疗设备，不得自行处理，按各省规定交由相关管理部门统一处理。

（4）已批准报废的医疗设备在处理后，应及时办理销账手续。

（六）可疑医疗器械不良事故报告制度

1. 医疗器械不良事件，是指获准上市的质量合格的医学装备在正常使用情况下发生的，导致或者可能导致人体伤害的各种有害事件。

2. 报告医疗器械不良事件应当遵循可疑即报的原则，即怀疑某事件为医疗器械不良事件时，均可以作为医疗器械不良事件进行报告。

3. 经界定的可疑医学装备不良事件由相关部门上报药品食品监督管理局。

4. 建立并保存医疗器械不良事件监测记录，相关部门保存可疑医疗器械不良事件监测、上报和处理的记录，档案保存期不少于 5 年。

5. 使用科室应配合相关部门主动发现、收集、分析、报告所有可疑不良事件。

（七）医学装备的计量管理

遵照《法定计量检定机构监督管理办法》《市场监管总局关于调整实施强制管理的计量器具目录的公告》相关规定执行。

1. 贯彻落实《中华人民共和国计量法》和《中华人民共和国强制检定的工作计量器具检定管理办法》，遵照国家计量法相关规定，医学装备部下设立计量室，配备专职计量员，负责全院医学装备计量和计量器具的计量检定、校准工作；临床科室设立兼职计量管理员，负责本科室计量器具的统计、申报和定期检定的配合工作。确保强制检定的医学计量器具的检测工作，保障人身健康和生命安全。

2. 新入院的医学计量器具，如属于国家强检范围之内的，由销售方完成首检并取得《计量检定证书》，验收合格后登记入库。计量室建立计量器具登记台账，各科室领取计量器具后做好科室记录，并报计量室记录检定周期和时间。

3. 计量室制订周期检定计划，并负责周期检定计划的执行情况。每年确定检定目录，向检定机构申请检定或校准。确保年度检测率达到 100%。

☆ ☆ ☆ ☆

4.使用人员必须严格按照计量器具使用说明书使用和保养，严格执行不得使用无检定合格印、证和超过检定周期及经检定不合格的计量器具，使用前发现故障或对准确性有怀疑时，应立即停止使用，并送维修部门维修。计量器具由专人保管、使用，因故损坏必须酌情赔偿。计量器具报废或处置由医学装备部统一报批。

5.国家规定强检的计量器具严格按规程送检。

6.各科室要把计量器具管理作为常规任务，医院将计量工作作为考核内容。

（八）仪器设备的消毒防护

1.具有识别不同危险性医疗仪器设备能力高度危险性物品、中度危险性物品、低度危险性物品。

2.严格按照医院感染防控措施执行，避免医院感染发生。

3.常规清洁消毒应参照制造商提供的数据和方法，避免造成机械或化学损伤，降低使用寿命。

（九）固定资产管理制度

医院固定资产是指在医院使用1年及以上且使用过程中基本保持原有物质形态的资产，比如医院大楼、医疗器械、运输工具（救护车、担架等）、通信设备、机电设备等。根据物品性质的不同，医院固定资产可划分为两大类，一是医疗用品类（比如医学实验设备、医学教学设备、医疗仪器设备等）；二是非医疗用品类（比如五金工具、医院大楼、办公用品、医学书籍等）。

1.医院固定资产实行"统一领导，分级负责，归口管理，责任到人"的日常管理，明确资产使用人和管理人的岗位责任。

2.科室为固定资产使用管理的直接责任主体，按照"谁使用、谁管理、谁负责"的要求，负责对本科室使用保管的固定资产实施日常管理。

3.科室需要指定专人担任科室资产管理员，建立台账。制定操作规程，建立设备使用情况报告制度。

4.定期进行盘查。固定资产发生盘盈、盘亏，应由固定资产使用科室和管理部门逐笔查明原因，共同编制盘盈、盘亏处理意见。

5.发生固定资产损毁或报废固定资产时，应当按照国有资产管理规定处理。

二、医用耗材的管理

本规定所称医用耗材，是指经药品监督管理部门批准的使用次数有限的消耗性医疗器械，包括一次性及可重复使用的医用耗材。

（一）成立管理小组

由科主任、护士长、1～2名麻醉医生和护士组成耗材管理小组，安排专职人员保管、发放及做好相关登记盘点工作。

（二）耗材的闭环管理

闭环管理系统的该系统包括两个部分：医院装备管理部门对其进行控制使用，科室对其进行实际应用的反馈。

1. 流程

（1）登录医学装备管理系统、医学耗材管理系统、完整的闭环管理系统，在科室领用管理功能处填写需要领用的耗材名称、规格型号、厂商、数量等基本信息，该系统具有自动统计功能，可显示历史领用量以及当前科室的暂存量。

（2）经科室主管领导签字确认后由设备管理部门按时发货。对于植入性医疗器械应认真填写《一次性植入人体的医疗器械申请表》，按程序领用，领用人员通过扫码或手工录入医院编码。

（3）科室应严格落实医用耗材临床使用的相关规定，统一通过医疗质量安全事件管理系统进行安全及不良事件上报。

（4）对医用耗材临床使用实施分级分类管理。在诊疗活动中：Ⅰ级医用耗材，由卫生技术人员使用；Ⅱ级医用耗材，由有资格的卫生技术人员经过相关培训后使用，尚未取得资格的，应当在有资格的卫生技术人员指导下使用；Ⅲ级医用耗材，按照医疗技术管理有关规定，由具有有关技术操作资格的卫生技术人员使用。植入类医用耗材，应当由具有有关医疗技术操作资格的卫生技术人员使用，并将拟使用的医用耗材情况纳入术前讨论，包括拟使用医用耗材的必要性、可行性和经济性等；非植入类医用耗材的使用，按照医疗技术管理等有关医疗管理规定执行。

（5）科室应当建立医用耗材临床应用登记制度，在使用高值医用耗材时，要求对于医用耗材品规及数量进行登记。登记信息与粘贴的手术医用耗材品名及数量要一致，手术记录要完整填写所使用高值医用耗材信息（包括品规及数量）。使医用耗材信息、患者信息及诊疗相关信息相互关联，保证使用的医用耗材向前可溯源、向后可追踪。

2. 库存管理

（1）加强医用耗材有效期的管理

1）收货时严格验收：耗材入库，仔细核对耗材的数量、规格、型号，核对无误后方可入库。

耗材到库后，应先放入待检区，经验收合格的物品才能放到指定区域，判定不合格的物品则需隔离堆放，放入退货区。

在验收过程中发现数量、规格、型号、质量及单据等不符合，应拒收该批耗材，情节严重者向上级主管部门反映。

2）根据实际情况设置"近效期耗材专门区域"，发放耗材按"先产先出，近期先出"的原则。

☆☆☆☆

3）属于冷链管理的医用耗材，库房人员应当严格落实冷链管理要求，在验收时按相关要求做好温度验收，查验各流通环节的温度记录。

4）耗材入库前除去外包装至最小包装，按照医院感染管理办法放至相应位置。

5）做好入库登记，建立台账，高值耗材单独存放，专账管理。

6）验收记录管理。使用后的医用耗材进货查验记录应当保存至使用终止后2年。未使用的医用耗材进货查验记录应当保存至规定使用期限结束后2年。植入性医用耗材进货查验记录应当永久保存。

（2）搬运和放置规范

1）搬运和放置严格按照医疗器械产品外包装图示的要求规范操作。

2）库房人员应每日做好温湿度记录，做好防火、防潮、防霉、防虫、防鼠及防污染等工作。

3）库存医用耗材存放的位置应固定，按批号和效期远近依次或分开码放，物品存放架或柜应距地面高度≥20cm，距离墙≥5cm，距天花板≥50cm。堆放时应按技术部规定的堆放高度要求进行合理堆放。怕压物品控制堆放高度。

4）分类、相对集中存放，按批号及有效期远近依次、分开放置：就近原则，有效期近的放靠近出库的位置；相关性原则，常用和不常用的相邻放置；面向通道原则，所有物品的标识要统一面向通道。

5）耗材存放按照"左进右出的原则"，每月清点效期并做好登记；对于失效期在1个月以内的耗材，加近效期标识，防止耗材过期。按近效期先用的原则使用耗材。禁止使用过期耗材。

6）对于长期未用积压库存耗材，及时通知相关部门后方可进行报账及减账手续。

7）对特殊材料的储存，应按技术部的相关规定执行。

8）需冷藏保存的耗材，如血气试纸、ACT试管等，应按制造商提供的冷藏温度要求及使用说明，严格控制冰箱温度，妥善储存。

（3）发放物品时做好领取登记记录

1）耗材的发放按照先进先出的原则，按需发放，规范操作。

2）发放时应有领用及入库登记。

3）库存耗材不得私自带出或外借，外单位因公领用耗材，要有相关审批手续，否则不得出库。

4）对于急诊手术，抢救患者宜用一次性耗材，必须保证随时可以领取，保证医疗安全。

5）如发现这些情况应通知设备管理部门养护人员处理，不能发放使用：外观形状发生变化（如发霉、变色、生锈、包装破损、质量变异等）；一次性无菌

☆ ☆ ☆ ⭐

医疗器械小包装破损；包装标识模糊不清或脱落；产品已超过有效期。

（4）登记盘点：医用耗材的登记应当认真核对其规格、型号、消毒或有效期等。制订盘点计划，安排时间进行月盘、季盘、年盘，做好记录。

（5）储存中发现质量问题及时通知养护员处理。

（6）认真做好库房卫生工作

1）库房管理员每天上下班前，应检查库房及周围区域是否存在不安因素，门窗锁是否完好，如有异常应采取必要措施，并及时向上级主管部门汇报。

2）按照相关规定清洁消毒，保持库房整洁有序，做好防火、防潮、防霉、防污染及防虫等工作。

（7）总结和检查：每月统计 1 次耗材的使用情况，做出入库小结。科室领导每月检查 1 次耗材的管理工作。

3. 领用退库　由于某些原因不能使用或暂不使用可以办理退货手续，以领货时的出库单和退货说明文字及分管领导审批为凭证，填写领用退库单，退货单中的商品编码、产品名称、规格型号等与出库单一致。

4. 耗材使用后的管理

（1）及时记账，不能多记、少记、漏记、虚记。

（2）属于一次性医疗废物的，应按照《医疗废物管理条例》等相关规定处理。

（3）按规定可以重复使用的医用耗材，由消毒供应中心严格按照要求清洗、消毒或者灭菌，并进行效果监测。

5. 高值耗材的管理

（1）医用高值耗材的定义高值医用耗材是指直接作用于人体，对安全性有严格要求，限于某些专科使用且单价在 500 元以上的消耗性植入、介入、透析类、骨科耗材等。如中心静脉导管包、气管切开套件、双腔支气管插管、一次性喉罩、一次性血氧饱和探头、镇痛泵、血液回收耗材、动静脉内测压监测套件等。

（2）专用的高值耗材管理库房实行上锁管理，对由医院管理部门选择具有正规资质生产和销售企业的医用耗材实施二级存放。

（3）必须使用医院合法渠道购置或提供的医用耗材开展诊疗活动，即由医学装备部根据临床需求统一购置，科室不能自行采购，严禁私下向供应商借用、调用、试用医用耗材。

（4）科室应建立本科室医用耗材使用目录，科室质控小组定期讨论、科室负责人严格把关。

（5）应严格按照手术分级管理制度使用医用耗材，如有超量、超规格等使用时，应向医务管理部门申请、备案。

（6）一次性使用的医用耗材不得重复使用。

（7）按规定可以重复使用的医用耗材，由消毒供应中心严格按照要求清洗、

☆☆☆☆

消毒或者灭菌，并进行效果监测。

（8）对使用后医用耗材的处置进行管理，医用耗材使用后属于医疗废物的，严格按照相关管理规定处理。

（9）对高值耗材实行领用总量控制，实行按需领用。耗材管理人员每周清理高值耗材存量，根据库存情况提交本周耗材申领计划，避免高值材料的积压、浪费、流失，建立入库/出库记录。使用高值耗材后详细登记患者及使用者信息，以备产品质量的追溯。

第四节　医院感染的管理

医院感染的管理是保障医疗安全的关键防线，是医疗机构管理工作中的重要组成部分，在医疗领域中医院感染的管理是至关重要的环节。医院感染的管理是指在预防和控制医院内发生的感染，保护患者、医护人员及其他在医院内的人员免受感染的威胁，对于保障医疗质量和患者安全，维护医院的正常运转具有至关重要的意义。

一、麻醉科院感管理制度

（一）设立麻醉科院感管理小组

1. 小组成员通常包括麻醉科主任、护士长、若干麻醉医师和麻醉护士，以及负责清洁消毒工作的人员。

2. 职责分工

（1）科主任全面负责麻醉科院感管理工作的规划、指导和监督。协调与医院其他科室在院感防控方面的合作。

（2）护士长具体落实院感防控措施在麻醉科的执行情况。组织护理人员定期进行院感知识培训及考核。监督护理操作中的无菌技术规范性及院感防控执行情况。

（3）麻醉医师需严格遵循无菌操作规范进行麻醉插管、吸痰、动脉穿刺等操作。另外还需要负责麻醉设备和器械的正常运行和日常维护。若发现疑似院感病例及时报告。

（4）护士需要做好手术患者的术前皮肤准备和消毒工作及管理麻醉科一次性医疗用品的使用和处理。协助医师进行术后器械的处理和消毒。

（5）清洁消毒人员按照规范对麻醉科工作区域进行清洁和消毒。

3. 工作内容

（1）制定和完善麻醉科院感管理制度和流程，并监督执行。

（2）定期组织科室人员进行院感知识培训，提高院感防控意识和技能。

（3）对麻醉科的环境、设备、器械等进行定期监测和评估，确保符合院感防控要求。

（4）分析和处理院感相关事件和隐患，采取有效的改进措施，防止类似问题再次发生。

（5）与医院感染管理部门保持密切沟通，及时了解最新的院感防控要求和动态，并在科室内部进行传达和落实。

（二）麻醉准备间和麻醉复苏室的院感管理

1. 环境管理

（1）环境的清洁与消毒，配制浓度为 500mg/L 的消毒液，取 1000ml，对物表进行擦拭消毒。

（2）保持良好的通风，合理控制环境的温度维持在 22 ～ 26℃、相对湿度 40% ～ 60%，减少细菌的滋生，定期对空气进行净化消毒处理和空气培养，控制空气中的微生物含量。可采用紫外线照射或空气消毒机。

2. 人员管理

（1）手卫生

1）准备间和复苏室必须配备充足的洗手设施和手消毒，所有进入准备间和复苏室的人员必须严格执行手卫生制度，卫生手消毒，监测的细菌菌落总数应 ≤ 10cfu/cm^2，外科手消毒，监测的细菌菌落总数应 ≤ 5cfu/cm^2。

2）加强对患者身上各种留置导管的观察和护理，保持妥善固定及通畅引流，防止导管脱落或导管内引流液逆流所导致潜在感染的风险。

（2）着装规范

1）进入准备间或复苏室的工作人员应穿戴符合要求的工作服、帽子和口罩。

2）工作中需要外出的工作人员需要更换外出服和外出鞋。

3）工作结束后需要在固定的位置归还工作服和鞋。

4）如有外来的检查人员、维修人员、参观人员等，需要按照手术室管理要求进行管理。

5）设置专门的患者和医务人员进出通道。

3. 物品与设备管理

（1）重复使用的医疗器械如可视喉镜、呼吸球囊、纤维支气管镜等，须严格按照消毒灭菌流程处理。

（2）一次性使用无菌物品如一次性插管包、麻醉机螺纹管、动脉压力套装、吸氧面罩等必须一人一用，使用后及时按照医疗废物分类规范处理避免重复使用。

（3）定期对麻醉机、监护仪等高频接触表面进行清洁、消毒和维护，防止交叉感染。

☆☆☆☆

（4）及时更换麻醉机钠石灰和定期对麻醉机进行内部消毒和维护，防止病原体在设备内滋生和传播。

4. 监测与评估　定期对环境、物品、人员手等进行微生物监测。根据监测结果评估院感管理措施的效果，及时发现问题并整改。定期组织院感防控知识培训及考核，强化人员的院感意识和操作规范。

二、麻醉过程中院感管理

1. 手卫生的管理

（1）按照《医务人员手卫生规范》WS/T313—2019 中明确提出医务人员应洗手和（或）使用手消毒剂进行卫生手消毒的指征，为了方便记忆总结为"两前"和"三后"。分别是：接触患者前、进行无菌操作之前、接触患者后、接触患者周围环境后、接触患者的血液或体液后。

（2）麻醉医师和护士应严格执行手卫生规范，在接触患者前后、进行有创操作前等时刻，均需正确洗手或使用手消毒剂。

（3）麻醉医师在进行手术气管插管、气道管理或深静脉置管等无菌操作时，需要穿无菌手术衣或戴乳胶手套以确保无菌操作。如手套有破损应立即更换，需特别注意的是戴手套并不等同于洗手。

（4）患有感染性疾病或携带病原菌的医务人员应避免直接参与手术麻醉工作。

2. 麻醉药物和液体的管理

（1）配制麻醉药物应遵循无菌原则，避免药液受到污染。

（2）输注液体应在有效期内使用，开启后的液体应按照规定时间内使用。

（3）给患者注射部分药物后，剩余药液只能用于同一患者。

（4）注射器和针头必须一次性使用，且一人一用。

（5）抽出的药液放置时间不应超过 2h，无菌盘不应超过 4h，开启后的无菌溶液不应超过 24h。

（6）尽量选择使用单剂量的药瓶或包装。无法避免需多剂量用药时，注射器须严格一人一用，禁止用使用过的注射器再次回抽药液。

3. 麻醉科医疗废弃物管理　医院废物是指医院所有需要丢弃、不能再利用的废物，包括生物性的和非生物性的，也包括生活垃圾。医疗废物是指在患者进行诊断、治疗、护理等活动的过程中产生的废物。基本分类有：感染性、病理性、损伤性等。医疗废物中可能含有大量病原微生物和有害化学物质，甚至会有放射性和损伤性物质，因此医疗废物是引起疾病传播或相关公共卫生问题的重要危险性因素。2003 年 6 月 16 日列入《国家危险废物名录》。

（1）《医疗废物分类目录》将医疗废物分为五类

1）感染性废物：携带病原微生物具有引发感染性疾病传播危险的医疗废物，如被患者血液、体液、排泄物污染的物品。医疗机构收治的隔离传染病患者或者疑似传染病患者产生的生活垃圾等。

2）病理性废物：诊疗过程中产生的人体废弃物和医学实验动物尸体等，包括手术及其他诊疗过程中产生的废弃的人体组织、器官等。

3）损伤性废物：能够刺伤或者割伤人体的废弃的医用锐器，如医用针头、缝合针、各类医用锐器等。

4）药物性废物：过期、淘汰、变质或者被污染的废弃药品。

5）化学性废物：具有毒性、腐蚀性、易燃易爆性的废弃的化学物品，如废弃的化学试剂、化学消毒剂、汞血压计、汞温度计等。

（2）医疗废物分类注意事项

1）严格遵循相关法规和标准：必须按照国家和地方的医疗卫生法规、环保法规以及医疗机构内部制定的操作规范进行分类。

2）培训与教育：确保所有涉及医疗废物处理的工作人员接受充分的培训，了解不同类型医疗废物的特点和分类方法。

3）明确分类标准：熟知并准确判断医疗废弃物的归属类别，分类收集严禁各类医疗废物与生活垃圾混放。

4）防止混淆：不同类别的医疗废物应使用特定颜色和标识的容器进行收集，避免不同类别废物的混装。

5）锐器处理：对于损伤性废物，如针头、刀片等锐器，应放入专门的防刺破、防渗漏的锐器盒中。

6）特殊感染患者产生的医疗废物要按照严格的分类和处理流程进行处置，使用双层黄色医疗废物袋，并做好标识和记录。

7）记录与追踪：对医疗废物的产生、分类、收集、运输和处置进行详细的记录，以便追溯和监管。

8）定期检查：定期检查医疗废物分类的执行情况，发现问题及时纠正。

9）防护措施：工作人员在进行医疗废物分类操作时，应佩戴适当的个人防护装备，如手套、口罩、护目镜等。

10）环境清洁：医疗废物分类区域要保持清洁卫生，防止废物泄漏和污染环境。

4. 麻醉过程中特殊器械的管理　在麻醉过程中，我们经常会使用到一些特殊器械进行辅助插管，使用后需要对这些特殊器械进行消毒与管理。

（1）麻醉喉镜：用于气管插管时显露声门，帮助麻醉医师顺利插入气管导管。麻醉喉镜使用后应立即清洁，防止分泌物、血液等干涸。先用湿纱布擦去喉镜镜片和手柄可见的污染物。对于镜片部分，要拆卸下来，使用专门的酶清

☆☆☆☆

洁剂浸泡，浸泡后用清水冲洗，并且用软毛刷仔细清洁镜片的关节、缝隙等难以清洁的部位，确保去除所有的有机物。麻醉喉镜通常采用化学消毒。如采用2%碱性戊二醛浸泡消毒，一般浸泡不少于20min。也可以使用低温等离子体灭菌器进行灭菌消毒，这种方式能在较低温度下有效杀灭微生物，尤其适用于不耐高温的喉镜部件。消毒后的喉镜部件要进行干燥处理。可以使用干净、无菌的纱布擦干，或者用热风机吹干，确保喉镜没有水分残留。储存喉镜应放在清洁、干燥、通风良好的专用存放柜内，并且要分类放置，避免不同喉镜相互碰撞、摩擦而损坏。同时，存放处环境要符合医院感染控制的要求，定期进行清洁和消毒。此外定期对消毒后的麻醉喉镜进行微生物监测，检查是否有细菌、病毒等微生物残留，确保消毒效果达到标准。

（2）纤维支气管镜：在困难气道插管时发挥重要作用，能够引导气管导管准确进入气管，还可以用于检查气道情况。纤维支气管镜消毒与管理：检查结束后，要立即使用含有酶的清洗液冲洗纤维支气管镜的外表面和管道，以去除分泌物、血迹等污染物，防止其干涸后难以清洗。然后在清洗槽内进行彻底清洗。将纤维支气管镜拆卸到最小单位，用专用的刷子对管道进行刷洗，确保管道内没有残留的污垢。各部件都要在清洗液中充分浸泡和清洗。其常用的消毒方法是化学消毒，例如采用2%碱性戊二醛浸泡消毒。浸泡时间要足够，一般不少于20min，以确保达到消毒效果。也可以使用环氧乙烷灭菌，这种方法适用于不耐高温且对灭菌要求更高的纤维支气管镜，不过这种方法耗时较长。消毒后的纤维支气管镜要用无菌水进行彻底冲洗，以去除残留的消毒剂，避免对患者造成刺激和损伤。冲洗后使用压力气枪将纤维支气管镜内外的水分吹干，然后放置在专用的储存柜中，储存柜要有良好的通风条件，保持干燥。对于纤维支气管镜我们需要建立完善的使用登记制度，记录纤维支气管镜的使用患者、使用时间、清洗消毒时间、操作人员等信息。定期对纤维支气管镜进行检查和维护，包括检查外观是否有损坏、光学系统是否清晰、管道是否通畅等。

（3）呼吸球囊：在患者呼吸骤停或呼吸微弱时，辅助患者呼吸，维持有效的通气和氧合。呼吸球囊使用后要尽快清洁，防止分泌物等残留。先将呼吸球囊拆卸，把各部件分开，比如球体、瓣膜、面罩等。用含有酶的清洁剂浸泡部件，浸泡后用清水冲洗，重点清洁进气口、出气口和瓣膜周围等容易藏污纳垢的地方。对于有明显污渍的部分，可使用软毛刷轻轻刷洗。呼吸球囊可采用化学消毒法，例如用含氯消毒剂浸泡。一般有效氯浓度为 $500 \sim 1000$mg/L，浸泡30min左右。也可以选择环氧乙烷灭菌，这种方法适合对消毒要求更高的情况，不过消毒周期相对较长。消毒后，用无菌水充分冲洗各部件，确保将消毒剂残留冲洗干净，避免对患者呼吸道等造成刺激。冲洗后的部件可以自然晾干，也可以使用干净的低纤维布擦拭或用暖风机吹干，保证部件干燥后再进行组装。组装好

☆ ☆ ☆ ☆

的呼吸球囊应存放在清洁、干燥、通风良好的地方，避免阳光直射。最好有专门的储存柜，并且定期进行清洁。定期检查呼吸球囊的性能，包括球体的弹性、瓣膜的开闭功能、连接是否紧密等，确保其在需要时能够正常使用。

（4）麻醉穿刺针：例如硬膜外穿刺针、蛛网膜下腔穿刺针、神经阻滞穿刺针等，用于实施椎管内麻醉和神经阻滞麻醉。麻醉穿刺针的消毒管理十分关键，使用后应立即冲洗，将穿刺针表面的血液、组织液等污染物去除。一般使用生理盐水冲洗，防止污染物干涸后难以清洁。冲洗后可将穿刺针放入含有酶的清洗液中浸泡，酶清洗液能有效分解有机物，浸泡时间根据产品说明书，通常为 5 ～ 10min。对于耐高温的麻醉穿刺针，最可靠的消毒方法是压力蒸汽灭菌。将穿刺针放入专门的灭菌包装内，在 121 ～ 134℃的高温高压环境下灭菌 15 ～ 30min，能有效杀灭各种微生物。对于部分不耐高温的穿刺针可以使用环氧乙烷灭菌，这是一种低温灭菌方法。不过，环氧乙烷灭菌后的通风时间较长，以去除残留的环氧乙烷气体。灭菌过后物理监测是通过灭菌设备自带的记录装置，查看灭菌时的温度、压力、时间等参数是否符合要求。化学监测是利用化学指示物，如灭菌指示胶带、灭菌指示卡等，在灭菌后通过颜色变化来判断灭菌过程是否合格。生物监测则是使用嗜热脂肪芽孢杆菌芽孢等生物指示剂，是最可靠的监测方法，不过操作相对复杂，通常每月或每季度进行一次。灭菌后的穿刺针应存放在清洁、干燥、无菌的环境中，如无菌物品存放柜。存放时要注意避免穿刺针的针尖受损，防止包装破损，保证穿刺针在有效期内使用。

第五节　麻醉护理制度与应急预案

一、麻醉护理制度

（一）麻醉复苏室管理制度

1. 在护理部、科室主任、总护士长的领导下，由护士长负责麻醉复苏室护理管理工作。

2. 患者收入或转出麻醉复苏室，均由麻醉医师决定，麻醉护士协助麻醉医师负责病情监测与诊治。

3. 麻醉复苏室的工作人员着装符合手术室管理规范要求，着手术室专用工作服、戴圆帽、戴外科口罩、穿专用防护拖鞋，凡经麻醉复苏室外出送患者时必须更换外出鞋和外出服装，并行手卫生消毒。

4. 每日监测温湿度，维持室温 22 ～ 24℃，湿度 50% ～ 70%，噪声强度 35 ～ 40dB 为宜。

5. 每床配备心电监护、呼吸机、吸氧装置、负压吸引装置等，仪器设备须

☆ ☆ ☆ ☆

定位放置，并处于功能状态。

6. 麻醉护理人员必须经过专业培训，掌握必备的专业知识和监测技能后方可上岗，按麻醉医师的医嘱进行病区观察、监测和护理，病情监测包括心电图、氧饱和度、心率、血压、呼吸、脉搏、出入量等，必要时行血气分析，正确记录。

7. 患者转出麻醉复苏室应达到以下标准：全身麻醉患者神志转为清醒，呼吸通道畅，肌力恢复正常，循环功能稳定，无手术并发症。

8. 麻醉复苏室的工作区域划分明确，各项工作流程清晰，复苏室环境清洁、整齐、安静，不得大声喧哗、嬉戏打闹。

9. 在复苏室工作的麻醉护士，须做好与病房、ICU、手术间医护人员的衔接和沟通，保证患者交接、转运的顺畅与安全。

10. 将安全措施落实到工作的每一环节（保证患者的安全、舒适、隐私与尊严），发现问题及时向护士长汇报，做好记录。

11. 麻醉复苏室各类仪器设备有专人管理，摆放整齐规范、定位放置、标识明确，每日清点并擦拭所有仪器设备，检查性能并处于备用状态。未经护士长的同意不得随意搬动或私自增减。

12. 每月检查抢救车及车内药品、物品，检查有效期并确保其良好，做好登记，如有使用做到即刻补充。

13. 做好麻醉质控指标及复苏相关记录。

14. 须按院感要求遵守手卫生管理规范，及时处理医疗垃圾，定期对房间进行空气监测，保证患者治疗环境安全。

（二）麻醉准备室管理制度

1. 麻醉准备室主要负责患者手术麻醉前的各项准备工作，手术前核查患者身份信息是否正确、麻醉知情告知是否完善及建立静脉通道的重要场所，必须严格管理。

2. 房间内物品及地面应保持清洁、整齐，严禁喧哗。

3. 房间内看板信息须及时更新，手术间号码牌须定位悬挂。

4. 必须保持座机电话畅通，电脑信息设备运行正常，任何人不得在该电脑上建立或记录与医疗、护理无关的系统软件和信息。

5. 准备室的所有仪器、设备如可视喉镜、麻醉深度监测仪、超声诊断仪等使用后必须归位，并做好使用登记。值班医师对急救设备进行充电并检查是否处于备用状态。

6. 麻醉准备室急救药品及建立静脉通道所需物品、液体等必须准备齐全，定位放置。

7. 设立物品、设备登记本，每日晨麻醉护士进行检查并做好记录，发现问题立即进行处理，如不能解决，须及时上报。

8. 在准备室工作的麻醉护士，须做好与护士站、病房、手术间医护人员的衔接和沟通，保证患者交接、转运的顺畅与安全。

9. 保证入室患者的安全，加强观察入室患者的心理护理，减轻患者术前紧张焦虑的负面情绪。

10. 须按院感要求规范处理医疗垃圾，定期对房间进行空气监测，保证患者治疗环境安全。

（三）麻醉科护理值班、交接班制度

1. 交接班总则

（1）护理人员必须坚守岗位，履行职责，保证各项护理工作准确及时进行。

（2）按时交接班，接班者提前 5 ～ 10min 到科室，了解上一班的情况。

（3）交班者须在交班前完成本班职责工作，完善各项记录，整理好物品。

（4）交、接双方床旁交接患者。接班者如发现病情、治疗、皮肤、管路及物品交接不清，应立即查问，未逐项接清楚之前，交班护士不得离开岗位。交班中发现患者病情、治疗、护理、物品、药品等不相符合时，应由交班护士负责。

（5）科室、病区间交接见"病区间交接"，核对、确认《患者交接记录单》各项内容，无误后双方签字。

2. 病区间交接

（1）术前准备室与病房、手术间患者交接制度：外送人员前往接手术患者，病房责任护士扫描腕带，查看病历完成核对，对照《手术患者交接记录单》逐项核对交接，并确认签字，麻醉准备室护士扫描腕带完成核对并签字，核对内容包括：患者的身份、携带用物、手术部位、手术标识、皮肤情况、管道数量及畅通情况，询问患者是否禁饮禁食，有无义齿、既往史、手术史、药物过敏史，检查知情告知同意书是否完善。最后核对无误，根据患者手术体位为患者建立静脉输液通道。

（2）手术间 - 麻醉复苏室：手术结束，巡回护士与复苏室护士确认有床位后，由麻醉医师、巡回护士共同将患者送入麻醉复苏室，麻醉复苏室护士应立即连接监护仪、呼吸机等设备，监测患者生命体征；麻醉医师与复苏室护士交班，详细交代患者既往史、现病史、麻醉方式、手术名称、术中特殊用药、麻醉手术过程中出现的问题及处理措施、预计复苏时间及麻醉复苏期可能出现的问题等；巡回护士与麻醉复苏室护士当面交接患者静脉输液通路及正在输入的液体、患者手术名称、引流管位置及标识、引流液性状及流量、患者皮肤、病历及影像资料、血液制品、患者衣物、特殊物品等；巡回护士与复苏室护士在手术患者交接记录单、压疮评估预报单上签名确认；接班后仔细填写麻醉复苏室记录。

（3）麻醉复苏室 - 病房：由复苏室护士对患者的诊断、既往史、手术名称、

☆ ☆ ☆ ☆

出入量、术后进入复苏室后的意识状态、皮肤、管路情况、护理要点及注意事项进行口头交接，并共同完成《护理记录单》的填写，确认无误后，双人签字完成交接。

（4）掌握所管区域内的手术情况（数量、进度），做到心中有数，及时为术前术后的患者准备。

（5）每年进行两次的护理总结会，及时总结期间发生的问题，给予有针对性的解决方法及改进方向和目标。

（四）抢救药品管理制度

在麻醉医学中心，准备室、恢复室、手术间均备有麻醉车，车内均备有急救药品，为保证患者应急抢救工作，必须加强抢救药品的管理。

1.麻醉科主任、护士长为本科室抢救药品管理责任人，并指定专人负责管理本科室急救药品。

2.科室需有抢救车，车内备急救药品，做到"四定"（定种类、定位放置、定量保管、定期检查）、"三无"（无过期、无变质、无损坏）、"二及时"（及时更换、及时补充）、"一专"（专人管理）。

3.急救药品放置合理，位置固定，以便紧急时以最快的速度取用，药品要注意防潮、防晒，放置在通风、干燥、避光处，定期检查药品质量，防止积压变质。如发生沉淀、变色、过期、药瓶标签与盒内药品不符、标签模糊或经涂改者不得使用。

4.急救药品应分别按目录编号定位放置，注明药品剂量、浓度及有效期；每种急救药盒内的药品应按使用有效期排列，使用时按有效期先后顺序，按照近期先出、先进先出、按批号发货的出库使用原则使用。所有药品近失效期应提前3个月与药房更换。

5.急救药品标签及目录清晰，使用后及时登记补充，呈备用状态，抢救车内药品一律不予外借。

6.建立《急救药品交接登记本》，交接人员按要求定时清点并签名；封闭管理的急救车应每周检查登记，每班进行交接（封条完好，标明日期、责任者）并做好记录。

（五）麻醉科感染管理控制制度

1.麻醉科主任为医院感染管理工作的第一责任人，负责组织、协调、落实麻醉科医院感染管理工作。麻醉科护士长协助主任负责具体实施。

2.麻醉科医护应具备良好的职业道德和业务素质，自觉遵守无菌技术操作规程。进入手术室的人员应规范着装，佩戴帽子、口罩，保持手部卫生，并严格执行手卫生规范。

3.手术室应分区明确，分为清洁区、半污染区、污染区，并设置缓冲间。

手术室门在手术过程中应关闭，尽量减少人员的出入。净化空调系统应在术前 30min 开启，清洁工作应在每天手术结束后进行。

4. 包括每天监测洁净区、层流净化级别、温湿度可控性等；每周滤网清洗；定期滤芯更换；物体表面每日处置等。

5. 存在的问题包括麻醉医生手卫生意识较差，无菌物品和药品随意摆放，麻醉用品消毒不规范等。发现问题后应进行反馈与改进，如严格执行手卫生，物品表面的清洁，以及麻醉耗材及仪器管理。

6. 一次性耗材应严格按照"一人一用一丢弃"的原则管理。纤维支气管镜和食管超声应严格按照清洗消毒技术规范进行处理。麻醉机内部回路消毒应按照国家卫生健康委员会的要求进行。

（六）麻醉科仪器设备管理制度

1. 麻醉科设立一名仪器设备专职管理护士，负责麻醉科所有仪器设备的日常使用记录督查管理和联系仪器设备的检测、维护等。

2. 所有设备应进行登记管理，建立设备档案，包括设备名称、型号、规格、购置日期、供应商信息、保修期等。

3. 遵守医学装备部管理规定，任何人不能私自使用医疗设备。所有仪器设备需贴有院方三码：财务处合格证（检定日期有效日期）、器械处编码、医学装备编码。

4. 操作人员在使用新设备前应接受培训，了解设备的性能、操作规程和维护要求；对新来的医护人员，有专门的仪器设备使用培训、考核登记。

5. 建立设备使用登记本，记录每次使用的时间、操作人员、使用情况和维护保养情况。

6. 根据设备制造商的建议和医院的维护计划，定期检查各个设备使用性能，保持性能良好，处于备用状态。如有故障应及时悬挂故障标牌，并报告仪器设备管理员或护士长，并联系医学装备部，对仪器设备进行维修保养同时，应有备用设备以保证临床工作的连续性。

7. 每台仪器设备均应悬挂使用操作流程，在使用过程中凡因不负责任或违反操作规程而损坏仪器设备的，应根据医院赔偿制度进行赔偿处理。

8. 一级保养所用设备每天使用后保证清洁、签名、登记；二级保养医学装备部工程师对设备定期或不定期进行设备内部清洁和技术参数校对，包括内部除尘、机械性能试验等。

9. 任何仪器设备未经允许不得拿出科室，经批准借出物品，必须有手续，经手人要签字；重要物品须经主任同意方可借出。抢救仪器设备不能外借。

10. 对于性能下降、无法维修或维修成本过高的设备，应按照医院的报废流程进行报废处理。

☆ ☆ ☆ ☆

（七）麻醉科耗材管理制度

1. 麻醉科设立专用耗材存放管理室，专人进行管理，并在科主任及护士长的双重领导下开展工作。

2. 根据临床需求和预算，制订耗材的采购计划。选择合格的供应商，并确保耗材符合医疗标准和法规要求。

3. 耗材管理负责人每日进行清点核对使用的耗材种类和数量，并在耗材本上进行登记，做到入库和出库相符合。

4. 高值耗材设立专用登记本，记录入库及出库时间、去向、患者信息、领取医务人员，确保账物相符。

5. 对于一次性使用的耗材，使用后应按照医疗废物处理规定进行处理。对于可重复使用的耗材，应进行严格的清洗、消毒和灭菌。

6. 耗材计划实行周报或月报，与设备科相互协调，保证日常工作中的耗材供应。

7. 所有耗材到货后应进行严格验收，包括检查包装完整性、有效期、批号、数量等，确保耗材质量合格。进口耗材是否有对应的中文标志，并且清点数量是否符合。

8. 耗材领到后，去除外包装至最小包装后进行入库，耗材应按照要求存储在干燥、清洁、温度适宜的环境中，避免直接日光照射和潮湿，确保耗材在有效期内使用。

9. 定期清点库房，做到账务相符，当发生消耗数量和实际出库不符合时，及时查找原因。

10. 对于过期、损坏或不符合使用要求的耗材，应及时报废处理，并记录报废原因和数量。

二、麻醉护理应急预案

（一）常用仪器设备故障预防措施及应急处理流程

1. 常用仪器设备故障预防措施

（1）定期维护与保养：定期对麻醉机、监护仪等关键设备进行全面的维护和保养，包括清洁、校准和检查各部件的功能状态。遵循设备制造商的维护手册和指南，确保维护工作的专业性和规范性。

（2）专业培训与操作规范：对医护人员进行专业培训，确保他们熟练掌握设备的正确使用方法、操作流程和注意事项。强调操作规范的重要性，避免因人为因素导致的设备故障或损坏。

（3）环境监控与管理：监控手术室的环境条件,如温度、湿度、电压稳定性等,确保设备在适宜的环境中运行。定期对手术室进行清洁和消毒，防止设备受到污染或损坏。

（4）备件与库存管理：储备关键设备的备件，以便在设备出现故障时能够及时更换。建立完善的库存管理制度，确保备件的充足性和质量可靠性。

（5）故障预警与应急处理：定期对设备进行性能评估和故障预警，及时发现并处理潜在问题。制订应急处理预案，确保在设备出现故障时能够迅速采取有效措施，保障手术的安全进行。

2. 常用仪器设备故障应急处理流程

（1）仪器出现故障时，护士应立即查找原因，并电话通知维修部进行维修。正在使用中的仪器设备发生断电等情况时，立即启用仪器备用电源，保证正常工作，并及时通知电工班进行电路检测与维修。

（2）使用中的仪器如出现死机、功能失灵时，应立即更换使用备用仪器，并且告知医师，密切观察患者病情。

（3）监护仪故障处理流程（图 19-1）

（4）麻醉机故障处理流程（图 19-2）

（5）除颤仪故障处理流程（图 19-3）

（6）中心吸引装置故障处理流程（图 19-4）

（二）脱机后非计划性拔管预防措施及应急处理流程

1. 脱机后非计划性拔管的预防措施

（1）加强固定：确保气管导管固定牢靠，松紧适当，防止脱出。

（2）约束保护：对躁动的患者，做好安全防护，适当约束，必要时遵医嘱给予镇静药。

（3）加强观察：定期巡视患者，密切观察气管导管的位置和固定情况，及时发现并处理潜在的问题。

（4）健康宣教：对清醒的患者做好解释工作，取得患者的配合，谨防意外拔管。

（5）加强团队协助与沟通：对带气管导管入 PACU 的患者需严格进行交接、观察外露导管长度。

（6）制订应急预案：建立非计划拔管的应急预案，一旦发生，能够迅速启动应急流程，采取有效措施保障患者的安全。

2. 脱机后非计划性拔管处理流程　见图 19-5。

（三）出血性休克的预防措施及应急处理流程

1. 出血性休克的预防措施

（1）术前全面评估：全面评估患者情况，识别出血风险，对高危患者采取特别预防措施。

（2）优化手术及麻醉管理：手术过程操作轻柔、避免不必要的组织损伤，

☆ ☆ ☆ ☆

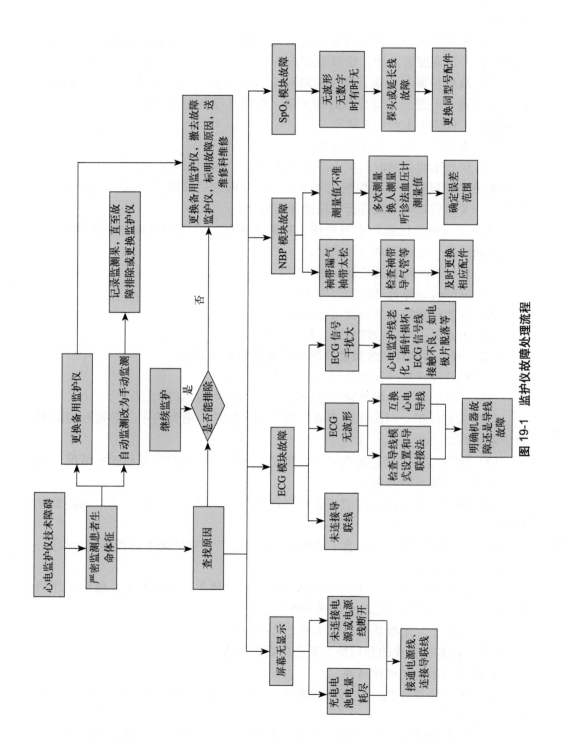

图 19-1 监护仪故障处理流程

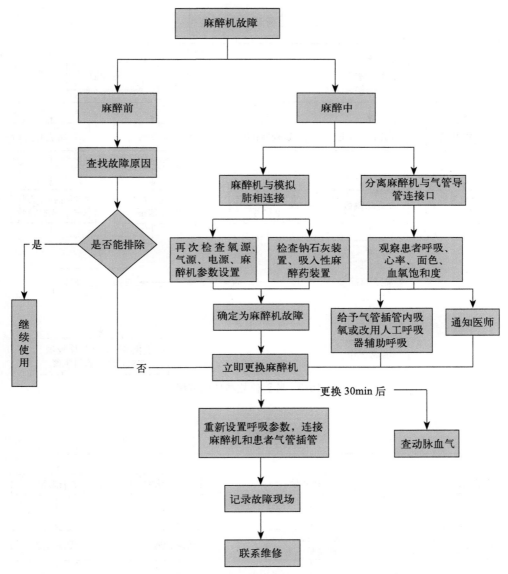

图 19-2　麻醉机故障处理流程

减少出血机会，一旦发生出血，及时止血；维持循环稳定；合理使用药物，避免可能增加出血风险的药物，非必要不使用抗凝药物。

（3）维持生命体征的平稳：密切监测患者的什么体征，预计术中失血量，及时补充晶体液、胶体液、血液。

（4）应急准备：确保手术配备齐全的急救设备和药品，以便在紧急情况下迅

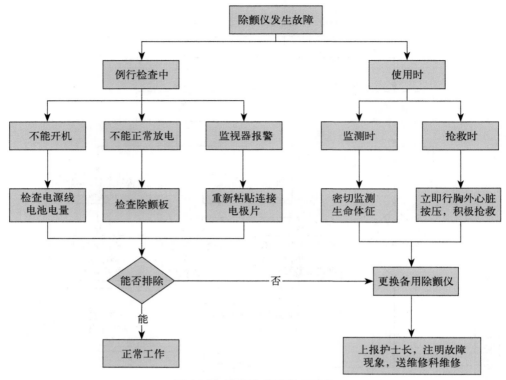

图 19-3　除颤仪故障处理流程

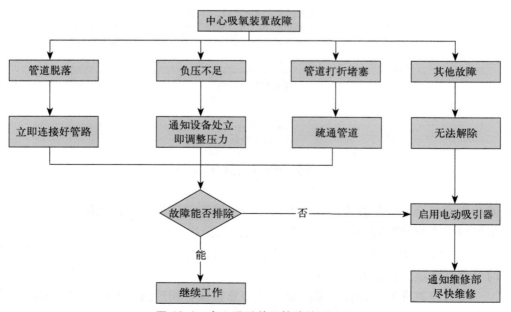

图 19-4　中心吸引装置故障处理流程

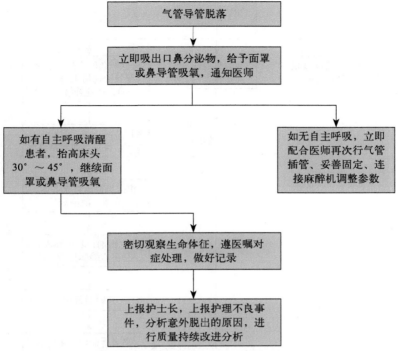

图 19-5　脱机后非计划性拔管处理流程

速进行救治。

2. 出血性休克的应急处理流程　见图 19-6。

（四）急性呼吸衰竭的预防措施及应急处理流程

1. 急性呼吸衰竭的预防措施

（1）术前全面评估：对患者进行详尽的术前评估，识别潜在的呼吸衰竭风险，特别是慢性阻塞性肺疾病、重症哮喘等其他严重基础疾病的患者。

（2）优化麻醉管理：麻醉医师应根据患者的具体情况选择合适的麻醉方式和药物，避免过量或过快给予可能诱发呼吸衰竭的药物。同时，密切监测麻醉深度，确保患者生命体征平稳。

（3）维持生命体征的平稳：对于创伤、休克患者，要避免吸入高浓度氧、输大量库存血或输液过量等，以免诱发成人型呼吸窘迫综合征。

（4）术中密切监测生命体征：观察心率、血压、监测 $PaCO_2$ 值、血气分析。

2. 急性呼吸衰竭的应急处理流程　见图 19-7。

（五）严重心律失常的预防措施及应急处理流程

1. 严重心律失常的预防措施

（1）术前全面评估：对患者进行详尽的术前评估，识别潜在的心律失常风险，

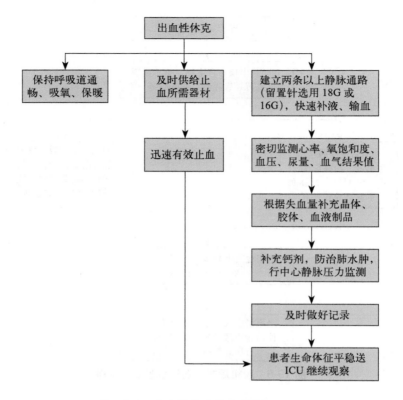

图 19-6　出血性休克的应急处理流程

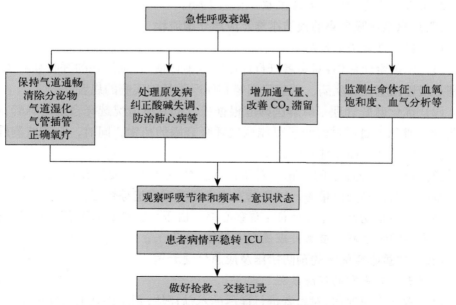

图 19-7　急性呼吸衰竭的应急处理流程

特别是高龄、合并心血管疾病等其他严重基础疾病的患者。

（2）优化麻醉管理：麻醉医师应根据患者的具体情况选择合适的麻醉方式和药物，避免过量或过快给予可能诱发心律失常的药物。同时，密切监测麻醉深度，确保患者生命体征平稳。

（3）维持生命体征的平稳：维持电解质平衡，电解质紊乱是诱发心律失常的常见原因；维持体温稳定，避免低体温引起心律失常；减少手术刺激，手术操作尽量轻柔，避免过度牵拉或压迫心脏等敏感部位。

（4）准备急救药品和设备：备齐急救药品和器材，并确保这些设备和药品处于良好状态，随时可用。

2. 严重心律失常的应急处理流程　见图 19-8。

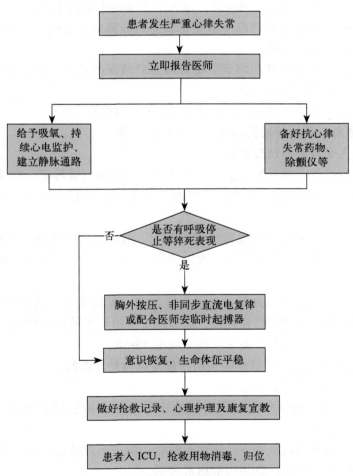

图 19-8　严重心律失常的应急处理流程

☆ ☆ ☆ ☆

（六）术中呼吸心搏骤停的预防措施及应急处理流程

1. 术中呼吸心搏骤停的预防措施

（1）全面术前评估：对手术患者进行全面的术前评估，了解患者的基本情况、识别高危人群。这有助于预测可能的风险并采取相应的预防措施。

（2）密切监测生命体征：手术过程中，麻醉护士密切监测生命体征，一旦发现异常，立即采取相应的措施。

（3）及时处理异常情况：在手术过程中，如遇到大出血、严重缺氧或二氧化碳潴留等可能导致心搏、呼吸骤停的情况，立即采取相应的处理措施，及时止血、调整呼吸机参数等。

（4）建立有效的静脉通路：在手术开始前，应建立有效的静脉通路，以便在紧急情况下能够迅速给药和补液。这有助于维持患者的生命体征的稳定。

（5）准备急救设备和药品：备齐急救药品和器材，并确保这些设备和药品处于良好状态，随时可用。

（6）加强团队的协助和培训：提高对紧急情况的能力培训，定期进行急救演练、学习新的抢救知识和技能。

2. 术中呼吸心搏骤停的应急处理流程　见图19-9。

（七）紧急气管插管预防措施及应急处理流程

1. 紧急气管插管的预防措施

（1）充分准备：确保所有必要的设备和器械（如气管导管、喉镜、吸痰器、吸痰管、氧气、听诊器、牙垫、注射器、胶布等）都已经备齐并处于良好的状态。

（2）患者评估：在进行紧急气管插管前，对患者的整体情况进行充分的评估，包括气道状况、生命体征等，及时清除口腔内的异物，如食物残渣、痰液、呕吐物等。

（3）建立有效的静脉通路：在手术开始前，应建立有效的静脉通路，以便在紧急情况下能够迅速给药和补液。这有助于维持患者的生命体征的稳定。

2. 紧急气管插管的应急处理流程　见图19-10。

（八）患者发生坠床/跌倒的预防措施及应急处理流程

1. 坠床/跌倒的预防措施

（1）转运前全面评估患者，转运途中必须使用床栏保护患者，落实安全措施。

（2）转运患者时，医师下达转运医嘱后，由护士及转运人员共同转运患者。

（3）在转运过程中，密切观察患者情况。

（4）当患者出现躁动，必要时进行约束保护，管道固定良好。

（5）安置患者于平车中间位置。

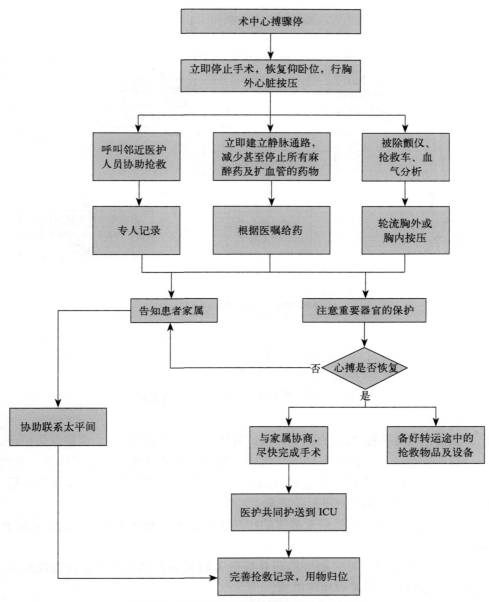

图 19-9　术中呼吸心搏骤停的应急处理流程

2. 坠床 / 跌倒的应急处理流程　见图 19-11。

（九）职业暴露的预防措施及应急处理流程

1. 职业暴露的预防措施

（1）个人防护装备：在诊疗护理或麻醉诱导操作过程中，有可能发生血液、体液飞溅到医务人员面部时，保证操作光线充足，应戴防护面罩、N95 口罩、

☆ ☆ ☆ ☆

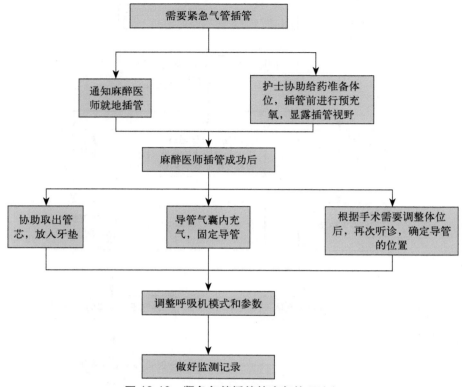

图 19-10　紧急气管插管的应急处理流程

防护眼镜、双层手套;发生大面积飞溅或者污染医务人员身体时,应穿戴防护服。

（2）安全操作:严格遵循操作流程,如使用后的针头、刀片等锐器,及时放入锐器盒内,禁止用手直接接触或传递,禁止双手回套针头,操作完毕后,脱手套立即洗手,必要时进行手消毒。

（3）教育培训:加强职业暴露防护知识的培训,增强医务人员的自我防护意识和能力。

（4）健康监护:对可能接触职业病危害因素的劳动者进行定期健康检查,及时发现健康问题并采取相应措施。

（5）应急准备:制订职业暴露的应急处理流程,一旦发生职业暴露,能够迅速采取有效的应急处理措施。

2. 职业暴露的应急处理流程　见图 19-12。

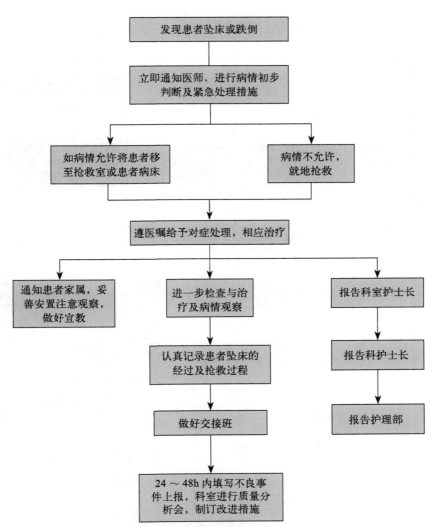

图 19-11　患者发生坠床的应急处理流程

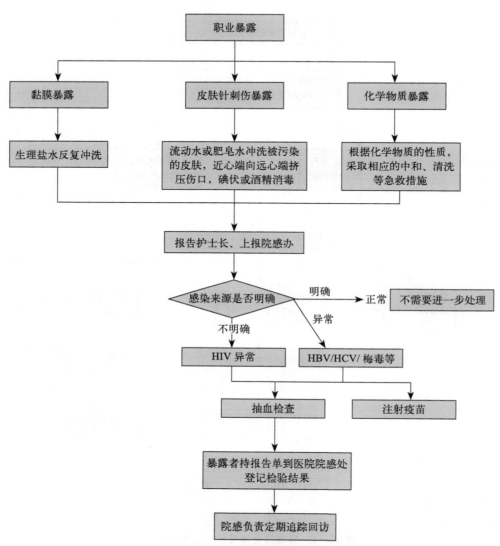

图 19-12 职业暴露的应急处理流程